열린 위생사

실기편

제5판

한국보건의료인국가시험원
최신 출제경향에 맞춤

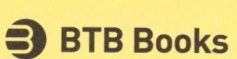

Feature
이 책의 특징

열림 위생사 (제5판)의 차별화된 장점!

1 시험과목별 **전문화된 3인의 대표 저자진**이 심혈을 기울여 제작하였습니다.

위생사 강의를 20년 이상 꾸준하게 진행하고 계신 3인의 베테랑 교수님들이 최신 경향에 맞춰 매년 보완하고 있는 교재입니다. 이승훈(환경위생학, 위생곤충학), 김지연(식품위생학), 김희영(위생관계법령, 공중보건학) 교수님의 강의와 교재는 많은 위생사 합격수기들로 증명하고 있습니다.

2 47회 위생사 **시험합격을 위한 최신 출제경향**이 제대로 **반영**되어 있습니다.

위생사 시험 기출문제는 42회 시험부터 공개가 되기 시작하였으나, 2025년 4월부터 최근 1회차 기출문제만 공개하는 것으로 변경되었습니다. 「열림 위생사」는 실제 시험 출제경향에 맞춰 꼭 체크해야 할 내용들과 출제가능성이 높은 내용들을 철저하게 반영하였습니다. 또한 43회 대비로 처음 선보였던 1판 교재 이후 2~4판을 거쳐 최신 경향에 맞춰 더욱 보완한 5판 교재입니다.

3 **저자들과 언제든지 소통이 가능**하다는 엄청난 장점을 갖고 있는 수험서입니다.

국내 위생사 시험관련 1위 카페인 '영양만점 위생만점(https://cafe.naver.com/clubdietitian)' 커뮤니티를 통해 저자들과의 소통이 언제든지 가능합니다. 아울러 수험서 및 시험관련 최신 정보와 자료를 발빠르게 공유해드리고 있어서 위생사 수험생분들에게 많은 도움이 되는 커뮤니티입니다. 실제 저자분들과 신속한 소통이 가능한 위생사 수험서는 열림 위생사뿐이라고 자신 있게 말씀드릴 수 있습니다.

시험합격에 필요한
알짜 이론과 **문제**를 한번에 정리!

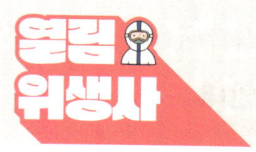

 매년 위생사 **시험합격을 위한 현장강의**가 꾸준하게 **진행**되고 있는 37년 전통!
대방열림고시학원(https://www.daebangmajor.com)에서 채택한 위생사 수험서입니다.

'대방열림'은 매년 학원 현장강의를 그대로 촬영하여 업데이트하는 위생사 시험대비 최신 동영상 강의를 100% 신규촬영하고 있습니다. 기존강의를 재탕하거나, 일부강의만 바꿔 속여파는 업체들도 있으니 주의가 필요합니다.

꼭 확인해 보세요!

시중에서 구입할 수 있는 위생사 수험서의 종류는 전부 합쳐봐야 4~5종밖에 되지 않습니다. 이들 중에는 10년 이상 개정·보완은커녕 오타까지 그대로 사용하는 교재, 최신 개정사항을 파악도 하지 못한 채 그대로 이용하는 교재도 있습니다. 이런 출판관련 업자들이 수험생을 가장하여 온라인상에 특정교재 추천을 하기도 합니다. 위생사 수험서! 더 이상 온라인상 추천글만 보고 선택하기보다는 반드시 실제 교재들을 비교해보고 구입해야 합니다.

Guide
시험 안내

위생사

「위생업무」란 지역사회단위의 모든 사람의 일상생활과 관련하여 사람에게 영향을 미치거나 미칠 가능성이 있는 일체의 위해요인을 관리하여 중독 또는 감염으로부터 사전예방을 위한 6개호의 위생업무를 법률로 정하고 동 업무수행에 필요한 전문지식과 기능을 가진 사람으로서 보건복지부장관의 면허를 받은 사람을 "위생사"라 한다.

수행직무

① 공중위생영업소, 공중이용시설 및 위생용품의 위생관리
② 음료수의 처리 및 위생관리
③ 쓰레기, 분뇨, 하수, 그 밖의 폐기물의 처리
④ 식품·식품첨가물과 이에 관련된 기구·용기 및 포장의 제조와 가공에 관한 위생관리
⑤ 유해 곤충·설치류 및 매개체 관리
⑥ 그 밖에 보건위생에 영향을 미치는 것으로서 소독업무, 보건관리업무

시험일정

구분	일정	비고
응시원서 접수	• 인터넷 접수 : 8월 말~9월 초 예정 • 국시원 홈페이지 [원서접수] 메뉴 다만, 외국대학 졸업자로 응시자격 확인서류를 제출하여야 하는 자는 접수기간 내에 반드시 국시원 별관(2층 고객지원센터)에 방문하여 서류확인 후 접수가능함	[접수시간] 인터넷 접수 : 해당 직종 원서접수 시작일 09:00부터 접수마감일 18:00까지
시험시행 및 장소	• 일시 : 11월 예정 [국시원 홈페이지]-[직종별 시험정보]-[위생사]-[시험장소(필기/실기)]	[응시자 준비물] 응시표, 신분증, 컴퓨터용 흑색 수성사인펜, 필기도구 지참 ※ 식수(생수)는 제공하지 않습니다.
최종합격자 발표	국시원 홈페이지 [합격자조회] 메뉴	휴대전화번호가 기입된 경우에 한하여 SMS 통보

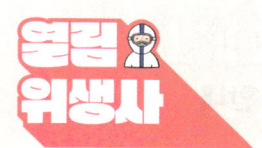

응시자격

(1) 다음 각 호의 자격이 있는 자가 응시할 수 있습니다.

① 전문대학이나 이와 같은 수준 이상에 해당된다고 교육부장관이 인정하는 학교(보건복지부장관이 인정하는 외국의 학교를 포함한다. 이하 같다)에서 보건 또는 위생에 관한 교육과정을 이수한 사람

② 「학점인정 등에 관한 법률」 제8조에 따라 전문대학을 졸업한 사람과 같은 수준 이상의 학력이 있는 것으로 인정되어 같은 법 제9조에 따라 보건 또는 위생에 관한 학위를 취득한 사람

③ 보건복지부장관이 인정하는 외국의 위생사 면허 또는 자격을 가진 사람

  ※ 공중위생관리법률 제13983호 부칙 제5조에 따라 위생업무 종사자 응시자격은 2021.8.3.까지 유효하므로 2021년도 위생사 국가시험부터는 해당 응시자격으로는 응시가 불가함을 안내드립니다.

  ※ 공중위생관리법 제6조의2 제1항 제1호 중 "전문대학이나 이와 같은 수준 이상에 해당된다고 교육부장관이 인정하는 학교에서 보건 또는 위생에 관한 교육 과정을 이수한 자"라 함은 전공 필수 또는 전공 선택과목으로 다음 각 호의 1과목 이상을 이수한 자를 말함.

  • 식품 보건 또는 위생과 관련된 분야
    식품학, 조리학, 영양학, 식품미생물학, 식품위생학, 식품분석학, 식품발효학, 식품가공학, 식품재료학, 식품보건 또는 저장학, 식품공학 또는 식품화학, 첨가물학

  • 환경 보건 또는 위생과 관련된 분야
    공중보건학, 위생곤충학, 환경위생학, 미생물학, 기생충학, 환경생태학, 전염병관리학, 상하수도공학, 대기오염학, 수질오염학, 수질학, 수질시험학, 오물·폐기물 또는 폐수처리학, 산업위생학, 환경공학

  • 기타분야 : 위생화학, 위생공학

(2) 다음 각 호에 해당하는 자는 응시할 수 없습니다.

① 정신건강증진 및 정신질환자 복지서비스 지원에 관한 법률(약칭 : 정신건강복지법) 제3조 제1호에 따른 정신질환자. 다만, 전문의가 위생사로서 적합하다고 인정하는 사람은 그러하지 아니하다.

② 마약·대마 또는 향정신성의약품 중독자

③ 「공중위생관리법」, 「감염병의 예방 및 관리에 관한 법률」, 「검역법」, 「식품위생법」, 「의료법」, 「약사법」, 「마약류 관리에 관한 법률」 또는 「보건범죄 단속에 관한 특별조치법」을 위반하여 금고 이상의 실형을 선고받고 그 집행이 끝나지 아니하거나 그 집행을 받지 아니하기로 확정되지 아니한 사람

Guide
시험 안내

3 응시원서 접수

(1) 인터넷 접수

방문접수 대상자를 제외하고 모두 인터넷 접수만 가능

① 회원가입 등
  ㉠ 회원가입 : 약관 동의(이용약관, 개인정보 처리지침, 개인정보 제공 및 활용)
  ㉡ 아이디 / 비밀번호 : 응시원서 수정 및 응시표 출력에 사용
  ㉢ 연락처 : 연락처1(휴대전화번호), 연락처2(자택번호), 전자우편 입력
   ※ 휴대전화번호는 비밀번호 재발급 시 인증용으로 사용됨

② 응시원서 : 국시원 홈페이지 [시험안내 홈]-[원서접수]-[응시원서 접수]에서 직접 입력
  ㉠ 실명인증 : 성명과 주민등록번호를 입력하여 실명인증을 시행, 외국국적자는 외국인등록증이나 국내거소신고증상의 등록번호사용. 금융거래 실적이 없을 경우 실명인증이 불가능함
  ㉡ 공지사항 확인
   ※ 원서 접수 내용은 접수 기간 내 홈페이지에서 수정 가능(주민등록번호, 성명 제외)

③ 사진파일 : jpg 파일(컬러), 276×354픽셀 이상 크기, 해상도는 200dpi 이상

④ 응시수수료 결제
  ㉠ 결제 방법 : [응시원서 작성 완료] → [결제하기] → [응시수수료 결제] → [시험선택] → [온라인계좌이체 / 가상계좌이체 / 신용카드] 중 선택
  ㉡ 마감 안내 : 인터넷 응시원서 등록 후, 접수 마감일 18:00시까지 결제하지 않았을 경우 미접수로 처리

⑤ 응시원서 기재사항 수정
  ㉠ 방법 : 국시원 홈페이지 [시험안내 홈]-[마이페이지]-[응시원서 수정] 메뉴
  ㉡ 기간 : 시험 시작일 하루 전까지만 가능
  ㉢ 수정 가능 범위
   • 응시원서 접수기간 : 아이디, 성명, 주민등록번호를 제외한 나머지 항목
   • 응시원서 접수기간~시험장소 공고 7일 전 : 응시지역
   • 마감~시행 하루 전 : 비밀번호, 주소, 전화번호, 전자우편, 학과명 등
   • 단, 성명이나 주민등록번호는 개인정보(열람, 정정, 삭제, 처리정지) 요구서와 주민등록초본 또는 기본증명서, 신분증 사본을 제출하여야만 수정이 가능
   ※ (국시원 홈페이지 [시험안내 홈]-[시험선택]-[서식모음]에서 「개인정보(열람, 정정, 삭제, 처리정지) 요구서」 참고)

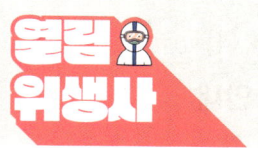

⑥ 응시표 출력
  ㉠ 방법 : 국시원 홈페이지 [시험안내 홈]-[응시표 출력]
  ㉡ 기간 : 시험장 공고 이후 별도 출력일부터 시험 시행일 아침까지 가능
  ㉢ 기타 : 흑백으로 출력하여도 관계없음

(2) 방문 접수

① 방문 접수 대상자 : 보건복지부장관이 인정하는 외국대학 졸업자 중 국가시험에 처음 응시하는 경우는 응시자격 확인을 위해 방문 접수만 가능
② 방문 접수 시 준비 서류 : 외국대학 졸업자 제출서류(보건복지부장관이 인정하는 외국대학 졸업자 및 면허소지자에 한함)
  ㉠ 응시원서 1매(국시원 홈페이지 [시험안내 홈]-[시험선택]-[서식모음]에서 「보건의료인국가시험 응시원서 및 개인정보 수집·이용·제3자 제공 동의서(응시자)」 참고)
  ㉡ 동일 사진 2매(3.5×4.5cm 크기의 인화지로 출력한 컬러사진)
  ㉢ 개인정보 수집·이용·제3자 제공 동의서 1매(국시원 홈페이지 [시험안내 홈]-[시험선택]-[서식모음]에서 「보건의료인국가시험 응시원서 및 개인정보 수집·이용·제3자 제공 동의서(응시자)」 참고)
  ㉣ 면허증사본 1매
  ㉤ 졸업증명서 1매
  ㉥ 성적증명서 1매
  ㉦ 출입국사실증명서 1매
  ㉧ 응시수수료(현금 또는 카드결제)
  ※ 면허증사본, 졸업증명서, 성적증명서는 아포스티유(Apostille) 확인(미협약국에 한하여 현지 한국 주재공관장의 영사확인) 후 우리말로 번역 및 공증하여 제출합니다. 단, 영문서류는 번역 및 공증을 생략할 수 있습니다. (단, 재학사실확인서는 필요시 제출)
  ※ 단, 제출한 면허증, 졸업증명서, 성적증명서, 출입국사실증명서 등의 서류는 서류보존기간(5년) 동안 다시 제출하지 않고 응시하실 수 있습니다.

Guide
시험 안내

4 시험시간표

(1) 시험 과목

시험종별	시험 과목 수	문제 수	배점	총점	문제 형식
필기	5	180	1점/1문제	180점	객관식 5지선다형
실기	1	40	1점/1문제	40점	객관식 5지선다형

(2) 시험 시간표

구분	시험 과목(문제 수)	교시별 문제 수	시험 형식	입장 시간	시험 시간
1교시	1. 위생관계법령(25) 2. 환경위생학(50) 3. 위생곤충학(30)	105	객관식	~08:30	09:00~10:30 (90분)
2교시	1. 공중보건학(35) 2. 식품위생학(40)	75	객관식	~10:50	11:00~12:05 (65분)
3교시	1. 실기시험(40)	40	객관식	~12:25	12:35~13:15 (40분)

※ 위생관계법령 : 「공중위생관리법」, 「식품위생법」, 「감염병의 예방 및 관리에 관한 법률」, 「먹는물 관리법」, 「폐기물관리법」 및 「하수도법」과 그 하위 법령

5 합격기준

① 합격자 결정은 필기시험에 있어서는 매 과목 만점의 40퍼센트 이상, 전 과목 총점의 60퍼센트 이상 득점한 자를 합격자로 하고, 실기시험에 있어서는 총점의 60퍼센트 이상 득점한 자를 합격자로 합니다(응시자격이 없는 것으로 확인된 경우에는 합격자 발표 이후에도 합격을 취소합니다).

② 합격자 발표 : 국시원 홈페이지 [합격자 조회] 메뉴, 국시원 모바일 홈페이지

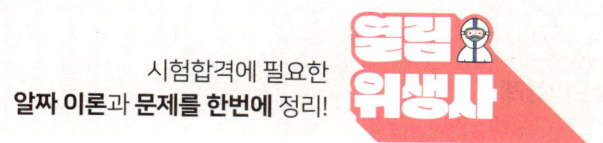

위생사 연도별 합격률

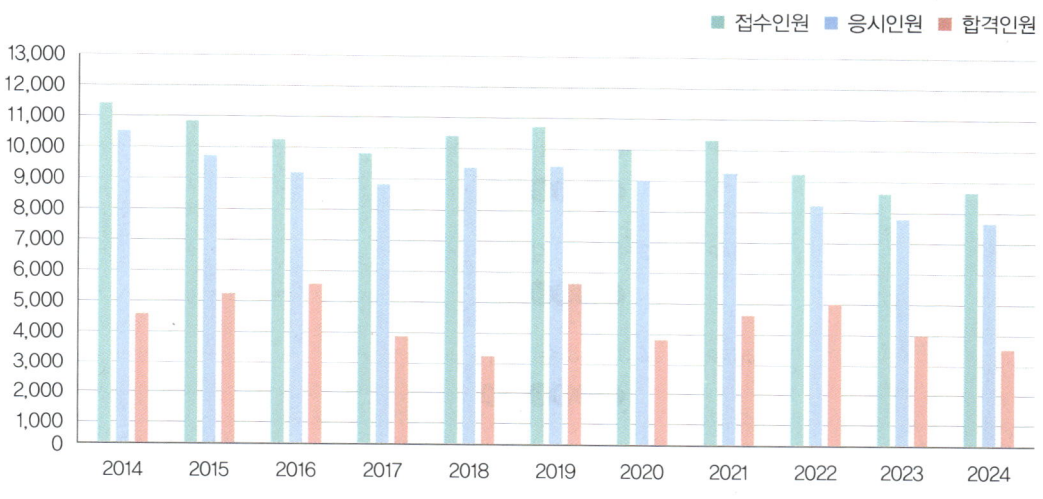

차수	시험시행일	접수인원	응시인원	합격인원	합격률(%)
46	2024.11.16	8,602	7,610	3,514	46.2
45	2023.11.18	8,625	7,685	4,013	52.2
44	2022.11.19	9,260	8,221	5,019	61.1
43	2021.11.20	10,385	9,302	4,617	49.6
42	2020.11.21	10,051	9,087	3,760	41.4
41	2019.11.23	10,772	9,624	5,630	58.5
40	2018.11.24	10,451	9,393	3,146	33.5
39	2017.11.25	9,815	8,891	3,760	42.3
38	2016.12.03	10,440	9,357	5,585	59.7
37	2015.11.29	10,881	9,782	5,211	53.3
36	2014.11.30	11,635	10,475	4,479	42.8
35	2013.12.01	11,197	9,884	3,625	36.7

Contents
이 책의 차례

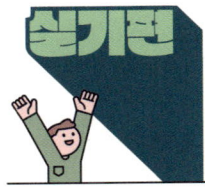

PART 01 환경위생학

- CHAPTER 01 환경측정 ·· 14
  - 적중예상문제 ·· 23
- CHAPTER 02 공기검사 ·· 33
  - 적중예상문제 ·· 51
- CHAPTER 03 음용수 검사 ·· 65
  - 적중예상문제 ·· 82
- CHAPTER 04 폐·하수 검사 ·· 93
  - 적중예상문제 ·· 109
- CHAPTER 05 조도, 소음, 진동 검사 ·· 124
  - 적중예상문제 ·· 128
- CHAPTER 06 폐기물 처리 ·· 133
  - 적중예상문제 ·· 138
- CHAPTER 07 공정시험기준 ·· 142
  - 적중예상문제 ·· 155

시험합격에 필요한
알짜 이론과 **문제**를 한번에 정리!

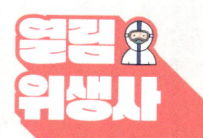

PART 02 식품위생학

CHAPTER 01 식품취급 및 시설위생 ·············· 162
　　　적중예상문제 ·························· 171

CHAPTER 02 식품의 감별법 ······················ 180
　　　적중예상문제 ·························· 186

CHAPTER 03 기구의 소독 및 살균 ················ 195
　　　적중예상문제 ·························· 200

CHAPTER 04 식중독세균 및 기타 식중독 ·········· 209
　　　적중예상문제 ·························· 218

CHAPTER 05 식품과 감염병 ······················ 231
　　　적중예상문제 ·························· 241

CHAPTER 06 식품위생 검사 ······················ 256
　　　적중예상문제 ·························· 262

PART 03 위생곤충학

CHAPTER 01 위생곤충학 개론 ···················· 270
　　　적중예상문제 ·························· 304

CHAPTER 02 위생곤충학 각론
　　　❶ 바퀴 ❷ 모기 ························ 321
　　　적중예상문제 ·························· 344

　　　❸ 파리 ❹ 이 ❺ 빈대 ❻ 트리아토민노린재 ···· 355
　　　적중예상문제 ·························· 368

　　　❼ 벼룩 ❽ 깔따구 ❾ 독나방 ❿ 등에 ⓫ 등에모기
　　　⓬ 모래파리 ⓭ 먹파리 ⓮ 개미 ⓯ 청딱지개미반날개
　　　⓰ 청색하늘소붙이 ⓱ 벌 ⓲ 진드기 ⓳ 쥐 ······ 376
　　　적중예상문제 ·························· 398

시험합격에 필요한
알짜 이론과 **문제**를 한번에 정리!

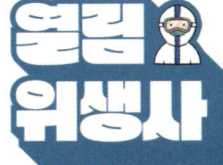

PART 01

환경위생학

CHAPTER 01 환경측정
CHAPTER 02 공기 검사
CHAPTER 03 음용수 검사
CHAPTER 04 폐·하수 검사
CHAPTER 05 조도, 소음, 진동 검사
CHAPTER 06 폐기물 처리
CHAPTER 07 공정시험기준

CHAPTER 01 환경측정

1 환경 조사

(1) 공기시험
  ① 실외시험
  ② 실내시험
    ㉠ 보통 실내시험 : 주택, 사무실, 학교, 병원 등
    ㉡ 특수 실내시험 : 공장, 창고, 갱도, 선박 등

(2) 검사항목
  ① 보통 실내시험 : 기온, 기습, 기압, 기류, 감각온도, 카타냉각력, 복사열, 산소, 조도, 환기, 세균 등
  ② 특수 실내시험 : 상기 항목 외 필요에 따른 유독가스 검출
  ③ 실외시험 : 기온, 기습, 기압, 카타냉각력, 자외선, 일조시간, 일조량, 먼지, 세균, 풍향, 풍속, CO_2, NO_x, SO_x, O_3 등

2 환경측정

> 기후인자(온열인자) : 기온, 기습, 기류, 복사열 `기출`

(1) 기온(Air temperature)
  ① 정의 : 공기의 온도로 태양과 복사체로부터 유래되는 이 열을 공기가 직접 흡수하거나 지열로부터 반사되는 것을 흡수한 땅이나 건물바닥, 벽의 표면의 온열을 전도받아 발생[실외 기온 : 지상 1.5m(백엽상)에서 측정한 온도]
  ② 지적온도(건구온도) : 18±2℃[여름철 쾌감대 : 18~26℃(64~79°F)/겨울철 쾌감대 : 15.6~23.3℃(60~74°F)]
  ③ 온도계 눈금 : 화씨(°F), 섭씨(℃), 절대온도(°K)
    ㉠ °F = (9/5) × ℃ + 32
    ㉡ ℃ = 5/9 × (°F − 32)

④ 측정기구의 종류 및 특징
  ㉠ 봉상온도계
    ⓐ 비교적 작은 용적의 공기온도를 간이 측정(수은, 알코올, 톨루엔 이용)
    ⓑ 정확한 기온 측정을 위한 조건
      ㉮ 온도계 구부 주위 공기의 지속적인 치환
      ㉯ 온도계 주위 공기가 외부의 복사 영향을 받지 않을 것
    ⓒ 측정위치 : 실내 – 1.5m, 실외 – 지상 1.2~1.5m 높이 기출
      (보통 백엽상 이용, 온도계가 중앙에 위치하도록 함)
    ⓓ 측정횟수 : 보통 2~3시간마다 측정(상황에 따라 결정)
    ⓔ 측정시간 : 알코올온도계 – 3분, 수은온도계 – 2분,
      구부가 큰 온도계 – 10분
    ⓕ 기온 측정의 예
      ㉮ 1회 측정 시 : 오전 10시
      ㉯ 3회 측정 시 : 기온 = (6a.m. + 2p.m. + 10p.m.) / 3
      ㉰ 6회 측정 시 : 기온 = (2a.m. + 6a.m. + 10a.m. + 2p.m. + 6p.m. + 10p.m.) / 6
  ㉡ 최고·최저 온도계 : 일정시간 내 최고, 최저 온도 측정
  ㉢ 아스만 통풍 온습도계 기출
    ⓐ 큰 용적의 기온 및 기습을 비교적 정확히 측정
    ⓑ 통풍을 시작하여 눈금을 일정하게 한 후 관측하며, 통풍 시작 후 5분 후에 측정

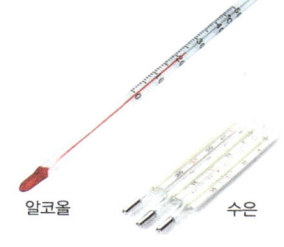
[봉상온도계]

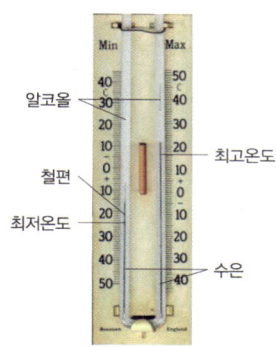
[최고·최저 온도계]

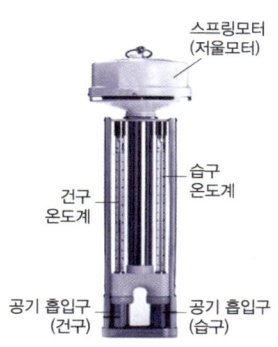
[아스만 통풍 온습도계]

  ㉣ 자기온도계 기출
    ⓐ 연속 측정 필요시 사용
    ⓑ 구부로 에탄올이나 에테르를 사용
    ⓒ 온도에 의한 펜의 상하운동이 회전하는 드럼에 끼워진 기록지에 자동으로 기록됨
    ⓓ 측정장소 : 바람이나 진동, 먼지가 없고 햇빛이 닿지 않는 곳

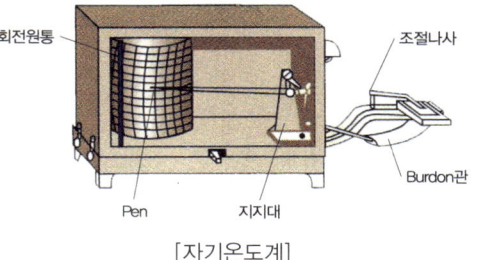
[자기온도계]

(2) **기습(Air humidity)**
   ① 정의 : 일정 온도의 공기 중에 포함될 수 있는 수분의 양으로서 일반적으로 상대습도(비교습도)를 의미
   ② 역할 : 일기와 기후의 완화작용(낮 – 태양열 흡수로 대지의 과열을 막아줌, 밤 – 지열의 발산을 방지)
   ③ 상대(비교)습도
      ㉠ 공기 $1m^3$ 포화상태에서 함유할 수 있는 수증기량과 현재 그중에 함유되어 있는 수증기량과의 비를 백분율(%)로 나타낸 것
      ㉡ 상대습도 = (절대습도 / 포화습도) × 100
   ④ 습도는 오후 12~2시 사이가 가장 낮고, 이 시간이 최대 온도를 나타냄
   ⑤ 쾌적습도 : 40~70%
   ⑥ 측정기구의 종류 및 특징
      ㉠ 아스만 통풍건습계
         ⓐ 수시로 장소에 상관없이 이동하여 일정 조건하에서 신속히 온도와 습도 측정 가능
         ⓑ 습구의 거즈에 물을 떨어뜨려 적심
         ⓒ 젖으면 잘 흔들어 물기를 뺀 다음 금속 뚜껑을 끼움
         ⓓ 스프링을 감아 팬이 3~5분 회전하면서 통풍시킨 후 습구 눈금의 저하가 멈췄을 때 건구와 습구를 읽음(구부의 풍속 : 2.5~3.0m/sec)
      ㉡ August 건습도계 기출

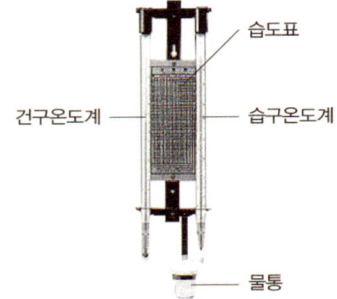

[August 건습도계]

         ⓐ 동일한 봉상수은온도계 두 개(T, T′)를 놓고, 그중 한 개의 구부를 헝겊으로 싸고 실로 묶어 그 실을 물컵에 담가 측정(T : 건구온도계, T′ : 습구온도계)
         ⓑ 실의 길이 : 약 10cm, 이중 4cm는 물컵 속에 잠기게 함
         ⓒ 측정 시 호흡의 영향을 받지 않도록 떨어져서 건구온도계(T)를 먼저 읽음
         ⓓ 측정 시 풍속은 1.8m/sec로 건구와 습구에 닿아야 함
         ⓔ 습도 : 건구온도와 습구온도를 측정하여 그 차를 구한 후 습도표로부터 습도를 구함
      ㉢ 모발습도계

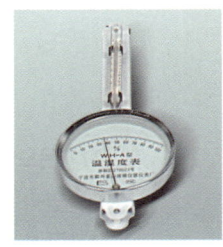

[모발습도계]

         ⓐ 모발의 성질 : 습하면 늘어나고 건조하면 줄어듦(습도가 0%에서 100% 증가 시 길이는 2.5% 늘어남)
         ⓑ 모발을 여러 개 묶어 한쪽은 고정하고 다른 한쪽은 늘어뜨린 후 그 사이의 모발부를 바늘이 연결되어 있는 활차에 부착
         ⓒ 어는점 이하에서도 측정 가능하나 온도에 영향을 많이 받으므로 정확도가 떨어짐
      ㉣ 자기습도계 : 모발습도계의 원리를 이용한 습도계로 연속측정 필요시 사용

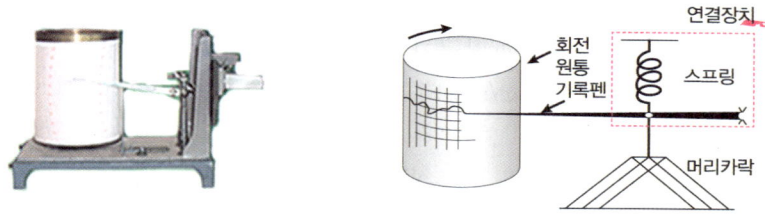

[자기습도계와 그 원리]

(3) **기류(Air movement)**
① 정의 : 기동 또는 바람이라 하며, 기압과 기온의 차에 의해서 형성되는 공기의 흐름으로 실내나 의복에 끊임없이 존재함
② 역할 : 신진대사 촉진, 한랭에 대한 저항력 강화, 체온조절
③ 분류
  ㉠ 무풍 : 0.1m/sec 이하
  ㉡ 불감기류 : 0.5m/sec 이하의 기류
  ㉢ 쾌적기류 : 0.2~0.3m/sec(실내), 1.0m/sec 이하(실외)
④ 풍속 : 13단계(0~12)로 나눔 예 14m/sec↑ - 폭풍, 30m/sec↑ - 태풍
⑤ 측정기구의 종류 및 특징
  ㉠ 카타(Kata)온도계
    ⓐ 방향이 일정하지 않거나 불감기류(0.2~0.5m/sec) 측정에 편리
    ⓑ 특징 : 비교적 큰 구부를 가진 알코올온도계로 95°F와 100°F의 두 눈금이 있음
    ⓒ 측정 : 알코올 기둥이 100°F에서 95°F로 하강하는 데 소요하는 시간을 측정
    ⓓ 3~5회 반복 측정 후 그 평균값 T를 구하고 다음 식에 따라 건카타냉각력 산출

$$H = \frac{f}{T}$$

*f : 온도계에 대한 검정 상수

    ⓔ 습구카타온도계 : 복사, 대류, 증발로 인한 냉각력 측정
    ⓕ 건구카타온도계 : 복사, 대류로 인한 냉각력 측정 또는 풍속 측정

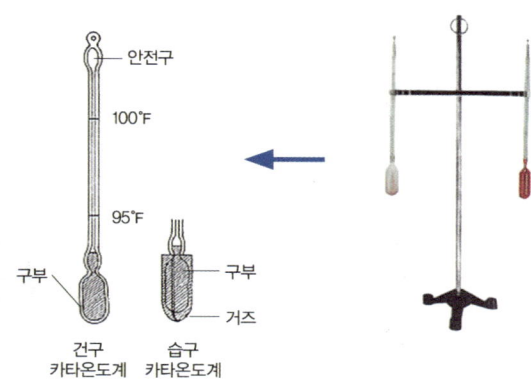

[카타(Kata)온도계]

ⓒ 풍차풍속계
  ⓐ 기류의 방향이 일정할 때 풍차의 회전속도에 의한 측정
  ⓑ 보통측정범위 : 1~15m/sec
ⓒ 열선풍속계
  ⓐ 기류속도가 아주 낮은 경우 정확한 측정을 위한 도구
  ⓑ 가열된 금속선이 바람에 의해 열을 빼앗기는 원리를 이용하여 측정

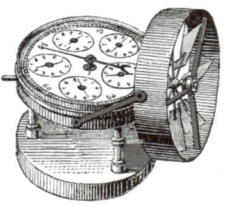

[풍차풍속계]

> **참고**
> 1. 로빈슨풍속계, 풍차풍속계(비교적 작은 풍속 측정), 카타온도계(불감기류 측정)
> 2. 순간풍속 : 관측시각에 있어서의 순간치
> 3. 풍속 : 10분간의 평균 풍속

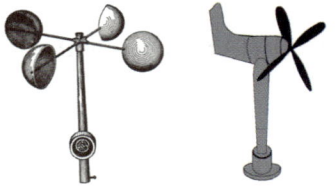

[로빈슨풍속계]

(4) 기압(Air pressure)

① 정의 : 어떤 높이에 있어서 공기의 압력
② 측정목적 : 기온, 탄산가스, 기타 가스 등을 측정 시 채취한 공기의 용적을 표준상태(760mmHg, 0℃)로 환산 시 필요한 계수로써 기압을 측정
③ 기압의 변화
  ㉠ 수평방향 : 장소와 시간에 따라 기압이 변함
  ㉡ 수직방향 : 위로 올라갈수록 기압이 낮아짐
④ 1기압 = 760mmHg(수은주) = 1,013.25mb(millibar) 기출
⑤ 기압의 측정 : 최대 9시, 21시, 최소 3시, 15시
⑥ 측정기구의 종류 및 특징
  ㉠ 수은기압계 : 토리첼리관(수은기둥)을 이용한 대기압 측정 장치
  ㉡ 아네로이드 기압계
    ⓐ 기압에 따라 금속통이 팽창하거나 수축하는 원리를 이용
    ⓑ 검침에 의하여 직접 기압을 읽을 수 있음
  ㉢ 자기기압계 : 연속측정의 필요시 사용

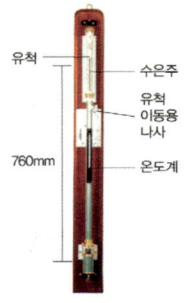

[수은기압계]

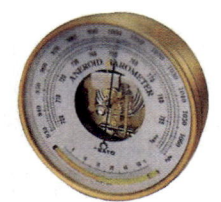

[아네로이드 기압계] 기출

(5) **복사열(Radiation heat)**
　① 정의 : 열이 대류를 통해 전달되지 않고 직접 이동하는 것으로 발열체에서 발생
　② 영향범위 : 거리의 제곱에 비례해서 온도가 감소
　③ 측정기구의 종류 및 특징
　　㉠ 흑구온도계
　　　ⓐ 무광택 흑색도료로 외관이 칠해진 두께 0.5mm 동판 구 안에 온도계의 구부가 도달하도록 삽입하여 만들어짐
　　　ⓑ 측정하고자 하는 곳에 15~20분간 위치한 후 측정
　　㉡ 습구흑구온도계
　　　ⓐ 구부를 이중헝겊으로 씌워 물로 적셔서 포화시킴
　　　ⓑ 증발에 의한 영향까지 반영하도록 고안
　④ 측정 시 주의사항
　　㉠ 기류가 심한 곳에서는 사용 불가
　　㉡ 복사열은 방향성이 있으므로 측정 시 주의를 요함
　　㉢ 갑자기 고온의 복사열에 노출 시 구안의 압력 증가로 온도계가 튀어나올 수 있으므로 마개에 조그마한 구멍을 내도록 함

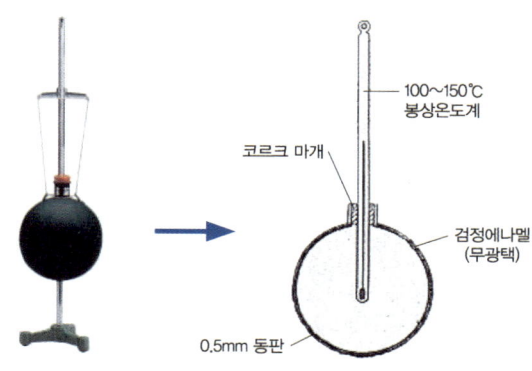

[흑구온도계] 기출

(6) **카타냉각력(Kata cooling power)** 기출
　① 정의 : 공기 중에서 인체표면에서의 열 손실 정도를 측정하는 것으로 복사, 대류에 의해 냉각되는 열량
　② 측정 : 카타온도계
　　㉠ L. Hill(1961)에 의해 고안
　　㉡ 인체에 대한 공기의 냉각력과 쾌적도 결정에 사용
　　㉢ 원리 : 카타온도계가 100°F에서 95°F까지 하강하는 데 방출하는 열량은 일정
　　　∴ 냉각에 요하는 시간을 측정해서 이 값으로부터 단위시간 중 단위면적에서 손실되는 열량($millical/cm^2/sec$)으로 표시 기출

ⓔ 종류
  ⓐ 건구카타온도계 : 복사(기온)와 대류(기류)에 의한 냉각력 측정
  ⓑ 습구카타온도계 : 복사(기온), 대류(기류), 증발로 인한 냉각력 측정
ⓜ 카타냉각력의 쾌적기준(L. Hill) (단위 : millical/cm²/sec)

작업구분	건카타냉각력	습카타냉각력
안정 시	5	15
앉아서 작업 시	6	18
경등 작업 시	7	24
중등 작업 시	8~10	25~30

(7) 생체한랭계 냉각력
① 정의 : 36.5℃로 유지한 생체한랭계 구부의 표면에 단위면적으로부터 복사, 대류, 증발에 의하여 단위시간에 방출하는 열량(millicalorie)
② 측정 : 생체한랭계
  ㉠ 방법
    ⓐ 생체한랭계 설치 후 그 끝을 수조 속에 담그고 전원 연결
    ⓑ 니크롬(Ni)선의 전류에 의해 한랭계의 눈금이 일정하게 될 때까지 기다림(약 15분)
    ⓒ 눈금을 읽어(γ) 냉각력을 산출
  ㉡ 냉각력 산출 공식 : H = 0.3×(36.5 - γ)

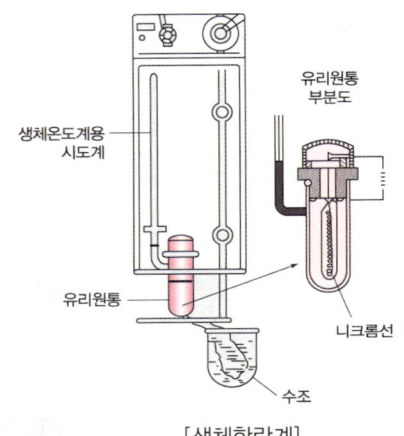
[생체한랭계]

온열지수 : 감각온도, 쾌감대, 불쾌지수, 온열평가지수(WBGT)

(8) 감각온도(Effective temperature, 등감온도, 실효온도)와 쾌감대
① 정의 : 무풍 시 포화습도(100%) 때의 기온(°F)
② 기온, 습도, 기류의 3인자가 종합하여 인체가 느끼는 감각적 더위를 지수로 표시한 것
③ 쾌감온도 : 감각온도에서 가장 쾌적감을 느끼는 온도
④ 쾌감대(Comfort zone) : 기온, 습도, 기류가 각기 달라도 쾌적감을 느낄 수 있는 범위
  ㉠ 기온 : 18±2℃, 기습 : 40~70% 기출
  ㉡ 여름철 : 64~79°F
  ㉢ 겨울철 : 60~74°F
  ㉣ 최적 감각온도 : 여름 71°F, 겨울 66°F
⑤ 측정방법
  ㉠ 검사한 공기의 건구온도, 습구온도, 기동의 실측치를 구함
  ㉡ 감각온도도표 또는 쾌적도표에서 감각온도를 구함

ⓒ 감각온도도표
  ⓐ 기류 0.35m/sec(또는 0~700ft/min)인 경우 기습과 기온의 각 상태에 따른 공기의 감각온도를 표시하는 도표
  ⓑ 주어진 습구온도와 건구온도의 교차점을 구하고 그 교차점을 통과하는 감각온도선의 포화습도선에서의 실수를 읽어 측정

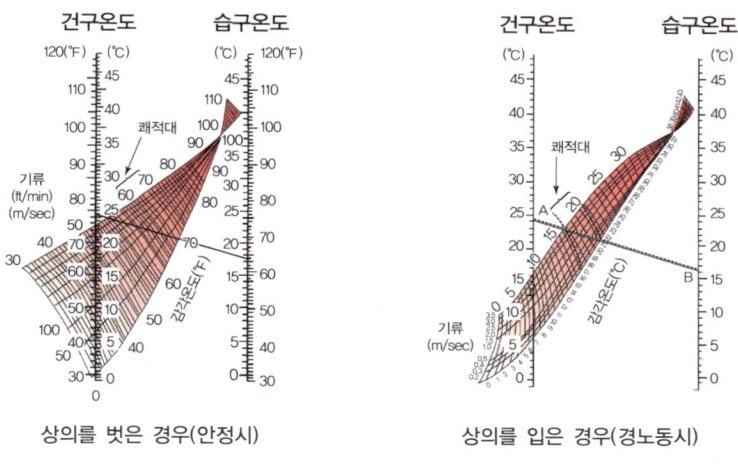

[감각온도도표] 기출

ⓓ 쾌적도표
  ⓐ 기류 15~25ft/min인 경우 기습과 기온의 각 상태에 따른 공기의 감각온도 및 상대습도의 종합도표
  ⓑ 쾌적선 : 실내인원 97%에게 쾌적감을 줄 수 있는 감각온도의 선(여름 71°F, 겨울 66°F선)
  ⓒ 평균쾌감 : 실내인원 50% 이상에게 쾌적감을 줄 수 있는 감각온도의 선을 포함하는 범위 (63~71°F 사이)

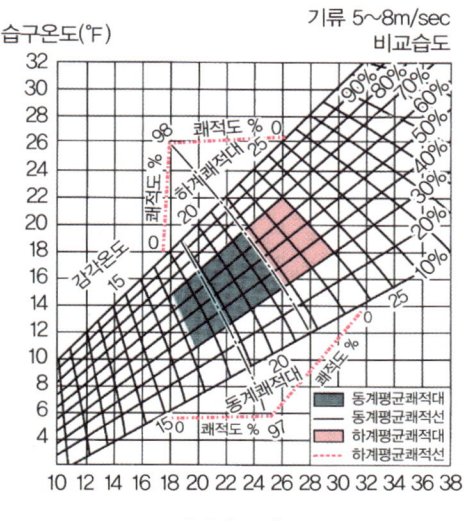

[쾌적도표]

(9) **불쾌지수(Discomfortable Index, DI)** 기출
　① 정의 : 대기 중 또는 국한된 장소에서 각종의 기상상태 및 온열 조건에 의한 불쾌감
　② 불쾌지수 산출공식(J. F. Boson)
　　㉠ DI = (건구온도℃ + 습구온도℃) × 0.72 + 40.6
　　㉡ DI = (건구온도℉ + 습구온도℉) × 0.40 + 15.0
　③ 불쾌지수와 불쾌감

불쾌지수	불쾌감
DI ≥ 70	10% 정도가 불쾌
DI ≥ 75	50% 정도가 불쾌
DI ≥ 80	거의 모든 사람이 불쾌
DI ≥ 85	견딜 수 없는 상태

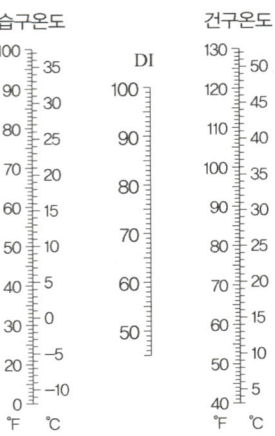
[건·습구온도로부터 불쾌지수를 구하는 도표]

(10) **온열평가지수(Wet Bulb Globe Temperature, WBGT Index)** 기출
　① 정의 : 태양복사열의 영향을 받는 실외환경을 평가하는 데 사용하도록 고안(감각온도 대신 사용)
　② Yaglou와 Minard(1957) : 제2차 세계대전 때 미군병사들의 열대지방에서의 고온장애 방지를 위해 고안
　③ 산출공식
　　㉠ 실외작업 : WBGT = 0.7NWB + 0.2GT + 0.1DB 기출
　　㉡ 실내 또는 야간작업 : WBGT = 0.7NWB + 0.3GT[WBGT]
　　　(NWB : 자연습구온도, GT : 흑구온도(복사온도), DB : 건구온도)
　④ 장점 : 측정의 편리성, 계산의 용이성
　⑤ 단점 : 고온환경에서 생리적 온열 부하를 적절하게 반영시키지 못함

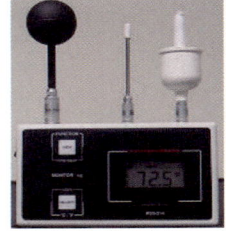
[WBGT]

> **참고** 한국군 허용기준(1981)
> 1. 27℃ WBGT : 신병 훈련주의
> 2. 29℃ WBGT : 기본속도 행군 및 과도훈련 제한
> 3. 31℃ WBGT : 옥외훈련 제한

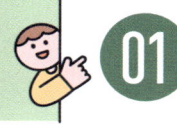

01 끝판왕! 적중예상문제

01 1회독 2회독 3회독 `2024·2020 기출유사`

사진과 같은 기구로 측정할 수 있는 지표는?

① 광도
② 기습
③ 기온
④ 냉각열
⑤ 복사열

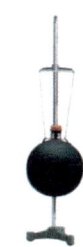

02 1회독 2회독 3회독 `2023 기출유사`

연속적인 기온의 변화를 기록하는 사진의 온도계는?

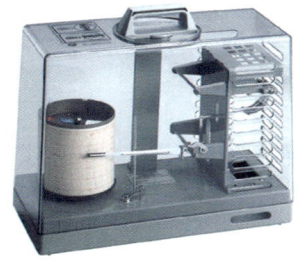

① 전기온도계
② 적외선온도계
③ 봉상(棒狀)온도계
④ 자기(自記)온도계
⑤ 아스만 통풍 온습도계

03 1회독 2회독 3회독 `2022 기출유사`

실내에서 기류의 냉각력을 이용하여 풍속을 측정하는 것으로 0.5m/s 이하의 기류를 측정할 수 있는 기구는?

① 카타온도계
② 습구온도계
③ 자기온도계
④ 건구온도계
⑤ 흑구온도계

적중예상문제 해설

01
흑구온도계
무광택 흑색도료로 외관이 칠해진 두께 0.5mm 동판 구 안에 온도계의 구부가 도달하도록 삽입하여 만들어짐. 측정하고자 하는 곳에 15~20분간 위치한 후 측정

02
자기온도계 : 연속 측정 필요 시 사용

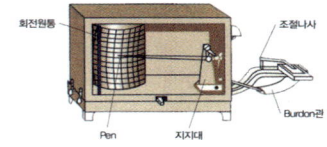

03
카타온도계
공기의 냉각력과 실내 공기의 기류 측정(습구온도 : 기온, 기습, 기류의 종합적 작용에 의해 결정), 단위 : $cal/cm^2/sec$

🔒 01 ⑤ 02 ④ 03 ①

적중예상문제 해설

04
- **냉각력의 정의** : 기온, 기습, 기류의 3인 자가 종합적으로 작용하여 인체로부터 열을 빼앗는 힘. 즉, 기온, 기습이 낮고 기류가 클 때 인체의 체열 방산량이 증대 하는데 이때 인체로부터 열을 빼앗는 힘
- **측정도구** : 카타온도계

05
아스만 통풍 온습도계
- 큰 용적의 기온 및 기습을 비교적 정확 히 측정
- 통풍을 시작하여 눈금을 일정하게 한 후 관측하며, 통풍 시작 후 5분 후에 측정

06
불쾌지수 산출공식(J. F. Boson)
- DI = (건구온도℃ + 습구온도℃) × 0.72 + 40.6
- DI = (건구온도℉ + 습구온도℉) × 0.40 + 15.0

07
측정시간
- 알코올온도계 – 3분
- 수은온도계 – 2분
- 구부가 큰 온도계 – 10분

🔒 04 ② 05 ① 06 ③ 07 ⑤

---

04 1회독 2회독 3회독 **2022 기출유사**

공기의 냉각력과 실내공기의 기류 측정에 쓰이는 카타(kata) 냉각력을 가장 잘 설 명한 것은?

① 외부환경에 의한 의복의 기후조절량
② 기온, 기습, 기류의 종합적인 작용에 의한 인체 표면의 체열 발산량
③ 기습, 기류가 작용하여 인체가 느끼는 불쾌감
④ 쾌적함이 느껴지도록 냉각하는 데 필요한 시간
⑤ 환기할 때 수증기와 함께 배출되는 총열량

05 1회독 2회독 3회독 **2022 기출유사**

다음 사진의 장비로 측정하는 온열인자는?

① 기습
② 기류
③ 기압
④ 냉각열
⑤ 복사열

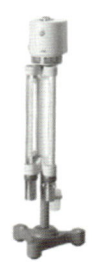

06 1회독 2회독 3회독 **2022 기출유사**

실내 온열 환경의 판단 지표가 되는 톰(E. C. Thom) 등이 고안한 불쾌지수 (discomfort index) 계산식에 필요한 것만으로 묶은 것은?

① 기류, 기압
② 기압, 상대습도
③ 습구온도, 건구온도
④ 복사열, 습구온도
⑤ 절대습도, 상대습도

07 1회독 2회독 3회독 **2021 기출유사**

다음 그림의 봉상 알코올온도계를 이용하여 작은 공간의 공기 온도를 측정할 때, 온도계의 최소 노출시간으로 옳은 것은?

① 10초
② 30초
③ 1분
④ 2분
⑤ 3분

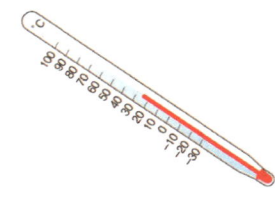

08 [2021 기출유사]
다음 중 고온 작업환경의 쾌적 조건을 나타내는 습구흑구온도지수(WBGT Index, Wet Bulb Globe Temperature Index)를 구하기 위해 필요한 요소는?

① 쾌적대
② 등온지수
③ 불쾌지수
④ 카타냉각력
⑤ 자연습구온도

08
온열평가지수(Wet Bulb-Globe Temperature Index, WBGT)
- WBGT(실내 or 태양이 없는 실외)
  = $0.7Tw + 0.3Tg$
  Tw 습구온도, Tg 흑구온도, Td 건구온도
- 실외, 일사가 있는 경우 WBGT
  = $0.7Tw + 0.2Tg + 0.1Td$

09 [2017 기출유사]
다음 측정기구의 명칭으로 올바른 것은?

① 아스만 통풍 온습도계
② 자기온도계
③ 봉상온도계
④ 최고·최저 온도계
⑤ 수은온도계

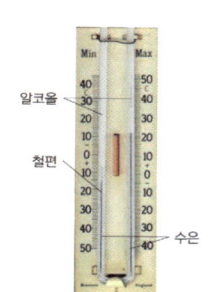

09
최고·최저 온도계
일정시간 내 최고, 최저 온도 측정

10 [2016 기출유사]
다음 측정기구의 명칭으로 올바른 것은?

① 자기온도계
② 최고·최저 온도계
③ 비교습도계
④ 자기습도계
⑤ 지진계

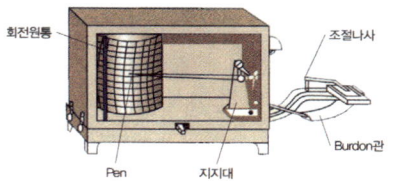

10
자기온도계
온도에 의한 펜의 상하운동이 회전하는 드럼에 끼워진 기록지에 자동으로 기록됨

11 [2015 기출유사]
다음은 기온을 측정하기 위한 백엽상이다. 실외 온도측정 시 측정 높이로 올바른 것은?

① 0.5~0.6m
② 1.0~1.2m
③ 1.2~1.5m
④ 1.5~2.5m
⑤ 45cm

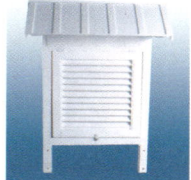

11
백엽상의 가운데 온도계를 고정시키고 지상 1.5m 높이에서 측정한다.

08 ⑤ 09 ④ 10 ① 11 ③

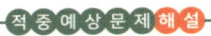

12

측정시간
- 알코올온도계 - 3분
- 수은온도계 - 2분
- 구부가 큰 온도계 - 10분

13

아스만 통풍 온습도계
큰 용적의 기온 및 기습을 비교적 정확히 측정한다.

14

아스만 통풍 온습도계
건구온도와 습구온도를 측정할 수 있으므로 불쾌지수를 구할 수 있다.

---

12 2014 기출유사

다음은 봉상온도계의 측정시간이다. 괄호 안에 알맞은 것으로 짝지워진 것은?

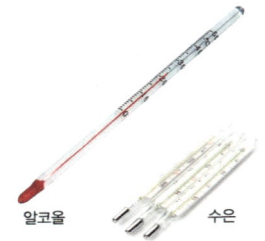

알코올온도계 (A)분, 수은온도계 (B)분

① (A) : 1, (B) : 0.5
② (A) : 2, (B) : 2
③ (A) : 3, (B) : 2
④ (A) : 3, (B) : 5
⑤ (A) : 5, (B) : 10

13 2013 기출유사

다음 측정기구의 명칭으로 올바른 것은?

① 아스만 통풍 온습도계
② 생체한란계
③ 흑구온도계
④ 자기습도계
⑤ 기압계

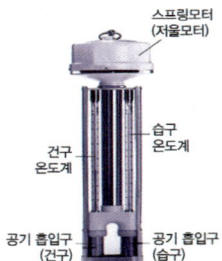

14 2015 기출유사

아스만 통풍 온습도계로 측정할 수 있는 지수 중 가장 밀접한 것은?

① 감각온도
② 쾌감대
③ 불쾌지수
④ 등온지수
⑤ 고도

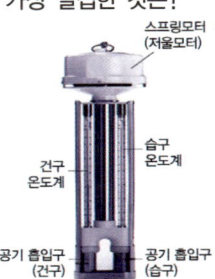

🔒 12 ③ 13 ① 14 ③

15 1회독 2회독 3회독 2016 기출유사
다음 측정기구의 명칭으로 올바른 것은?
① 아우구스트 건습도계
② 모발습도계
③ 아스만 통풍건습계
④ 자기습도계
⑤ 대기압 측정기

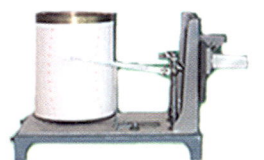

15
자기습도계
모발습도계의 원리를 이용한 습도계로 연속측정 필요시 사용한다.

16 1회독 2회독 3회독 2017 기출유사
다음 측정기구의 명칭으로 올바른 것은?
① 비교습도계
② 아우구스트 건습도계
③ 모발습도계
④ 자기습도계
⑤ pH meter

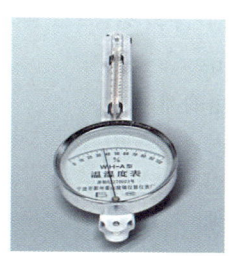

16
모발습도계
습하면 늘어나고 건조하면 줄어드는 모발의 성질을 이용하여 습도를 측정한다.

17 1회독 2회독 3회독 2018 기출유사
다음 측정기구의 명칭으로 올바른 것은?
① 아우구스트 건습도계
② 아스만 통풍건습계
③ 모발습도계
④ 자기습도계
⑤ 최고·최저 온도계

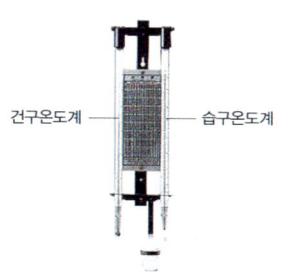

17
August 건습도계
동일한 봉상수은온도계 두 개를 놓고, 그 중 한 개의 구부를 헝겊으로 싸고 실로 묶어 그 실을 물컵에 담가 측정한다.

18 1회독 2회독 3회독 2019 기출유사
다음 측정기구의 A와 B의 명칭이 순서대로 나열된 것은?

	A	B
①	습도표	물통
②	회전통	물통
③	습도표	구부
④	회전통	구부
⑤	압력표	구부

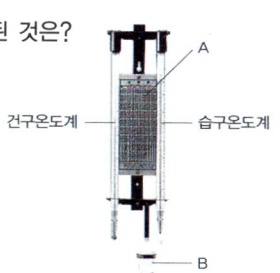

18
August 건습도계
동일한 봉상수은온도계 두 개를 놓고, 그 중 한 개의 구부를 헝겊으로 싸고 실로 묶어 그 실을 물컵에 담가 측정하며, 건구온도와 습구온도를 측정하여 그 차를 구한 후 습도표로부터 습도를 구한다.

🔒 15 ④　16 ③　17 ①　18 ①

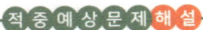

19
카타온도계
방향이 일정하지 않거나 불감기류(0.2~0.5m/sec) 측정에 편리하다.
(왼쪽 그림 : 건구, 오른쪽 그림 : 습구)

20
로빈슨풍속계
공기저항을 이용한 회전형 풍속계

21
아네로이드 기압계
금속통이 팽창하거나 수축하는 원리를 기압 측정에 이용

22
수은기압계
토리첼리관(수은기둥)을 이용한 대기압 측정 장치

---

19 1회독 2회독 3회독 2017 기출유사
다음 측정기구의 명칭으로 올바른 것은?
① 풍차풍속계
② 자기온도계
③ 카타온도계
④ 봉상온도계
⑤ 흑구온도계

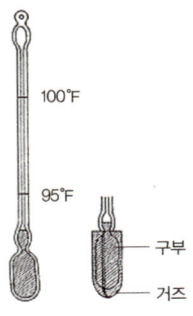

20 1회독 2회독 3회독 2015 기출유사
다음 측정기구의 명칭으로 올바른 것은?
① Robinson's 풍속계
② 열선풍속계
③ 풍차풍속계
④ 아스만 통풍온도계
⑤ 기압계

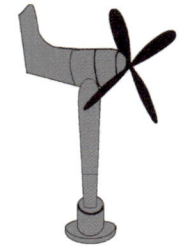

21 1회독 2회독 3회독 2024 · 2014 기출유사
다음 측정기구는 무엇을 측정하기 위한 것인가?
① 기온
② 기습
③ 기압
④ 기류
⑤ 풍속

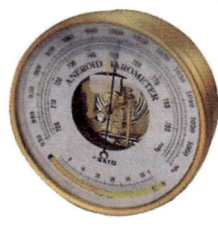

22 1회독 2회독 3회독 2013 기출유사
다음 측정기구는 무엇을 측정하기 위한 것인가?
① 기온
② 기습
③ 기압
④ 기류
⑤ 복사열

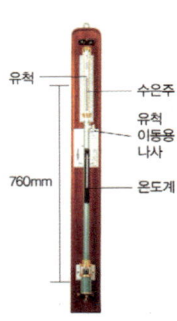

🔒 19 ③ 20 ① 21 ③ 22 ③

23 [1회독] [2회독] [3회독] 2014 기출유사
다음 측정기구의 명칭으로 올바른 것은?

① 아스만 통풍온도계
② 자기온도계
③ 흑구온도계
④ 봉상온도계
⑤ 기압계

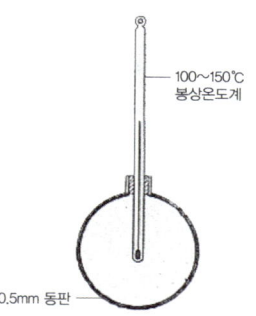

23
흑구온도계
무광택 흑색도료로 외관이 칠해진 두께 0.5mm 동판 구 안에 온도계의 구부가 도달하도록 삽입하여 만들어진 것으로 복사열 측정

24 [1회독] [2회독] [3회독] 2024 · 2016 기출유사
다음 도표가 나타내는 것은?

① 쾌적도표
② 감각온도도표
③ 온열지수도표
④ 불쾌지수도표
⑤ 풍향도표

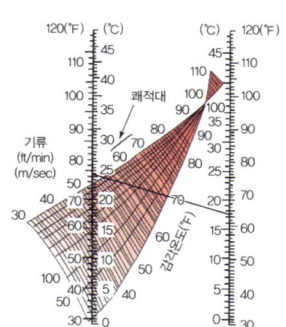

24
감각온도도표
기류 0.35m/sec(또는 0~700ft/min)인 경우 기습과 기온의 각 상태에 따른 공기의 감각온도를 표시하는 도표로 그림의 경우 상의를 벗은 경우 혹은 안정 시 감각온도도표이다.

25 [1회독] [2회독] [3회독] 2017 기출유사
다음 도표가 나타내는 감각온도로 알맞은 것은?

① 상의착의 시, 경작업 시
② 상의탈의 시, 경작업 시
③ 상의착의 시, 안정 시
④ 상의탈의 시, 안정 시
⑤ 상의탈의 시, 중노동 시

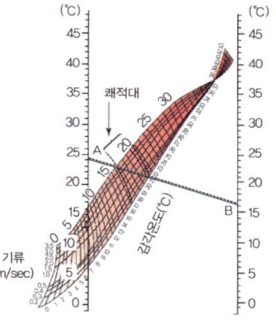

25
상의를 입은 경우, 경노동 시 감각온도도표이다.

26 [1회독] [2회독] [3회독] 2018 기출유사
다음 도표는 상의착용 시 감각온도이다. 도표로부터 감각온도 19°C의 쾌적기류는 얼마인가?

① 2m/sec
② 1.5m/sec
③ 1m/sec
④ 0.5m/sec
⑤ 5m/sec

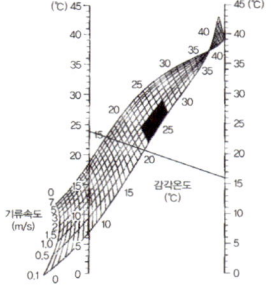

26
감각온도 19°C에서 주어진 습구온도와 건구온도의 교차점을 구하고 그 교차점에서의 기류속도를 읽는다.

🔒 23 ③ 24 ② 25 ① 26 ②

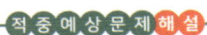

27
감각온도
무풍 시 포화습도(100%) 때의 기온(°F)

28
건구온도가 24°C와 습구온도가 16°C가 만나는 점을 연결하여 그 교차점에서 감각온도를 읽는다.

29
DI = (건구온도 + 습구온도)°C × 0.72 + 40.6

30
불쾌지수가 80인 경우 거의 모든 사람이 불쾌감을 느낌
DI = (건구온도 + 습구온도)°C × 0.72 + 40.6
　 = (30 + 25) × 0.72 + 40.6
　 = 80.2

27 　1회독　2회독　3회독　2019 기출유사

기온이 50°C일 때 습도 100% 무풍상태에서의 감각온도는?

① 20℃
② 30℃
③ 40℃
④ 50℃
⑤ 60℃

28 　1회독　2회독　3회독　2018 기출유사

다음 감각온도도표에서 건구온도가 24°C이고 습구온도가 16°C이며 기류가 0.1m/sec일 때의 감각온도는?

① 15℃
② 21℃
③ 26℃
④ 30℃
⑤ 50℃

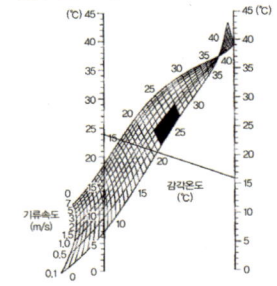

29 　1회독　2회독　3회독　2016 기출유사

다음과 같은 건구온도와 습구온도로 구할 수 있는 것은?

① 감각온도
② 쾌감대
③ 불쾌지수
④ 온열평가지수
⑤ 등가온도

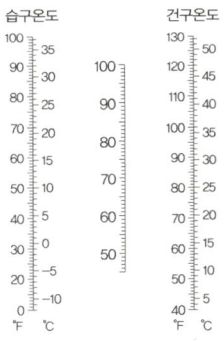

30 　1회독　2회독　3회독　2015 기출유사

다음 중 거의 모든 사람이 불쾌감을 느낄 수 있는 온도로 적절한 것은?

① 건구온도 30℃, 습구온도 20℃
② 건구온도 30℃, 습구온도 25℃
③ 건구온도 35℃, 습구온도 25℃
④ 건구온도 35℃, 습구온도 30℃
⑤ 건구온도 39℃, 습구온도 35℃

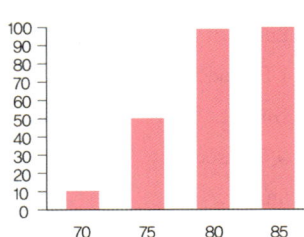

🔒 27 ④　28 ②　29 ③　30 ②

31 [2014 기출유사]
다음 중 불쾌지수를 구하는 공식으로 알맞은 것은?

① (건구온도 + 습구온도)℃ × 0.72 + 40.6
② (건구온도 − 습구온도)℃ × 0.72 + 40.6
③ (건구온도 + 습구온도)℃ / 0.72 + 40.6
④ (건구온도 − 습구온도)℃ / 0.72 − 40.6
⑤ (건구온도 × 습구온도)℃ / 0.72 − 40.6

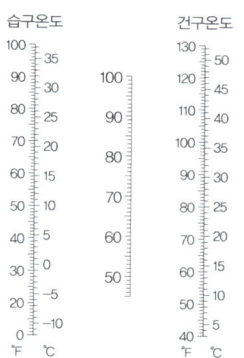

31
DI = (건구온도 + 습구온도)℃ × 0.72 + 40.6

32 [2013 기출유사]
다음 측정기구의 명칭으로 올바른 것은?

① WBGT 측정기
② 흑구온도계
③ 자기온도계
④ 불쾌지수 측정기
⑤ 생체온도계

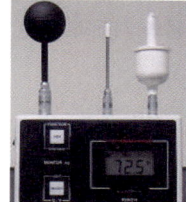

32
온열평가지수
제2차 세계대전 때 미군병사들의 열대지방에서의 고온장애 방지를 위해 고안된 장치로, 태양복사열의 영향을 받는 실외환경을 평가하는 데 사용한다(감각온도 대신 사용).

33 [2014 기출유사]
다음 측정기구의 명칭으로 올바른 것은?

① 온열평가온습도계
② 통풍계
③ 생체한란계
④ 카타온도계
⑤ 흑구온도계

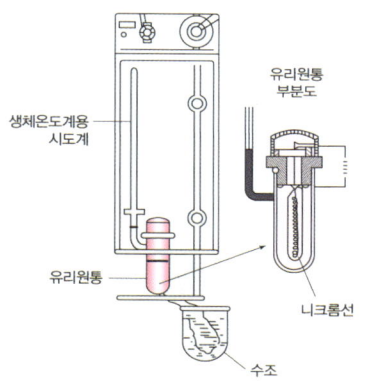

33
생체한란계
복사, 대류, 증발에 의하여 단위시간에 방출하는 열량(millicalorie)을 측정한다.

34 [2020 기출유사]
다음 공식으로 계산하는 지수는 어떤 것인가?

(건구온도℃ + 습구온도℃) × 0.72 + 40.6

① 감각지수
② 등온지수
③ 불쾌지수
④ 온열지수
⑤ 습구흑구온도지수

34
건구와 습구온도를 이용해서 불쾌지수를 구하는 공식이다.

31 ① 32 ① 33 ③ 34 ③

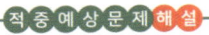

35
건구 70°F와 습구 60°F를 일직선으로 연결하고, 기류 200과 만나는 점의 온도를 읽으면 65°C이다.

36
전극의 끝을 완충용액에 담그고 있는 기구가 있다면 무조건 pH meter이다.

35 [1회독] [2회독] [3회독] 2020 기출유사

그림과 같은 감각온도도표에서 건구온도 70°F, 습구온도 60°F, 기류의 속도가 200ft/min일 때 공기의 감각온도는?

① 55°F
② 60°F
③ 65°F
④ 70°F
⑤ 75°F

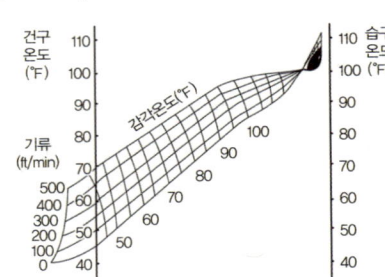

36 [1회독] [2회독] [3회독] 2020 기출유사

다음의 사진과 같은 기기로 측정할 수 있는 것은?

① 경도
② 색도
③ 탁도
④ 잔류염소
⑤ 수소이온농도

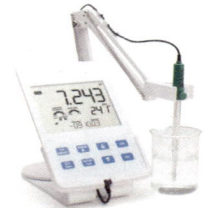

🔒 35 ③ 36 ⑤

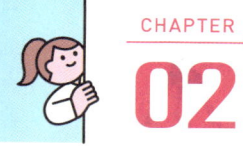

CHAPTER 02 공기 검사

1 입자상 물질

(1) **먼지측정법(채집방법에 의한 분류)**
① 여과법 : 여과지 등을 이용하여 여과
② 임핀저법(Impinger) : 검사할 공기를 미세한 관을 통하여 흡인한 후 분출공기를 유리판, 병의 바닥부분 또는 병의 벽에 충돌시켜 먼지를 용매 중에 포집함
③ 흡착법 : 검사할 공기를 미세한 관을 통하여 흡인한 후 전면에 장치된 유리판 등에 분출공기를 충돌시켜 먼지를 부착시킴
④ 전기침착법 : 검사할 공기를 전기장에 도입하여 전위차에 의해 먼지를 전극에 침착
⑤ 앤더슨에어샘플러(Andersen air sampler) : 대기 중 입자상 물질을 입경별로 측정 기출

(2) **부유분진(10μm 이하)의 측정**
① 충격식 진애측정기(Impinger) : 공기의 박층이 부착되어 있는 먼지는 물에 포착되기 어려우므로 이 먼지입자를 고속으로 충격판에 부딪히면 순간적으로 물이 공기의 박층을 밀어내게 되고 먼지와 접촉하여 포착할 수 있음 기출
② 고속공기채취기(High Volume Air Sampler)
  ㉠ 용도 : 대기 중의 부유분진의 중량농도를 구하거나 성분분석 시료 포집에 사용
  ㉡ 구성 : 펌프, 여과재, 유량계
  ㉢ 방법 : 일정시간 공기를 흡인한 여과재를 건조한 후 측량하여 중량차와 통기량으로 부유분진 농도 측정(mg/m³)
  ㉣ 가능한 포집 입경 크기 : 0.1~100μm

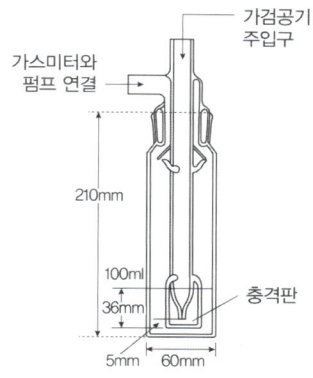

[충격식 진애측정기]

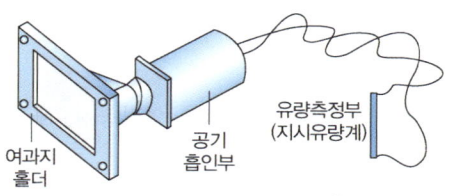
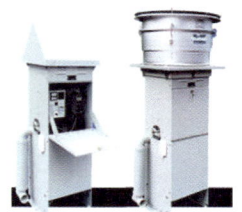

[고속공기채취기(High Volume Air Sampler)] 기출

③ 저속공기채취기(Low Volume Air Sampler) 기출
  ㉠ 직경 10μm 이하의 입자상 물질을 포집하여 질량농도를 구하거나 금속 등의 성분분포 분석에 이용
  ㉡ 구성 : 흡인펌프, 분립장치, 여과지홀더, 유량측정부
    ⓐ 흡인펌프 : 연속해서 30일 이상 사용이 가능한 것으로 진동이 없고 고르게 작동될 것
    ⓑ 분립장치 : 사이클론식, 다단형 방식(중력 이용)
  ㉢ 시료채취기간 : 1주일, 2주일 또는 2개월간 연속채취
  ㉣ 흡입유량 : 2~30L/min

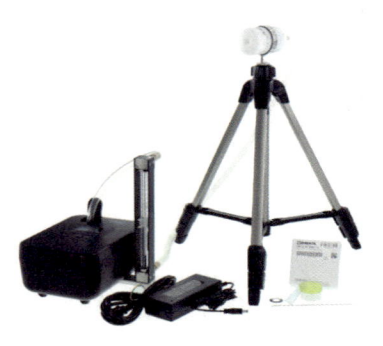

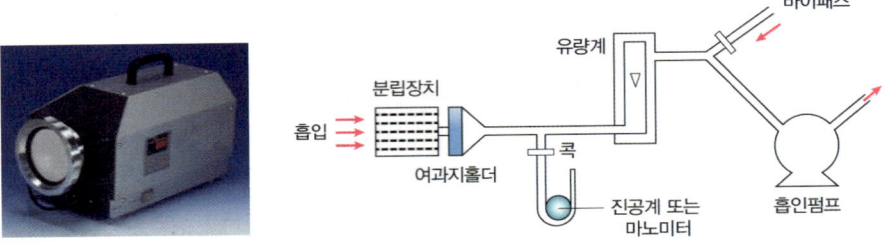

[저속공기채취기(Low Volume Air Sampler)]

(3) 강하분진의 측정(10μm 이상)
① 일정 지역의 대기오염의 정량적, 정성적(성분) 판정자료를 얻기 위해 용기를 일정한 장소에 1개월간 방치하여 침강물질의 평균측정치를 얻는 데 사용(그 지역의 오염지표로 이용)
② 측정 : Deposit gauge
  ㉠ 방법 : 포집병에 황산구리용액($CuSO_4 \cdot 5H_2O$) 10mL를 넣고 (이끼발생 방지) 지상 5~15m에 1개월간 방치한 후 깔때기에 남은 기타 이물질은 제거하고 포집병 중의 상등액 250mL를 취하여 분석
  ㉡ 강하분진량

$$1.273 \times \left(\frac{W}{D^2}\right) \times \left(\frac{30}{n}\right) \times 10^4 (ton/km^2/30days)$$

W : 성분총량의 분석치(g), D : 깔때기 직경(cm), n : 포집일수

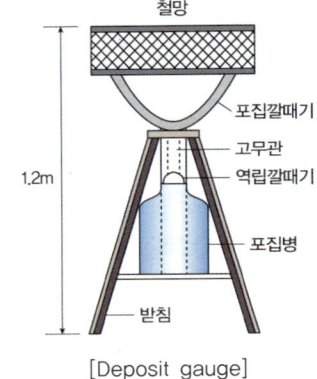

[Deposit gauge]

(4) 비산분진 측정
① 측정범위 : 굴뚝을 거치지 아니하고 외부로 비산되거나 야적장, 연탄공장, 제철공장, 도정공장, 골재공장 등에서 분쇄, 파쇄, 선별, 야적과정 중 발생하는 먼지 측정
② 측정방법의 종류
  ㉠ 고속공기채취기(High Volume Air Sampler)
  ㉡ 불투명도법 : 일정한 배출구를 거치지 않고 외부로 배출되는 입자상 물질에 대한 투명도 값을 측정

③ 시료채취(고속공기채취기 사용 시)
　㉠ 장소 및 위치선정 : 풍향을 고려하여 비산농도가 높을 것으로 예상되는 지점 3개소 이상 선정
　㉡ 채취시간 : 1회 1시간 이상 연속 채취
　㉢ 채취 금지 조건 : 바람이 거의 없는 경우나 강한 경우(풍속 0.5m/sec 미만이거나 10m/sec 이상인 경우), 비·눈이 오는 경우, 대상 비상먼지 발생원의 조업이 중단된 경우

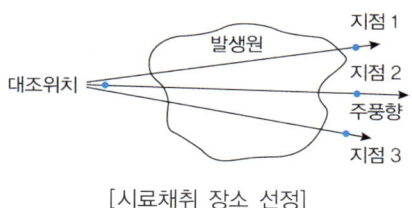

[시료채취 장소 선정]

2 가스상 물질

(1) 탄산가스(CO_2, 이산화탄소)
　① 실내공기의 오염도 측정의 지표
　② 서한량 : 0.1%, 1000ppm 이하
　③ 측정방법
　　㉠ $Ba(OH)_2$법
　　　ⓐ 일정량의 공기에 일정량의 $Ba(OH)_2$를 가하면 CO_2는 $Ba(OH)_3$로 침전
　　　ⓑ 반응식 : $Ba(OH)_2 + CO_2 \rightarrow Ba(OH)_3 + H_2O$
　　　ⓒ 감소한 $Ba(OH)_2$ 양으로부터 흡수된 CO_2 양을 산출

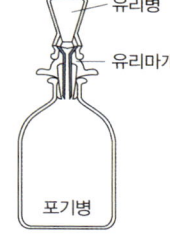

[$Ba(OH)_2$법]

　　㉡ 검지관법
　　　ⓐ 가스채취기를 사용하여 검지제가 포함된 검지관에 CO_2를 통과시키며 pH의 변화로 청자색이 었던 검지제가 엷은 보라색으로 변함
　　　ⓑ 변색되는 길이의 층은 탄산가스 함유량을 표시
　　　ⓒ 측정범위에 따라 A형(0.01~2.60%)과 B형(0.05~0.6%) 검지관의 두 종류 사용
　　　ⓓ 검지제 : 150~250mesh의 알루미나겔의 알맹이에 티몰프탈렌(thymolphthalein)을 넣은 NaOH용액을 흡착시킨 것

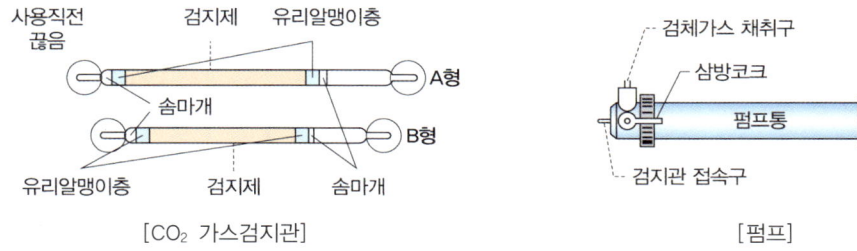

[CO_2 가스검지관]　　　　　[펌프]

(2) 일산화탄소(CO) 기출

① 연료의 불완전연소 시 발생
② 주원인 : 자동차 배기가스
③ 허용기준 : 실내(10ppm 이하), 실내주차장(25ppm 이하), 작업장(50ppm 이하 / 8시간 기준)
④ 측정방법 : 검지관법
　㉠ 실리카겔이 황산파라듐과 몰리브덴산과 암모늄을 흡착시켜 황색으로 된 검지제가 CO에 의해 청색이 됨(CO 양에 대응해서 변색)
　㉡ 표준비색관

표준색	녹황색	황록색	초록색	청록색	청색
CO(%)	0.01	0.02	0.03	0.06	0.1

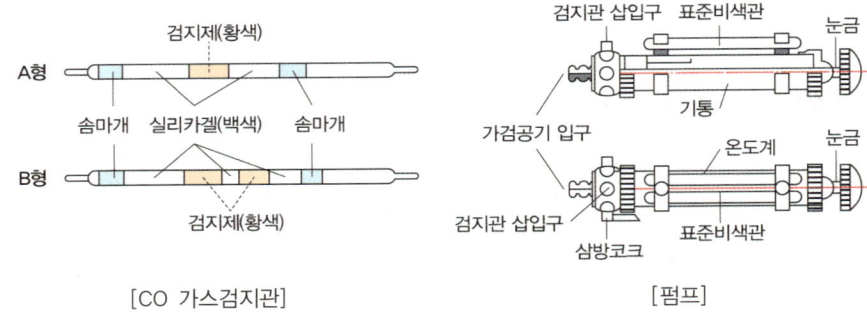

[CO 가스검지관]　　　　　[펌프]

3 낙하세균

(1) 낙하법

① Petri dish에 한천평판배지 2~3개를 검사지역에 5분간 배치
② 부란기에 37℃에서 48시간 배양
③ 세균집락수 계산

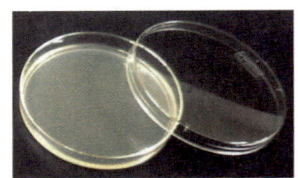

(2) 여과법(Oker-Blom 개량법)

$$X = \frac{a \times n}{v} \times 100$$

a : 평균세균집락수　　v : 흡인공기의 L수　　n : 희석배수

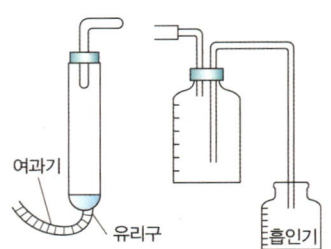

[Oker-Blom 세균여과장치]

(3) **충돌법** 기출

총부유세균의 측정을 위해 공기를 일정량 흡입한 후 배지에 충돌시켜 공기 중의 총부유세균을 포집하는 방법이다.

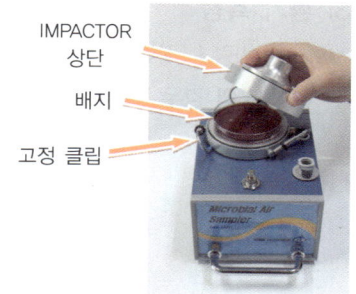

4 환기

(1) **환기 종류**
① 자연환기 : 특별한 장치가 없이 출입문, 창, 벽, 문 등의 틈으로 공기가 유동되는 것
  ㉠ 자연환기의 원동력 : 실내·외 온도차, 기체의 확산력, 외기의 풍력 기출
  ㉡ 중성대 : 실내로 들어오는 공기는 하부로, 나가는 공기는 상부로 이동하게 되어 중간에 압력이 0인 지대가 발생하여 환기가 진행됨
② 인공환기 : 자연환기만으로 불충분한 경우에 기계를 이용하여 환기하는 방법

(2) **환기 방법**
① 환기량 증가
  ㉠ 중성대가 천장에 가까울수록
  ㉡ 실내·외 기온차가 클수록
② 창의 위치
  ㉠ 신선한 공기가 들어오는 창 : 낮은 곳, 혼탁한 공기가 나가는 창 : 높은 곳
  ㉡ 서로 마주보는 벽면에 높이가 다른 창문을 내는 것이 좋음

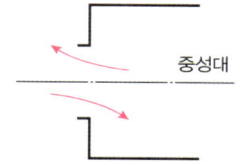

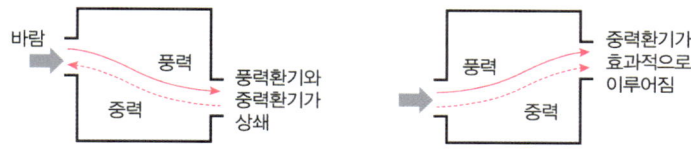

> **참고** 풍력환기 vs. 중력환기
> 1. 풍력환기 : 바람의 입구와 출구가 있어야만 발생하는 환기
> 2. 중력환기 : 창이 한 개만 있어도 창의 하부(중성대 아랫부분)에서 공기가 유입하고 창의 상부(중성대 윗부분)에서 공기가 유출되어 환기가 발생

(3) 환기 측정
① 환기량 : 1시간 내에 실내에서 교환되는 공기량 중에 CO_2, CO 및 유해가스 등으로 측정
② CO_2의 경우 환기량
  ㉠ 공식

$$Q = \frac{H}{(K_2 - K_1)}$$

Q : 소요 환기량(m^3/hr)　　H : 실내 CO_2량(m^3/hr)
K_2 : 실내 CO_2 서한량(0.1%)　　K_1 : CO_2의 실외 정상농도(0.03%)

  ㉡ 실내 CO_2량 : 안정 시 20~22L, 수면 시 12L 전후

> **참고　필요 환기량　기출**
> 1. 1시간 내에 실내에서 교환되어야 하는 공기량
> 2. 성인이 안정 시 CO_2 배출량을 기준으로 함
> 3. 안정 시 : 20~22L/hr, 수면 시 : 12L/hr 전후

③ 환기횟수 측정

$$N = \frac{(X \times Q)}{V}$$

N : 환기횟수
X : 실내 사람 수
Q : 1인당 필요한 공기용적(1인당 공기 소요량 30m^3/hr)
V : 실내 공기용적

5 대기환경 현상

(1) 역전현상(기온역전)
① 정의 : 고도 상승에 따른 기온 상승으로 상부 기온이 하부 기온보다 높은 형태로 대기의 안정화가 일어남(∴ 공기의 수직확산이 일어나지 않으므로 대기오염이 증가)
② 종류 기출
  ㉠ 복사성 역전(접지역전, 지표성 역전) : 주로 겨울철(바람이 적고, 구름이 없는 맑은 날, 습도가 적은 자정부터 새벽)에 많이 발생
  ㉡ 침강성 역전 : 고기압 상태에서 침강 공기가 단열 압축을 받아서 따뜻한 공기층을 형성
  ㉢ 지형성 역전 : 계곡이나 분지에서 생긴 무거운 냉기가 경사면을 따라 아래로 내려가면서 골짜기 아래의 기온이 하강하면서 역전층 생성
  ㉣ 전선성 역전 : 한랭전선이나 온난전선에 의하여 발생하는 역전

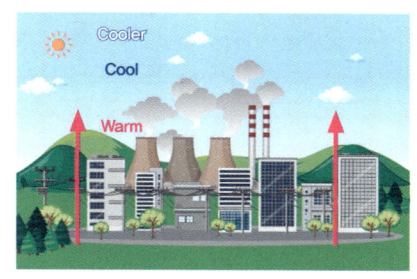 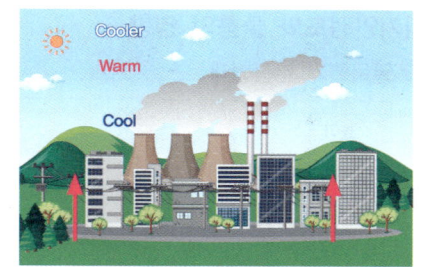

지표면의 공기온도가 상층공기온도보다 높기 때문에 하층의 공기가 상승하는 "혼합현상"이 일어남 / 지표면의 공기온도가 상층공기온도보다 낮아져 하층의 공기가 상승하는 "혼합현상"이 일어나지 못함

[역전현상의 원리]

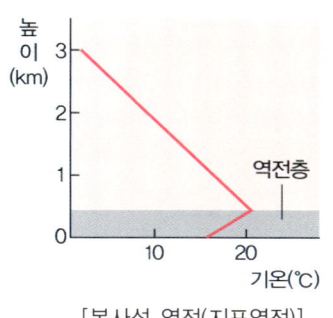 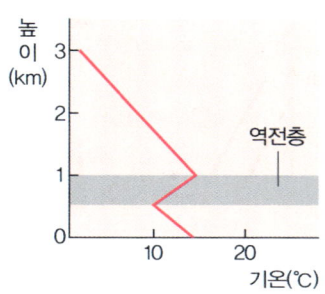

[복사성 역전(지표역전)] · [침강성 역전(상공역전)]

(2) **열섬현상** 기출

① 교외보다 도심 빌딩 숲의 기온이 높게 되어 도심의 따뜻한 공기는 상승하고 주위 공기가 도심으로 유입
② 열섬현상은 국지적인 기온역전현상을 일으켜서 근교 공업지대로부터 대기오염물질이 인구가 밀집된 도심으로 유입
③ 먼지지붕(dust-dome) 형성 → 공기이동 차단
④ 특징
    ㉠ 농촌보다 도시에서 잘 일어남(∵ 열 보전능력이 크기 때문)
    ㉡ CO_2와 인공열이 많음
    ㉢ 여름에서 초가을, 고기압 영향으로 하늘이 맑고 바람이 약한 밤에 주로 발생

(3) **높새바람(푄 현상)**

① 습윤한 바람이 산을 넘으면서 고온건조해지는 현상
② 주로 태백산맥 중심으로 발생

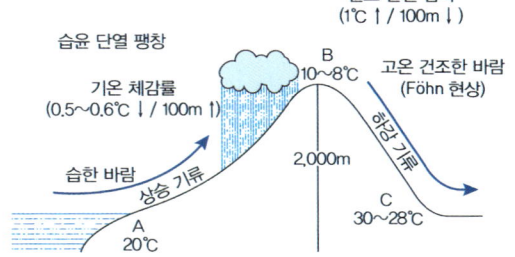

(4) 대기안정도와 플룸의 영향

① 굴뚝연기 분산형태

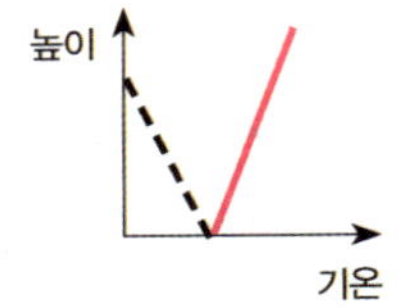

		부채형(Fanning)
높이-기온 그래프	연기 그림	㉠ 대기의 상태 : 안정 ㉡ 역전층 내에서 잘 발생
		지붕형(Lofting, 상승형)
높이-기온 그래프 (불안정/안정)	연기 그림	㉠ 대기의 상태 : 상층이 불안정 ㉡ 역전이 연기 아래만 존재 (∴ 하향으로 혼합 불가)
		원추형(Coning)
높이-기온 그래프	연기 그림	㉠ 대기의 상태 : 중립 ㉡ 전형적 가우시안 분포
		훈증형(Fumigation)
높이-기온 그래프 (안정/불안정)	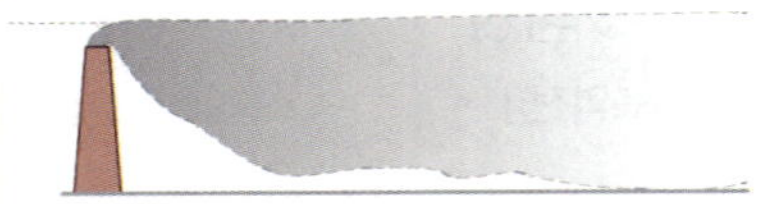 연기 그림	㉠ 대기의 상태 : 하층이 불안정 ㉡ 지표부근의 심한 오염
		파상형(Looping, 환상형)
높이-기온 그래프	연기 그림	㉠ 대기의 상태 : 불안정 ㉡ 상·하층 혼합 시 발생 ㉢ 지표농도 최대오염

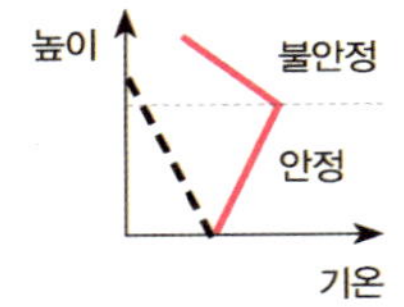

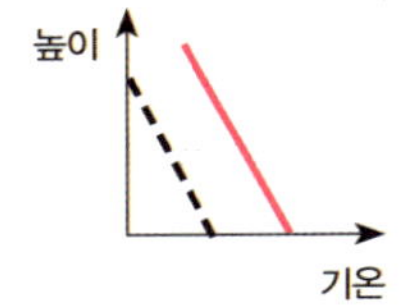

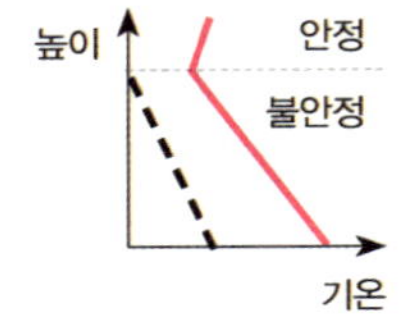

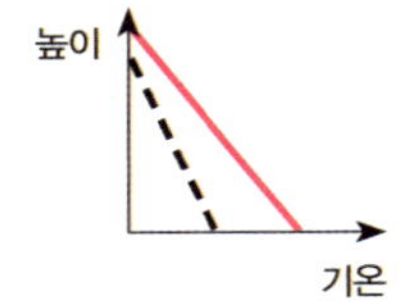

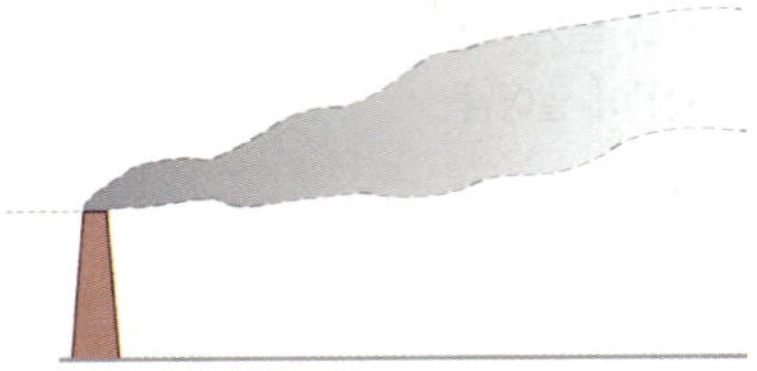

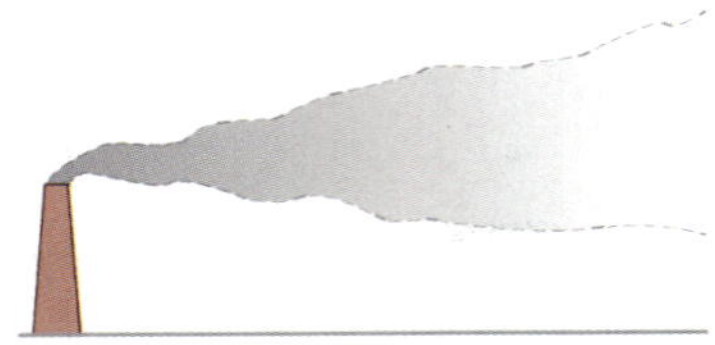

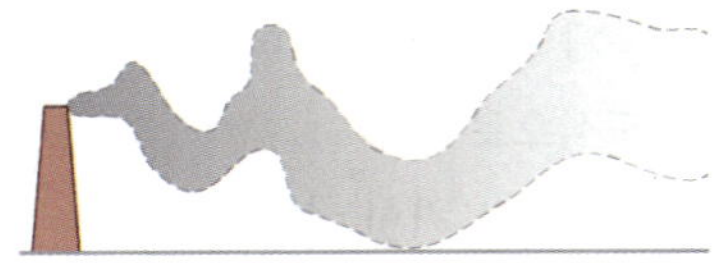

② 장애물에 대한 플룸의 영향
  ㉠ 공동현상(Down draft)
    ⓐ 굴뚝의 풍상측으로 굴뚝 높이의 건물 존재 시 난류 발생
    ⓑ 플룸은 풍상측 건물 후면으로 흐름
  ㉡ 세류현상(Down wash)
    ⓐ 굴뚝의 수직배출속도보다 굴뚝 높이에서의 평균풍속이 더 클 때 발생
    ⓑ 플룸은 굴뚝 아래로 흩날림

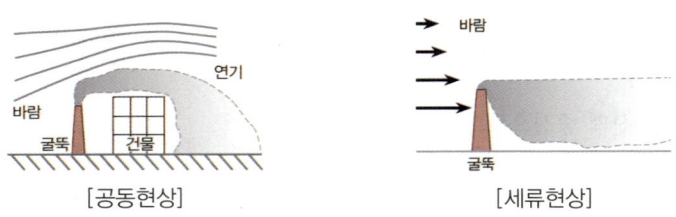

[공동현상]   [세류현상]

6 대기오염물질의 확산

(1) 바람

① 바람 : 공기의 수평방향의 움직임
② 대류 : 공기의 수직방향의 움직임
③ 표시
  ㉠ 풍향 : 바람이 불어오는 방향
  ㉡ 풍속 : 바람이 부는 속도
④ 풍배도(Wind rose, 바람장미) : 바람의 발생횟수와 풍속을 16방향으로 표시한 기상 도형

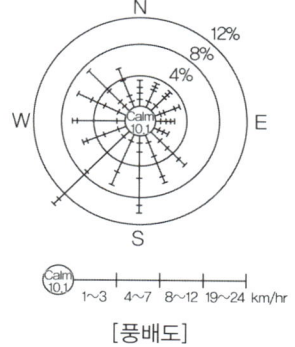

[풍배도]

(2) 바람의 종류

① 지균풍 : 높이 1km 이상의 상층 대기에서 기압경도력과 전향력이 서로 평형을 이루어 등압선과 나란히 분다고 가상(假想)하는 바람
② 경도풍 : 지면의 마찰력이 무시될 수 있는 높이 1,000m 이상의 상공에서, 기압경도력, 전향력(코리올리힘), 원심력의 세 힘만이 공기에 작용하며, 이들이 평형을 이루고 있다고 할 때에 부는 바람, 서로 평형을 이루고 있다고 할 때에 부는 바람

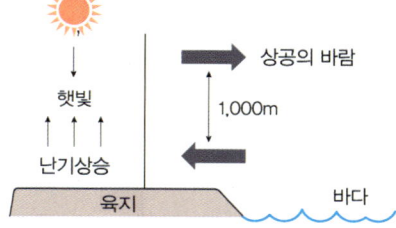

③ 지상풍 : 지상풍은 약 1km 이하의 지상에서 마찰력의 영향을 받아 부는 바람
④ 국지환류
  ㉠ 해륙풍 : 바다와 육지의 가열 또는 냉각되는 정도의 차이 때문에 생김
  ㉡ 산곡풍 : 낮에는 산비탈을 타고 올라가는 바람(골바람 또는 곡풍)이 형성되고, 밤에는 산비탈을 타고 내려가는 바람(산바람 또는 산풍)이 형성됨

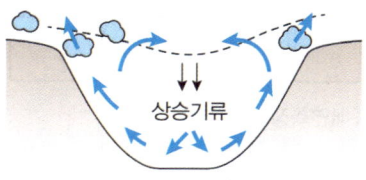 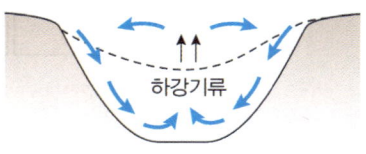

  ㉢ 전원풍 : 열섬효과로 도시의 중심부가 고온이 되어 상승기류가 발생하고 도시 주위의 시골에서 도시로 부는 바람
  ㉣ 푄풍(높새바람) : 습윤한 바람이라도 일단 산을 넘어가면 온도가 상승하고 고온건조해지는 현상

7 대기오염 측정

(1) 매연

① 원리·적용범위 : 굴뚝 등에서 배출되는 매연을 링겔만 매연농도표에 의해 비교·측정
② 링겔만 매연농도표(Ringelmann Smoke Chart)법(대기오염공해시험방법) 기출
  ㉠ 보통 가로 14cm 세로 20cm의 백상지에 각각 0, 1.0, 2.3, 3.7, 5.5mm 전폭의 격자형 흑선(格子型黑線)을 그려 백상지의 흑선부분이 전체의 0%, 20%, 40%, 60%, 80%, 100%를 차지하도록 하여 이 흑선과 굴뚝에서 배출하는 매연의 검은 정도를 비교하여 각각 0에서 5도까지 6종으로 분류한다.
  ㉡ 측정방법 : 될 수 있는 한 무풍(無風)일 때 연돌구(煙突口) 배경의 검은 장해물을 피해 연기의 흐름에 직각인 위치에 태양광선을 측면으로 받는 방향으로부터 농도표를 측정치의 앞 16m에 놓고 200m 이내(가능하면 연돌구에서 16m)의 적당한 위치에 서서 연도배출구에서 30~45cm 떨어진 곳의 농도를 측정자의 눈높이의 수직이 되게 관측 비교한다(10초 간격으로 여러 번 관측).

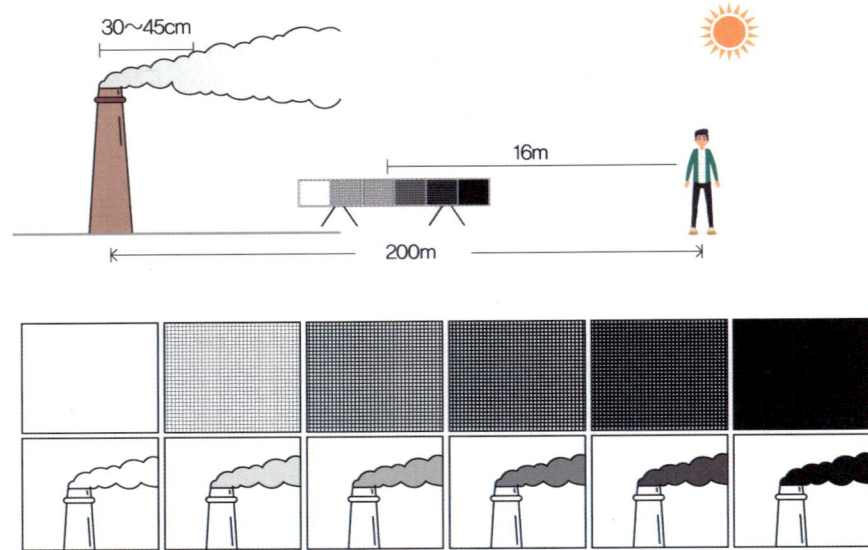

[매연측정방법]

링겔만 매연농도표

Card 번호(농도)	흑색의 폭	백색의 폭	백색의 부분	매연농도
No. 0(0도)	전백		100%	0%
No. 1(1도)	1.0mm	9.0mm	80%	20%
No. 2(2도)	2.3mm	7.7mm	60%	40%
No. 3(3도)	3.7mm	6.3mm	40%	60%
No. 4(4도)	5.5mm	4.5mm	20%	80%
No. 5(5도)	전흑		0%	100%

(2) 배출가스 유속 및 유량 측정(Pitot Tube)
   ① 피토관(Pitot Tube)에 의한 유속 측정 : 기체의 통과 속도 측정

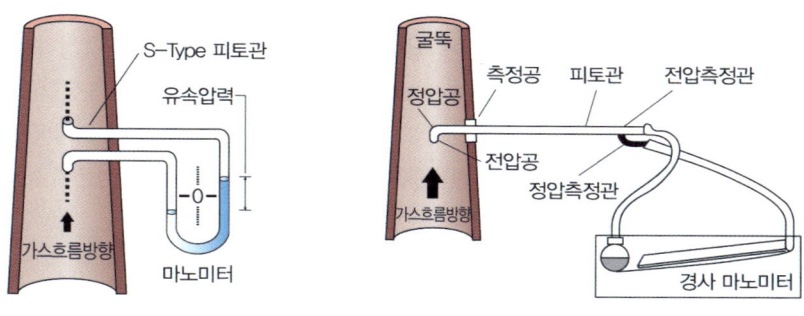

[S-Type 피토관]   [피토관에 의한 배출가스 유속측정]

   ② 경사 마노미터 : 먼지 유속 측정

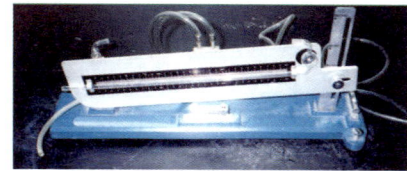

(3) 가스크로마토그래피법(Gas Chromatography, GC)
   ① 원리 : 전처리한 시료를 운반가스에 의해 크로마토관 내에 통과시켜 각 성분의 크로마토그래피를 이용하여 목적성분을 분석
   ② 성분의 분리는 고정상과 이동상의 사이에서의 물질의 분배계수 또는 흡착계수의 차이로 인하여 이동 속도가 서로 다르게 되어 분석이 가능
   ③ 유기화합물에 대한 정성 및 정량분석법
   ④ 기본구성

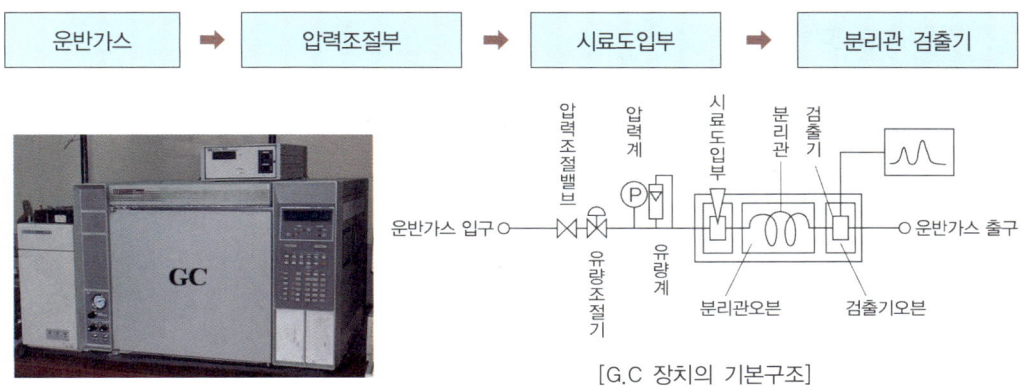

[G.C 장치의 기본구조]

(4) 흡광광도법(Absorptiometric Analysis, AA) 기출

① 원리
㉠ 빛이 시료용액의 중앙을 통과할 때 흡수나 산란 등에 의하여 강도가 변화하는 것을 이용, 시료물질의 용액 또는 여기에 적당한 시약을 넣어 발색시킨 용액의 흡광도를 측정하여 시료 중의 목적성분을 정량하는 방법으로 파장 200~900nm에서의 액체의 흡광도를 측정함

㉡ 광원으로부터 나오는 빛을 단색화 장치 또는 필터에 의해 좁은 파장 범위의 빛만을 선택하여 발색시킨 시료용액층을 통과시킨 다음 광전측광으로 흡광도를 측정하여 목적성분의 농도를 정량하는 방법

② 램버트 비어(Lambert Beer)의 법칙

- $t(투과도) = I_t / I_o$
- $A(흡광도) = \log(1/t) = \log(I_o / I_t) = \varepsilon \cdot C \cdot l$
- $I_t = I_o \times 10^{-\varepsilon \cdot C \cdot l}$

I_o : 입사광의 강도
I_t : 투사광의 강도
l : 빛의 투과거리
C : 농도
ε : 흡광계수

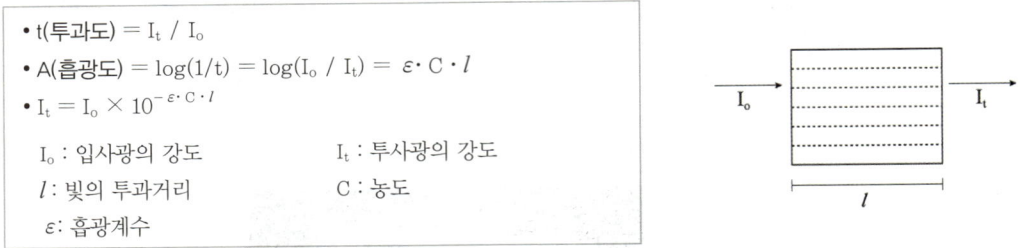

③ 측정장치

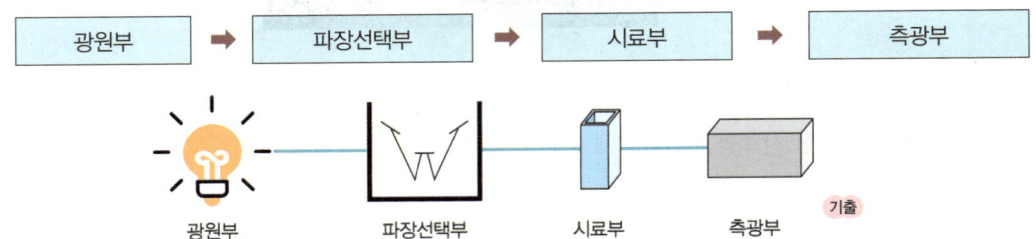

기출

④ 구성장치
㉠ 광원부 : 광원에는 텅스텐램프(가시부와 근적외부 광원), 중수소방전관(자외부 광원) 등을 사용, 점등을 위하여 전원부나 렌즈와 같은 광학계를 부속시킴

㉡ 파장선택부
ⓐ 단색화장치 : 프리즘, 회절격자 또는 이 두 가지를 조합시킨 것을 사용
ⓑ 필터 : 색유리 필터, 젤라틴 필터, 간접 필터 등을 사용

㉢ 시료셀
ⓐ 흡수셀 : 시료액
ⓑ 대조셀 : 대조액
ⓒ 셀홀터 : 셀 보호용 장치
ⓓ 시료실 : 셀을 광로에 올려놓을 장소

▼ **흡수셀** 기출

(단위 : mm)

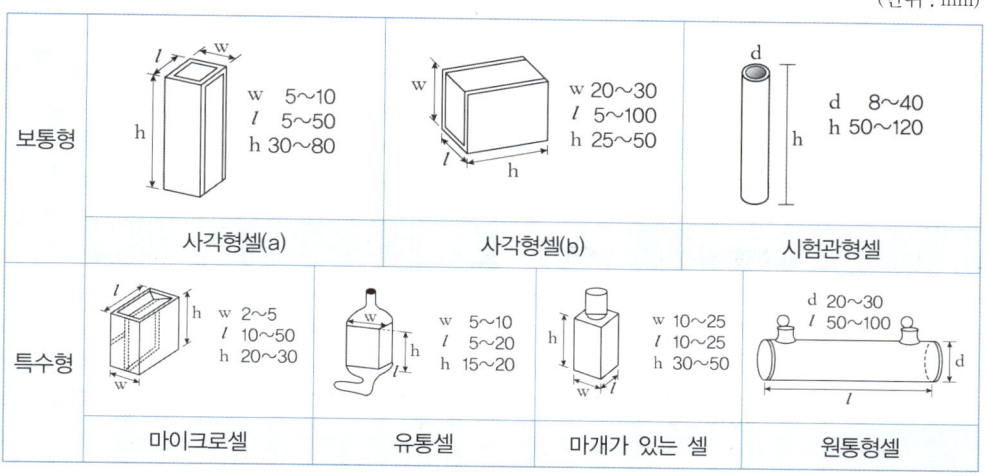

(5) **원자흡수분광광도법(Atomic Absorption Spectrophotometry, AAS)** 기출
① 원리 : 시료를 해리시켜 중성원자로 증기화하여 생긴 바닥상태의 원자가 이 원자증기층을 투과하는 특유 파장의 빛을 흡수하는 현상을 이용하여 광전측광과 같은 흡광도를 측정하여 시료 중의 원소농도를 정량하는 방법
② 시료 중의 유해중금속 및 기타 원소의 분석에 적용
③ 측정장치

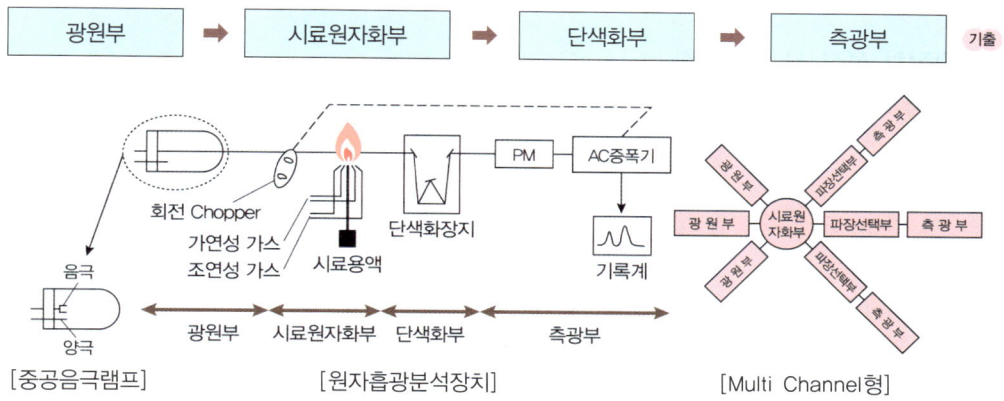

(6) **먼지 측정** 기출
① 준비
㉠ 가스의 유속은 0.5m/sec 이하로 함
㉡ 원통형 여과지를 110±5℃에서 충분히 건조하고 데시케이터 내에서 실온으로 냉각한 후 무게를 0.1mg까지 정확히 측정

② 먼지시료채취장치

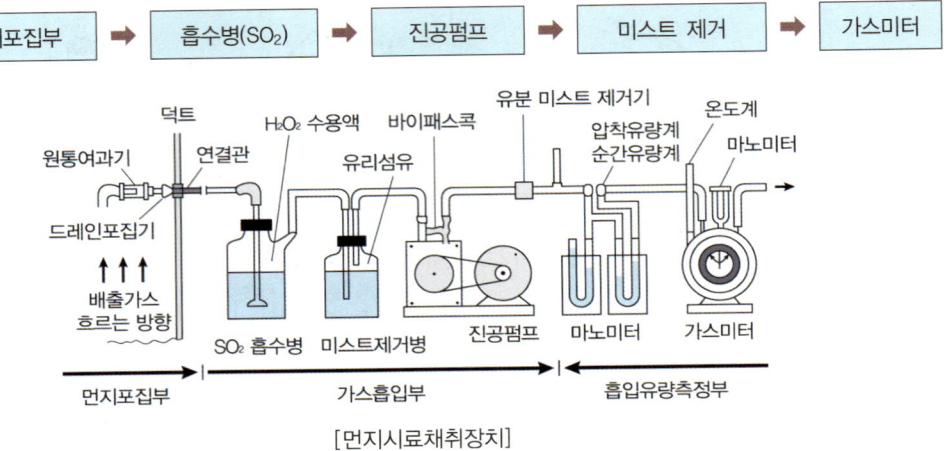

[먼지시료채취장치]

(7) **유도결합플라스마(Inductively Coupled Plasma, ICP)** 기출

ICP-AES(원자 방출 분광법) 또는 ICP-OES(광학 방출 분광법)라고도 하며 검출 수준이 극히 낮은 여러 원소를 동시에 분석하기 위해 사용, 식품 및 음료, 금속, 제약, 지질, 수질, 시멘트 등 다양한 시장에서 사용됨

8 대기오염 방지시설

(1) **집진장치 선정 시 유의사항**

① 입자에 따른 집진장치
  ㉠ 5㎛ 이하의 입자 : 전기, 여과, 세정집진시설
  ㉡ 10㎛ 내외 입자 : 원심력집진시설
  ㉢ 10㎛ 이상 : 중력집진시설

② 선정 시 유의사항
  ㉠ 입자의 크기 비중 및 성분 조성
  ㉡ 입자의 전기저항 및 친수성과 흡수성
  ㉢ 사용연료의 종류 및 연소방법
  ㉣ 배출 가스량과 그 온도 및 습도
  ㉤ 가스 중의 SO_2의 농도

(2) **중력 집진장치** 기출

① 원리 : 입자가 가지는 중력에 의하여 함진가스 중의 입자를 자연 침강(중력)에 의하여 분리·포집하는 방법

② 특징
  ㉠ 다른 집진장치에 비하여 압력손실이 적음
  ㉡ 전처리장치(1차 처리장치)로 많이 이용

ⓒ 구조가 간단하고 운전비, 설치비용이 적음
ⓔ 미세한 입자의 포집효율은 낮음
ⓜ 먼지부하 및 유량변동에 적응성이 낮음
③ 구조 : 중력 침강실, 다단 침강실

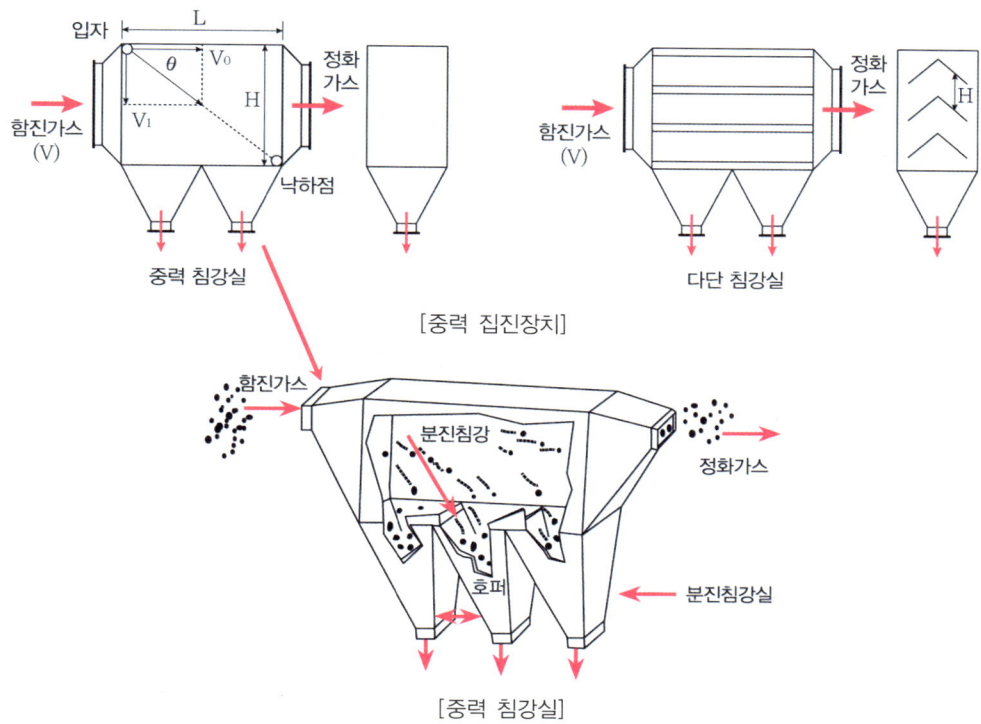

[중력 집진장치]

[중력 침강실]

(3) 원심력 집진장치 기출

① 원리 : 처리가스 중에 함유하고 있는 입자를 사이클론 입구로 유입시켜 선회운동을 부여하여 입자에 작용하는 원심력에 의해 입자를 분리, 포집하는 방법
② 특징
  ⓐ 구조가 간단하고 가동부가 없음
  ⓑ 비용이 적게 들고 고온에서 운전이 가능
  ⓒ 사용범위가 광범위
  ⓔ 압력손실이 높아 동력소비량이 큼
  ⓜ 먼지부하, 유량변동에 민감

③ 종류

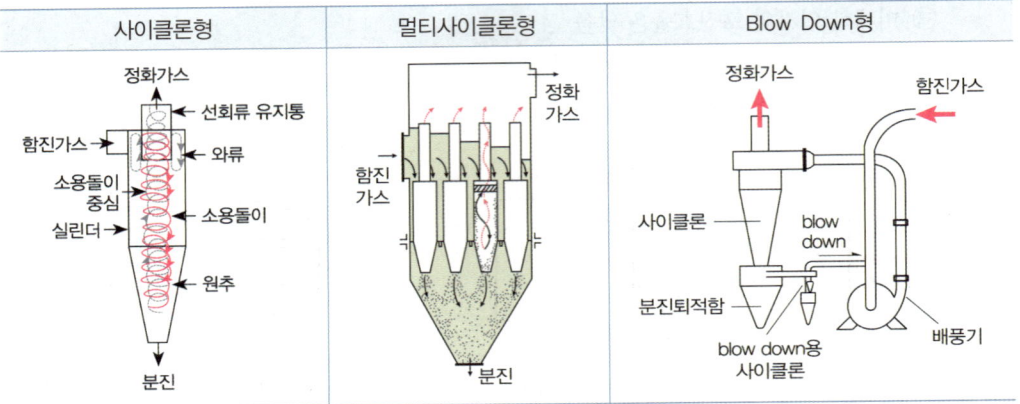

(4) **관성력 집진장치**
① 원리 : 함진가스 입자를 방해판에 충돌시켜 기류의 급격한 방향전환을 일으켜 입자의 관성력에 의해 포집하는 방법
② 특징
㉠ 구조가 간단하고 취급이 용이함
㉡ 운전비용이 적게 들고 고온가스 처리가 가능
㉢ 전처리용으로 많이 이용
㉣ 미세한 입자의 포집효율이 낮음
③ 종류

(5) **여과 집진장치**
① 원리 : 함진가스를 여과재에 통과시켜 입자를 관성충돌, 차단, 확산 등에 의해 포집하는 방법
② 특징
㉠ 미세입자에 대한 집진효율이 높음
㉡ 여러 가지 형태의 분진을 포집할 수 있음
㉢ 넓은 설치공간이 필요
㉣ 폭발성, 점착성 분진제거가 곤란
㉤ 가스의 온도에 따른 여재의 선택에 제한

③ 종류
　　㉠ 표면여과
　　㉡ 내면여과

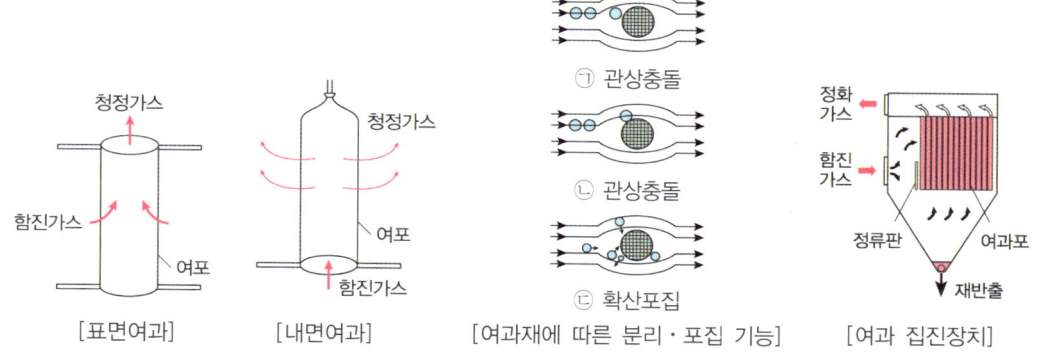

(6) **전기 집진장치** 기출

① 원리 : 전하를 띤 분진입자와 반대극성인 집진극의 정전기력에 의해 집진판에 부착시켜 포집하는 방법
② 특징
　　㉠ 설치비용이 많이 들어감
　　㉡ 미세입자에 대한 집진효율이 높음
　　㉢ 넓은 설치면적 요구
　　㉣ 낮은 압력손실로 대량가스처리가 가능
③ 입자집진율이 가장 좋은 비저항치 : $10^4 \sim 10^{10} \Omega/cm$ 범위

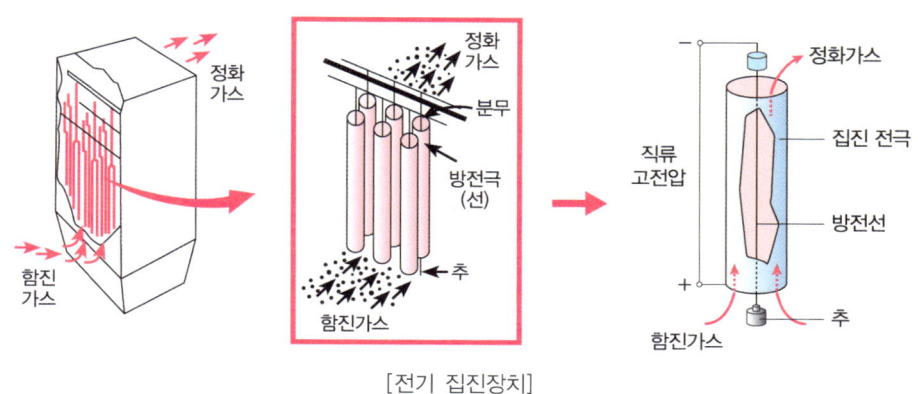

[전기 집진장치]

(7) **세정 집진장치** 기출
　① 원리 : 액적, 액막, 기포 등을 이용하여 함진가스를 세정시킴으로써 입자의 부착, 상호응집을 촉진시켜 먼지를 분리포집하는 방법으로 여액은 수질오염물질을 발생시킴
　② 특징
　　㉠ 가연성, 폭발성 먼지를 처리할 수 있음
　　㉡ 부식성 가스와 먼지를 중화시킬 수 있음
　　㉢ 고온가스를 냉각시킬 수 있음
　　㉣ 압력손실이 크며, 동력소비량이 큼
　　㉤ 건식보다 부식잠재성이 큼
　　㉥ 슬러지생성과 포집분진의 회수에 어려움
　　㉦ 한랭기간에 동결방지가 필요
　③ 종류
　　㉠ 유수식 : 집진실 내에 액체를 넣고 처리가스를 통과시켜 액적·액포 형성시켜 세정
　　　ⓐ 전류형 스크레버
　　　ⓑ 피보디 스크레버
　　　ⓒ 에어텀블러
　　㉡ 압수식 : 물을 가압하여 함진가스 처리
　　　ⓐ 사이클론 스크레버
　　　ⓑ 벤추리 스크레버
　　　ⓒ 제트 스크레버
　　㉢ 회전방식 : 송풍기의 팬을 이용하여 액적·액막·액포를 형성시켜 함진가스 세정
　　　ⓐ 타이젠 와셔식
　　　ⓑ 충진탑

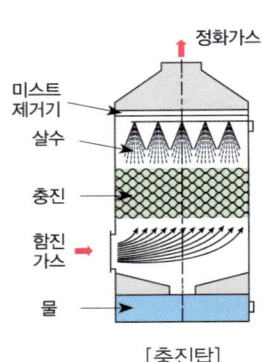

[충진탑]

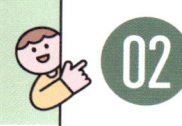

02 끝판왕! 적중예상문제

01 [2024 기출유사]
다음 그림은 어떤 분석기기에 사용되는 흡수셀(cell)인가?

① 기체크로마토그래프
② 액체크로마토그래프
③ 원자흡수분광광도계
④ 이온크로마토그래프
⑤ 자외선/가시선 분광광도계

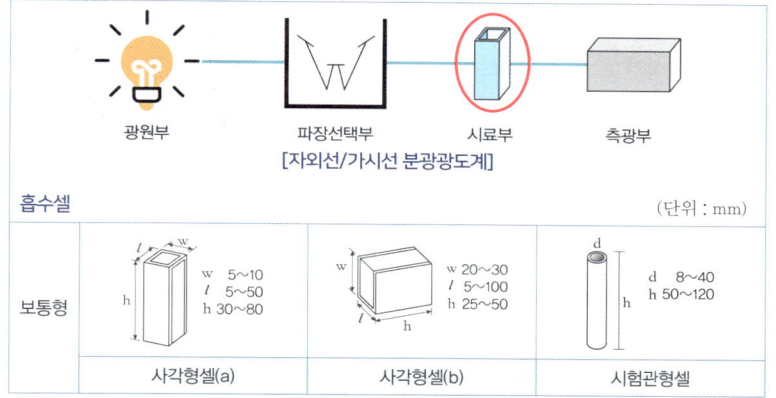

02 [2023 기출유사]
공기 중에 떠있는 일반세균과 병원성 세균을 포함하여 실내공기 중에 있는 총부유세균의 측정 방법은?

① 충돌법   ② 여과법   ③ 주입법
④ 세정법   ⑤ 침전법

03 [2022 기출유사]
다음의 장치로 직경 10μm 이하의 입자상 물질을 포집하여 질량농도를 구하는 방법은?

① 광산란법
② 광투과법
③ 베타선법
④ 저용량 공기포집법
⑤ 고용량 공기포집법

적중예상문제 해설

02 충돌법 : 총부유세균의 측정을 위해 공기를 일정량 흡입한 후 배지에 충돌시켜 공기 중의 총부유세균을 포집하는 방법이다.

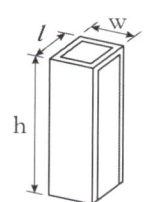

03 Low Volume Air Sampler의 사진이다.

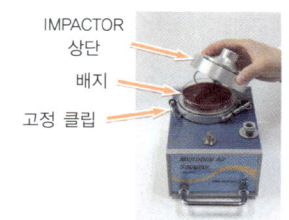

🔒 01 ⑤ 02 ① 03 ④

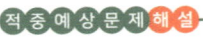

적중예상문제 해설

04
원자흡수분광광도법은 금속원소는 물론 준금속과 일부 비금속 원소들까지 약 70여 개의 원소들을 정량할 수 있는 분석방법으로 시료 중의 유해중금속 및 기타 원소의 분석에 적용한다.

05
세균집락수 계산
세균집락 계산(계수)기(Colony Counter)

06
충격식 진애측정기(impinger)
공기의 박층이 부착되어 있는 먼지는 물에 포착되기 어려우므로 이 먼지입자를 고속으로 충격판에 부딪히면 순간적으로 물이 공기의 박층을 밀어내게 되고 먼지와 접촉하여 포착할 수 있다.

07
충격식 진애측정기(impinger)
부유분진 측정용

---

04 1회독 2회독 3회독 2022 기출유사

아래 사진은 원자흡수분광광도계(AAS)이다. 이 기기로 측정할 수 있는 항목은?

① 페놀
② 탁도
③ 구리
④ 유기인계농약
⑤ 음이온계면활성제

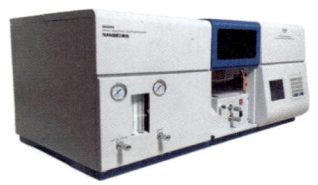

05 1회독 2회독 3회독 2021 기출유사

평판집락법에 따라 중온일반세균수를 측정할 때 사용하는 사진의 기기는?

① 비탁계
② 분광광도계
③ 질량분석기
④ 집락계수기
⑤ 기체크로마토그래피

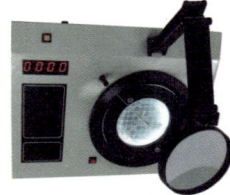

06 1회독 2회독 3회독 2015 기출유사

다음 측정기구의 명칭으로 올바른 것은?

① 충격식 진애측정기(impinger)
② 데포지트 게이지(deposit gauge)
③ 고속공기채취기(High volume air sampler)
④ 검지관법
⑤ 초미세먼지 측정기

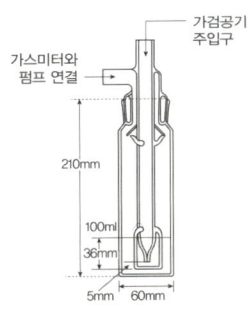

07 1회독 2회독 3회독 2014 기출유사

다음 측정기구는 무엇을 측정하기 위한 것인가?

① 강하분진
② 부유분진
③ 비산분진
④ 가스상 물질
⑤ 부유세균

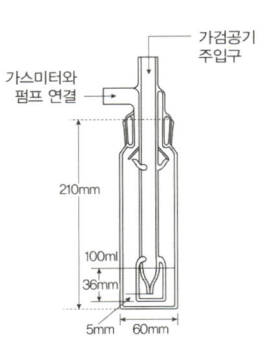

🔒 04 ③ 05 ④ 06 ① 07 ②

08 2024·2013 기출유사

다음 측정기구의 명칭으로 올바른 것은?

① 충격식 진애측정기
② 데포지트 게이지
③ 고속공기채취기
④ 저속공기채취기
⑤ 미세먼지 채취기

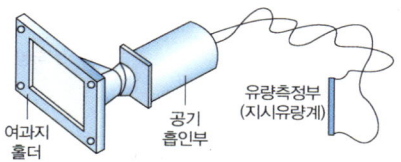

08~09
고속공기채취기
대기 중의 부유분진의 중량농도를 구하거나 성분분석시료 포집에 사용하며 일정시간 공기를 흡인한 여과재를 건조한 후 측량하여 중량차와 통기량으로 부유분진 농도를 측정한다.

09 2014 기출유사

다음 측정기구는 무엇을 측정하기 위한 것인가?

① 강하분진
② 부유분진
③ 비산분진
④ 가스상 물질
⑤ 부유세균

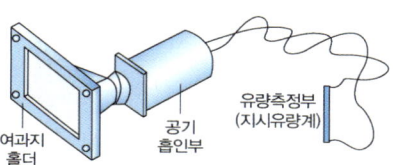

10 2016 기출유사

다음 측정기구의 명칭으로 올바른 것은?

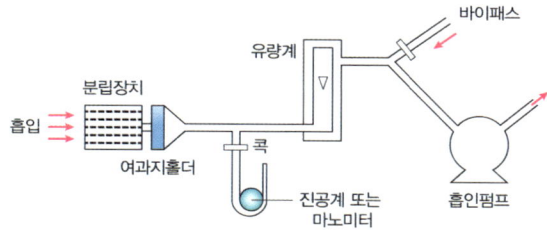

① 충격식 진애측정기
② 데포지트 게이지
③ 고속공기채취기
④ 저속공기채취기
⑤ 가스크로마토그래피

10
저속공기채취기
직경 $10\mu m$ 이하의 입자상 물질을 포집하여 질량농도를 구하거나 금속 등의 성분분포 분석에 이용한다.

08 ③ 09 ② 10 ④

적중예상문제 해설

11
저속공기채취기
직경 10μm 이하의 입자상 물질을 포집

12
Deposit gauge
일정 지역의 대기오염의 정량적, 정성적(성분) 판정자료를 얻기 위해 용기를 일정한 장소에 1개월간 방치하여 침강물질의 평균측정치를 얻는 데 사용한다(그 지역의 오염지표로 이용).

13
Ba(OH)₂법
일정량의 공기에 일정량의 Ba(OH)₂를 가하면 CO_2는 Ba(OH)₃로 침전되는 성질을 이용, 흡수된 이산화탄소 양 산출

---

11 2017 기출유사

다음과 같은 저속공기채취기에서 채취 가능한 먼지의 크기는?

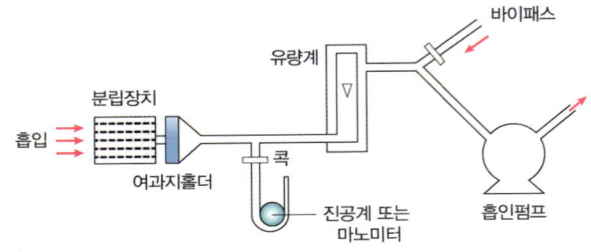

① 0.1μm 이하   ② 0.1~10μm
③ 0.1~100μm   ④ 10μm 이하
⑤ 10μm 이상

12 2018 기출유사

다음 측정기구의 명칭으로 올바른 것은?

① 저속공기채취기
② 고속공기채취기
③ 충격식 진애측정기
④ 데포지트 게이지
⑤ 조류퇴치기

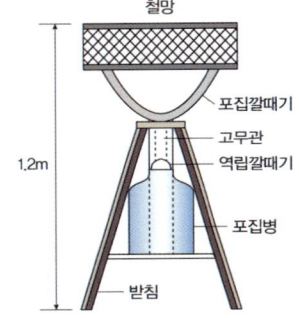

13 2018 기출유사

다음 측정기구는 무엇을 측정하기 위한 것인가?

① 강하분진
② 부유분진
③ 이산화탄소(CO_2)
④ 일산화탄소(CO)
⑤ 공중 부유세균

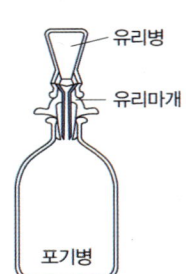

11 ④   12 ④   13 ③

14 2017 기출유사

다음 측정기구는 무엇을 측정하기 위한 것인가?

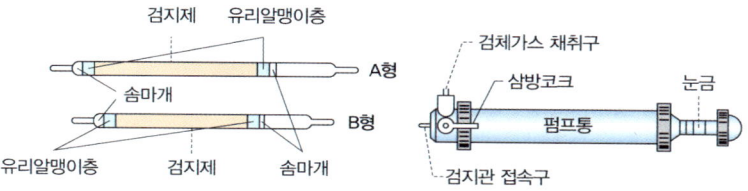

① CO_2 검지관법
② CO 검지관법
③ 카드뮴화합물
④ 질소산화물
⑤ 총인(T-P)

14
검지관법
가스채취기를 사용하여 검지제가 포함된 검지관에 CO_2를 통과시키며 pH의 변화로 청자색이었던 검지제가 엷은 보라색으로 변함
측정범위에 따라 A형(0.01~2.60%)과 B형(0.05~0.6%) 사용

15 2016 기출유사

다음 CO_2 검지관법 측정 시 검지관층의 변색과정을 바르게 나타낸 것은?

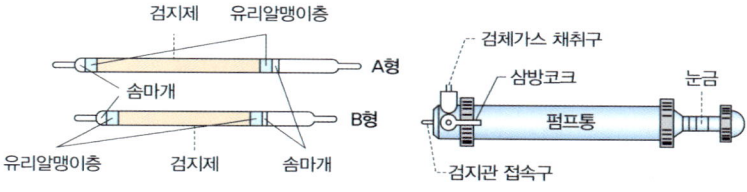

① 노란색 – 파란색
② 흰색 – 회색
③ 연녹색 – 노란색
④ 청자색 – 보라색
⑤ 남색 – 적자색

15
가스채취기를 사용하여 검지제가 포함된 검지관에 CO_2를 통과시키며 pH의 변화로 청자색이었던 검지제가 엷은 보라색으로 변한다.

16 2015 기출유사

CO_2가스를 측정하고자 할 때의 검지제는 150~250mesh의 알루미나겔의 알맹이에 티몰프탈렌(thymolphthalein)을 넣은 어떤 용액을 흡착시킨 것인가?

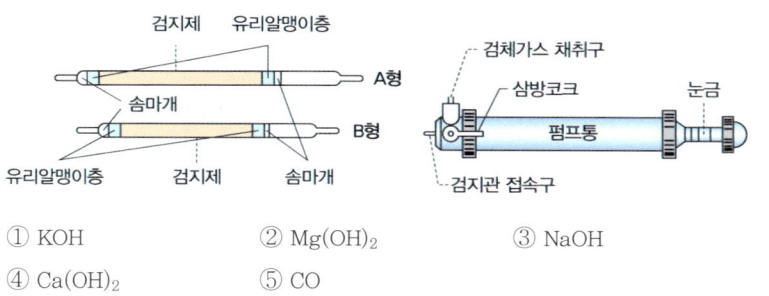

① KOH
② $Mg(OH)_2$
③ NaOH
④ $Ca(OH)_2$
⑤ CO

16
검지제
150~250mesh의 알루미나겔의 알맹이에 티몰프탈렌(thymolphthalein)을 넣은 NaOH 용액을 흡착시킨 것

14 ① 15 ④ 16 ③

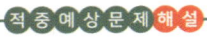

17
표준비색관

표준색	녹황	황록	초록	청록	청
CO(%)	0.01	0.02	0.03	0.06	0.1

18
NO₂ 검지관법
황색이었던 검지제가 녹색으로 변화

- CO₂ : 청자색 – 보라색
- CO : 녹황색 – 청색
- NO₂ : 황색 – 녹색

17 2013 기출유사
다음 CO 검지관법 측정 시 검지관층의 변색과정을 바르게 나타낸 것은?

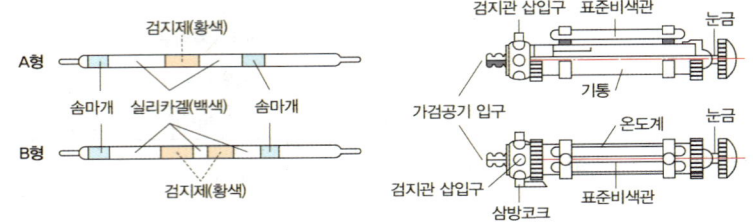

① 노란색 – 황색 ② 청자색 – 보라색
③ 흰색 – 적색   ④ 녹황색 – 청자색
⑤ 남색 – 적자색

18 2014 기출유사
다음 NO₂ 검지관법 측정 시 검지관층의 변색과정을 바르게 나타낸 것은?

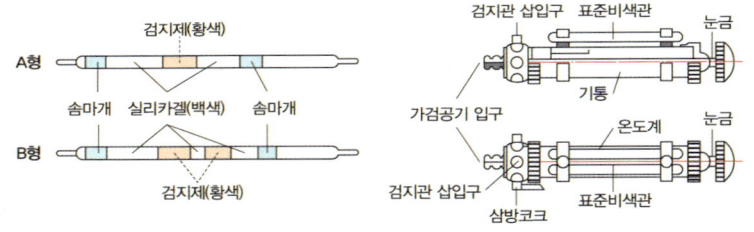

① 노란색 – 분홍색 ② 청자색 – 보라색
③ 연녹색 – 적색   ④ 황색 – 녹색
⑤ 남색 – 적자색

17 ④ 18 ④

19 다음 중 가장 적절한 환기의 형태는?

① 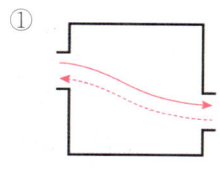 ②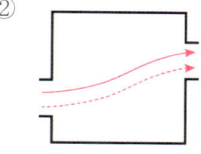

③ 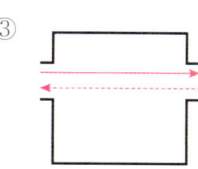 ④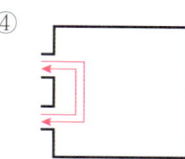

⑤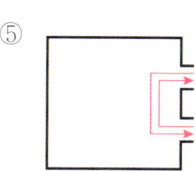

19
신선한 공기가 들어오는 창은 낮은 곳, 혼탁한 공기가 나가는 창은 높은 곳이 좋으며 서로 마주보는 벽면에 높이가 다른 창문을 내는 것이 좋다.

20 다음 중 환기가 가장 잘 되기 위한 중성대의 위치로 적절한 것은?

① 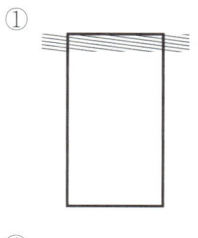 ② 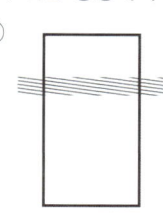 ③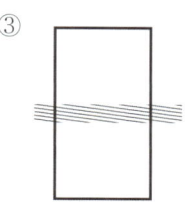

④ 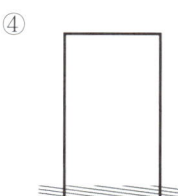 ⑤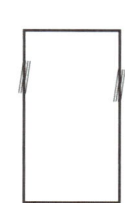

20
환기가 잘 되기 위한 중성대의 위치는 천장에 가까운 것이 좋다.

19 ② 20 ①

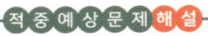

21 낙하법
Petri dish에 한천평판배지 2~3개를 검사지역에 5분간 배치 → 부란기 37°C에서 48시간 배양 → 세균집락수 계산

22 기온역전
고도 상승에 따른 기온 상승으로 상부 기온이 하부 기온보다 높은 형태로 대기의 안정화가 일어난다.
(∴ 공기의 수직확산이 일어나지 않으므로 대기오염이 증가)

23 열섬효과
교외보다 도심 빌딩 숲의 기온이 높게 되어 도심의 따뜻한 공기는 상승하고 주위 공기가 도심으로 유입. 열섬효과는 국지적인 기온역전현상을 일으켜서 근교 공업지대로부터 대기오염물질이 인구가 밀집된 도심으로 유입되도록 한다.

24 세류현상(down wash)
굴뚝의 수직배출속도보다 굴뚝 높이에서의 평균풍속이 더 클 때 발생. 플룸은 굴뚝 아래로 흩날림

---

21 2015 기출유사
다음 실내공기 중의 낙하균 시험을 위해 필요한 기구로 짝지어진 것은?
① 한천평판배지, 부란기, 세균집락계산기
② BGLB배지, 부란기, 세균배양기
③ EMB평판배지, 부란기, 세균집락계산기
④ LB평판배지, 부란기, 세균배양기
⑤ EMB평판배지, 부란기, 리비히냉각기

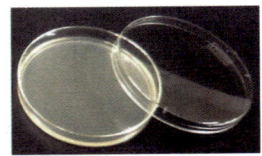

22 2018 기출유사
다음 그래프가 나타내는 것으로 옳은 것은?
① 기온역전
② 열섬현상
③ 세류현상
④ 공동현상
⑤ 이슬점현상

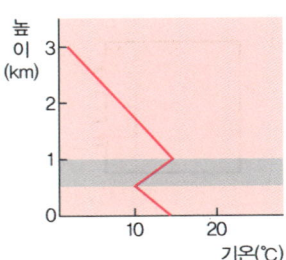

23 2019 기출유사
다음 그림이 나타내는 것으로 옳은 것은?
① 기온역전
② 푄 현상
③ 공동현상
④ 열섬현상
⑤ 세류현상

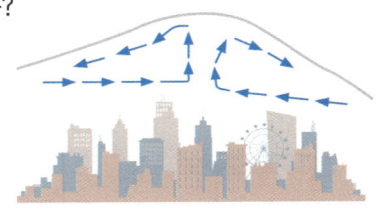

24 2018 기출유사
다음 그림이 나타내는 것으로 옳은 것은?
① 세류현상
② 공동현상
③ 기온역전
④ 열섬현상
⑤ 푄 현상

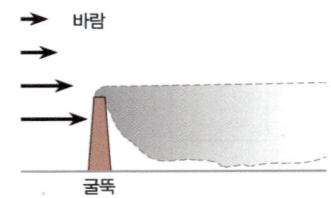

🔒 21 ① 22 ① 23 ④ 24 ①

25 2017 기출유사

다음 그림이 나타내는 것으로 옳은 것은?

① Temperature inversion
② Heat island effects
③ down wash
④ down draft
⑤ wind rose

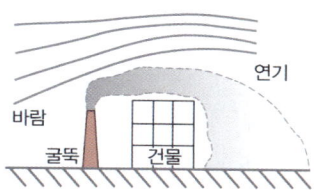

25
공동현상(down draft)
굴뚝의 풍상측으로 굴뚝 높이의 건물 존재 시 난류 발생, 플룸은 풍상측 건물 후면으로 흐름

26 2016 기출유사

다음 그림은 바람의 형태를 표시한 것이다. 바람의 명칭이 바르게 짝지어진 것은?

(A) 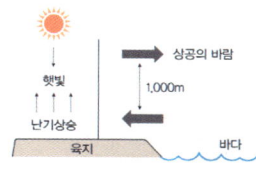 (B) 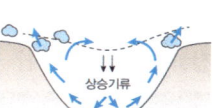 (C)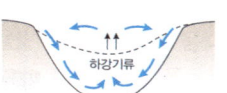

	(A)	(B)	(C)
①	산풍	계곡풍	해풍
②	산풍	해풍	곡풍
③	해풍	곡풍	산풍
④	계곡풍	해풍	산풍
⑤	계곡풍	산풍	해풍

26
(A) 해풍, (B) 곡풍, (C) 산풍이다.

27 2015 기출유사

다음 도표의 명칭으로 올바른 것은?

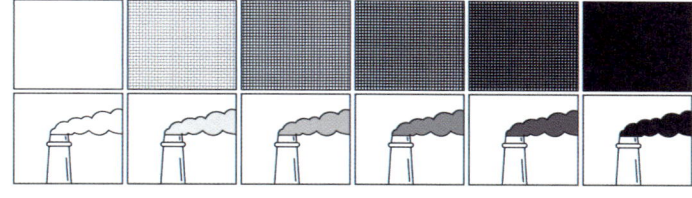

① 링겔만 매연농도표
② 표준 비색관표
③ 흡광광도표
④ 가스크로마토그래피
⑤ 액체크로마토그래피

27
링겔만 매연농도표
굴뚝 등에서 배출되는 매연을 비교·측정하는 기준이 되는 매연농도표

25 ④ 26 ③ 27 ①

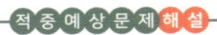

28
측정방법
- 무풍 시에 연기의 흐름이 직각인 위치에서 관측
- 태양광선을 측면으로 받는 방향에서 관측
- 굴뚝의 출구에서 16m 떨어진 곳에서 관측(이것이 곤란한 경우 200m 내외의 적당한 곳에 서서 굴뚝 배출구에서 30~45m 떨어진 곳의 농도를 측정자의 눈높이의 수직이 되도록 관측, 비교
- 10초 간격으로 여러 번 관측

29
경사 마노미터 : 먼지 유속 측정

30
- **가스크로마토그래피법** : 전처리한 시료를 운반가스에 의해 크로마토관 내에 통과시켜 각 성분의 크로마토그래피를 이용하여 목적성분을 분석
- **기본구성** : 운반가스 → 압력조절부 → 시료도입부 → 분리관 검출기

28 | 2014 기출유사
다음 매연측정 시 X의 적당한 수치는?

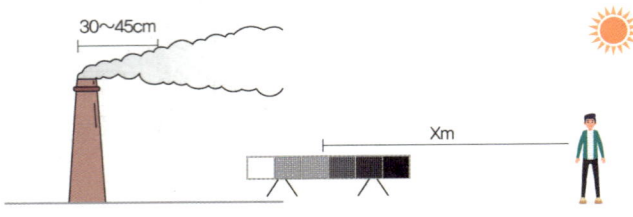

① 5m ② 16m
③ 20m ④ 30m
⑤ 40m

29 | 2013 기출유사
다음 측정기구는 무엇을 측정하기 위한 것인가?

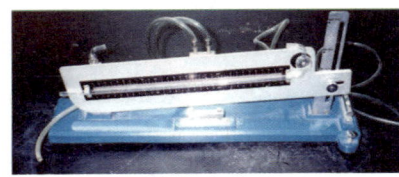

① 강하분진 ② 매연
③ 낙하세균 ④ 먼지 유속
⑤ 부유세균

30 | 2014 기출유사
다음 원리의 분석방법으로 올바른 것은?

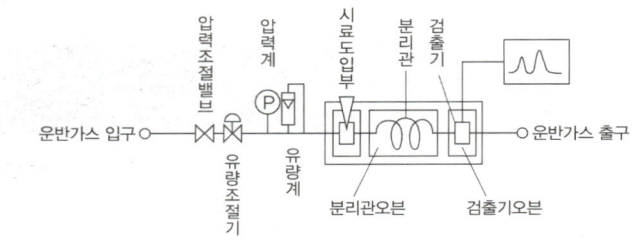

① 먼지측정법 ② 흡광광도법
③ 가스크로마토그래피법 ④ 피토관법
⑤ 분광광도계

28 ② 29 ④ 30 ③

31 [2015 기출유사]

다음 장치의 운반가스로 주로 사용되는 것은?

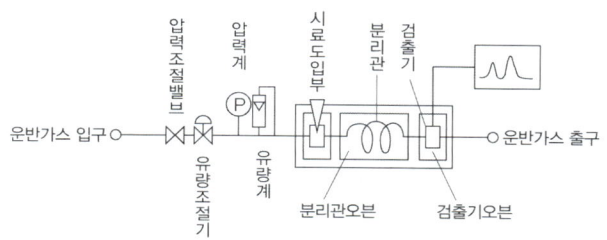

① 탄산가스
② 산소
③ 아르곤
④ 질소
⑤ 질소산화물

31
가스크로마토그래피법에 주로 사용되는 운반가스로는 수소(H_2), 헬륨(He), 질소(N_2)가 있다.

32 [2023·2016 기출유사]

다음 원리로 분석하는 방법으로 올바른 것은?

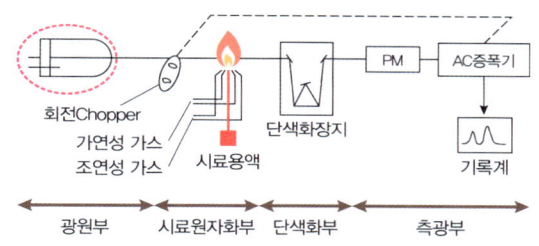

① 먼지측정법
② 원자흡수분광광도법
③ 흡광광도법
④ 가스크로마토그래피법
⑤ GC-MS법

32
- **원자흡수분광광도법**: 시료를 해리시켜 중성원자로 증기화하여 생긴 바닥상태의 원자가 이 원자 증기층을 투과하는 특유 파장의 빛을 흡수하는 현상을 이용하여 광전측광과 같은 흡광도를 측정하여 시료 중의 원소농도를 정량하는 방법
- **측정장치**: 광원부 → 시료원자화부 → 단색화부 → 측광부

33 [2017 기출유사]

다음 그림이 나타내고 있는 계통도의 분석법은 무엇인가?

① 적외선측정법
② 가스크로마토그래피법
③ 흡광광도법
④ 원자흡수분광광도법
⑤ MRI

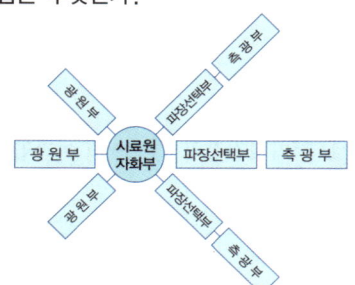

33
원자흡수분광광도법
여러 개 원소의 동시 분석을 목적으로 할 때는 그림의 구성요소를 여러 개 복합한 멀티채널형의 장치를 이용

🔒 31 ④ 32 ② 33 ④

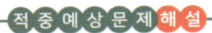

34
먼지시료채취장치
먼지포집부 → 흡수병(SO_2) → 진공펌프 → 미스트 제거 → 가스미터

35
원심력집진기
처리가스 중에 함유하고 있는 입자를 사이클론 입구로 유입시켜 선회운동을 부여하여 입자에 작용하는 원심력에 의해 입자를 분리, 포집하는 방법

36
(A) 중력집진장치, (B) 원심력집진장치이다.

---

34 〔2018 기출유사〕
다음 그림은 선택성 검출기를 이용하여 적외선 흡수량 변화를 측정하여 시료 중에 들어 있는 특정성분의 농도를 구하는 장치이다. 다음 장치를 이용하는 분석법은?

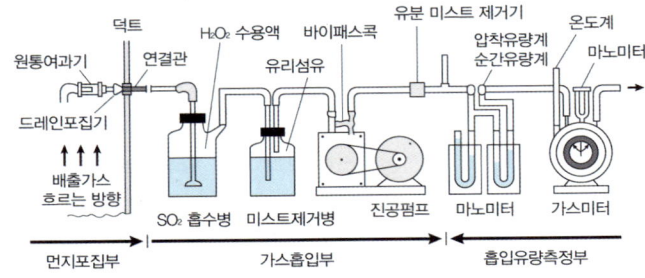

① 여과집진법
② 흡광광도법
③ 가스크로마토그래피법
④ 먼지측정법
⑤ 원자흡수분광광도법

35 〔2018 기출유사〕
다음 집진시설의 종류로 올바른 것은?

① 전기집진기
② 세정집진기
③ 여과집진기
④ 원심력집진기
⑤ 관성력집진장치

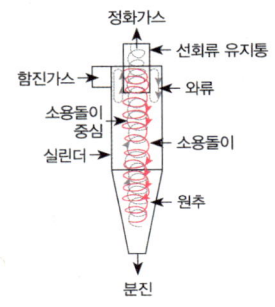

36 〔2019 기출유사〕
다음 측정기구의 명칭이 바르게 짝지어진 것은?

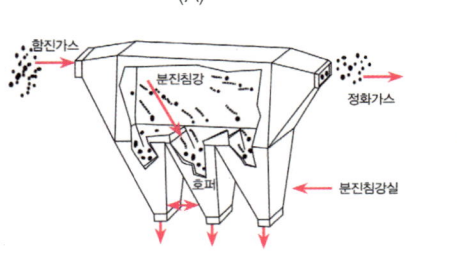

	(A)	(B)
①	전기집진장치	여과집진장치
②	중력집진장치	원심력집진장치
③	여과집진장치	관성력집진장치
④	관성력집진장치	중력집진장치
⑤	세정집진장치	중력집진장치

🔒 34 ④ 35 ④ 36 ②

37 1회독 2회독 3회독 2017 기출유사

다음 집진시설의 종류로 올바른 것은?

① 관성력집진기
② 중력집진기
③ 여과집진기
④ 세정집진기
⑤ 원심력집진기

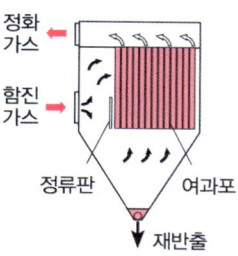

37
여과집진기
함진가스를 여과재에 통과시켜 입자를 관성 충돌, 차단, 확산 등에 의해 포집하는 방법

38 1회독 2회독 3회독 2016 기출유사

다음 집진시설의 종류로 올바른 것은?

① 여과집진기
② 전기집진기
③ 관성력집진기
④ 세정집진기
⑤ 원심력집진기

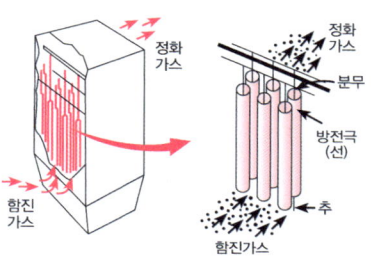

38
전기집진기
전하를 띤 분진입자와 반대극성인 집진극의 정전기력에 의해 집진판에 부착시켜 포집하는 방법

39 1회독 2회독 3회독 2015 기출유사

다음 집진시설의 종류로 올바른 것은?

① 전기집진기
② 여과집진기
③ 세정집진기
④ 원심력집진기
⑤ 관성력집진기

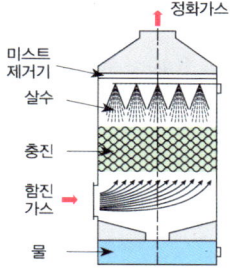

39
세정집진기
액적, 액막, 기포 등을 이용하여 함진가스를 세정시킴으로써 입자의 부착, 상호응집을 촉진시켜 먼지를 분리포집하는 방법으로 여액은 수질오염물질을 발생시킨다.

🔒 37 ③   38 ②   39 ③

적중예상문제 해설

40
전기집진장치 : 0.05㎛의 미립자까지 99% 이상의 효율을 가짐
① 세정집진장치, ② 여과집진장치, ③ 원심력집진장치(멀티사이클론형), ⑤ 원심력집진장치(사이클론형)

40 1회독 2회독 3회독 2014 기출유사

다음 집진시설 중 가장 효율이 높은 것은?

①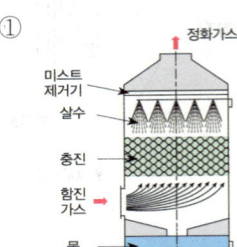
②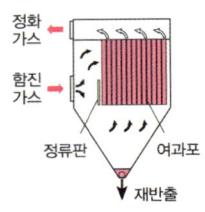
③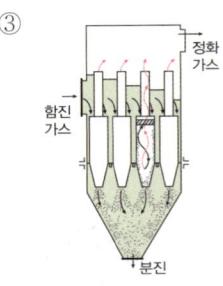
④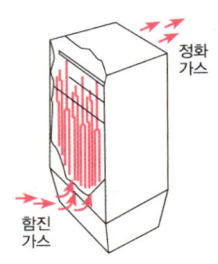
⑤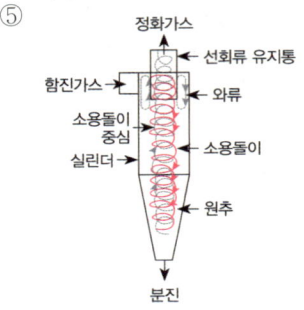

40 ④

CHAPTER 03 음용수 검사

1 수원의 종류 및 시설

(1) 수원의 종류
① 천수(우수)
   ㉠ 대기에서 낙하하는 수분 전체(강우, 강설)
   ㉡ 산성비 : pH 5.6 기출
② 지표수(상수도, 간이급수시설)
   ㉠ 하천수(수질은 유량과 밀접한 관계), 호소수(체류시간이 긴 정체수역), 저수지수
   ㉡ 유기물의 함량이 많아 세균 등 미생물의 번식에 적당
   ㉢ 광물질의 함량이 적고 경도가 낮아서 가정용수 및 공업용수로 적합
③ 지하수(우물, 간이급수시설) 기출
   ㉠ 천층수, 심층수, 용천수(솟아나는 샘물), 복류수(하천 바닥의 물, 상수도)
   ㉡ 수온이 거의 일정하며, 탁도가 낮고, 계절 강우에 의한 변동이 적음
   ㉢ 광물질, 유기물 등을 함유해 경도가 높음
   ㉣ 수질은 지질에 영향을 받음

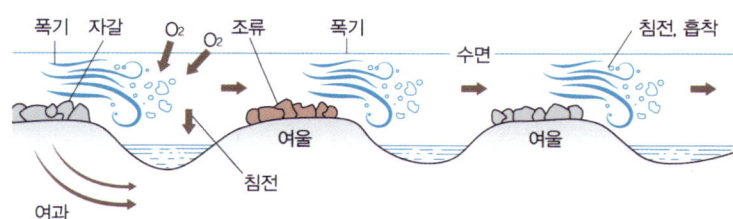

[하천의 자정작용] 기출

(2) 급수시설
① 상수 수원이 갖추어야 할 기본 조건
   ㉠ 풍부한 수량
   ㉡ 사용에 적합한 수질
   ㉢ 적당한 수압
   ㉣ 사용의 편리성(급수에 가까운 위치)
   ㉤ 가능한 소비지보다 높은 곳에 위치하여 자연유하식의 취수 및 배수가 가능할 것

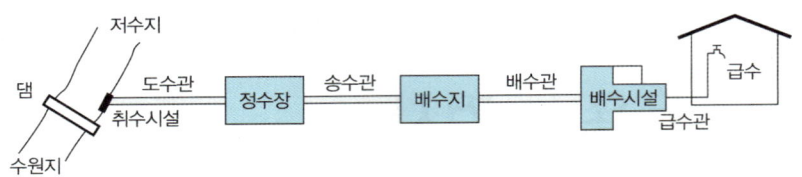

[상수도의 구성]

② 상수의 6단계 정수과정 기출

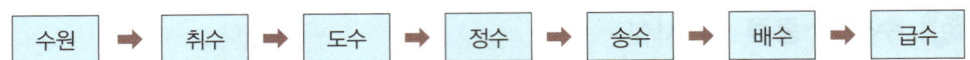

- ㉠ 취수(取水) : 수원에서 필요한 원수를 확보하는 과정(첫 단계)
- ㉡ 도수(導水) : 취수한 원수를 도수로를 통해 정수시설까지 이송하는 과정
- ㉢ 정수(淨水) : 정수시설에서 수질을 깨끗하게 하는 과정
- ㉣ 송수(送水) : 정수된 물을 정수지에서 배수지까지 이송하는 과정
- ㉤ 배수(配水) : 정화된 물을 적당한 수압하에 필요한 양만큼 분배하는 과정
- ㉥ 급수(給水) : 배수관에서 분기하여 수용가에서 물을 사용하도록 하는 과정

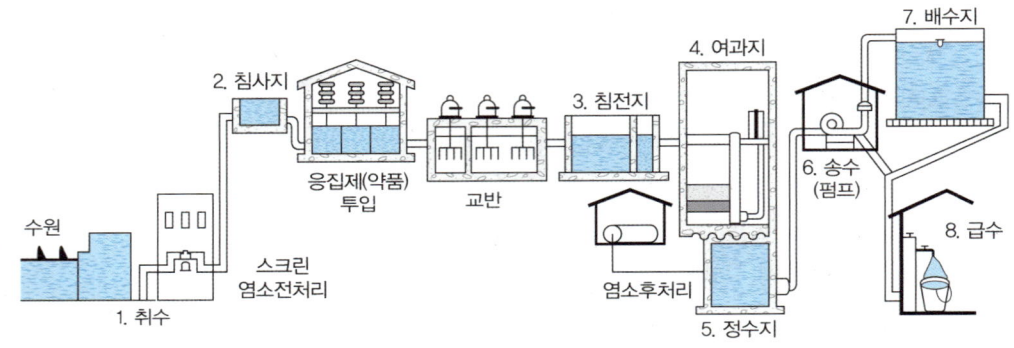

[상수처리 계통도]

③ 여과의 종류

㉠ 완속여과법 기출

ⓐ 표준여과 속도 : 3~6m/day
ⓑ 부유물질 제거, 산화작용으로 용해물질을 안정시키는 기능
ⓒ 여과기구 : 여별 효과, 흡착과 침전, 생물학적 작용, 산화작용

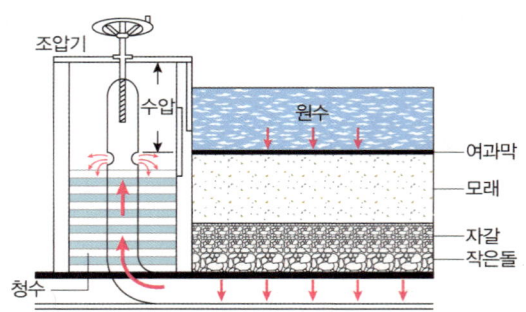
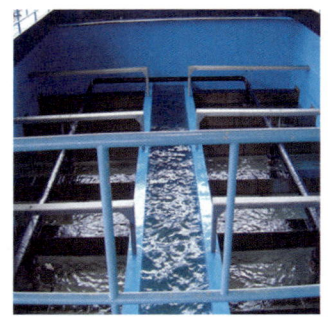

ⓒ 급속여과법
- ⓐ 표준여과속도 : 120~150m/day
- ⓑ 고탁도, 이끼류가 발생하거나 겨울철 동결되기 쉬운 장소에 적합
- ⓒ 약품사용 → 응집 → 여과
- ⓓ 여과지 : 중력식, 압력식

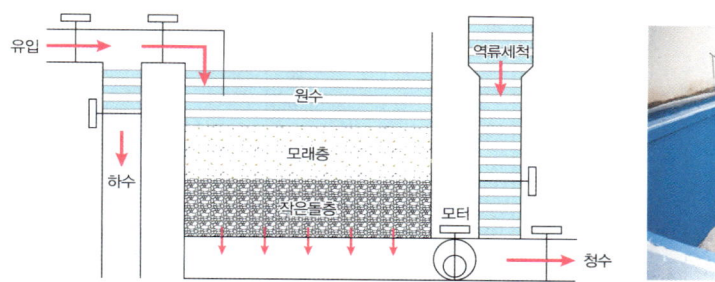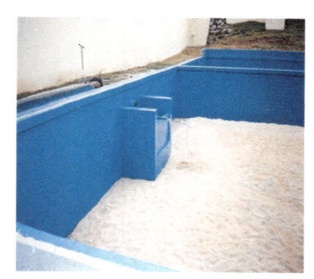

ⓒ 완속여과법 vs. 급속여과법 기출

구분	완속여과법	급속여과법
침전법	보통침전법	약품침전법
여과속도	3~6m/day	120~150m/day
세균 제거율	98~99%	95~98%
1차 사용일수	20~60일(1~2개월)	12시간~2일(1일)
소요면적	넓은 면적	좁은 면적
비용	높은 건설비 낮은 경상비	낮은 건설비 높은 경상비
모래층 청소방법	사면대치	역류세척

ⓔ 여과속도(V) = 처리수량(m^3/일) ÷ 전체 여과면적(m^2) 기출

④ 염소소독
  ㉠ 기전
    $Cl_2 + H_2O → HOCl + H^+ + Cl^-$ (pH 5~6)
    $HOCl → H^+ + OCl^-$ (pH 9~10)
    Cl_2 (pH < 5)
  ㉡ 살균력 : $HOCl > OCl^-$ > 클로라민
  ㉢ 결합잔류염소 : 수중 염소가 암모니아나 유기성 질소와 반응하여 클로라민(chloramine)과 같은 형태로 존재
  ㉣ 염소주입량 = 염소요구량 + 잔류염소량 기출

$$사용량(mg) = \frac{물량(L) \times 주입농도(mg/L)}{약품농도(\%)}$$

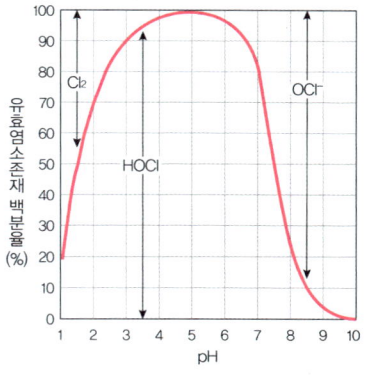

[유리잔류염소의 pH에 따른 존재비(%)]

ⓜ 소독약품 사용량 결정
ⓗ 장점 : 강한 소독력, 큰 잔류효과, 경제적, 간편한 조작 기출
ⓢ 단점 : 심한 냄새, 독성

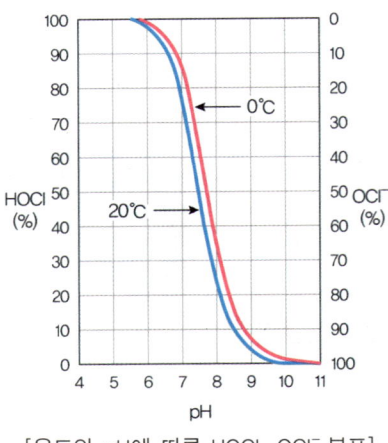

[온도와 pH에 따른 HOCl, OCl⁻ 분포]

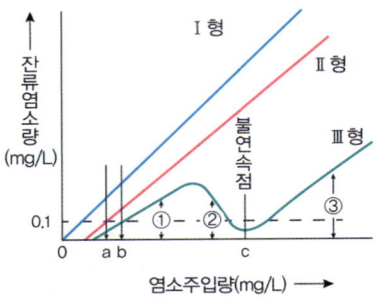

① 모노클로라민(NH_2Cl)
② 모노 + 디클로라민($NHCl_2$)
③ 유리염소 + 결합염소 : 잔류염소

[불연속점 염소소독(잔류염소곡선)]

❷ 급수시설의 형태

(1) **자연유하식**
① 수원의 위치가 배수지 위치보다 높아 중력으로 유하 (∴ 동력이 필요 없음)
② 유지비 저렴(∵ 펌프를 사용하지 않음), 적합한 위치 선정 곤란
③ 수원 → 여과지 → 배수지 → 급수전

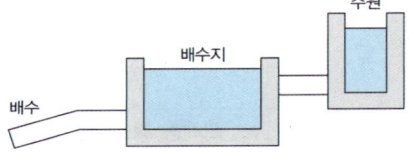

(2) **양수식**
① 수원이 배수지보다 낮을 때 펌프를 이용하여 끌어올림
② 대부분 상수도 시설
③ 수원 → 기계실 → 배수지 → 급수전

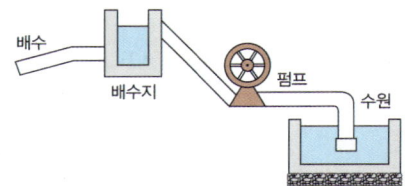

(3) **압축송수식**
① 평지에서 배수지 없이 동일 지역 내에 있는 물을 펌프를 이용하여 각 가정으로 공급
② 수원 → 기계실 → 급수전

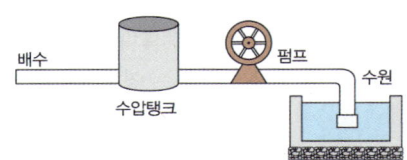

3 수질검사 방법

(1) **시료 채취 방법**

① 채취병 : 무색 투명, 마개가 있는 유리병 또는 폴리에틸렌(P.E)병 이용하며 채취하기 전 채취하려는 시료로 2~3회 헹굼
② 채취량 : 시료는 2L 정도
③ 시료 채취 후 이화학적 분석 허용시간
  ㉠ 깨끗한 물 : 72시간
  ㉡ 오염의 의심이 있는 물 : 48시간
  ㉢ 오염된 물 : 12시간
④ 시료 채취 시 현장시험항목 : 온도, 수온, 잔류염소, pH, 탁도, 암모니아성 질소, 질산성 질소, 과망간산 소비량

(2) **채수 장비**

① 하이드로(Hydroth) 채수기 : 얕은 심도의 시료를 채취하는 데 적합하며, 채수기에 채수병을 달아 직접 시료를 채취 기출
② 에크만(Ekman) 채수기 : 전도온도계를 달아 채수와 동시에 온도측정이 가능
③ 밴던(Van Dorn) 채수기 : 대용량의 시료 채취에 적합
④ 기타하라식 개량형 채수기 : 일반적으로 사용범위가 넓은 채수기로 호소 등에서의 채수에도 널리 쓰임

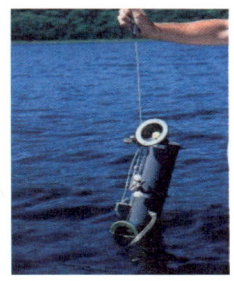

[Van Dorn 채수기]

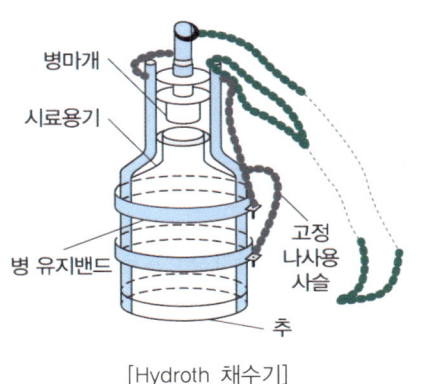

[Hydroth 채수기]

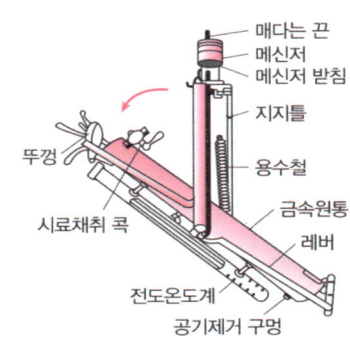

[Ekman 전도 채수기]

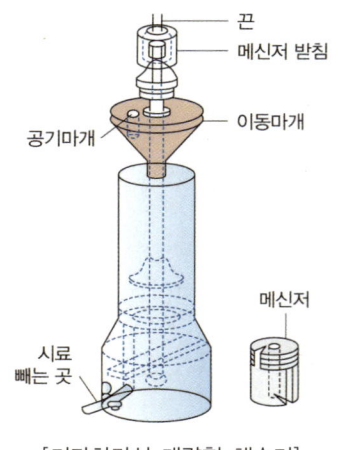

[기타하라식 개량형 채수기]   [Van Dorn 채수기]

(3) 일반시험

① 경도(Hardness)
  ㉠ 정의 : 수중에 존재하는 Ca^{2+}와 Mg^{2+}의 농도를 탄산칼슘($CaCO_3$)으로 환산해 ppm(mg/L)으로 표시한 값 `기출`
  ㉡ 경도 1 : 물 $1m^3$ 중의 산화칼슘(CaO) 10g을 함유할 때
  ㉢ 시약 : 시안화칼륨용액(KCN), 염화마그네슘용액($MgCl_2$), 암모니아완충액(NH_4Cl), EBT용액, EDTA용액

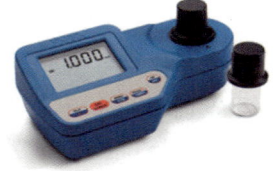

[경도계]

  ㉣ 시험

검수 100mL를 삼각플라스크에 취함	
KCN(수방울) + $MgCl_2$ 1mL + NH_4Cl 2mL	
EBT용액으로 0.01M EDTA용액 적정	적자색 → 청색이 될 때까지

② 과망간산칼륨($KMnO_4$) 소비량
  ㉠ 정의 : 수중에서 산화되기 쉬운 물질에 의해 소비되는 $KMnO_4$량
  ㉡ 유기물의 오염 정도를 나타냄
  ㉢ 시약 : 묽은 황산(H_2SO_4), 수산나트륨용액($Na_2C_2O_4$), 과망간산칼륨용액($KMnO_4$), 비등석
  ㉣ 시험

검수 100mL를 비등석을 넣은 삼각플라스크에 취함	
H_2SO_4(1+2) 5mL + 0.01N $KMnO_4$ 10mL	
←5분간 끓임	
$Na_2C_2O_4$ 10mL 주입	탈색확인
$Na_2C_2O_4$으로 적정	엷은 홍색이 없어지지 않고 남을 때까지

ⓜ 과망간산칼륨 소비량 계산

$$\text{과망간산칼륨 소비량(mg/L)} = (a-b) \times f \times \frac{1{,}000}{100} \times 0.316$$

a : 과망간산칼륨용액 소비량(mL)
b : 물을 사용하여 검수와 같은 방법으로 시험할 때에 소비된 과망간산칼륨용액 소비량(mL)
f : 과망간산칼륨용액(0.01N) 소비량의 역가 $f = \dfrac{10}{a+5}$

③ 냄새(Odor)
  ㉠ 정의 : 냄새를 포함한 물질의 분자가 공기에 의해 확산됨으로써 후각세포를 자극하여 일어나는 감각
  ㉡ 시험

  검수 100mL를 300mL의 마개 있는 삼각플라스크에 취함
    |
  40~50°C로 가온
    |← 심하게 흔들어 섞음
  뚜껑을 열면서 즉시 냄새 확인(염소냄새 제외)

④ 맛(Taste)
  ㉠ 정의 : 물질의 화학적 성질이 미각세포를 자극하여 일어나는 감각
  ㉡ 시험

  검수 100mL를 비커에 취함
    |
  40~50°C로 가온
    |
  맛을 봄(염소 맛 제외)

⑤ 색도(Color)
  ㉠ 정의 : 물의 색깔 정도
  ㉡ 1도 : 백금 1mg을 함유한 염화백금산칼륨(K_2PtCl_2) 표준액을 증류수 1L 중에 녹인 색상
  ㉢ 시약 및 기구 : 색도표준원액(색도 1,000), 색도표준용액(색도 100), 비색관
  ㉣ 시험

  | 검수 100mL를 비색관에 취함 | 표준용액 0, 1, 2, 3, …, 20mL
증류수 100, 99, 98, 97, …, 80mL |

  작성된 표준색도와 비교하여 검수의 색도를 구함

  ▶ 표준색도 : 색도표준용액 0~20mL를 단계적으로 비색관에 넣고 각각에 물을 넣어 100mL로 만듦

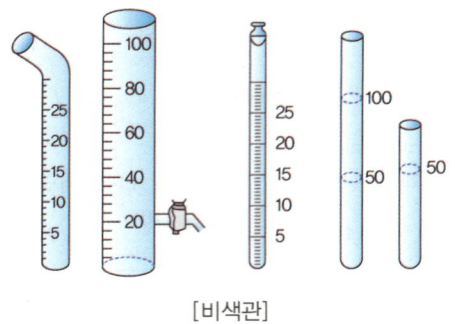

[비색관]

⑥ 수소이온농도(pH)

　㉠ 정의 : 수용액 중의 수소이온농도($[H^+]$) 역수의 상용대수

$$pH = \log \frac{1}{[H^+]} = -\log [H^+]$$

　㉡ 기구

　　ⓐ pH meter

　　ⓑ 비커(50mL 또는 100mL)

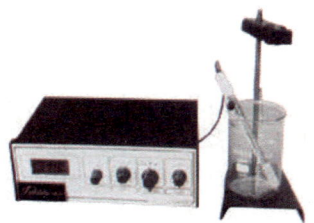

[pH meter]

　㉢ 시험방법

```
pH 측정기 전원 On
(유리전극은 미리 증류수로 수시간 이상 담금)          전원을 켠 후 5분 이상 지난
                                                      후 사용
            │
pH 7.0 표준용액으로 측정기 보정
            │
pH 4.0 또는 pH 9.0 표준용액으로 감도 조정
            │
pH 7.0, pH 8.0, pH 4.0 표준용액으로 반복 조정       2회 이상 반복 조정
            │
시료의 pH 측정
```

　▶ pH의 구조 및 조작법은 pH미터에 따라 다름
　▶ 검액의 온도는 pH표준용액의 온도와 동일한 것이 좋음

⑦ 증발 잔류물(Total Solids)

　㉠ 정의 : 물을 증발 건조시킨 후 남아 있는 물질
　㉡ 투명한 물을 증발한 경우 잔류물(용해성 물질), 탁한 물을 증발한 경우 잔류물(부유물질+용해성 물질)
　㉢ 기구 : 증발접시, 데시케이터, 천평(저울), 수욕상

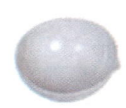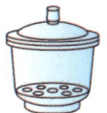

[증발접시와 데시케이터]

㉣ 시험

> 증발접시
> (검수 100~500mL를 미리 105~110°C에서 건조하고 데시케이터에서 식힌 후 무게 측정)

> 수욕상에서 증발건조

> 증발접시를 105~110°C에서 2시간 건조

> 데시케이터에서 식힌 후 무게를 달아 증발접시의 무게차를 구함

㉤ 증발잔류물 계산

$$증발잔류물(mg/L) = a \times \frac{1,000}{검수(mL)}$$

a : 증발접시의 무게차(mg)

⑧ 탁도(Turbidity) **기출**

㉠ 정의 : 물의 탁한 정도

㉡ 1NTU(Nephelometric Turbidity Unit) = 황산히드라진 + 헥사메틸테트라아민을 포함한 탁도표준원액 2.5mL를 증류수 1L에 용해시켰을 때의 탁도

㉢ 시약 및 기구 : 황산히드라진[$(NH_2)_2 \cdot H_2SO_4$], 헥사메틸렌테트라아민[$(CH_2)_6N_4$], 탁도표준원액(탁도 400NTU), 탁도표준용액(탁도 40NTU), 탁도계, 측정튜브

㉣ 시험

> 검수 100mL를 비색관에 취함
>
> 표준용액 0, 1, 2, 3, …, 10mL
> 증류수 100, 99, 98, 97, …, 90mL

> 탁도표준용액을 증류수로 희석하여 각각 0.5, 1, 2, 3, 4, 5NTU용액 100mL씩을 조제한 각각의 측정튜브에 넣어 탁도계를 보정

> 검수를 강하게 흔들어 섞고 공기방울이 없어질 때까지 가만히 둔 후 일정량을 취하여 측정튜브에 넣고 보정된 탁도계로 탁도를 측정

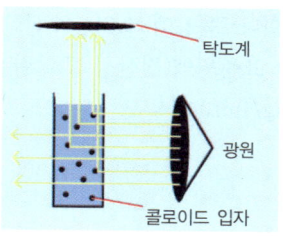

[탁도계의 원리]

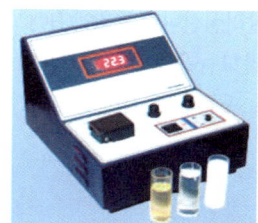

[탁도계]

(4) 무기물질

① 암모니아성 질소(Ammonium Nitrogen, NH₃-N) 기출
  ㉠ 정의 : 물에 녹아있는 암모늄염(암모니아를 질소량으로 표시)
  ㉡ 유기물질의 오염 정도, 분변오염 의심 파악
  ㉢ Protein → amino acid → NH₃-N → NO₂-N → NO₃-N
  ㉣ 반응 : 암모니아성 질소 + 페놀 → 인도페놀(청색)
  ㉤ 시약 : 페놀니트로프루지트나트륨용액[C₆H₅OH · Na₂Fe(CN)₅NO · 2H₂O], 차아염소산나트륨용액(NaClO), 암모니아성 질소 표준원액(암모니아성 질소 함유량 0.1mg/1mL), 암모니아성 질소 표준용액(암모니아성 질소 함유량 0.001mg/1mL)
  ㉥ 시험

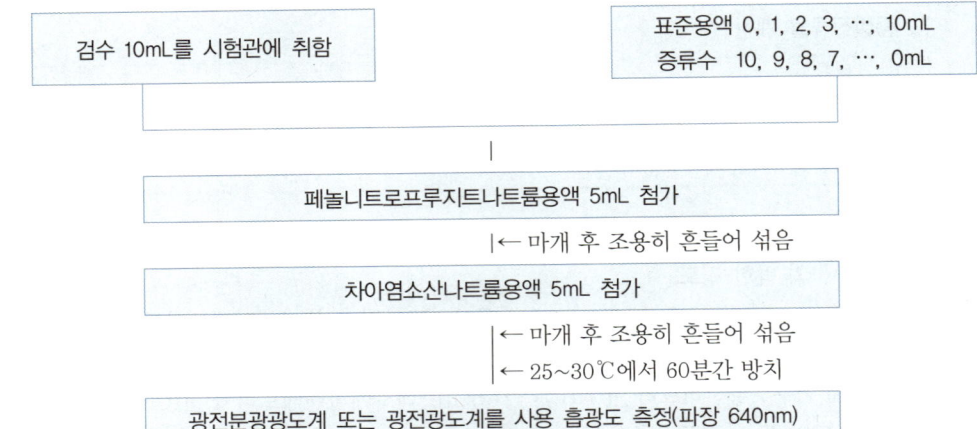

  > **참고** 네슬러(Nessler)법
  > 암모니아를 함유하는 용액에 가하면 암모니아의 양에 따라 주황색 또는 적갈색 침전으로 검출

② 질산성 질소(Nitrate Nitrogen, NO₃-N) 기출
  ㉠ 정의 : 단백질이 세균에 의한 산화분해물에 의해 NH₃-N와 NO₂-N 과정을 거쳐 생성된 최종분해산물
  ㉡ 청색아의 원인
  ㉢ Protein → amino acid → NH₃-N → NO₂-N → NO₃-N
  ㉣ 반응 : 니트로살리실산 → 알칼리성에서 키노이드형(유황색)
  ㉤ 시약 : 살리실산나트륨용액(HOC₆H₄COONa), 염화나트륨용액(NaCl), 수산화나트륨용액(NaOH), 설파민산암모늄용액(NH₄OSO₂NH₂), 질산성 질소 표준원액(질산성 질소 함유량 0.1mg/1mL) 질산성 질소 표준용액(질산성 질소 함유량 0.001mg/1mL)

ⓑ 시험

```
┌─────────────────────────────┐        ┌─────────────────────────────┐
│   검수 20mL를 비커에 취함      │        │  표준용액 0, 2, 4, 6, …, 20mL  │
└─────────────────────────────┘        │  증류수 20, 18, 16, 14, …, 0mL │
                                       └─────────────────────────────┘
                     │ ← 살리실산나트륨용액 1mL
                     │ ← 염화나트륨용액 1mL
                     │ ← 설파민산암모늄용액 1mL
┌─────────────────────────────────────────────┐
│              수욕상에서 증발건조               │
└─────────────────────────────────────────────┘
                     │ ← 방랭
┌─────────────────────────────────────────────┐
│              황산 2mL 첨가                   │
└─────────────────────────────────────────────┘
                     │ ← 때때로 저어 섞음
                     │ ← 10분간 방치
┌─────────────────────────────────────────────┐
│        물 10mL를 넣어 네슬러관에 옮김          │
└─────────────────────────────────────────────┘
                     │ ← 방랭
┌─────────────────────────────────────────────────────────┐
│ 천천히 수산화나트륨용액 10mL 첨가 + 증류수 → 25mL로 만듦   │
└─────────────────────────────────────────────────────────┘
                     │
┌─────────────────────────────────────────────────────────┐
│ 광전분광광도계 또는 광전광도계를 사용 흡광도 측정(파장 410nm) │
└─────────────────────────────────────────────────────────┘
```

③ 염소이온(Chloride, Cl^-)

  ㉠ 정의 : 물속에 존재하는 염소이온
  ㉡ 시약 : 크롬산칼륨용액(K_2CrO_4), 질산은용액($AgNO_3$), 염화나트륨용액(NaCl)
  ㉢ 시험

```
┌─────────────────────────────────────────────┐
│  검수 100mL를 백색사기접시 또는 삼각플라스크에 취함  │
└─────────────────────────────────────────────┘
                     │
┌─────────────────────────────────────────────┐
│           크롬산칼륨용액 0.5mL 첨가            │
└─────────────────────────────────────────────┘
                     │
┌─────────────────────────────────────────────┐
│          질산은용액(0.01N)으로 적정             │   엷은 등색이 될 때까지
└─────────────────────────────────────────────┘
```

  ㉣ 염소이온의 양 계산

$$염소이온(mg/L) = (a-b) \times f \times \frac{1,000}{100} \times 0.355$$

  a : 소비된 질산은용액
  b : 물을 사용하여 검수와 같은 방법으로 공시험할 때에 소비된 질산은용액(0.01N)의 mL
  f : 질산은용액(0.01N)의 역가

④ 황산이온(Sulfate, SO_4^+)
  ㉠ 정의 : 물속에 존재하는 황산이온
  ㉡ 원인 : 주로 지질이 원인, 대소변, 비료, 광산폐수, 공장폐수 등의 혼입에 의한 증가, 음료수 처리과정의 응집제
  ㉢ 불쾌한 맛, 설사, 탈수, 위장관 자극 증상 등
  ㉣ 시약 : 황산이온표준용액, 염화마그네슘용액($MgCl_2$), 염화바륨용액($BaCl_2$), 암모니아완충액, EBT용액, EDTA용액
  ㉤ 시험
    ⓐ 전처리 : 검수를 취하여 1분에 5mL의 속도로 이온교환수지층을 통과시켜 처음 유출액 20mL는 버리고 그 후의 유출액 50~100mL을 시험용액으로 취함

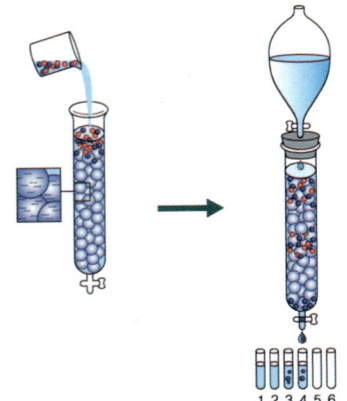

[이온교환수지관]

    ⓑ 분석

```
검수 50mL를 삼각플라스크에 취함
           |
10% 염산 1~2방울 첨가
           |
끓이면서 염화바륨용액(0.01M) 10.0mL 첨가
           | ← 식힘
암모니아완충액 5mL + EBT용액 3방울 첨가
           |
EDTA용액(0.01M)으로 적정        적자색 → 청색으로 변하는 점까지
           |
염화마그네슘용액(0.01M) 2.0mL 첨가
           |
EDTA용액(0.01M)으로 적정        다시 청색으로 변할 때까지
```

  ㉥ 황산이온의 양 계산

$$황산이온(mg/L) = 0.96 \times (b-c) \times f \times \frac{1,000}{50}$$

  b : 물을 사용하여 검수와 같은 방법으로 시험할 때 소비된 EDTA용액의 mL
  c : 소비된 EDTA용액의 mL
  f : EDTA용액(0.01M)의 역가

⑤ 시안(Cyanide, CN)
  ㉠ 정의 : 물속에 존재하는 시안 화합물
  ㉡ 원인 : 주로 광산폐수, 공장폐수, 도금공장 폐수에 특히 많음
  ㉢ 두통, 부종, 경련, 구토, 실신, 사망

② 시약 : 아비산나트륨용액($NaAsO_2$), 페놀프탈레인용액($C_{20}H_{14}O_4$), 황산용액(H_2SO_4), 초산아연 용액[$Zn(CH_3COO)_2 \cdot 2H_2O$], 수산화나트륨용액(NaOH), 초산용액($CH_3COOH$), 인산완충액($H_3PO_4$), 클로라민T용액($C_7H_7ClNNaO_2S$), 피리딘·피라졸론혼합액, 질산은용액($AgNO_3$), 파라디메틸아 미노벤지리덴로다닌용액[$(CH_3)_2NC_6H_4CH : CSCSNHCO$], 시안표준원액, 시안표준용액

⑩ 시험

ⓐ 전처리

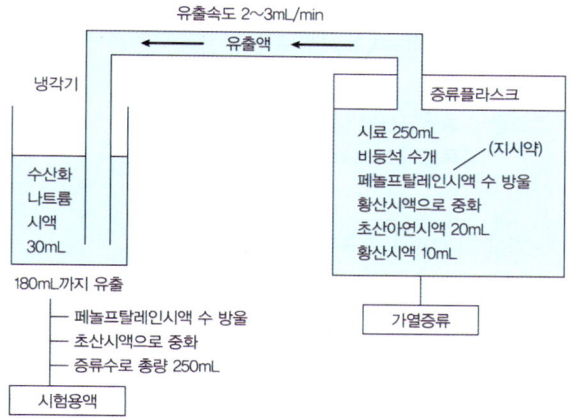

ⓑ 분석

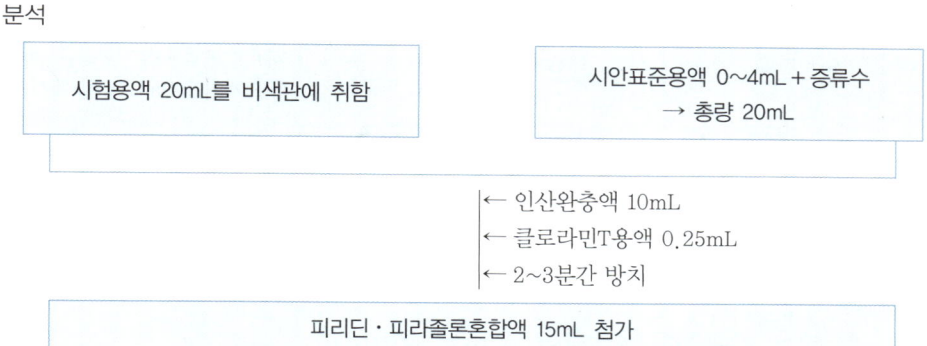

▶ 시험용액 중 0.01mg/L 미만은 검출되지 아니한 것으로 함

⑥ 불소(Fluoride, F)

㉠ 정의 : 물속에 존재하는 불소 및 불소 화합물

㉡ 반상치, 충치예방

㉢ 시약 : 페놀프탈레인용액($C_{20}H_{14}O_4$), 황산용액(H_2SO_4), 수산화나트륨용액(NaOH), 인산(H_3PO_4), 과염소산 ($HClO_4$), 알리자린컴플렉손용액($C_{19}H_{15}NO_8$), 질산 란탄용액($LA(NO_3)_3 \cdot 6H_2O$), 초산완충액(CH_3COOH), 아세톤(CH_3COCH_3), 불소표준원액, 불소표준용액

㉣ 기구 : 불소증류장치

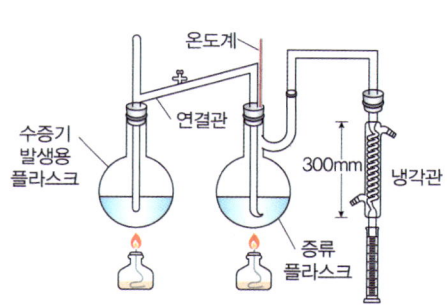

[불소증류장치]

ⓜ 시험
  ⓐ 전처리

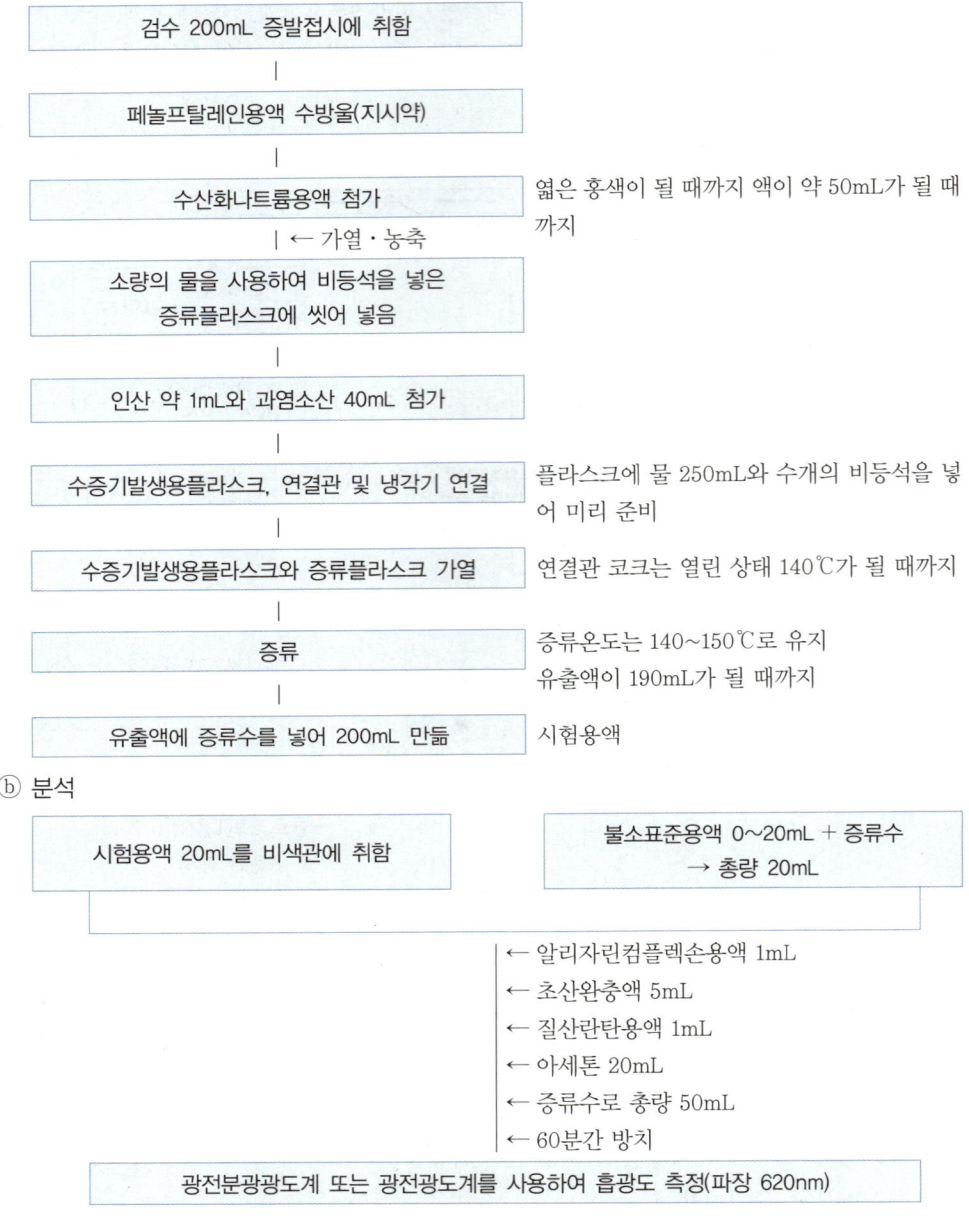

  ⓑ 분석

(5) 기타

① 잔류염소(Ortho-Tolidine, OT법) 기출

㉠ 정의 : 물속의 유리염소와 결합형 잔류염소로 염소를 투입하여 30분 후에 잔류하는 염소의 양(ppm)

㉡ 유리염소 : HOCl, OCl⁻

㉢ 결합잔류염소 : 물속의 암모니아나 유기성 질소 화합물과 반응하여 존재하는 것으로 소독 후 물에 취미를 주지 않고 오래 지속됨

ⓔ 시료 : O-tolidine 용액, 완충액, 잔류염소표준용액, 잔류염소표준비색도
ⓜ 시험

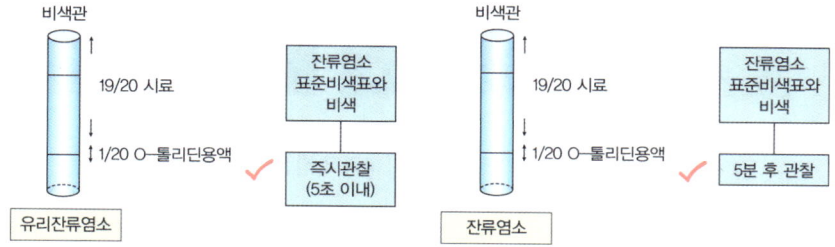

② 일반세균 기출
  ㉠ 정의 : 검수 1mL에 함유된 균에서 보통한천배지에 집락을 형성하는 생균의 총수
  ㉡ 페트리 디쉬(petri dish)에 보통한천배지 이용
  ㉢ 배양 : 35±0.5℃에서 48±2시간
  ㉣ 집락수 : 30~300개 집락 형성 / 1평판
  ㉤ 세균집락수 계산 : 세균집락 계산기(Colony Counter) 기출

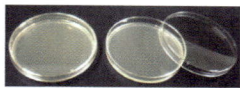
[페트리 디쉬]

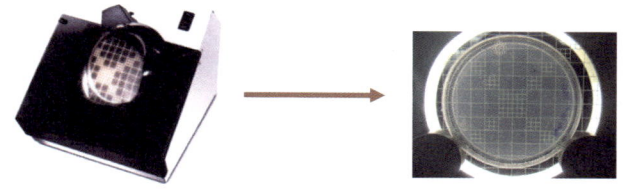
[집락 계산기]

③ 대장균
  ㉠ 정의
    ⓐ 그람(Gram)음성 무아포성 단간균
    ⓑ 유당(젖당) 분해 → 산 + 가스 생성
    ⓒ 호기성 또는 통성혐기성
  ㉡ 분변오염의 지표
  ㉢ 시험
    ⓐ 정성시험 : 추정시험 → 확정시험 → 완전시험
      ㉮ 추정시험 : 라우릴 트리프토스 부이온 또는 유당 부이온을 넣은 발효관을 35~37℃, 24±2시간 배양하여 가스발생이 있으면 대장균균의 존재가 추정
      ㉯ 확정시험 : 추정시험에서 가스발생이 있는 발효관으로부터 직경 3mm의 백금이를 사용, 무균조작으로 BGLB 배지가 분주된 발효관에 이식하여 35~37℃, 48±3시간 배양하여 가스가 발생하면 확정시험 양성(배지의 색깔이 갈색으로 되었을 때는 확정시험 양성이므로 완전시험 실시)
      ㉰ 완전시험 : 라우릴트리프토스부이온 또는 유당부이온에서 가스가 발생하고 보통 한천사면 배지에서 그람음성 무아포성 간균(대장균)이 증명되면 완전시험은 양성

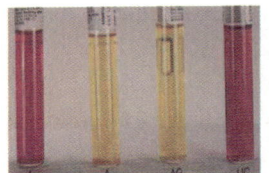 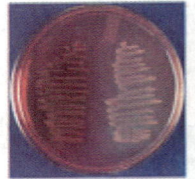 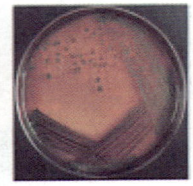 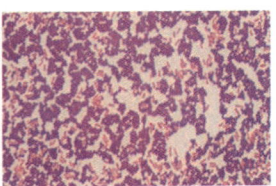

| [추정시험] | EMB 배지 [확정시험] | Endo 배지 [확정시험] | [완전시험] |

더 알아보기 : 분원성대장균군-시험관법(Fecal Coliform-Multiple Tube Fermentation Method) 기출

확정시험 : 총대장균군 추정시험이 양성일 때 수행한다.

1. 총대장균군 막여과법 추정시험이 양성이면 금속성 광택을 띠는 분홍이나 진홍색 계통 또는 광택이 없더라도 검붉은색 집락을 확정시험용 배지(EC 배지 또는 EC-MUG배지)가 10 mL씩 들어 있는 시험관(다람시험관이 들어 있는 시험관)에 접종시켜 (44.5±0.2)℃로 (24±2)시간 배양한다.
2. 총대장균군 시험관법 추정시험에서 기체가 발생했거나 증식이 많은 시험관 또는 산을 생성한 모든 시험관에 대하여 지름 3mm의 접종루프를 사용해 무균조작으로 **확정시험용 배지(EC배지 또는 EC-MUG배지)**가 든 시험관에 이식하고 (44.5±0.2)℃의 항온수조 또는 배양기에서 (24±2)시간 배양한다.
3. 이때 기체가 발생하지 않으면 분원성대장균군은 음성, 기체 발생이 관찰되었을 때는 분원성대장균군은 양성으로 판정한다.

시험관법 '확정시험용 배지(EC-MUG)' 조성

성분	조성
트립톤(tryptone)	20.0g
락토오스(lactose, $C_{12}H_{22}O_{11}$, 분자량 : 342.30)	5.0g
바일솔트 3번(bile salts No.3)	1.5g
인산일수소칼륨(dipotassium phosphate, K_2HPO_4, 분자량 : 174.18)	4.0g
인산이수소칼륨(monopotassium phosphate, KH_2PO_4, 분자량 : 136.09)	1.5g
염화나트륨(sodium chloride, NaCl, 분자량 : 58.50)	5.0g
MUG(4-methylumbelliferyl-β-D-glucuronide)	0.05g

※ 출처 : 먹는물수질공정시험기준(2024) (ES 05704.1f)

※ **대장균 정성시험방법의 차이**
(수질오염공정시험기준과 식품 및 식품첨가물공전)
국립환경과학원의 [수질오염공정시험기준] 상에는 "추정-확정"
식품의약품안전처의 [식품공전] 상에는 "추정-확정-완전"

ⓑ 정량시험 : 최확수법(MPN), Membrane filter
  ㉮ 최확수법 : 최확수표에 의한 통계적 수량 표현
    - 검수 100mL 중 있을 수 있는 대장균 수
    - 각각 5개의 배지에 0.1mL, 1.0mL, 10mL씩 접종하여 배양 후 양성반응을 일으킨 결과 수를 대장균군 최확수표에서 구하여 100배로 한 통계상 추정치
  ㉯ Membrane filter : 생균수가 너무 적은 경우 살균 membrane filter로 시료 여과한 후 고체배지에 얹어 배양한 후 집락 계산

화학물질에 관한 수질검사방법 [기출]

㉮ 중금속류

검사방법	측정가능항목
원자흡광광도법	카드뮴, 크롬, 셀렌, 납, 비소, 아연, 알루미늄, 칼슘, 마그네슘, 철, 구리, 나트륨, 망간
환원기화-원자흡광광도법	수은
수소화물 발생-원자흡광광도법	셀렌, 비소
유도결합플라스마 발광분광분석법(ICP법)	카드뮴, 크롬, 납, 붕소, 아연, 알루미늄, 칼슘, 마그네슘, 철, 구리, 나트륨, 망간
수소화물 발생-ICP법	셀렌, 비소
유도결합플라스마-질량분석법(ICP-MS법)	카드뮴, 크롬, 셀렌, 납, 비소, 붕소, 아연, 알루미늄, 구리, 망간

㉯ 기타 무기화합물

검사방법	측정가능항목
이온크로마토그래프법	질산성 질소 및 아질산성 질소, 불소, 염화물이온, 칼슘, 마그네슘, 나트륨
이온크로마토그래프-포스트칼럼 흡광광도법	시안, 취소산이온
적정법	염화물이온, 경도

㉰ 유기화합물

검사방법	측정가능항목
헤드스페이스-가스크로마토그래프-질량분석법 (PT-GC/MS법) 퍼지 드롭-가스크로마토그래프-질량분석법 (PT-GC/MS법)	사염화탄소, 1,1-디클로로에틸렌, 시스-1,2-디클로로에틸렌, 디클로로메탄, 테트라클로로에틸렌, 트리클로로에틸렌, 벤젠, 트리할로메탄 4항목, 지오스민, 2-메틸이소보르네올
가스크로마토그래프-질량분석법	1,4-디옥산, 할로초산 3항목, 포름알데히드, 지오스민, 페놀류, 2-메틸이소보르네올
고속액체 크로마토그래프법(HPLC법)	음이온계면활성제
흡광광도법	비이온계면활성제

㉱ 기타

검사방법	측정가능항목
중량법	증발잔류물
총유기탄소계측정법	총유기물질(TOC)
유리전극법	pH
관능법	맛, 냄새
비색법, 투과광측정법	색도
비탁법, 투과광측정법, 적분구식 광전광도법, 산란광측정법, 투과산란법	탁도

03 끝판왕! 적중예상문제

적중예상문제 해설

01
확정시험: 총대장균군 추정시험이 양성일 때 수행한다.
총대장균군 시험관법 추정시험에서 기체가 발생했거나 증식이 많은 시험관 또는 산을 생성한 모든 시험관에 대하여 지름 3mm의 접종루프를 사용해 무균조작으로 **확정시험용 배지(EC배지 또는 EC-MUG 배지)**가 든 시험관에 이식하고 (44.5±0.2)°C의 항온수조 또는 배양기에서 (24±2)시간 배양한다.
이때 기체가 발생하지 않으면 분원성대장균군은 음성, 기체 발생이 관찰되었을 때는 분원성대장균군은 양성으로 판정한다.

02
깊은 곳의 물을 채취할 때 사용하는 하이드로채수기이다.

03
경도(Hardness)
- 정의 : 수중에 존재하는 Ca^{2+}와 Mg^{2+}의 농도를 탄산칼슘($CaCO_3$)으로 환산해 ppm(mg/L)으로 표시한 값
- 경도 1은 물 $1m^3$ 중의 산화칼슘(CaO) 10g을 함유할 때이다.

04
여과속도(V) = 처리수량(m^3/일) / 전체 여과면적(m^2)
(25,000m^3/일) / (1,000m^2) = 25m/일

🔒 01 ③   02 ⑤   03 ④   04 ④

---

01 1회독 2회독 3회독 **2024 기출유사**

다음의 배지 종류 중 「먹는물수질공정시험기준」상 분원성 대장균군의 시험관법에서 확정시험용 배지로 사용되는 것은?

① TSI 배지
② 요소 배지
③ EC-MUG 배지
④ 매콩키 한천배지
⑤ 셀레나이트 배지

02 1회독 2회독 3회독 **2022 기출유사**

아래 사진의 기구와 같은 장비로 채취하는 시료는?

① 토양(soil)
② 공기(air)
③ 먼지(dust)
④ 식품(food)
⑤ 물(water)

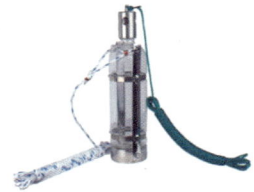

03 1회독 2회독 3회독 **2022 기출유사**

물의 칼슘과 마그네슘 이온의 농도를 의미하는 지표로 사진의 휴대용 측정기로 계측가능한 지표와 그 단위는?

① 진동계, cm/m^3
② 조도계, mV/m
③ 경도계, mS/L
④ 경도계, mg/L
⑤ 조도계, $\mu L/m^2$

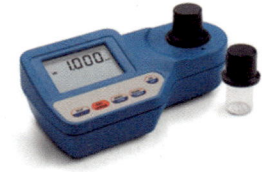

04 1회독 2회독 3회독 **2022 기출유사**

정수장의 여과지 면적이 1,000m^2이고 일일 처리량이 25,000m^3일 때 여과속도를 계산하면?

① 100m/일
② 50m/일
③ 35m/일
④ 25m/일
⑤ 10m/일

05 2022 기출유사

화학적 침전에 의한 미세한 현탁물질의 제거 등에 사용되는 화학적 폐수처리방법으로 가장 옳은 것은?

① 부상법
② 증발법
③ 침강법
④ 살수여상법
⑤ 이온교환법

06 2021 기출유사

다음 중 열처리나 화학적 살균제를 사용할 수 없는 액체의 살균에 사용하는 비가열 살균법은?

① 건열살균법
② 세균여과법
③ 염소소독법
④ 자비멸균법
⑤ 화염멸균법

07 2015 기출유사

다음 상수과정 중 (A) 안에 들어갈 단계로 올바른 것은?

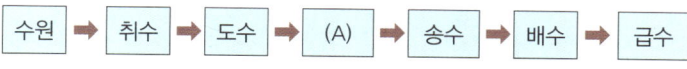

① 정수
② 여과
③ 가열
④ 소독
⑤ 소독

08 2014 기출유사

다음은 상수처리 계통도이다. (가)와 (나)의 처리로 바르게 짝지어진 것은?

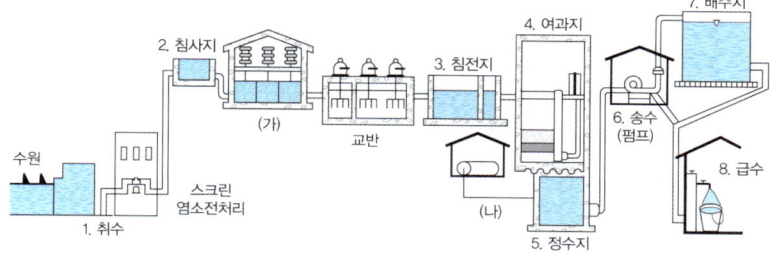

	(가)	(나)
①	약물침전	취수정
②	완속여과	폭기
③	응집제 투여	염소후처리
④	염소후처리	급속여과
⑤	전염소처리	후염소처리

적중예상문제해설

05
①, ②, ③은 물리적 폐수처리방법이며, ④는 생물학적 처리방법이다.

화학적 처리
- **정의**: 화학적 침전에 의한 미세한 현탁물질과 COD 제거, 생물학적 처리를 위한 전처리(pH 조절, N, P 제거, 소독, 경도 제거 등)
- **종류**: 응집(응집제 사용, 입자를 충돌시켜 부유물 응집, 이온 교환에 의한 이온성물질 포집), 중화, 산화 및 환원 등

06
여과멸균법
조직 배양액 멸균, 바이러스 여과, 혈청 및 아미노산 여과 등으로 여과지 등을 이용하여 여과하는 비열살균법(세균여과법)

08
(가) 응집제 투여, (나) 염소후처리

05 ⑤ 06 ② 07 ① 08 ③

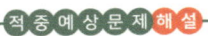

09
완속여과
- 표준여과 속도 : 3~6m/day
- 부유물질 제거, 산화작용으로 용해물질을 안정시키는 기능
- 여과기구 : 여별 효과, 흡착과 침전, 생물학적 작용, 산화작용

10
완속여과
부유물질은 맨 위층의 여과막에서 걸러짐

11
급속여과
- 표준여과 속도 : 120~150m/day
- 고탁도, 이끼류가 발생하거나 겨울철 동결되기 쉬운 장소에 적합
- 약품사용 → 응집 → 여과
- 여과지 : 중력식, 압력식

12
염소전처리 : 취수 후 스크린 단계
염소후처리 : 여과 후 송수 전 단계

09 1회독 2회독 3회독 2013 기출유사

물의 정수과정 중 다음은 어떤 단계의 과정에 해당하는가?

① 염소처리
② 완속여과
③ 배수과정
④ 급속여과
⑤ 살수여상

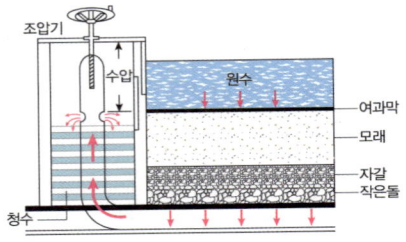

10 1회독 2회독 3회독 2014 기출유사

다음 그림은 완속여과지이다. 다음 중 부유물질이 처리되는 층은 어디인가?

① 표면층
② 모래층
③ 자갈층
④ 최저층
⑤ 쇄석층

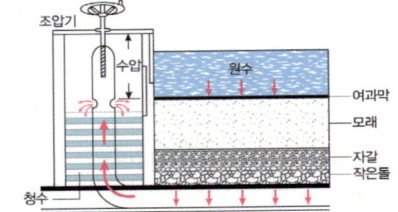

11 1회독 2회독 3회독 2016 기출유사

물의 정수과정 중 다음은 어떤 단계의 과정에 해당하는가?

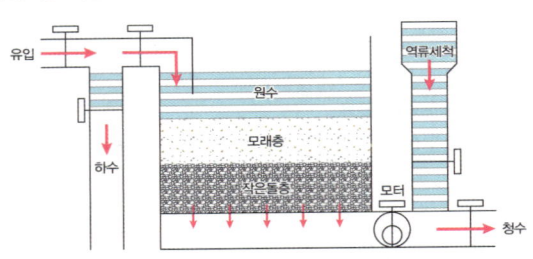

① 염소처리 ② 완속여과
③ 배수과정 ④ 급속여과
⑤ 염소소독

12 1회독 2회독 3회독 2018 기출유사

소독을 목적으로 염소를 주입하는 단계로 가장 적절한 곳은?

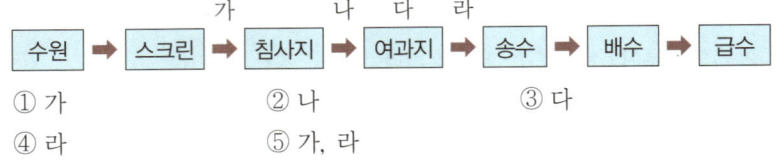

① 가   ② 나   ③ 다
④ 라   ⑤ 가, 라

09 ② 10 ① 11 ④ 12 ④

13 [2019 기출유사]

다음 도표에서 불연속점 염소 처리점은 어느 부분인가?

① a
② b
③ c
④ d
⑤ a, b

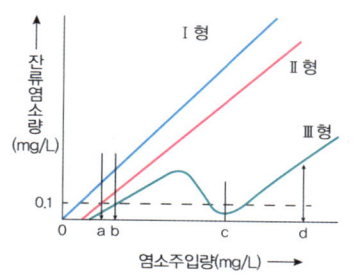

13
불연속점 염소 처리법
불연속점 이상으로 염소량을 주입하여 유리잔류염소가 검출되도록 염소를 주입하는 방법이다.
[참고]
Ⅰ형 : 순수한 물
Ⅱ형 : 어느 정도 유기물을 함유하는 경우
Ⅲ형 : 암모니아 화합물이 함유된 물

14 [2018 기출유사]

다음과 같은 방식으로 물을 급수하는 시설의 형태는?

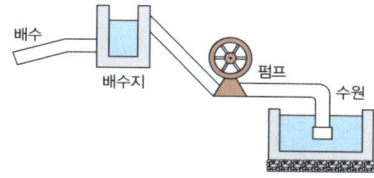

① 자연유하식
② 양수식
③ 압축송수식
④ 펌프식
⑤ 배수식

14
양수식
대부분 상수도에서 사용하는 방법으로 수원이 배수지보다 낮을 때 펌프를 이용하여 끌어올림

15 [2017 기출유사]

다음 기구의 명칭으로 올바른 것은?

① BOD 측정기
② 폐수측정기
③ 세균여과기
④ 하이드로 채수기
⑤ 강하분진측정기

15
하이드로 채수기
얕은 심도의 시료를 채취하는 데 적합하며, 채수기에 채수병을 달아 직접 시료를 채취한다.

16 [2016 기출유사]

다음 기구의 명칭으로 올바른 것은?

① 에크만 전도 채수기
② 밴던채수기
③ 기타하라식 개량형 채수기
④ 하이드로 채수기
⑤ 세균 여과기

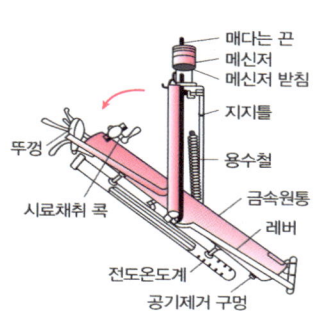

16
에크만 채수기
전도온도계를 달아 채수와 동시에 온도측정이 가능

🔒 13 ③ 14 ② 15 ④ 16 ①

적중예상문제 해설

17
O-tolidine 용액 : 잔류염소 측정에 사용

18
비색관 : 비색분석에 쓰이는 도구

19
$Na_2C_2O_4$ 10mL 주입 : 탈색
↓
$Na_2C_2O_4$로 적정 : 엷은 홍색이 유지될 때까지 적정

---

17 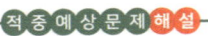 2015 기출유사

다음 중 경도측정에서 쓰이는 시약이 아닌 것은?

가. O-tolidine 용액	나. KCN
다. EDTA	라. $MgCl_2$

① 가   ② 나   ③ 다
④ 라   ⑤ 나, 다

18 1회독 2회독 3회독 2013 기출유사

다음 실험도구의 명칭으로 올바른 것은?

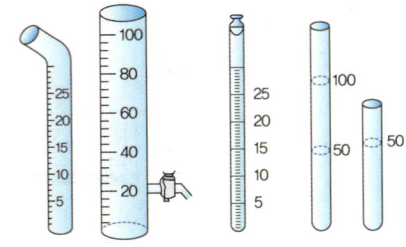

① 플라스크   ② 실린더
③ 냉각기   ④ 비색관
⑤ 시험관

19 1회독 2회독 3회독 2014 기출유사

과망간산칼륨 소비량 측정 시 최종 종말점으로 알맞은 것은?

① 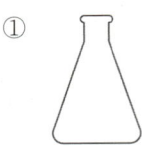   ②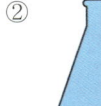

③ 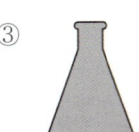   ④

⑤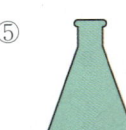

🔒 17 ①   18 ④   19 ④

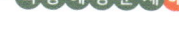

20 [2014 기출유사]
다음 측정기구의 명칭으로 알맞은 것은?
① 데시케이터
② pH meter
③ 건조기
④ 증류장치
⑤ 냉각기

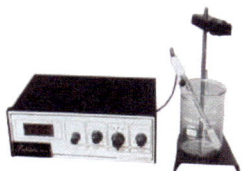

20
pH meter : 수용액의 pH 측정

21 [2015 기출유사]
다음 측정기구의 명칭으로 알맞은 것은?
① 데시케이터
② pH meter
③ 탁도계
④ 증류장치
⑤ 점도계

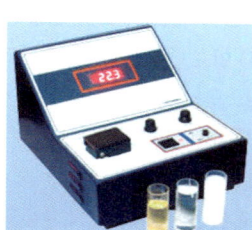

21
탁도계 : 수용액의 탁한 정도 측정

22 [2016 기출유사]
암모니아성 질소 측정은 암모니아성 질소가 페놀과 반응하여 인도페놀이 되는 것을 이용한 것인데 인도페놀의 색은?

① 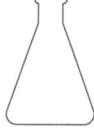　②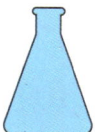

③ 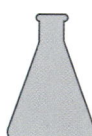　④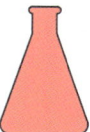

⑤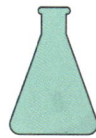

22
암모니아성 질소 + 페놀 → 인도페놀 (청색)

🔒 20 ② 21 ③ 22 ②

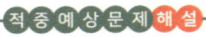

23
Protein(단백질) → amino acid(아미노산) → NH₃-N(암모니아성 질소) → NO₂-N(아질산성 질소) → NO₃-N(질산성 질소)

24
황산이온 검출을 위한 전처리
검수를 취하여 1분에 5mL의 속도로 이온교환수지층을 통과시켜 처음 유출액 20mL는 버리고 그 후의 유출액 50~100mL을 시험용액으로 취한다.

25
유리잔류염소는 즉시관찰(5초 이내), 잔류염소는 5분 후 관찰

26
세균집락 계산기(Colony Counter)
세균집락수 계산

---

23 2018 기출유사
다음은 단백질 부패과정이다. (가)에 들어갈 과정으로 알맞은 것은?

Protein → amino acid → NH₃-N → NO₂-N → (가)

① 암모니아성 질소
② 아질산성 질소
③ 질산성 질소
④ 암모니아
⑤ 질소산화물

24 2019 기출유사
다음 그림은 무엇을 검출하기 위한 전처리에 쓰이는 장치인가?

① 암모니아성 질소
② 염소이온
③ 황산이온
④ 시안
⑤ 질산이온

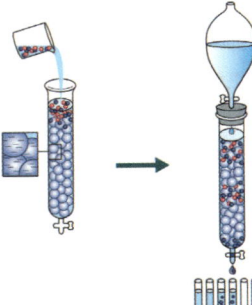

25 2017 기출유사
유리잔류염소 검출 시 O-톨리딘용액과 반응한 후 얼마 후에 잔류염소 표준비색표와 비교해야 하는가?

① 5초 이내
② 30초 이내
③ 1분 이내
④ 5분 이내
⑤ 5분 이상

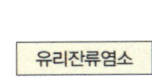
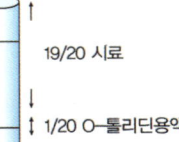

26 2016 기출유사
다음 측정기구의 명칭으로 올바른 것은?

① 확대현미경
② pH meter
③ 탁도계
④ 세균집락 계산기
⑤ 점도계

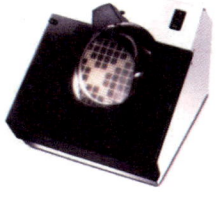

🔒 23 ③ 24 ② 25 ① 26 ④

27 ·1회독 ·2회독 ·3회독 2024·2018 기출유사
다음 기구는 무엇을 측정하기 위한 장치인가?

① 시안
② 불소
③ 잔류염소
④ 일반세균
⑤ 황산

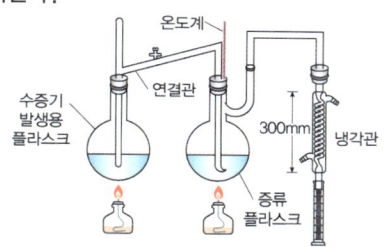

27
불소증류장치

28 ·1회독 ·2회독 ·3회독 2015 기출유사
일반세균의 집락수 계산 시 1평판당 집락수로 적절한 것은?

① 30~300
② 100~300
③ 500~700
④ 800~1,000
⑤ 1,000~1,500

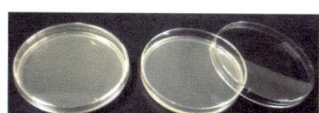

28
집락수 : 30~300개 집락 형성 / 1평판

29 ·1회독 ·2회독 ·3회독 2013 기출유사
일반세균 측정 시 알맞은 배양시간과 온도를 알맞게 나타낸 것은?

① 30±0.5℃에서 48±2시간
② 30±0.5℃에서 72±2시간
③ 35±0.5℃에서 48±2시간
④ 35±0.5℃에서 72±2시간
⑤ 40±0.5℃에서 72±2시간

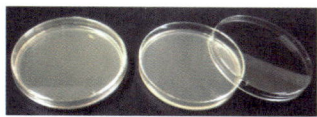

29
배양 : 35±0.5℃에서 48±2시간

30 ·1회독 ·2회독 ·3회독 2014 기출유사
다음 중 대장균 정성시험의 순서로 알맞은 것은?

(가) → (나) → (다)

	(가)	(나)	(다)
①	추정시험	완전시험	확정시험
②	완전시험	추정시험	확정시험
③	추정시험	확정시험	완전시험
④	완전시험	확정시험	추정시험
⑤	예비시험	확정시험	추정시험

30
정성시험
추정시험 → 확정시험 → 완전시험

🔒 27 ② 28 ① 29 ③ 30 ③

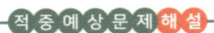

31
대장균군 측정 시 배지
LB(젖당)배지와 BGLB배지(확정시험용 배지)

31 1회독 2회독 3회독 2015 기출유사

다음 중 대장균군 정량시험에 사용되는 배지로 알맞은 것은?

① NB배지
② BGLB배지
③ 보통한천배지
④ EMB한천배지
⑤ 합성배지

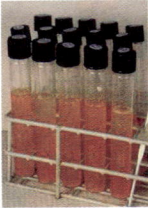

32 1회독 2회독 3회독 2016 기출유사

대장균 정성시험에 쓰이는 다음 그림의 명칭은 무엇인가?

① 시험관
② BOD병
③ 비색관
④ 듀람관
⑤ 피펫

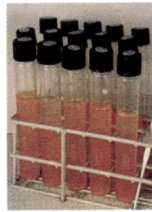

33
가스발생이 있는 것이 양성
10mL : 2개, 1mL : 1개, 0.1mL : 0개

33 1회독 2회독 3회독 2017 기출유사

다음 그림과 같은 유당부이온 발효관에서 양성관 수가 바르게 표시된 것은?

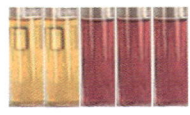

10mL

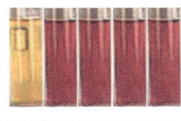

1mL

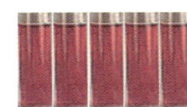

0.1mL

① 2/5 1/5 0/5 (2-1-0)   ② 3/5 4/5 0/5 (3-4-0)
③ 1/5 2/5 3/5 (1-2-3)   ④ 3/5 2/5 1/5 (3-2-1)
⑤ 3/5 2/5 1/5 (1-2-0)

31 ② 32 ④ 33 ①

34 [1회독] [2회독] [3회독] 2018 기출유사

대장균 측정 시 다음과 같은 결과를 얻었다면 추정 대장균 수는?

검체접종량	10mL	1mL	0.1mL	MPN
가스양성관수	5개	3개	1개	39

① 3.9
② 39
③ 390
④ 0.39
⑤ 39,000

34
최확수법
검수 1mL 중 있을 수 있는 대장균 수
$= 39 \times 0.01 = 0.39$

35 [1회독] [2회독] [3회독] 2019 기출유사

다음 표의 빈칸에 들어갈 고압증기멸균기의 압력과 온도가 올바르게 짝지어진 것은?

온도	압력	시간
115℃	10lb	30분
121℃	(가)	(나)
126℃	20lb	15분

   (가)   (나)   (가)   (나)
① 15lb 10분   ② 15lb 20분
③ 17lb 10분   ④ 17lb 20분
⑤ 15lb 5분

35
고압증기멸균법
121℃에서 15lb 압력으로 20분간 멸균

36 [1회독] [2회독] [3회독] 2018 기출유사

다음 그림은 무엇을 하는 것인가?

① 여과
② 증류
③ 혼합
④ 적정
⑤ 휘산

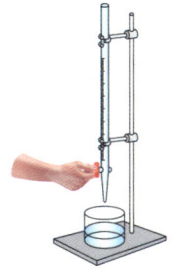

36
적정
어떠한 반응이 끝날 때까지 시료에 표준액을 떨어뜨리고, 그 떨어뜨린 양에 따라 시료의 성분비 및 농도를 알아내는 방법

37 [1회독] [2회독] [3회독] 2018 기출유사

10배로 희석한 시료의 흡광도가 0.3이었다면 이 원수의 탁도로 올바른 것은?

① 0.4도
② 4도
③ 40도
④ 400도
⑤ 4000도

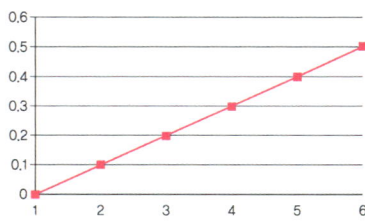

37
흡광도가 0.3일 때 그래프로부터의 탁도는 4이며 10배 희석했으므로 원수의 탁도는 $4 \times 10 = 40$

🔒 34 ④ 35 ② 36 ④ 37 ③

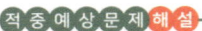

38
드라이오븐
160~180℃에서 60~120분 건조

39
부유세균 포집기

40
분별깔때기

41
석탄산계수가 높다. = 소독력이 좋다.

38 1회독 2회독 3회독 2017 기출유사
다음은 드라이오븐이다. 온도와 시간이 알맞게 짝지어진 것은?

① 100~120℃, 10분
② 121℃, 20분
③ 160~170℃, 60~120분
④ 300℃, 20분
⑤ 500℃, 15분

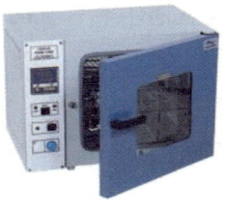

39 1회독 2회독 3회독 2016 기출유사
다음 기구의 용도로 알맞은 것은?

① 세균포집
② 세균배양
③ 세균집락계산
④ 세균멸균
⑤ 저울

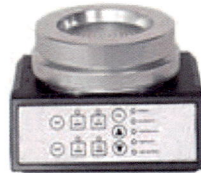

40 1회독 2회독 3회독 2015 기출유사
다음 기구의 용도로 알맞은 것은?

① 용매추출
② 증발
③ 적정
④ 침전
⑤ 냉각기

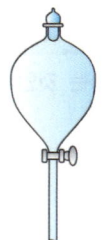

41 1회독 2회독 3회독 2020 기출유사
화학적 소독법에서 소독제가 갖추어야 할 조건으로 가장 옳은 것은?

① 안정성이 없을 것
② 용해성이 낮을 것
③ 표백성이 있을 것
④ 석탄산계수가 높을 것
⑤ 인체에 독성이 높을 것

38 ③ 39 ① 40 ① 41 ④

CHAPTER 04 폐·하수 검사

1 유량 측정 방법

(1) 관(Pipe) 내의 유량측정 – 차압식 유량계 기출

> **참고** 차압식 유량계
> 유체관 내에 벤투리관, 노즐, 오리피스 등과 같은 차압기구를 설치하여 유속에 따라 기구 전후의 압력차가 유속에 비례하여 변하는 성질을 이용해 유량 측정

① 벤투리미터(Venturi Meter)
  ㉠ 관수로의 유량을 구하는 장치
  ㉡ 관수로의 일부에 단면을 변화시킨 관(수축관)을 부착하고, 여기를 통과하는 물의 수압 변화로부터 유량을 구함

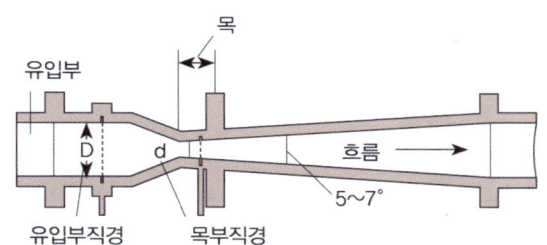

② 유량측정용 노즐(Nozzle)
  ㉠ 관수로의 유량을 구하는 장치
  ㉡ 정수압이 유속으로 변화하는 원리를 이용

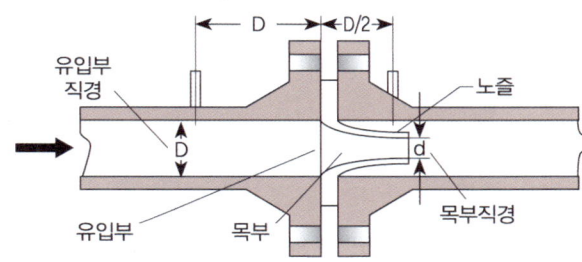

③ 오리피스(Orifice)
  ㉠ 설치비용이 적게 들고 비교적 정확한 유량측정
  ㉡ 단면이 축소되는 목(throat)부분을 조절하여 유량 조절이 가능한 반면, 오리피스 단면에서 커다란 수두손실 발생

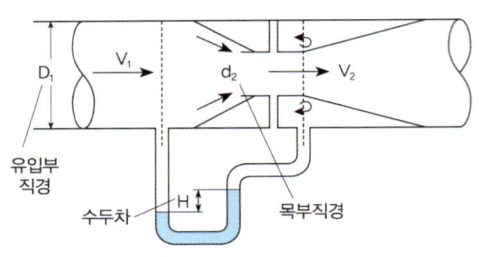
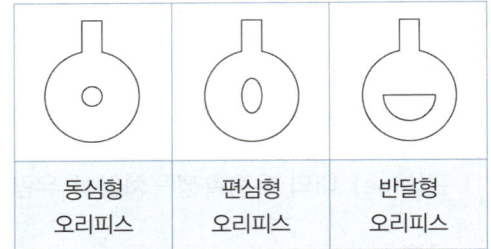

④ 피토우(Pitot)관
  ㉠ 마노미터에 나타나는 수두차에 의하여 계산
  ㉡ 왼쪽 관은 정수압을 측정하고, 오른쪽 관은 유속이 0인 상태인 정체압력을 측정
  ㉢ 부유물질이 적은 대형관에서 측정이 용이(부유물질이 많은 폐·하수에는 사용 곤란)

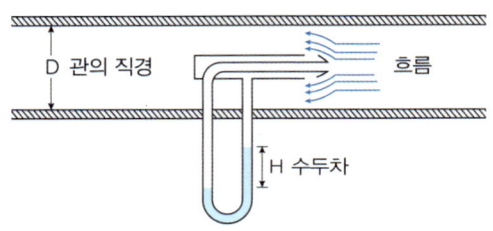

⑤ 자기식 유량측정기(Magnetic Flow Meter)
  ㉠ 고형물질이 많아 관을 메울 우려가 있는 폐·하수 유량측정
  ㉡ 패러데이(Faraday)의 법칙 이용 : 자장의 직각에서 전도체를 이동시킬 때 유발되는 전압은 전도체의 속도에 비례
  ㉢ 손실수두가 적음

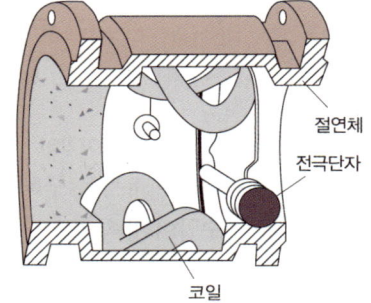

(2) **측정용 수로에 의한 유량측정**
  ① 위어(Weir)
    ㉠ 수로를 가로막아 그 일부분으로 물을 흐르게 하여 유량을 측정하고 취수를 위해 수위를 증가시키는 목적으로 사용
    ㉡ 실험용 개수로의 유량계수(coefficient of discharge)를 계산하고 수위-유량곡선을 산정
    ㉢ 종류
      ⓐ 3각 위어
      ⓑ 4각 위어

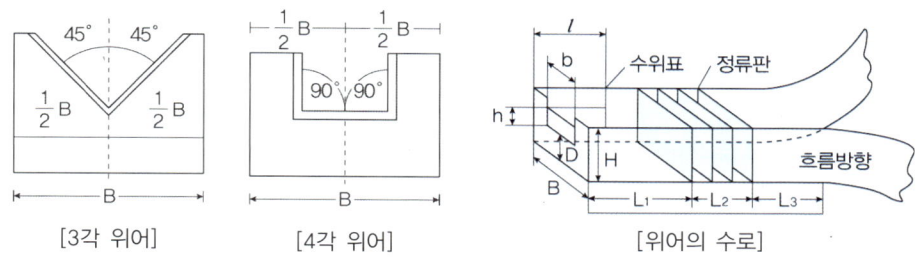

[3각 위어]　　[4각 위어]　　[위어의 수로]

② 파샬프롬(Parshall Flume)
　㉠ 수두차가 작아도 유량측정의 정확도가 양호
　㉡ 측정하려는 폐·하수 중에 부유물질 또는 토사 등이 많이 섞여 있는 경우에도 부유물질의 침전이 적고 자연유하가 가능[∵ 목(throat)부분에서의 유속이 상당히 빠름]

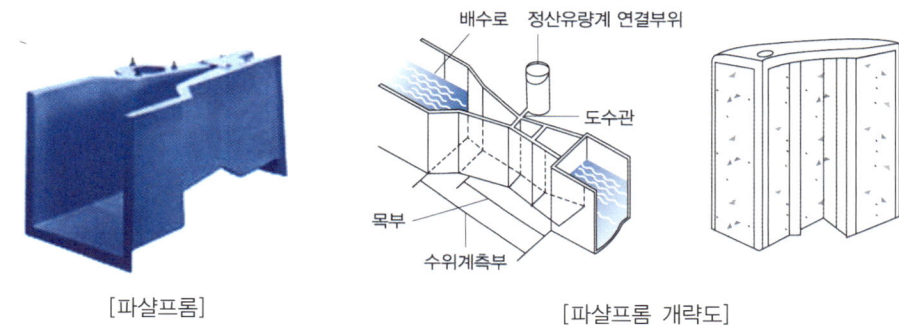

[파샬프롬]　　[파샬프롬 개략도]

2 하수검사

(1) 시료채취

① 고려사항
　㉠ 시료의 성상, 조업, 계절적 및 시간적 변동을 고려하여 목적시료의 성질을 대표할 수 있는 위치에서 시료채취용기 또는 채수기를 사용하여 채취
　㉡ 채취용기는 시료를 채우기 전 시료로 3회 이상 헹군 후 사용
　㉢ 유류 또는 부유물질 등이 함유된 시료는 침전물 등이 부상하여 혼입되지 않도록 채취
　㉣ 용존가스, 환원성 물질, 휘발성 유기물질, 유류 및 수소이온농도 등을 측정하기 위한 시료는 운반 중 공기와의 접촉이 없도록 가득 채워서 채취
　㉤ 시료채취용기에 시료를 채울 때에는 어떠한 경우에도 시료의 교란이 일어나서는 안 되며, 공기와 접촉하는 시간을 가능한 한 짧게 하여 채취
　㉥ 시료채취량은 시험항목 및 시험 횟수에 따라 차이가 있으나 보통 3~5L 정도 채취
　㉦ 수질 또는 유량의 변화가 심한 경우 오염상태를 잘 파악할 수 있도록 시료 채취 횟수를 늘리고 채취 시 유량에 비례하여 시료를 섞은 다음 단일시료로 사용

◎ 채취된 시료는 즉시 실험에 사용하여야 하며, 그렇지 못한 경우는 시료의 보존방법에 따라 보존하여 규정된 시간 내에 실험을 실시

② 용기
  ㉠ 무색경질의 유리병을 사용하는 경우 : 유기인, N-헥산추출물질, Hg, PCB 등
  ㉡ PE(폴리에틸렌) 또는 유리병을 사용하는 경우 : 대장균군
  ㉢ PE만 사용하는 경우 : 불소
  ㉣ 시료에 다른 물질이 혼합되지 않도록 밀봉 마개 사용
  ㉤ 대장균 실험용은 121℃에서 30분간 고압증기멸균한 유리병을 이용, 밀봉

③ 기재사항
  ㉠ 시료의 명칭 : 지하수, 방류수, 하천수
  ㉡ 채수지점(명칭, 소재지) 및 채수위치(수심, 유량, 유속)
  ㉢ 채수방법
  ㉣ 채수 일자(년, 월, 일, 시간)
  ㉤ 기후(당일, 전일) 및 온도(기온, 수온)
  ㉥ pH(현장측정)
  ㉦ 시료의 외관(부유물질, 침강물질, 색상 등)
  ㉧ 기타 참고사항(냄새, 맛의 유무 등)

④ 시료 채수지점
  ㉠ 배출시설 폐수
    ⓐ 폐수의 성질을 대표할 수 있는 곳을 선정
    ⓑ 방류 수로별로 채취하며 우수가 포함되지 않는 지점 선정
    ⓒ 조업목적 이외의 물이 포함되지 않는 지점 선정
      ㉮ 당연 채취점
        • 방지시설(폐수처리장)의 최초 방류지점(출구) ①, ②, ③
        • 방지시설을 거치지 않고 방류되는 배출시설 방류지점 ④
      ㉯ 필요 채취점 : 부지경계선 외부 배출수로 ⑤, ⑥, ⑦

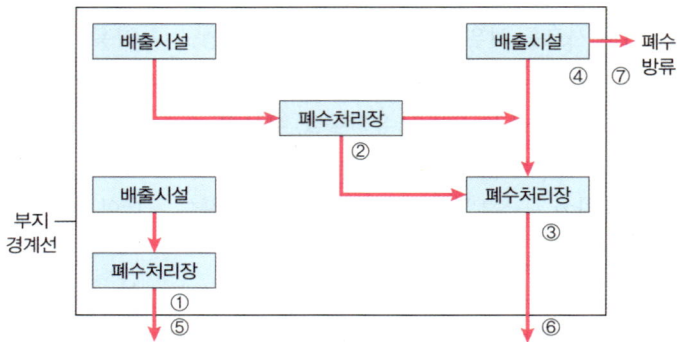

[배수시설 시료채취 지점]

ⓒ 하천수
  ⓐ 하천의 오염 및 용수의 목적에 따라 채수하되 하천본류와 하천지류가 합류하는 경우에는 합류 이전의 각 지점과 합류점에서 충분히 혼합된 지점에서 각각 채수

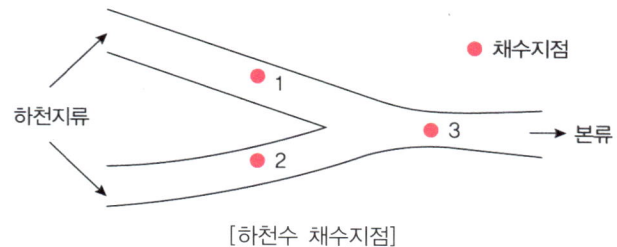

[하천수 채수지점]

  ⓑ 채수위치 : 하천의 단면에서 수심이 가장 깊은 지점을 중심으로 하여 좌우 수면폭을 2등분한 각각 지점의 수면으로부터 수심 2m 미만일 경우는 수심의 1/3 지점에서, 수심 2m 이상인 경우는 수심의 1/3과 2/3 지점에서 각각 채취

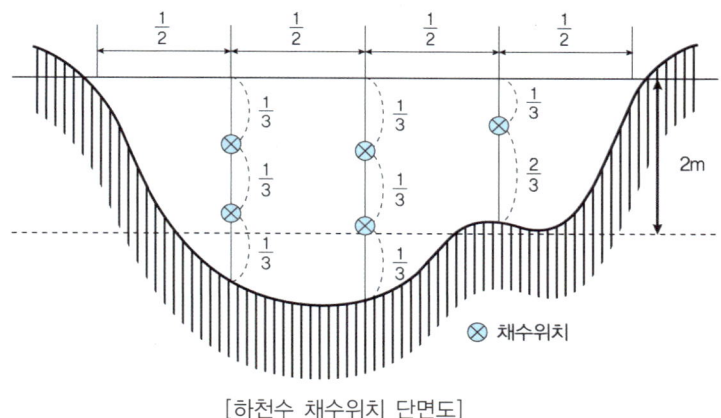

[하천수 채수위치 단면도]

(2) DO(Dissolved Oxygen, 용존산소) 기출

① 정의 : 물속에 녹아있는 산소의 양을 mg/L로 표시한 것
② 시료의 전처리
  ㉠ 시료가 현저히 착색되어 있거나 현탁되어 있을 때 용존산소의 정량이 곤란하며, 시료에 활성오니로 미생물 플록(floc)이 형성되었을 때에도 정량시험에 방해가 됨
  ㉡ 시료 중에 잔류염소와 같은 산화성물질이 공존할 경우에도 방해를 받게 되므로 이러한 경우 시료를 전처리하여야 함

③ 시험방법

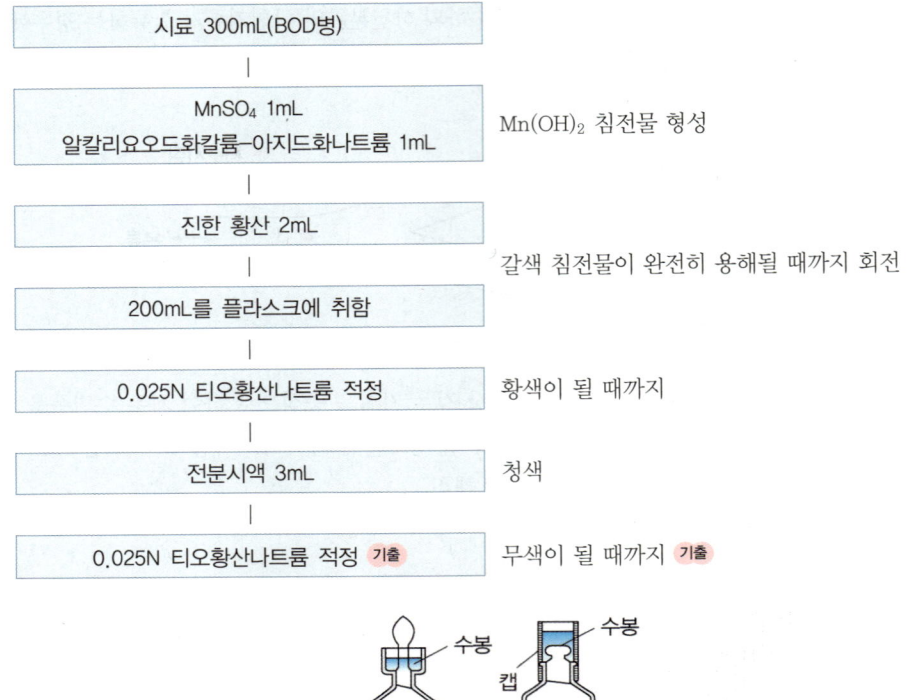

[DO 측정병(용량 300mL)] 기출

④ DO 계산

$$DO(mg/L) = a \times f \times \frac{V_1}{V_2} \times \frac{1,000}{V_1 - R} \times 0.2$$

a : 적정에 소비된 0.025N-티오황산나트륨액(mL)
f : 0.025N-티오황산나트륨액의 농도계수
V_1 : 전체의 시료량(mL), V_2 : 적정에 사용한 시료량(mL)
R : 황산망간용액과 알칼리성 요오드화칼륨-아지드화나트륨용액의 첨가량(mL)

참고 용존산소량을 산소포화백분율로 나타내기(물속 용존산소의 등온, 등압하에서 포화용존산소량에 대한 백분율)

$$용존산소포화율(\%) = \frac{DO}{DO_t \times B/760} \times 100$$

DO : 시료의 용존산소량(mg/L)
DO_t : 등온, 등압하에서의 포화용존산소(mg/L)
B : 시료채취 시의 대기압(mmHg)

* 어패류가 살 수 있는 산소백분율 : 30~50%

(3) **BOD**(Biochemical Oxygen Demand, 생물화학적 산소요구량) 기출
① 정의 : 수중에 오염된 유기물이 생물화학적으로 산화되어질 때 소비되는 산소의 양을 ppm(mg/L)으로 표시
② 시료를 20℃에서 5일간 배양 시 호기성 미생물에 의해 유기물을 분해시키는 데 소모되는 산소량 (BOD_5) 기출
③ 시료 전처리
  ㉠ 산성 또는 알칼리 시료 : 염산 또는 4%수산화나트륨(NaOH)으로 시료를 중화 → pH 7.0으로 조정
  ㉡ 잔류염소가 함유된 시료

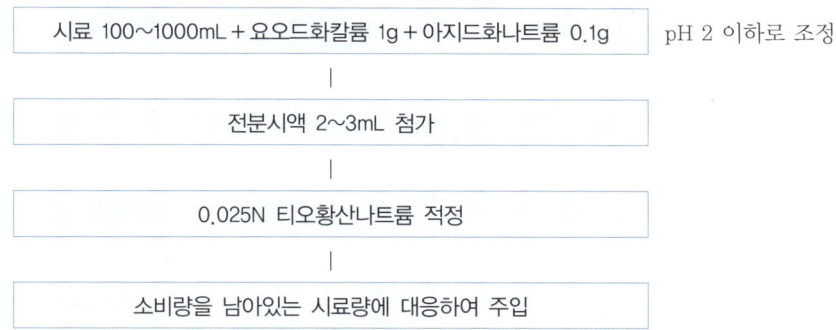

  ㉢ 용존산소가 과포화된 시료 : 수온이 20℃ 이하인 경우 23~25℃로 하여 15분간 통기한 후 방랭하여 20℃로 함
④ 시험방법
  ㉠ 제1단계 BOD(탄소분해 BOD) : 탄소화합물의 산화에 소비되어지는 산소량(약 20일 소요)
  ㉡ 제2단계 BOD(질소분해 BOD) : 질소화합물의 산화에 소비되어지는 산소량(약 100일 소요)

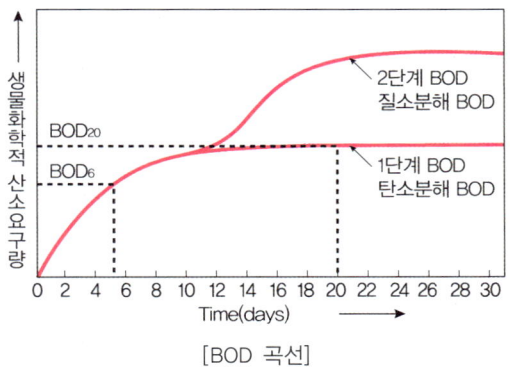

[BOD 곡선]

ⓒ 시험과정

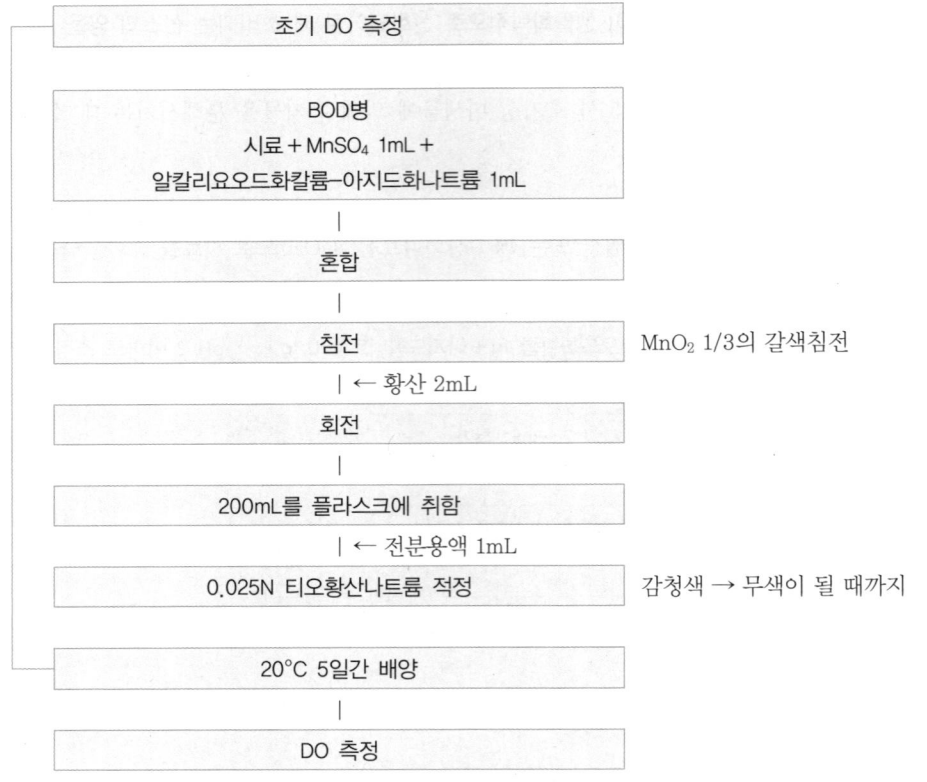

⑤ BOD 계산

㉠ 식종하지 않은 시료의 BOD

$$BOD(mg/L) = (D_1 - D_2) \times P$$

㉡ 식종희석수를 사용한 시료의 BOD

$$BOD(mg/L) = [(D_1 - D_2) - (B_1 - B_2) \times f] \times P$$

D_1 : 희석(조제)한 시료용액(시료)을 15분간 방치한 후의 DO(mg/L)
D_2 : 5일간 배양한 다음 희석(조제)한 시료용액(시료)의 DO(mg/L)
B_1 : 식종액의 BOD를 측정할 때 희석된 식종액의 배양 전의 DO(mg/L)
B_2 : 식종액의 BOD를 측정할 때 희석된 식종액의 배양 후의 DO(mg/L)
f : 시료의 BOD를 측정할 때 희석시료 중의 식종액 함유율(x%)에 대한 식종액의 BOD를 측정할 때 희석한 식종액 중의 식종액 함유율(y%)의 비(x/y)
P : 희석시료 중 시료의 희석배수(희석시료량/시료량)

(4) COD(Chemical Oxygen Demand, 화학적 산소요구량)

① 정의 : 수중에 피산화물, 특히 유기물을 산화제(과망간산칼륨, 중크롬산칼륨)로 화학적으로 산화시킬 때 소비되는 산소의 양을 ppm(mg/L)으로 표시

② 산성 100℃에서 과망간산칼륨에 의한 화학적 산소요구량과 알칼리성 100℃에서 과망간산칼륨에 의한 화학적 산소요구량

③ 시험방법(산성 100℃에서 과망간산칼륨에 의한 화학적 산소요구량)

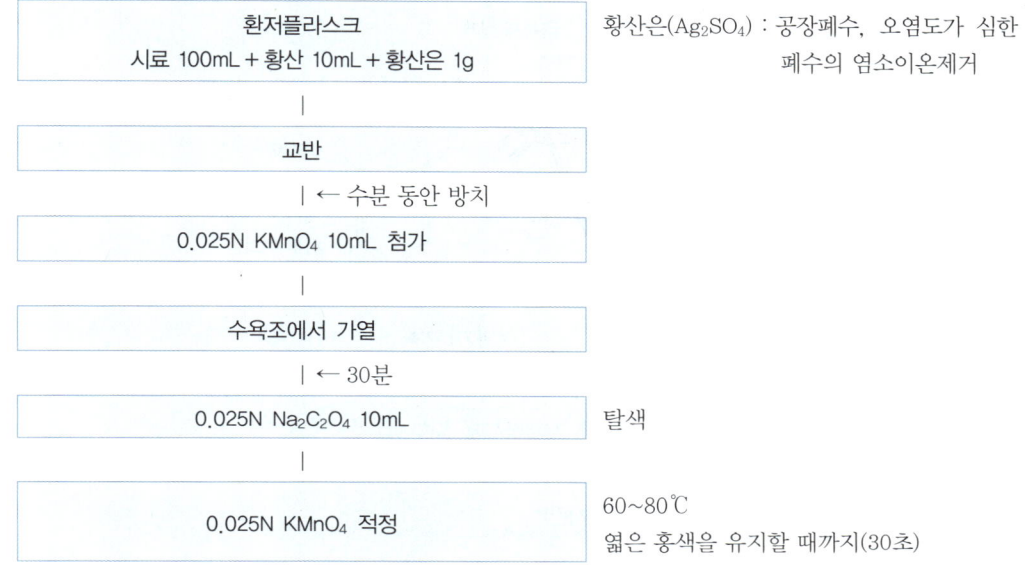

④ COD 계산

㉠ 산성 100℃에서 과망간산칼륨에 의한 화학적 산소요구량

$$COD(mg/L) = (b-a) \times f \times \frac{1,000}{V} \times 0.2$$

a : 바탕시험 적정에 소비된 0.025N-과망간산칼륨용액(mL)
b : 시료의 적정에 소비된 0.025N-과망간산칼륨용액(mL)
f : 0.025N-과망간산칼륨용액 농도계수(factor)
V : 시료의 양(mL)

㉡ 알칼리성 100℃에서 과망간산칼륨에 의한 화학적 산소요구량

$$COD(mg/L) = (a-b) \times f \times \frac{1,000}{V} \times 0.2$$

a : 바탕시험 적정에 소비된 0.025N-티오황산나트륨용액(mL)
b : 시료의 적정에 소비된 0.025N-티오황산나트륨용액(mL)
f : 0.025N-티오황산나트륨용액 농도계수(factor)
V : 시료의 양(mL)

(5) SS(Suspended Solid, 부유물질)
① 정의 : 시료 중에 부유하는 유기성 및 무기성의 여러 가지 복잡한 성분을 mg/L로 나타낸 것
② 부유물질 : 0.1μm 이상의 크기(독립침전이 가능한 크기 : 5~1,000μm)
③ 측정원리 : 미리 무게를 단 유리섬유 거름종이(GF/C)를 여과기에 부착하여 일정량의 시료를 여과시킨 다음 항량으로 건조하여 무게를 달아 여과 전·후의 유리섬유 거름종이의 무게차를 산출하여 부유물질의 양을 구하는 방법으로 정량범위는 5mg 이상

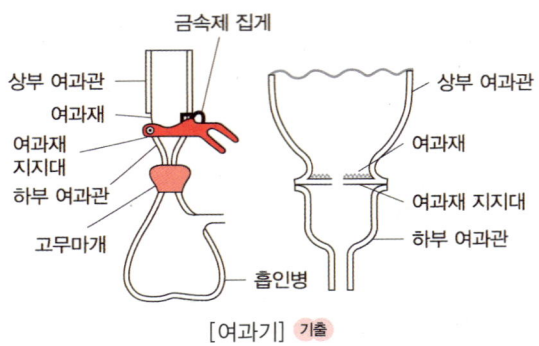

[여과기] 기출

④ 시험방법

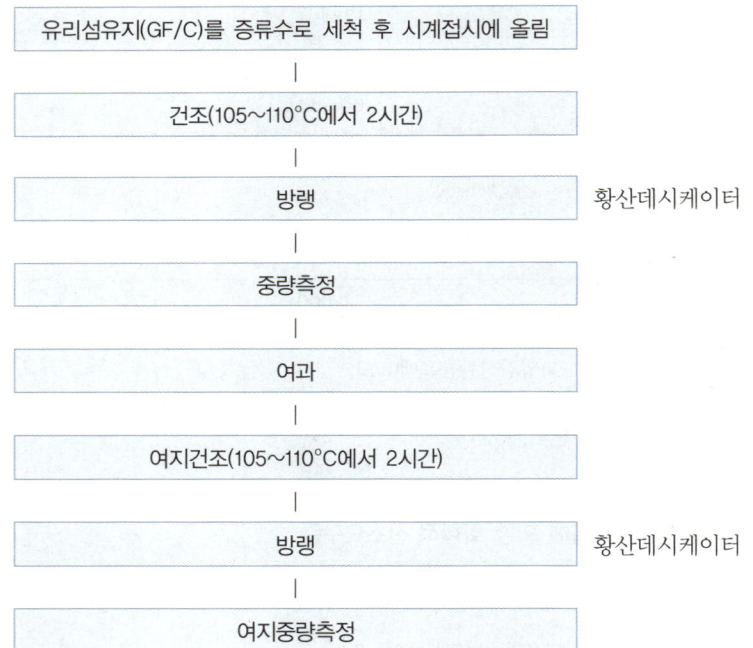

⑤ 계산방법

$$부유물질(mg/L) = (b-a) \times \frac{1,000}{V}$$

a : 시료 여과 전의 유리섬유 거름종이 무게(mg)
b : 시료 여과 후의 유리섬유 거름종이 무게(mg)
V : 시료의 양(mL)

3 하수처리방법

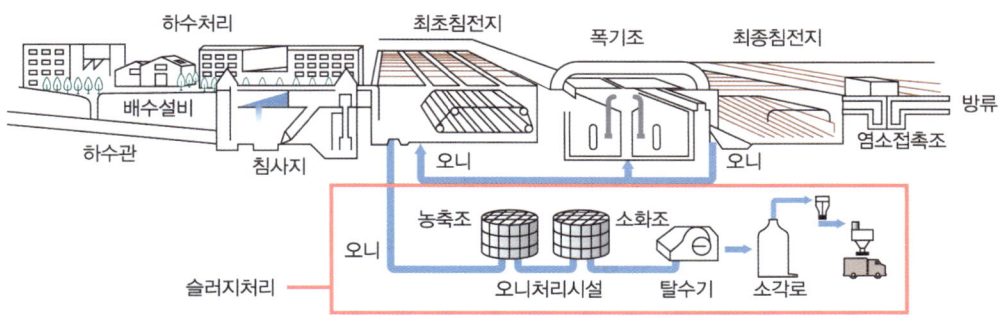

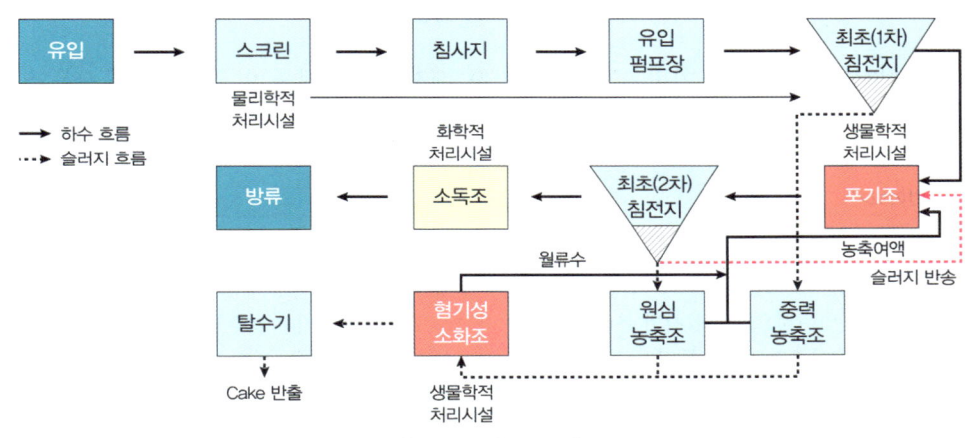

[하수 처리 흐름도]

(1) **물리적 처리** 기출

① 스크린(Screening) : 가볍고 커다란 부유물을 제거하는 처리법으로 나뭇잎, 플라스틱, 천 조각, 종이, 비닐 등을 제거

② 침사지(Grit Chamber) : 폐수가 침전지로 흘러 들어가기 전에 기계나 펌프의 손상을 방지하기 위해 비중이 큰 물질, 굵은 모래, 식물의 종자, 작은 자갈, 금속부품 등을 제거할 목적으로 설치한 유수지

③ 침전지(Setting Pond) : 중력을 이용하여 큰 부유물질을 침전시키는 것으로 스토크스 법칙(Stokes' law) 적용

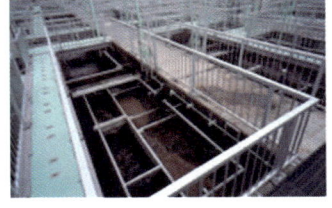

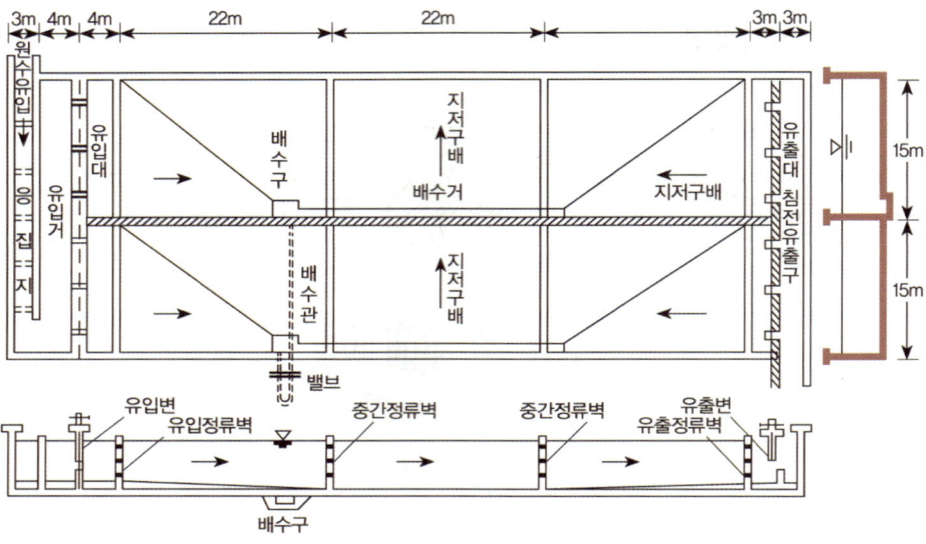

[보통 침전지]

④ 부상지(부상분리) : 물보다 가벼운 부상물질(기름, 제지, 합성세제 등)이 많은 경우에 사용되며, 부유물의 비중이 물보다 작은 것을 이용하여 물의 표면에 부상시켜 분리하는 방법 기출

> **더+ 알아보기 부상분리**
>
> 물의 비중보다 가벼워 물속에서 현탁되어 있거나 수표면으로 부유되려고 하는 미세오염입자들을 수중속의 미세기포를 이용하여 인위적으로 수표면으로 상승시켜 제거한다. 하폐수 중에 포함되어 있는 물보다 가벼운 오염입자들을 인위적으로 부상시켜 분리 제거하는 방법을 부상분리 내지 가압부상법이라고 하는데, 이 방법은 침전방법과 이론적으로는 동일하나 침전방법은 부유물질을 가라앉히는 반면, 부상분리는 반대로 부유물질을 미세한 기포를 부착시켜 겉보기 밀도(bulk density)의 감소에 따른 부력증가로 수표면으로 부상시켜 제거시키는 방법이다.

(2) 화학적 처리

① 정의 : 화학적 침전에 의한 미세한 현탁물질과 COD 제거, 생물학적 처리를 위한 전처리(pH 조절, N, P 제거, 소독, 경도 제거 등)
② 응집 : 응집제(철염, 알루미늄염 등의 화학약품)를 사용하여 전기적 중화에 의해 반발력을 감소시키고 입자를 충돌시켜 부유물을 응집시킴으로 침전시킴

> **참고 응집교반시험(Jar Test)**
>
> 1. 목적 : 수처리 전 응집제 투여량을 결정하기 위한 조작
> 2. 순서 : 6개의 비커에 물을 채움 → 짧은 시간 내에 응집제 투입 → 급속교반 → 완속교반(10~30분) → floc 생성시간 기록
>
>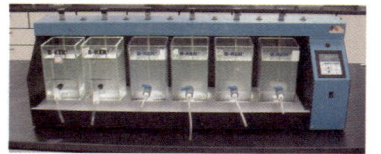
>
> [응집교반시험(Jar Test)]

③ 중화 : 생물학적 처리를 하기 전 또는 방류하기 전 산성·알칼리성 하수는 중화시켜 pH 6.5~8.5 범위를 유지하도록 함
④ 산화 및 환원
  ㉠ 산화 : 산소와 결합, 원자가가 증가, 수소 또는 전자를 잃게 되는 화학반응
  ㉡ 환원 : 산소를 잃음, 원자가가 감소, 수소 또는 전자를 얻게 되는 화학반응

(3) 생물학적 처리
① 폐·하수 내 오염물질 중 용해성 유기물을 미생물에 의해 제거하는 방법
② 대상 : 도시하수의 2차 처리, 유기물이 많은 폐수 및 슬러지 처리
③ 폐·하수 처리에는 내호흡 단계의 미생물 이용

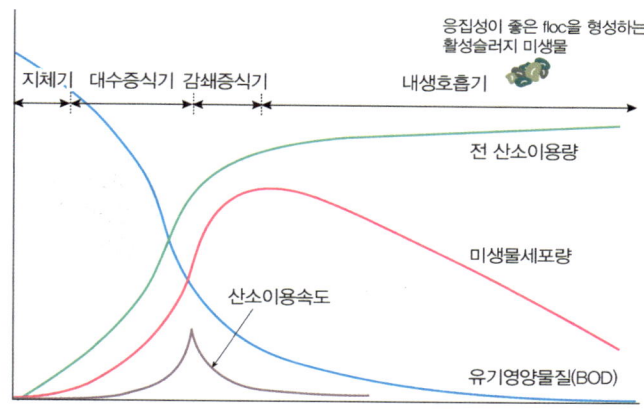

[미생물에 의한 유기물 대사과정]

④ 호기성 처리 : 살수여상법, 활성슬러지법, 산화지법, 회전원판법 등 기출
  ㉠ 살수여상법 : 자갈이나 인공적인 여재를 여상 내에 2m 정도의 깊이로 채운 후 그 위에 폐·하수를 살수하여 호기성 미생물에 의해 유기물 제거
    ▶ 미생물을 폐수로부터 제거하기 위해서는 종말 침전지가 필요함

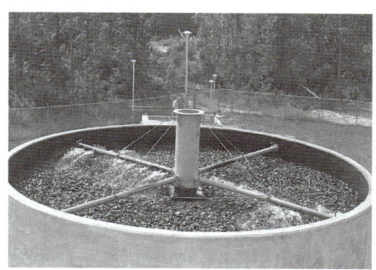 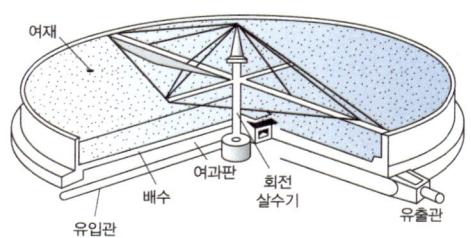

[살수여상구조]

ⓒ 회전원판법(RBC) : 살수여상과 함께 대표적인 부착성장식 공정으로서 회전하는 원판에 부착하여 성장하는 미생물의 막을 이용하는 방법

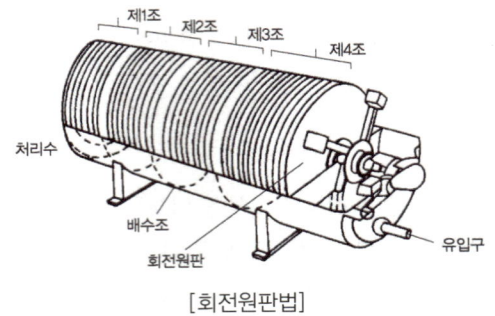

[회전원판법]

ⓒ 활성슬러지법(활성오니법) : 1차 처리된 폐·하수의 2차 처리를 위한 것으로 수중의 유기물질을 호기성 미생물이 분해하고 침전할 수 있는 플록을 생성하여 제거

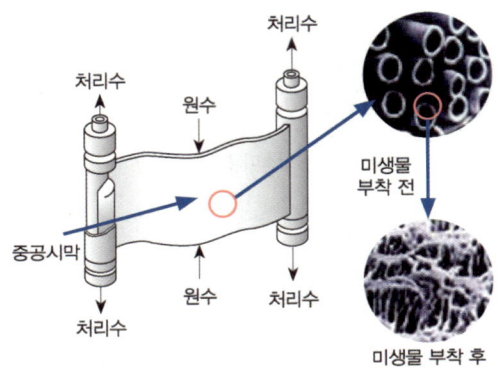

[활성오니법]

ⓔ 산화지법 기출
  ⓐ 하수를 장시간 연못이나 웅덩이에 저장하는 동안 세포의 정화작용 및 조류의 광합성 작용으로 인해 증식함에 따라 하수를 정화하는 방법
  ⓑ 원리 : 하수 중의 유기물이 호기성 세균에 의해 산화되어 CO_2와 H_2O로 분해, 생성된 CO_2는 조류의 광합성에 이용되고 조류가 생성한 산소는 호기성 세균의 산화에 이용

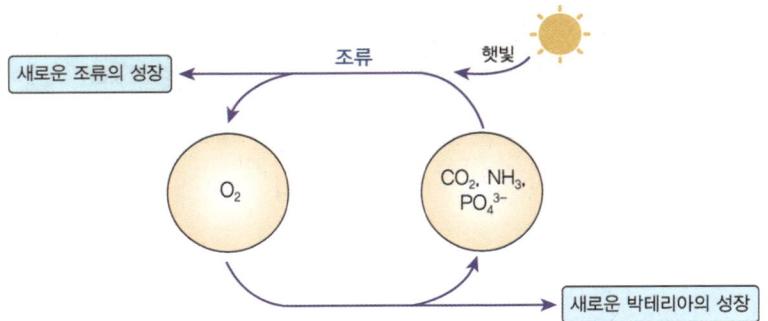

⑤ 혐기성 처리 기출
  ㉠ 유기물의 농도가 높아 산소공급의 어려움으로 호기성 처리가 곤란할 때 이용
  ㉡ 메탄가스를 연료로 이용할 수 있음
  ㉢ 혐기성 소화조 : 1단(단단) 소화조, 2단 소화조

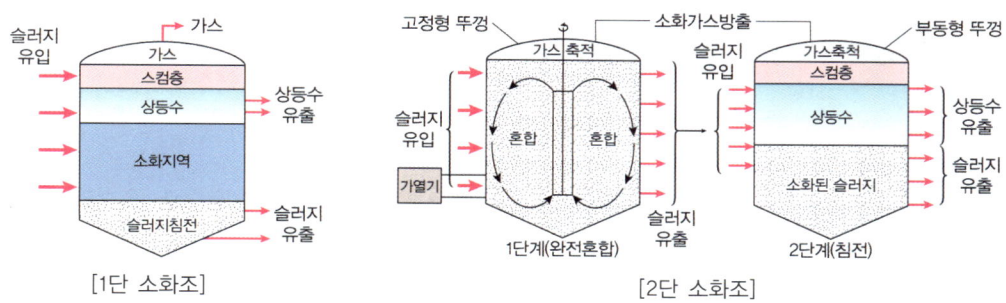

  ㉣ 임호프탱크 : 탱크 내에 침전실과 소화실이 분리되어 있음 기출

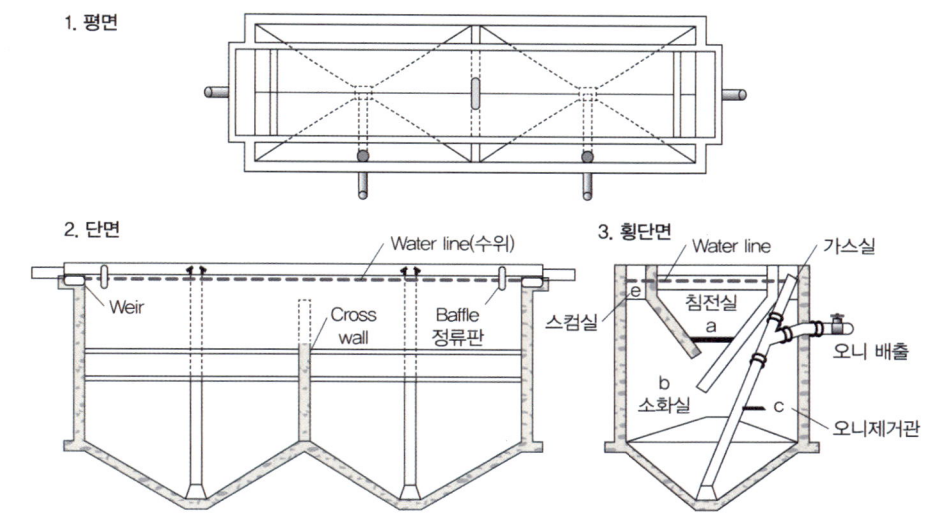

  ㉤ 부패조 : 공공하수도가 없는 학교나 주택에서 과거에 이용하던 방식

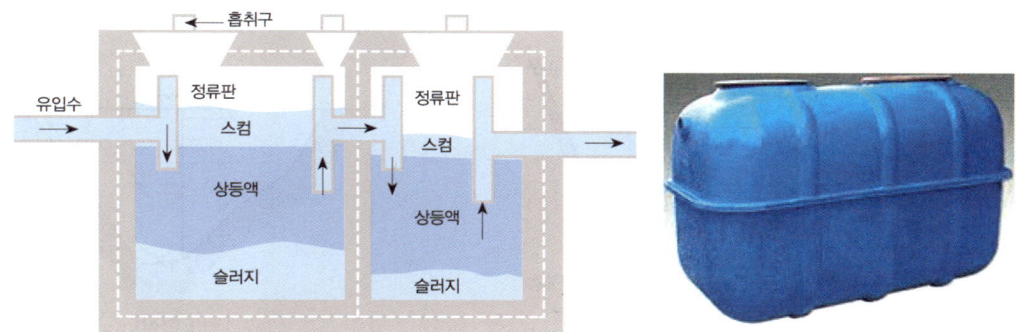

(4) 하수도 처리방식

① 합류식 : 가정용수, 자연수, 천수 등 모든 하수를 동일시스템으로 운반하는 것

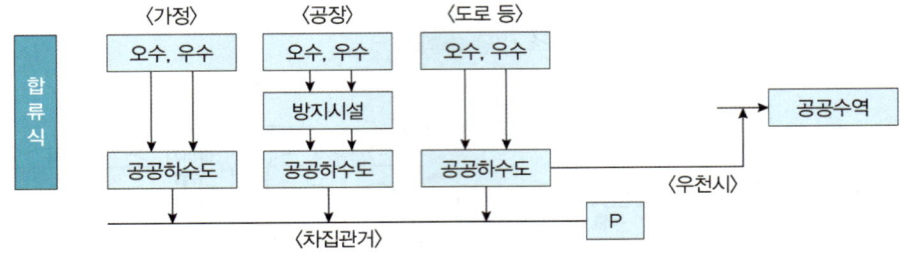

② 분류식 : 천수를 각각 독립된 시스템으로 운반하도록 되어 있는 구조(오수관, 우수관)

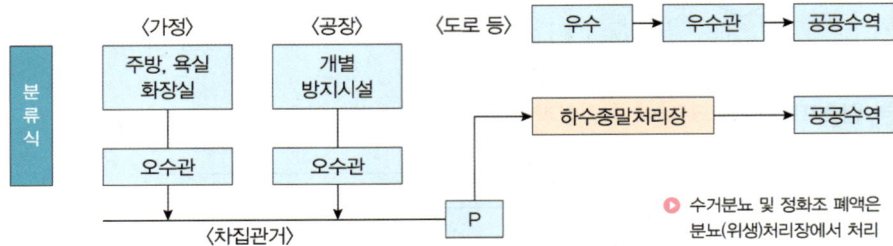

(5) 수질오염

① 성층현상
  ㉠ 수면의 상·하부의 온도차에 의하여 물의 밀도차가 발생함으로써 수직혼합을 제한받는 표수층이 발생하는 현상
  ㉡ 발생시기 : 주로 겨울과 여름(발생빈도는 여름이 겨울보다 많음)
  ㉢ 조류가 번식하면 주간에는 DO가 높아지고 야간에는 DO가 낮아짐(∵ 호흡작용)

② 전도현상
  ㉠ 봄, 가을에 호수의 온도변화로 밀도차가 발생하여 수직운동이 가속화되는 현상
  ㉡ 발생시기 : 주로 봄, 가을
  ㉢ 봄 : 얼음이 녹으면서 물 표면부근 수온이 상승하여 4℃가 될 때 밀도는 최대, 표수층물은 심수층으로 이동. 심수층의 물은 표수층으로 이동 → 수직혼합(수질약화)
  ㉣ 가을 : 물표면의 온도가 하강 수직적 정체현상이 파괴되면서 수직혼합 발생

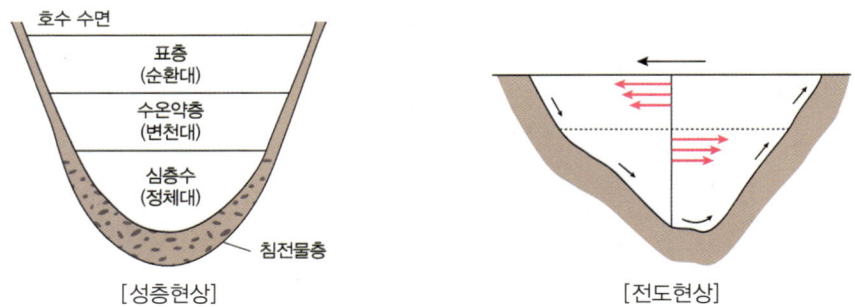

[성층현상]   [전도현상]

04 끝판왕! 적중예상문제

01 [2024 기출유사]
생물학적 처리법 중 그림과 같은 원리를 이용하는 방법은?

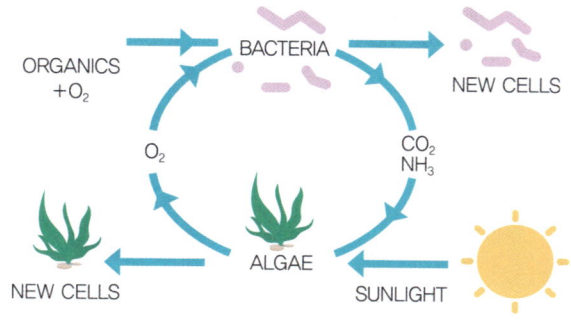

① 산화지법
② 살수여상법
③ 회전원판법
④ 활성슬러지법
⑤ 혐기성소화법

02 [2024 기출유사]
다음 그림과 같은 장치는「먹는물수질공정시험기준」상 주로 어떤 용도로 사용되는가?

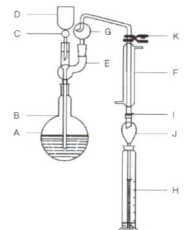

① 혼합
② 여과
③ 적정
④ 흡수
⑤ 증류

03 [2023 기출유사]
물보다 가벼운 부유물질에 작은 기포를 부착하여 겉보기 비중을 감소시키는 하수처리 방법은?

① 침전
② 여과
③ 부상
④ 막공법
⑤ 스크린

적중예상문제 해설

01
산화지에서의 세균과 조류의 공생관계 모식도이다.
산화지법의 원리 : 하수 중의 유기물이 호기성 세균에 의해 산화되어 CO_2와 H_2O로 분해, 생성된 CO_2는 조류의 광합성에 이용되고 조류가 생성한 산소는 호기성 세균의 산화에 이용된다.

02
A : 500~1,000mL 증류플라스크
B : 연결관　　　C : 콕
D : 안전깔때기　E : 분리관
F : 냉각관　　　G : 역류방지관
H : 수집기　　　I : 접합부
j : 볼접합부　　K : 집게

03
부상지(부상분리) : 물보다 가벼운 부유물질(기름, 제지, 합성세제 등)이 많은 경우에 사용되며, 부유물의 비중이 물보다 작은 것을 이용하여 물의 표면에 부상시켜 분리하는 방법

🔒 01 ① 　02 ⑤ 　03 ③

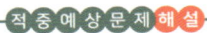

04

생물화학적 산소요구량(Biochemical Oxygen Demand, BOD) : 시료를 20°C에서 5일간 배양 시 호기성 미생물에 의해 유기물을 분해시키는 데 소모되는 산소량(BOD_5)

05

미리 무게를 단 유리섬유 거름종이(GF/C)를 여과기에 부착하여 일정량의 시료를 여과시킨 다음 항량으로 건조하여 무게를 달아 여과 전·후의 유리섬유 거름종이의 무게차를 산출하여 부유물질의 양을 구하는 방법으로 정량범위는 5mg 이상이다.

06

DO(Dissolved Oxygen, 용존산소) : 물속에 녹아있는 산소의 양을 mg/L로 표시한 것
0.025N 티오황산나트륨으로 청색에서 무색이 될 때까지 적정함

07

Stokes' 법칙 : 입자의 침강속도 및 부상속도에 관한 법칙

---

04 〔2023 기출유사〕

Biochemical Oxygen Demand(생물화학적산소요구량, BOD_5)을 측정하기 위해 폐수시료를 배양하는 온도는?

① 5℃ ② 10℃ ③ 20℃
④ 50℃ ⑤ 55℃

05 〔2023 기출유사〕

다음의 기구로 측정하는 항목은?

① 산도
② 경도
③ 색도
④ 염도
⑤ 부유물질

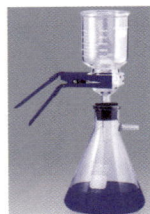

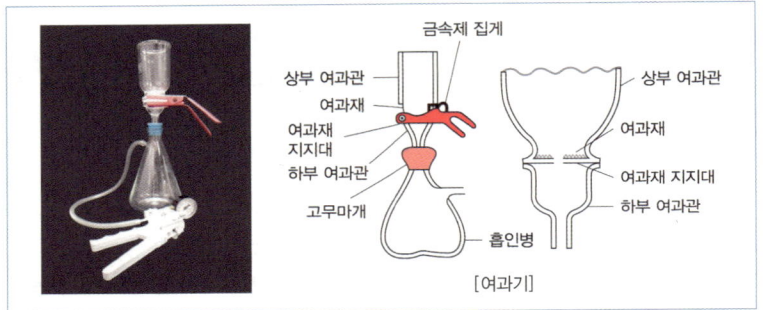

[여과기]

06 〔2022 기출유사〕

물속에 녹아있는 산소의 농도를 보기 위해 하천수를 적정법으로 측정할 때 종말점에서의 색상 변화로 맞는 것은?

① 갈색 → 청색 ② 무색 → 갈색 ③ 청색 → 무색
④ 청색 → 홍색 ⑤ 청색 → 황색

07 〔2021 기출유사〕

다음 하·폐수의 물리적 처리 중 비중이 큰 무기성 입자가 다른 입자의 영향을 받지 않고 침전할 경우 침전속도에 관한 법칙으로 옳은 것은?

① 이상기체의 법칙 ② 샤를의 법칙
③ 허블의 법칙 ④ 헨리의 법칙
⑤ 스토크스의 법칙

04 ③ 05 ⑤ 06 ③ 07 ⑤

08 2021 기출유사

다음 중 용액의 분자나 입자가 물리적 또는 화학적 결합력에 의해 고체 표면에 붙는 현상은?

① 휘산   ② 응집   ③ 중화
④ 침강   ⑤ 흡착

08
흡착법
검사할 공기를 미세한 관을 통하여 흡인한 후 전면에 장치된 유리판 등에 분출공기를 충돌시켜 먼지를 부착시킴

09 2015 기출유사

다음 유량측정기구의 명칭으로 올바른 것은?

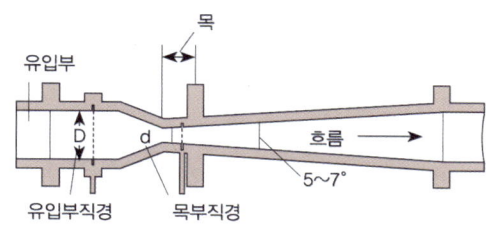

① 벤투리미터
③ 오리피스
⑤ 습도계
② 파샬프롬
④ 유량측정용 노즐

09
벤투리미터
관수로의 일부에 단면을 변화시킨 관(수축관)을 부착하고, 여기를 통과하는 물의 수압 변화로부터 유량을 구한다.

10 2015 기출유사

다음 유량측정기구의 명칭으로 올바른 것은?

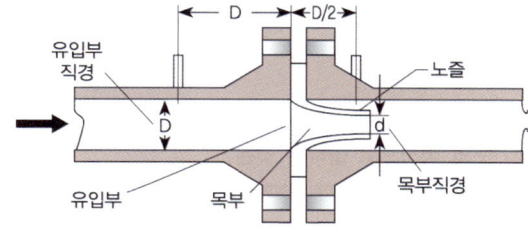

① 벤투리미터
③ 오리피스
⑤ 기압계
② 유량측정용 노즐
④ 파샬프롬

10
유량측정용 노즐
정수압이 유속으로 변화하는 원리를 이용

08 ⑤   09 ①   10 ②

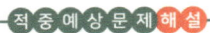

11
오리피스
단면이 축소되는 목(throat)부분을 조절하여 유량 조절이 가능한 반면, 오리피스 단면에서 커다란 수두손실이 발생하지만, 설치비용이 적게 들고 비교적 정확한 유량 측정이 가능하다.

12
자기식 유량측정기(Magnetic flow meter)는 고형물질이 많아 관을 메울 우려가 있는 폐·하수 유량측정 방법으로 패러데이(Faraday)의 법칙으로 유체의 유속에 의하여 결정, 손실수두가 적다.

13
피토우관
마노미터에 나타나는 수두차에 의하여 계산. 왼쪽 관은 정수압을 측정하고, 오른쪽 관은 유속이 0인 상태인 정체압력을 측정. 부유물질이 적은 대형관에서 측정이 용이

---

11 [1회독] [2회독] [3회독] 2014 기출유사

다음 유량측정기구의 명칭으로 올바른 것은?

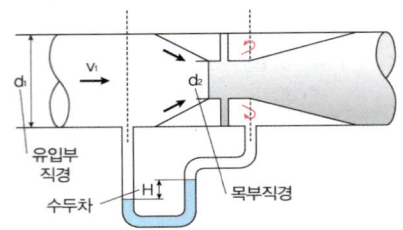

① 벤투리미터　② 유량측정용 노즐
③ 오리피스　　④ 파샬프롬
⑤ pH미터

12 [1회독] [2회독] [3회독] 2014 기출유사

다음 유량 측정기구의 명칭으로 올바른 것은?

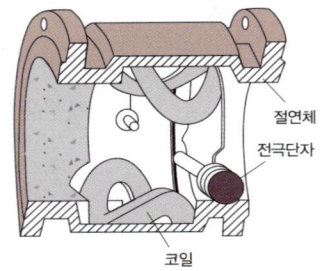

① 벤투리미터　　　② 오리피스
③ 유량측정용 노즐　④ 자기식 유량측정기
⑤ 마노미터

13 [1회독] [2회독] [3회독] 2014 기출유사

다음 유량측정기구의 명칭으로 올바른 것은?

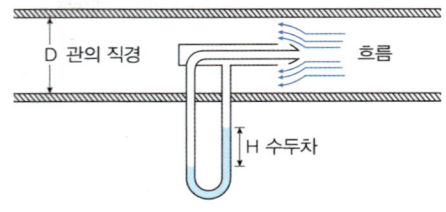

① 벤투리미터　② 오리피스
③ 피토우관　　④ 자기식 유량측정기
⑤ TLC

🔒 11 ③　12 ④　13 ③

14 [2013 기출유사]

다음은 측정수로에 의한 유량측정기구이다. 측정기구의 명칭으로 올바른 것은?

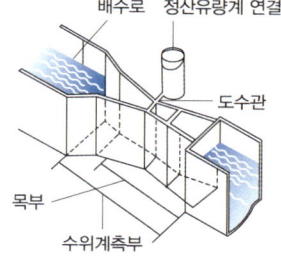

① 3각 위어
② 4각 위어
③ 파샬프롬
④ 자기식 유량측정기
⑤ 피토튜브

14
파샬프롬
수두차가 작아도 유량측정의 정확도가 양호, 측정하려는 폐·하수 중에 부유물질 또는 토사 등이 많이 섞여 있는 경우에도 부유물질의 침전이 적고 자연유하가 가능

15 [2013 기출유사]

다음 그림은 하천수의 채수위치 선정에 관한 것이다. 채수할 지점 선정이 올바르게 짝지어진 것은?

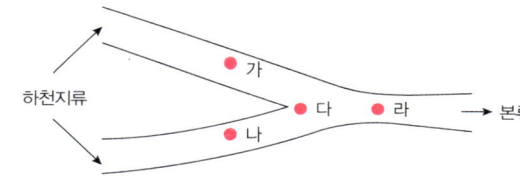

① 가, 나, 다
② 가, 나, 라
③ 나, 다, 라
④ 가, 나, 다, 라
⑤ 라

15
시료의 채수 방법
하천의 오염 및 용수의 목적에 따라 채수하되 하천본류와 하천지류가 합류하는 경우에는 합류 이전의 각 지점과 합류점에서 충분히 혼합된 지점에서 각각 채수

16 [2014 기출유사]

수심이 2m 미만인 경우 시료채취를 하려고 한다. 하천수의 채수위치로 올바른 것은?

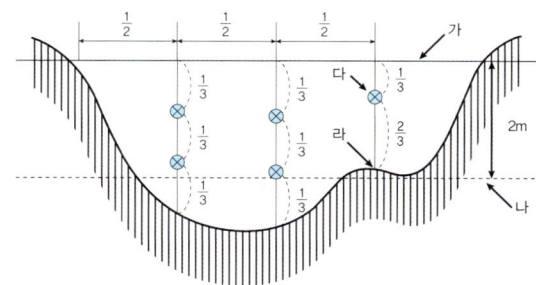

① 가 : 수심부근
② 나 : 2m 지점
③ 다 : 1/3 지점
④ 라 : 2/3 지점
⑤ 가 : 수면 아래 1m 지점

16
채수위치
하천의 단면에서 수심이 가장 깊은 지점을 중심으로 하여 좌우 수면폭을 2등분한 각각 지점의 수면으로부터 수심 2m 미만일 경우는 수심의 1/3 지점에서, 수심 2m 이상인 경우는 수심의 1/3과 2/3 지점에서 각각 채취한다.

14 ③ 15 ② 16 ③

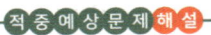

17
17 DO량을 분석 실험(물속에 녹아있는 산소의 양을 mg/L로 표시한 것)

다음 실험과정은 무엇을 측정하기 위한 것인가?

> 시료 300mL(BOD병) → $MnSO_4$ 1mL, 알칼리요오드화칼륨-아지드화나트륨 1mL → 진한 황산 2mL → 200mL를 플라스크에 취함 → 0.025N 티오황산나트륨 적정 → 전분시액 3mL → 0.025N 티오황산나트륨 적정

① DO ② BOD ③ COD
④ SS ⑤ TOC

18 0.025N 티오황산나트륨 적정(첫 번째 적정) : 황색 → 전분시액 3mL : 청색 → 0.025N 티오황산나트륨 적정(최종 적정) : 무색

18
DO 분석 실험에서 0.025N 티오황산나트륨으로 적정 시 최종 종말점 색의 변화로 알맞은 것은?

> 시료 300mL(BOD병) → $MnSO_4$ 1mL, 알칼리요오드화칼륨-아지드화나트륨 1mL → 진한 황산 2mL → 200mL를 플라스크에 취함 → 0.025N 티오황산나트륨 적정 → 전분시액 3mL → 0.025N 티오황산나트륨 적정

① 갈색 → 황색   ② 황색 → 무색
③ 황색 → 청색   ④ 청색 → 무색
⑤ 무색 → 청색

19 BOD 측정병, BOD를 측정하기 위해서 먼저 초기 DO량을 측정하는데, 이때도 사용 (주의점 : 시료 채취 시에는 기포가 발생하지 않도록 밀봉)

19
다음 그림은 무엇을 측정하는 기구인가?

① DO, COD
② DO, BOD
③ SS, BOD
④ SS, DO
⑤ COD, BOD

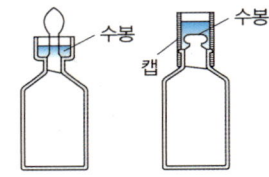

20 BOD량 분석 실험[수중에 오염된 유기물이 생물화학적으로 산화되어질 때 소비되는 산소의 양을 ppm(mg/L)으로 표시]

20
다음 실험과정은 무엇을 측정하기 위한 것인가?

> 초기 DO 측정 → 시료 + $MnSO_4$ 1mL + 알칼리요오드화칼륨-아지드화나트륨 1mL → 혼합 → 침전 → 황산 2mL → 회전 → 200mL를 플라스크에 취함 → 전분시액 1mL → 0.025N 티오황산나트륨 적정 → 20℃, 5일간 배양 → DO 측정

① DO ② BOD ③ COD
④ SS ⑤ pH

🔒 17 ① 18 ④ 19 ② 20 ②

21 [2019 기출유사]

BOD 분석 실험에서 0.025N 티오황산나트륨으로 적정 시 최종 종말점 색의 변화로 알맞은 것은?

> 초기 DO 측정 → 시료 + $MnSO_4$ 1mL + 알칼리요오드화칼륨-아지드화나트륨 1mL → 혼합 → 침전 → 황산 2mL → 회전 → 200mL를 플라스크에 취함 → 전분시액 1mL → 0.025N 티오황산나트륨 적정 → 20℃, 5일간 배양 → DO 측정

① 갈색 → 무색 ② 적색 → 무색
③ 황색 → 청색 ④ 감청색 → 무색
⑤ 무색 → 감청색

21
전분시액 1mL : 감청색 → 0.025N 티오황산나트륨 적정(최종 적정) : 무색

22 [2018 기출유사]

BOD 실험과정에서 (A)의 배양조건으로 알맞은 것은?

> 초기 DO 측정 → 시료 + $MnSO_4$ 1mL + 알칼리요오드화칼륨-아지드화나트륨 1mL → 혼합 → 침전 → 황산 2mL → 회전 → 200mL를 플라스크에 취함 → 전분시액 1mL → 0.025N 티오황산나트륨 적정 → (A) 배양 → DO 측정

① 20℃에서 5일간 ② 20℃에서 7~9일간
③ 25℃에서 7~9일간 ④ 30℃에서 10일간
⑤ 25℃에서 10일간

22
BOD 측정
수중에 오염된 유기물이 생물화학적으로 산화되어질 때 소비되는 산소의 양 측정 (20℃에서 5일간 소비되는 표준BOD치 = BOD_5)

23 [2016 기출유사]

다음의 BOD 곡선 중 1단계 BOD 곡선으로 알맞은 것은?

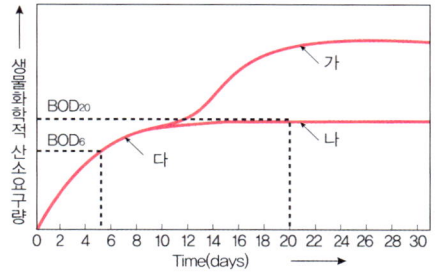

① 가 ② 나 ③ 다
④ 가, 나 ⑤ 나, 다

23
곡선 "나"는 제1단계 BOD(탄소분해 BOD) 곡선으로 탄소화합물의 산화에 소비되어지는 산소량이다(약 20일 소요).

🔒 21 ④ 22 ① 23 ②

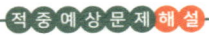

24
냉각기구의 일종으로 COD 측정 시 사용된다.

25
황산은을 사용한다.

26
0.025N $Na_2C_2O_4$ 10mL : 탈색
→ 0.025N $KMnO_4$ 적정 : 엷은 홍색

24 2015 기출유사
다음 측정기구의 명칭으로 알맞은 것은?
① 원심분리기
② 피펫 세정기
③ 냉각기구
④ 증류수제조기
⑤ 열탕기

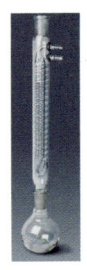

25 2014 기출유사
다음은 산성 100°C에서 과망간산칼륨에 의한 COD 실험방법이다. 다음 중 공장폐수, 오염도가 심한 폐수의 염소이온 제거를 위해서 사용하는 것은?

환저플라스크(시료 100mL + 황산 10mL + 황산은 1g) → 교반 → 0.025N $KMnO_4$ 10mL 첨가 → 수욕조에서 가열(30분) → 0.025N $Na_2C_2O_4$ 10mL → 0.025N $KMnO_4$ 적정

① 황산
② 황산은
③ 과망간산칼륨
④ 옥살산나트륨
⑤ 중크롬산칼륨

26 2013 기출유사
COD 분석 실험에서 0.025N $KMnO_4$ 적정 시 최종 종말점 색의 변화로 알맞은 것은?

환저플라스크(시료 100mL + 황산 10mL + 황산은 1g) → 교반 → 0.025N $KMnO_4$ 10mL 첨가 → 수욕조에서 가열(30분) → 0.025N $Na_2C_2O_4$ 10mL → 0.025N $KMnO_4$ 적정

① 무색
② 엷은 홍색
③ 황색
④ 청색
⑤ 검정색

24 ③ 25 ② 26 ②

27 [2014 기출유사]

COD 분석 실험에서 알칼리성 100°C에서 과망간산칼륨에 의한 COD 분석 시 최종 종말점 색의 변화로 알맞은 것은?

환저플라스크(시료 100mL + 황산 10mL + 황산은 1g) → 교반 → 0.025N KMnO₄ 10mL 첨가 → 수욕조에서 가열(30분) → 0.025N Na₂C₂O₄ 10mL → 0.025N KMnO₄ 적정

① 무색
② 엷은 홍색
③ 황색
④ 청색
⑤ 검정색

27
알칼리성 100°C에서 과망간산칼륨에 의한 COD - 전분용액 : (감)청색 → 0.025N-티오황산나트륨용액으로 적정 : 무색

28 [2015 기출유사]

다음 측정기구는 무엇을 측정하기 위한 것인가?

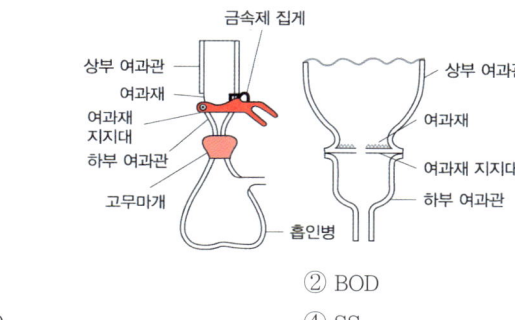

① DO
② BOD
③ COD
④ SS
⑤ TOC

28
부유물질(SS) 측정
미리 무게를 단 유리섬유 거름종이(GF/C)를 여과기에 부착하여 일정량의 시료를 여과시킨 다음 항량으로 건조하여 무게를 달아 여과 전·후의 유리섬유 거름종이의 무게차를 산출하여 부유물질의 양을 구하는 방법으로, 정량범위는 5mg 이상

29 [2017 기출유사]

다음은 하수처리 계통도이다. 빈칸 (D)에 들어갈 것은?

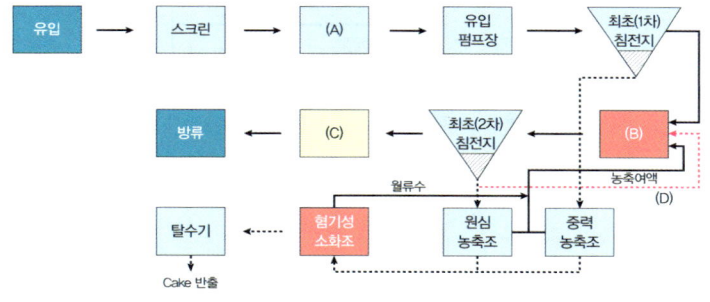

① 원수
② 슬러지
③ 침전물
④ 폐수
⑤ 여과막

29
슬러지 반송

🔒 27 ① 28 ④ 29 ②

적중예상문제 해설

30
(A) 침사지, (B) 폭기조, (C) 소독조

31
- **예비처리** : 스크린, 침사지, 1차 침전지
- **본처리** : 폭기조, 활성오니조, 살수여상조
- **최종처리** : 오니처리, 최종 침전조, 방류조

30 2016 기출유사

다음은 하수처리 계통도이다. 빈칸에 들어갈 처리순서로 알맞게 짝지어진 것은?

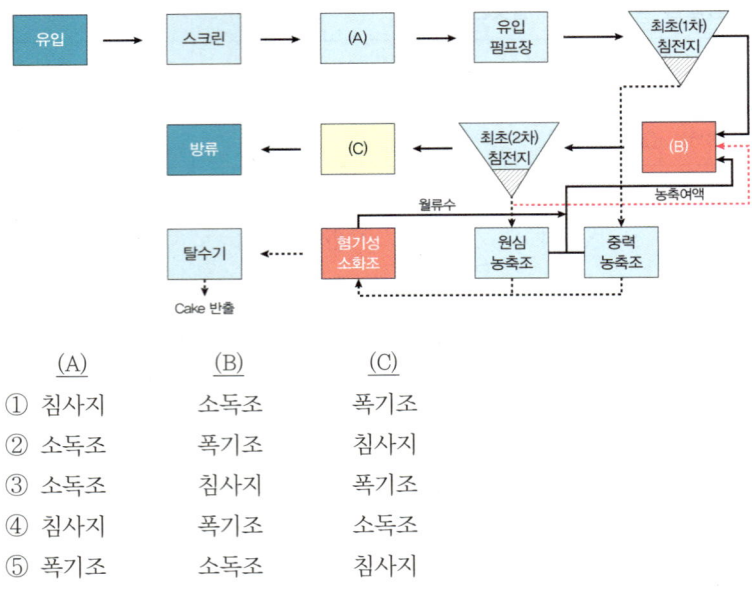

	(A)	(B)	(C)
①	침사지	소독조	폭기조
②	소독조	폭기조	침사지
③	소독조	침사지	폭기조
④	침사지	폭기조	소독조
⑤	폭기조	소독조	침사지

31 2019 기출유사

다음 그림 중 하수의 예비처리에 해당되는 것이 아닌 단계로 짝지어진 것은?

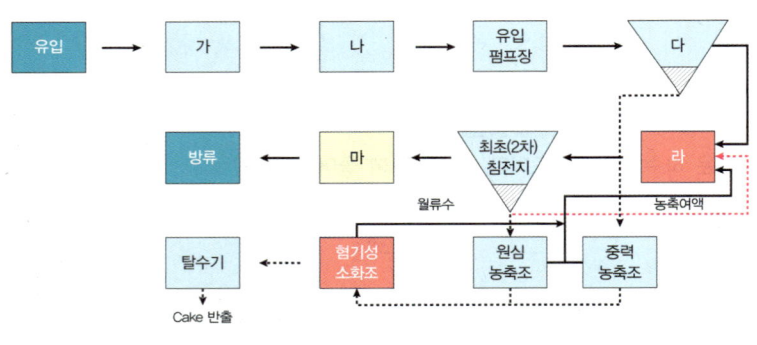

① 가, 나, 다 ② 다, 라, 마 ③ 라, 마
④ 가, 라 ⑤ 가

30 ④ 31 ③

32 [2018 기출유사]
다음의 장치는 무엇을 측정하기 위한 것인가?

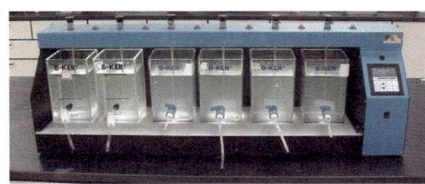

① 중화
② 응집반응
③ 산화·환원 반응
④ 응집교반시험
⑤ 속실렛

33 [2017 기출유사]
다음은 폐·하수의 호기성 처리 중 한 방법이다. 이 처리방법으로 적당한 것은?

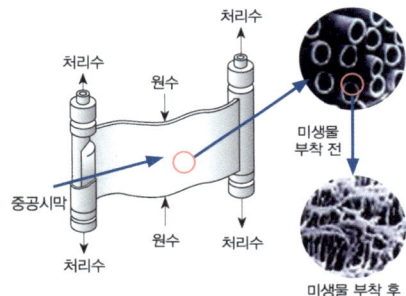

① 살수여상법
② 회전원판법
③ 활성슬러지법
④ 산화지법
⑤ 임호프탱크

34 [2016 기출유사]
다음 그림의 장치에 대한 설명 중 ( ) 안에 들어갈 말로 적절한 것은?

자갈이나 인공적인 여재를 여상 내에 2m 정도의 깊이로 채운 후 그 위에 폐·하수를 살수하여 ( ) 미생물에 의해 유기물을 제거함

① 호기성
② 혐기성
③ 통기성
④ 미호기성
⑤ 현성혐기성

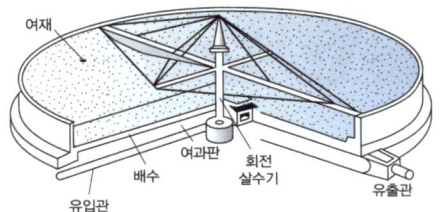

적중예상문제 해설

32
응집교반시험
수처리 전 응집제 투여량을 결정하기 위한 조작

33
활성슬러지법
1차 처리된 폐·하수의 2차 처리를 위한 것으로 수중의 유기물질을 호기성 미생물이 분해하고 침전할 수 있는 플록을 생성하여 제거

34
살수여상법
상부는 산소와 접할 수 있는 호기성 미생물이, 하부는 산소 없이 생존 가능한 혐기성 미생물이 유기물 제거

32 ④ 33 ③ 34 ①

적중예상문제 해설

35
임호프콘
폐·하수의 침전성 부유물질(SS)을 측정할 때 사용

36
① 1단 소화조(혐기성 처리)
②, ③, ④ : 호기성 처리(회전원판, 활성오니, 살수여상, 침전지)
⑤ 침사지

---

35 1회독 2회독 3회독 2014 기출유사

다음 측정기구의 명칭으로 올바른 것은?

① 비색관
② jar test
③ 임호프콘
④ 여과기
⑤ 분별깔때기

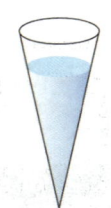

36 1회독 2회독 3회독 2013 기출유사

다음 중 유기물의 농도가 높아 산소공급의 어려움으로 호기성 처리가 곤란할 때 이용하는 방법은?

①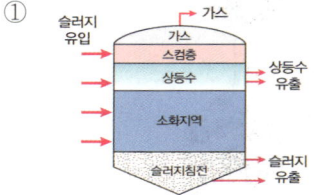
②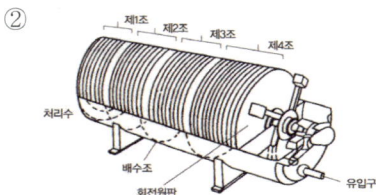
③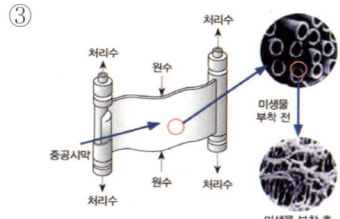
④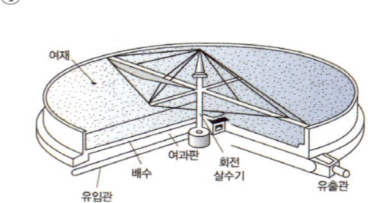
⑤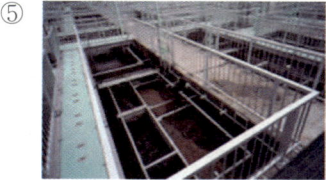

35 ③   36 ①

37 1회독 2회독 3회독 2015 기출유사

다음은 미생물에 의한 유기물 대사과정을 나타낸 그래프이다. 다음 중 유기영양물질의 변화를 나타내는 곡선은?

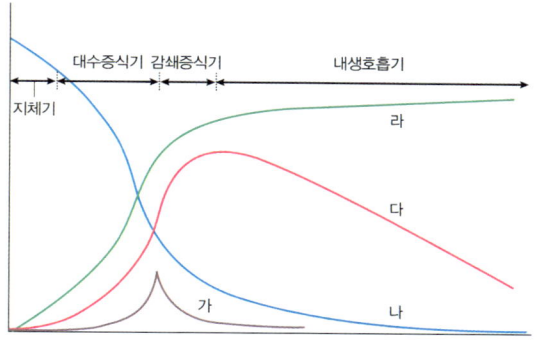

① 가
② 나
③ 다
④ 라
⑤ 이상 모두

37
미생물에 의해서 제거되어짐
가 : 산소이용속도
다 : 미생물 세포량
라 : 전 산소이용량

38 1회독 2회독 3회독 2015 기출유사

다음 그림은 호수에서 일어나는 현상이다. 일어나는 현상(A)과 발생 시기(B)가 바르게 짝지어진 것은?

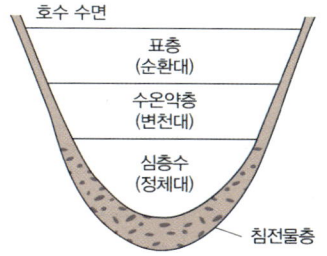

현상(A)	발생 시기(B)
① 성층현상	여름, 겨울
② 자정작용	봄, 가을
③ 전도현상	봄, 가을
④ 부영양화	여름, 겨울
⑤ 자정작용	여름, 겨울

38
성층현상
- 수면의 상·하부의 온도차에 의하여 물의 밀도차가 발생함으로써 수직혼합을 제한받는 표수층이 발생하는 현상
- 발생시기 : 주로 겨울과 여름(발생빈도는 여름이 겨울보다 많음)
- 조류가 번식하면 주간에는 DO가 높아지고 야간에는 DO가 낮아짐(∵ 호흡작용)

🔒 37 ② 38 ①

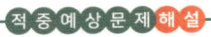

39
전도현상
- 봄, 가을에 호수의 온도변화로 밀도차가 발생하여 수직운동이 가속화되는 현상
- **발생시기** : 주로 봄, 가을
- **봄** : 얼음이 녹으면서 물 표면부근 수온이 상승하여 4℃가 될 때 밀도는 최대, 표수층물은 심수층으로 이동. 심수층의 물은 표수층으로 이동 → 수직혼합(수질악화)
- **가을** : 물표면의 온도가 하강 수직적 정체현상이 파괴되면서 수직혼합 발생

40
(가) 물리적
(나) 물리적, 미생물학적, 화학적
(다) 미생물학적
(라) 미생물, 화학적
(마) 물리적, 미생물학적(토양개량)

---

39 2016 기출유사

다음 그림은 호수에서 일어나는 현상이다. 일어나는 현상(A)과 발생 시기(B)가 바르게 짝지어진 것은?

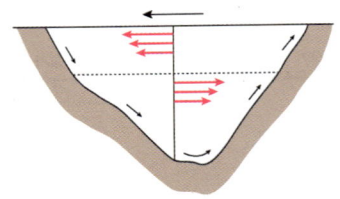

현상(A)	발생 시기(B)
① 성층현상	여름, 겨울
② 자정작용	봄, 가을
③ 전도현상	봄, 가을
④ 부영양화	여름, 겨울
⑤ 자정작용	여름, 겨울

40 2020 기출유사

다음의 그림은 일반적인 도시 하수 처리의 계통도이다. (가)~(마) 중 물리적 처리로 이루어지는 공정 구간은?

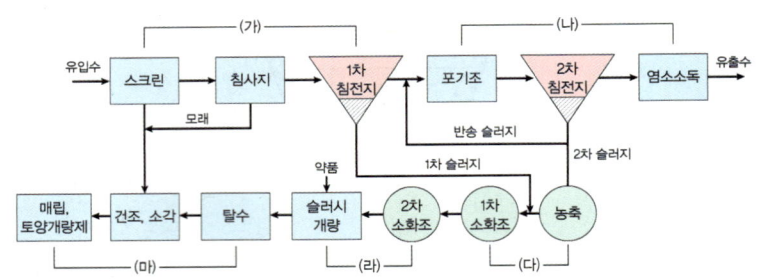

① (가) ② (나) ③ (다)
④ (라) ⑤ (마)

🔒 39 ③ 40 ①

41 [2020 기출유사]

다음 중 오물 또는 객담을 소독할 때 사용하며 물에 난용성이고 석탄산계수가 2인 소독약은?

① 염소
② 생석회
③ 승홍수
④ 크레졸
⑤ 포르말린

41
크레졸(메틸페놀)은 페놀계수가 2이다.

42 [2020 기출유사]

다음 그림에서 유기물 유입 후 생물화학적 산소요구량이 1단계와 2단계를 구분하는 변곡점까지 가는 데 걸리는 배양일수로 가장 옳은 것은?

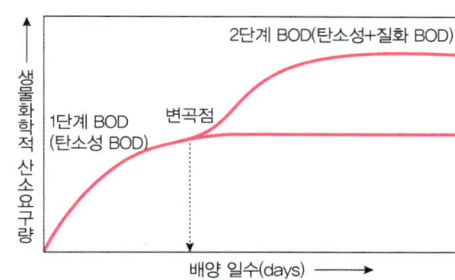

① 2~5일
② 9~12일
③ 15~18일
④ 21~24일
⑤ 25~28일

42
BOD 곡선

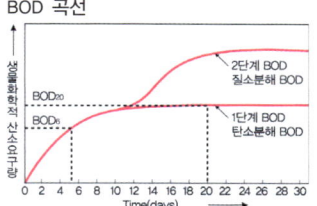

🔒 41 ④ 42 ②

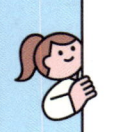

CHAPTER 05 조도, 소음, 진동 검사

1 조도

(1) 조도

① 정의
  ㉠ 단위면적에 투사되는 광속의 밀도
  ㉡ 단위 : 1Lux(= 0.093foot-candle) – 단위면적($1m^2$)에 1lumen의 빛이 비칠 때의 조도(=1촉광의 광원에서부터 1m의 거리에서의 밝음)

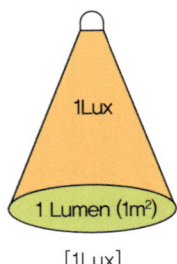

[1Lux]

> **참고 조도의 단위**
> 1. 촉광(Candela) : 지름이 1인치되는 촛불이 수평방향의 한 평면에 비칠 때 빛의 강도
> 2. Lumen : **1촉광의 광원에서 방출된 빛이 한 단위 입체각을 통해 나갈 때 빛의 양(광량)** 기출
> 3. Foot-Candle : 1촉광의 빛이 일정 반향으로 1ft 거리에 있는 $1ft^2$ 수직평면에 비칠 때의 조도

② 측정
  ㉠ 소형광전지 조도계
    ⓐ 아황산동이나 셀렌(Selen) → (광전지) → 빛을 전류로 변환(∴ 조도 측정)
    ⓑ 셀렌 : 습기에 민감하므로 건조기 내 보관(∴ 6개월에 한 번 시도 보정이 요구됨)
    ⓒ 낮은 조도에서는 측정 불가(0.1Lux↓)

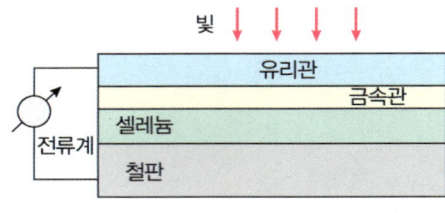

[광전지 조도계의 원리]

  ㉡ 정밀형 조도계
    ⓐ 목적 : 사람의 눈과 동일한 감도 측정
    ⓑ 1호형 : 높은 조도 측정 시
    ⓒ 2호형 : 낮은 조도 측정 시
  ㉢ 광전관 조도계 : 저조도용(300Lux↓)
  ㉣ Lux계 : 간이 조도계 기출
  ㉤ 맥베스(Macbeth) 조도계 : 정밀 조도계

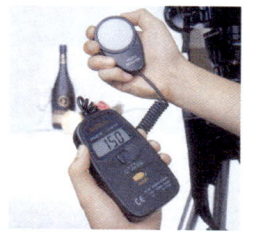 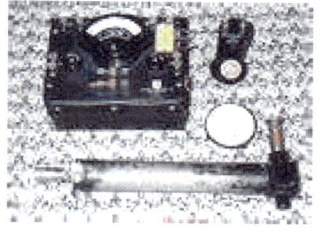

[Lux계]　　　　　　　　[맥베스 조도계]

(2) **조명**

① 자연조명

㉠ 창의 방향 : 남향(북쪽 창 : 종일 조도 동요가 작고 평등하여 눈의 피로가 적음)

㉡ 창의 높이와 면적

ⓐ 높이 : 창문의 폭을 크게 하는 것보다 높이를 증가시키는 것이 유리

ⓑ 유효창 면적 : 보통 1/5~1/6이 적정(실내면적의 20% 이상), 개각에 따라 달라짐

㉢ 일조시간 : 1일 6시간(최소 4시간)

㉣ 거실의 안쪽 길이 : 창틀 상단부분의 1.5배 이하

㉤ 개각과 입사각 : 개각 4°~5°, 입사각 27°~28° 기출

> **참고** 개각과 입사각
>
> 1. 창을 통한 광선 진입의 조건을 입사각, 개각이라는 개념으로 나타내는데 개각과 입사각이 클수록 실내는 밝으며 개각 1°의 감소를 입사각으로 보충하려면 2°~5°의 증가가 필요하다.
> 2. 앞면에 장애건물이 있으면 그 높이의 약 2.5배의 앞뜰이 필요하며 단층이 있을 경우 10m 이상의 공지가 필요하다.
>
>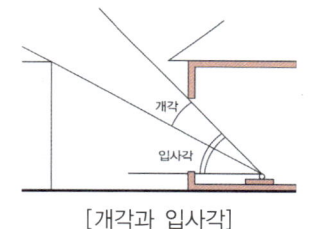
>
> [개각과 입사각]

② 인공조명

㉠ 직접조명

ⓐ 빛의 90~100%를 아래로 향하여 어떤 물체에 직접 비추어 투사시키는 방식

ⓑ 조명률이 좋고 경제적인 조명 방식이므로 가장 많이 사용

ⓒ 눈부심 현상(현훈)이 일어나기 쉬우며 강한 그림자가 생김

㉡ 반직접조명 : 빛의 60~90%가 아래로 향하여 직접 표면을 비추고 나머지는 천장면을 향하여 반사

㉢ 간접조명

ⓐ 빛의 90~100%를 천장이나 벽면에 비추어 반사시켜 조도를 얻는 조명 방식

ⓑ 균일한 조도와 부드러운 분위기를 형성하므로 눈부심이 없음

ⓒ 조명률이 적고 보수 유지가 어려워 비경제적임

㉣ 반간접조명

ⓐ 빛의 60~90%가 천장과 벽에 반사되고 10~40%만이 물체의 표면에 직접 투사되는 방식

ⓑ 균일한 조도를 얻고 그늘짐이 부드러워 눈부심도 적은 편임

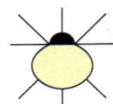
상향광속 : 0~10%
하향광속 : 100~90%
[직접조명]
(direct lighting)

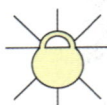
상향광속 : 10~40%
하향광속 : 90~60%
[반직접조명]
(semi-direct lighting)

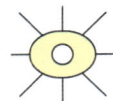
상향광속 : 40~60%
하향광속 : 60~40%
[전반확산조명]
(general diffused lighting)

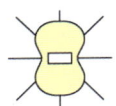
상향광속 : 40~60%
하향광속 : 60~40%
[직접·간접조명]
(direct indirect lighting)

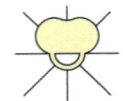
상향광속 : 60~90%
하향광속 : 40~10%
[반간접조명]
(semi-indirect lighting)

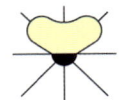
상향광속 : 90~100%
하향광속 : 10~0%
[간접조명]
(indirect lighting)

[인공조명 방식]

(3) 일광
　① 자외선(ultra violet) 기출
　　㉠ 파장 100~4,000Å(10~400nm)
　　㉡ 강한 살균력 : 2,600~2,800Å
　　㉢ 건강선(Dorno선) : 2,800~3,150Å
　　㉣ 특징 : Vitamin D(구루병 예방) 생성, 피부암, 피부 색소 침착 기출
　② 가시광선(visible rays)
　　㉠ 파장 4,000~7,000Å(400~700nm)
　　㉡ 눈의 망막 자극 - 명암, 색깔구분
　③ 적외선 기출
　　㉠ 파장 7,800Å 이상
　　㉡ 열선(∴ 열사병, 백내장, 홍반 등을 일으킴)
　　▶ 태양의 방사 에너지 : 적외선 52% > 가시광선 34% > 자외선 5%

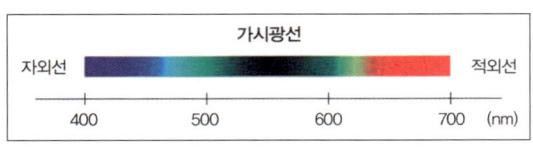

[빛의 스펙트럼]

2 소음 및 진동

(1) **소음**
① 정의 : 원치 않는 음으로 시끄러워 불쾌함을 느끼게 만드는 소리
② 단위 : dB(Decibel) 기출
③ 소리(음)의 세기(sound intensity) : 단위는 데시벨(dB, W/m^2)을 사용하고, 소리가 진행하는 방향에 수직한 면적을 단위시간(1초)에 통과하는 에너지를 나타냄 기출
　㉠ dB(A) : 소리의 감각에 대한 특성(인간의 주관적인 반응)
　㉡ dB(B) : A와 C의 중간 대역으로 잘 사용하지 않음
　㉢ dB(C) : 녹음을 하는 경우 사용
　▶ 사람의 귀가 주파수에 따라 소리의 크기를 인지하는 감도가 다르기 때문에 실험을 통하여 음압레벨의 평균치를 측정하고, 그것을 바탕으로 등청감곡선을 만들어 주파수 대역별로 가중치를 주어 A, B, C 3가지로 나눔
④ 측정기구 : 소음계
⑤ 소음측정
　㉠ 소음계의 마이크로폰은 지면에서 1.2~1.5m 높이, 장애물에서 3.5m 거리에서 측정 기출
　㉡ 소음계와 측정자와의 거리의 간격은 0.5m 기출
　㉢ 공장이나 사업장 주변의 소음 측정은 부지경계선(소음의 피해지점)에서 측정
　㉣ 불규칙한 소음은 10회 측정음 중 최고 소음의 평균치 측정

(2) **진동** 기출
① 정의 : 기계・기구의 사용으로 인하여 발생하는 강한 흔들림
② 단위 : dB(V), mm, m/sec^2
③ 종류 : 전신진동, 국소진동(레이노드병)
④ 측정기구 : 휴대용 진동기, 진동수준계

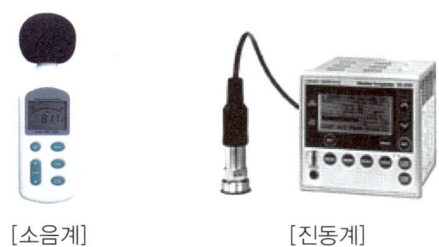

[소음계]　　　　[진동계]

05 끝판왕! 적중예상문제

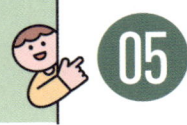

적중예상문제 해설

01
조도감지센서(흰색의 구형)와 사진상의 단위(Lux)가 정답 선택의 포인트이다.

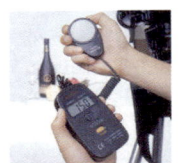
[Lux계]

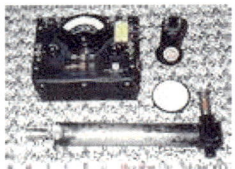
[맥베스 조도계]

02
실용적으로는 데시벨(dB)의 단위를 사용하며 음이 진행하는 방향과 수직이 되는 단위면적을 단위시간에 통과하는 음 에너지를 소리(음)의 세기라 하며 이론적 단위는 W/m^2가 사용된다.

03
소음측정
• 소음계의 마이크로폰은 지면에서 1.2~1.5m 높이, 장애물에서 3.5m 거리에서 측정
• 소음계와 측정자와의 거리의 간격은 0.5m

04
소음측정
소음계의 마이크로폰은 지면에서 1.2~1.5m 높이, 장애물에서 3.5m 거리에서 측정

🔒 01 ⑤ 02 ⑤ 03 ① 04 ③

---

01 [1회독] [2회독] [3회독] 2023 기출유사

다음의 기기로 측정하는 것은?

① 온도
② 소음
③ 습도
④ 기압
⑤ 조도

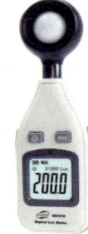

02 [1회독] [2회독] [3회독] 2022 기출유사

단위는 W/m^2를 사용하고, 소리가 진행하는 방향에 수직한 면적을 단위시간(1초)에 통과하는 에너지를 나타내는 것은?

① 변위(displacement) ② 진폭(amplitude)
③ 파장(wavelength)   ④ 주파수(frequency)
⑤ 음의 세기(sound intensity)

03 [1회독] [2회독] [3회독] 2022 기출유사

환경소음을 측정하기 위해 사진의 소음계를 손으로 잡고 측정할 경우 소음계는 측정자의 몸에서 최소 몇 m 이상 떨어져야 하는가?

① 0.3m
② 0.5m
③ 0.7m
④ 0.9m
⑤ 1.0m

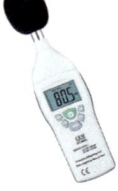

04 [1회독] [2회독] [3회독] 2021 기출유사

다음 그림의 소음계로 환경기준 중 일반지역의 소음측정에서, 가능한 한 측정점 반경 얼마 이내에 장애물이 없어야 하는가?

① 1.0m   ② 2.5m
③ 3.5m   ④ 4.5m
⑤ 5.5m

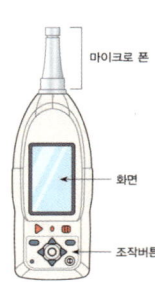

05 [2021 기출유사]
다음 중 진동 가속도레벨의 단위는?
① Sv
② dB
③ Hz
④ phon
⑤ sone

06 [2016 기출유사]
다음 측정기구의 명칭으로 올바른 것은?
① 온도계
② 소음계
③ 조도계
④ 광전지 조도계
⑤ 마이크로폰

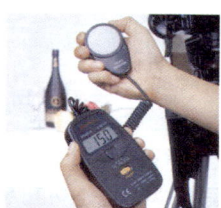

07 [2017 기출유사]
다음 측정기구의 측정단위로 올바른 것은?
① lux
② dB(A)
③ dB(C)
④ ppm
⑤ dB(V)

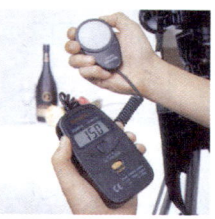

08 [2016 기출유사]
다음 측정기구는 무엇을 측정하기 위한 것인가?

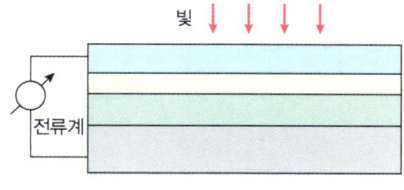

① 온도
② 소음
③ 진동
④ 조명도
⑤ pH

적중예상문제 해설

05 진동의 정의
기계·기구의 사용으로 인하여 발생하는 강한 흔들림(단위 : dB(V), mm, m/sec²)

06 조도계
조도는 사람의 눈에 대한 밝기의 양으로, 조도계를 이용하여 측정(그림은 Lux 조도계로 휴대용 조도계라고도 함)

07
1Lux = 0.093foot-candle,
단위면적(1m²)에 1lumen의 빛이 비칠 때의 조도(= 1촉광의 광원에서부터 1m의 거리에서의 밝음)

08 광전지 조도계
- 아황산동이나 셀렌(Selen) → (광전지) → 빛을 전류로 변환(∴ 조도 측정)
- **셀렌** : 습기에 민감하므로 건조기 내 보관(∴ 6개월에 한번 시도 보정이 요구됨)
- 낮은 조도에서는 측정 불가(0.1Lux↓)

🔒 05 ② 06 ③ 07 ① 08 ④

CHAPTER 05 조도, 소음, 진동 검사

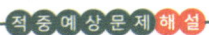

09

광전지 조도계의 구조
A : 유리판, B : 금속막, C : 셀레늄,
D : 철판

09 1회독 2회독 3회독 2015 기출유사

다음은 광전지 조도계의 구조이다. 셀레늄이 조립된 부문으로 맞는 것은?

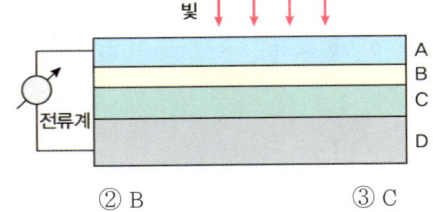

① A ② B ③ C
④ D ⑤ A와 C

10

채광은 동일면적일 경우 좌우로 긴 창보다 상하로 긴 창이 더 효과적이다.

10 1회독 2회독 3회독 2014 기출유사

다음 중 채광을 높이기 위한 창의 모양과 위치가 가장 적절한 것은?

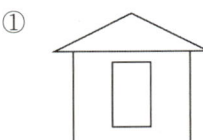 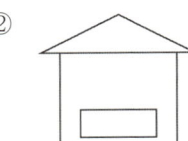

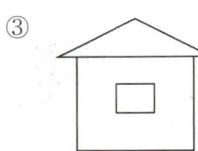 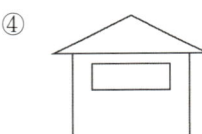

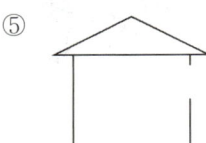

11

입사각 : 27°~28°(입사각이 클수록 실내는 밝음)
개각 1°의 감소를 입사각으로 보충하려면 2°~5°의 증가가 필요하다.

11 1회독 2회독 3회독 2013 기출유사

다음 그림 중 입사각은 어느 것인가?

① A
② B
③ C
④ D
⑤ B와 D

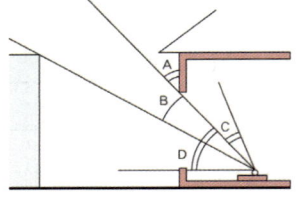

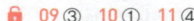

12 1회독 2회독 3회독 2015 기출유사
다음 중 침실에서 가장 위생적인 조명방법으로 올바른 것은?

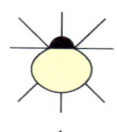 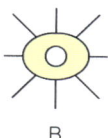 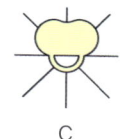 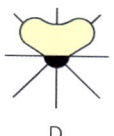
　A　　　　　　B　　　　　　C　　　　　　D

① A
② B
③ C
④ D
⑤ 이상 모두

12
간접조명
- 빛의 90~100%를 천장이나 벽면에 비추어 반사시켜 조도를 얻는 조명 방식
- 균일한 조도와 부드러운 분위기를 형성하므로 눈부심이 없음(침실 등에 위생적 조명)
- 조명률이 적고 보수 유지가 어려워 비경제적임
A : 직접조명　　B : 전반확산조명
C : 반간접조명　D : 간접조명

13 1회독 2회독 3회독 2018 기출유사
다음 측정기구의 측정단위로 올바른 것은?

① dB(A)
② lux
③ millibar
④ dB(V)
⑤ mmHg

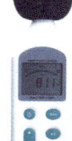

13
dB(V)는 진동 측정단위이다.

14 1회독 2회독 3회독 2019 기출유사
다음 그림은 청각 보정회로의 A, B, C의 특성 곡선이다. A와 C곡선의 특징을 바르게 나열한 것은?

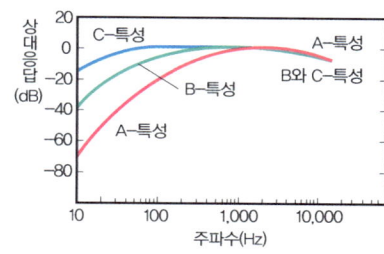

	(A)	(C)
①	감각특성	녹음특성
②	녹음특성	기계특성
③	녹음특성	감각특성
④	자연특성	기계특성
⑤	기계특성	기계특성

14
소음
- **dB(A)** : 소리의 감각에 대한 특성(인간의 주관적인 반응)
- **dB(B)** : A와 C의 중간 대역으로 잘 사용하지 않음
- **dB(C)** : 녹음을 하는 경우 사용

12 ④　13 ①　14 ①

적중예상문제 해설

15
배경소음(암소음) : 측정하고자 하는 음이 없을 경우 그 지점에 나타나는 소리
- 소음차 = 대상소음 − 배경소음
  = 67 − 63 = 4
- 표에서 보정치를 구함
- 보정치 소음 = 대상소음 + 보정치
  = 67 + (−2) = 65

16
소음 측정 위치
- 소음계의 위치 : 지상에서 1.2~1.5m 높이에서 측정
- 소음계와 측정자 간의 간격 : 0.5m 이상

17
진동감지 센서가 달려 있다.

---

15 [2018 기출유사]

배경소음이 63dB(A)이고 대상소음이 67dB(A)일 때 보정대상 소음은 몇 dB인가?

측정치와 배경소음의 차	3	4	5	6	7	8	9
보정치	−3	−2			−1		

① 60dB ② 65dB
③ 70dB ④ 55dB
⑤ 50dB

16 [2017 기출유사]

다음 그림은 소음 측정에 관한 것이다. 지면에서 소음계의 위치 (B)와 측정자 간의 간격(A)으로 가장 잘 짝지어진 것은?

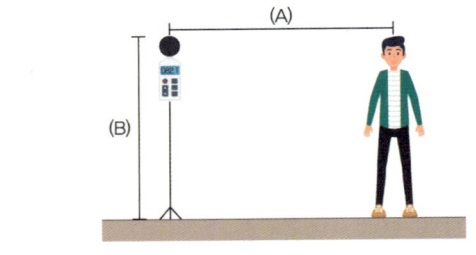

	(A)	(B)		(A)	(B)
①	50cm	50cm	②	150cm	100cm
③	50cm	120cm	④	150cm	150cm
⑤	150cm	20cm			

17 [2016 기출유사]

다음 측정기구의 명칭으로 올바른 것은?

① 진동계
② 온도계
③ 조도계
④ 소음계
⑤ pH meter

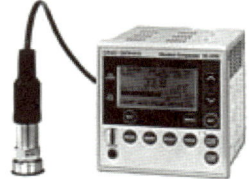

15 ②　16 ③　17 ①

CHAPTER 06 폐기물 처리

1 폐기물 처리

(1) 정의

사람의 생활이나 사업 활동에 의해 발생되는 필요 없게 된 물질(쓰레기, 연소재, 오니, 폐유, 폐산, 폐알 칼리, 동물사체 등)

(2) 종류
① 생활폐기물
② 사업장폐기물 기출
  ㉠ 대기환경보전법·수질환경보전법 또는 소음·진동규제법의 규정에 의하여 배출시설을 설치·운영하는 사업장 및 기타 대통령령이 정하는 사업장에서 발생되는 폐기물
  ㉡ 일반사업장폐기물, 지정폐기물, 건설폐기물

(3) 처리시설
① 중간처리 : 소각, 중화, 파쇄, 고형화 등의 처리 기출
② 최종처리 : 매립이나 해역배출 등의 처리

(4) 처리 계통도 기출

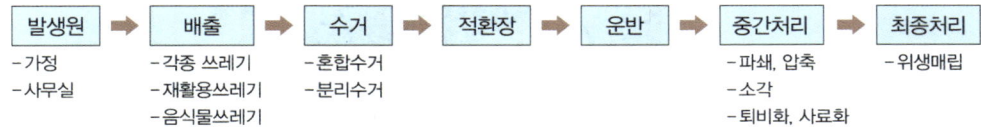

(5) 매립지 구분
① 매립방법에 따른 구분 기출
  ㉠ 단순매립(open dumping) : 비위생적인 매립형태로 상당한 악취 발생 및 침출수로 인한 주변지역 오염
  ㉡ 위생매립(sanitary land fill) : 복토+침출수 처리(일반적인 폐기물에 가장 적합)
  ㉢ 안전매립(secure land fill) : 유해폐기물을 자연계와 완전 차단하는 방법
② 매립구조에 따른 구분
  ㉠ 혐기성 매립 : 산간지나 저습지에 단순투기
  ㉡ 혐기성 위생매립 : 폐기물을 일정높이로 쌓고 복토(50cm)

ⓒ 개량 혐기성 위생매립 : 매립지 저부에 차수막과 침출수 배수관 설치(현재 대부분 위생매립)
ⓔ 준혐기성 매립 : 침출수 집수장치를 설치하여 오수배출 촉진, 침출수 정화장치 설치
ⓜ 호기성 매립 : 강제적 통풍으로 호기적 생분해 유도

③ 매립공법에 따른 구분
  ㉠ 내륙매립
    ⓐ 샌드위치 공법 : 좁은 산간지 등 소형 매립지의 경우
    ⓑ 셀공법 : 평지, 대형 매립지의 경우 위생적인 반면 가스나 수분의 이동에 어려움(가장 일반적으로 이용되고 있는 형태)
    ⓒ 압축매립 공법 : 쓰레기를 압축포장 후 매립하는 방법으로 매립용지가 한정된 경우나 사용연한이 중요하지 않은 경우
    ⓓ 도랑형 공법 : 토지의 효율적 이용이 가능하며 복토재 자체활용 가능

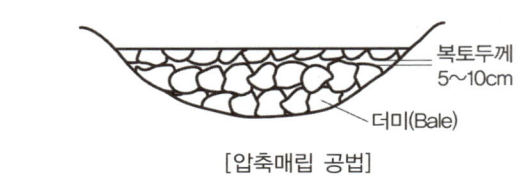

[압축매립 공법]

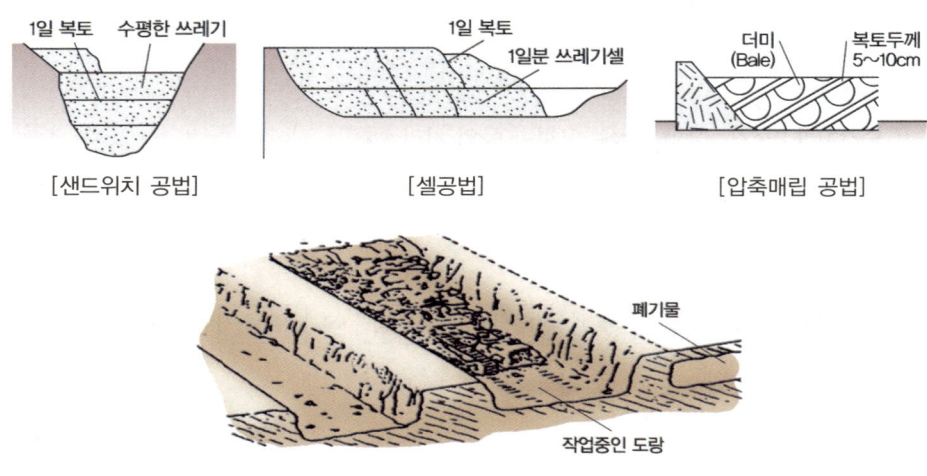

[샌드위치 공법]   [셀공법]   [압축매립 공법]

[도랑형 공법]

  ㉡ 해안매립
    ⓐ 수중투기공법
    ⓑ 박층뿌림공법 : 쓰레기를 박층으로 뿌려줌으로써 바닥지반의 하중을 균등하게 함. 대규모 해안매립지에 적합

(6) 위생매립
  ① 위생매립의 방법
    ㉠ 지역법(Area Method)
      ⓐ 저지대 매립법
      ⓑ 일정한 면적에 폐기물을 쌓은 후 외부에서 반입한 흙으로 복토
    ㉡ 경사법(Ramp Method) : 지역법의 일종으로 매립 시 표면 30° 경사를 유지하여 복토 매립
    ㉢ 도랑법(Trench Method) : 바닥에 복토할 흙이 충분한 경우 도랑을 파고 폐기물을 쌓은 후 복토
      ▶ 복토 : 폐기물을 흙으로 덮는 작업

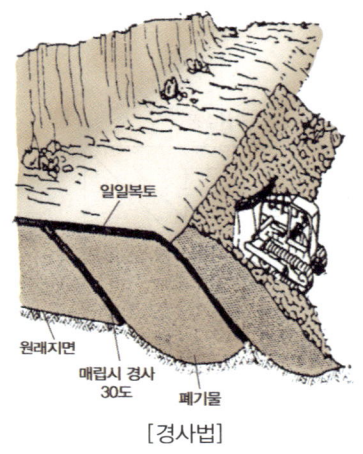
[경사법]

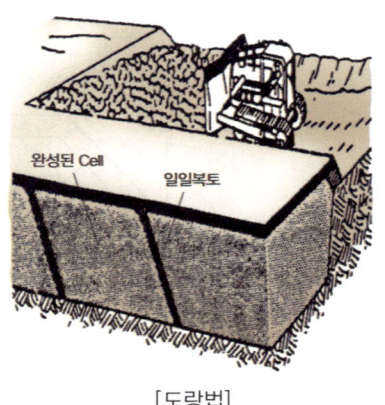
[도랑법]

  ② 매립 시 복토 기출
    ㉠ 일일복토 : 하루 작업 종료 후 15cm 정도로 복토
    ㉡ 중간복토 : 1주일 이상 작업 중단 시 30cm 정도로 복토
    ㉢ 최종복토 : 매립이 끝난 후 식생대층은 60cm 정도로 최종복토
      ▶ 식생대층 : 매립시설의 사용이 종료된 때에는 가스배제층, 차단층, 배수층, 식생대로 구성되는 최종복토층을 설치하여야 하는데, 식생대층은 식물식재 및 생장이 가능한 양질의 토양으로 두께 60cm 이상 설치하여야 한다.

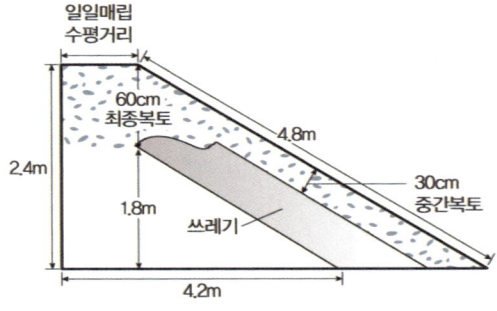
[위생적 매립형태의 단면]

2 분뇨 처리

(1) **분뇨 정화조의 구조** : 부패조 → 예비여과조 → 산화조 → 소독조
  ① 부패조 : 부유물질 → 스컴(scum), 고형물 → 침전
  ② 여과조 : 아래에서 위로 흘러들어오는 오수 → 쇄석 → 여과
  ③ 산화조 : 호기성균에 의한 산화작용
  ④ 소독조 : 염소나 표백분에 의한 소독 → 배수관으로 방류
  ▶ 스컴 : 오수 정화조나 오수 종말처리장에서 생활하수 등을 정화할 때 정화조 상부에 떠오르는 일종의 부패성 유기 화합물의 일종으로, 중간단계의 정화조에서 많이 발생한다.

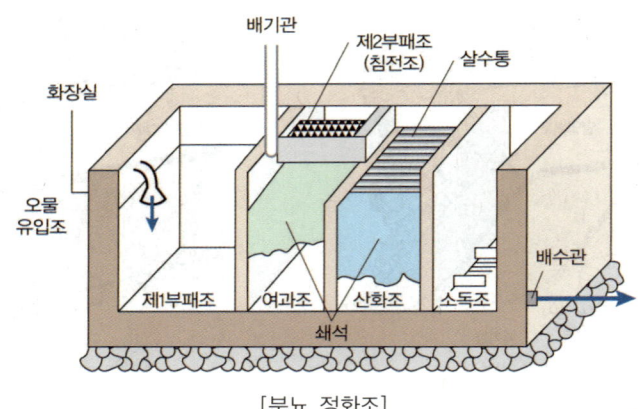

[분뇨 정화조]

(2) **혐기성 소화조** : 1단(단단) 소화조, 2단 소화조

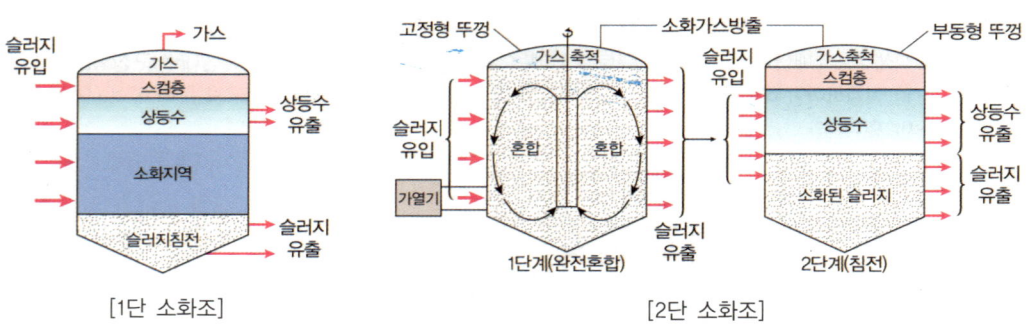

[1단 소화조]   [2단 소화조]

(3) **임호프탱크** : 탱크 내에 침전실과 소화실이 분리되어 있음 기출

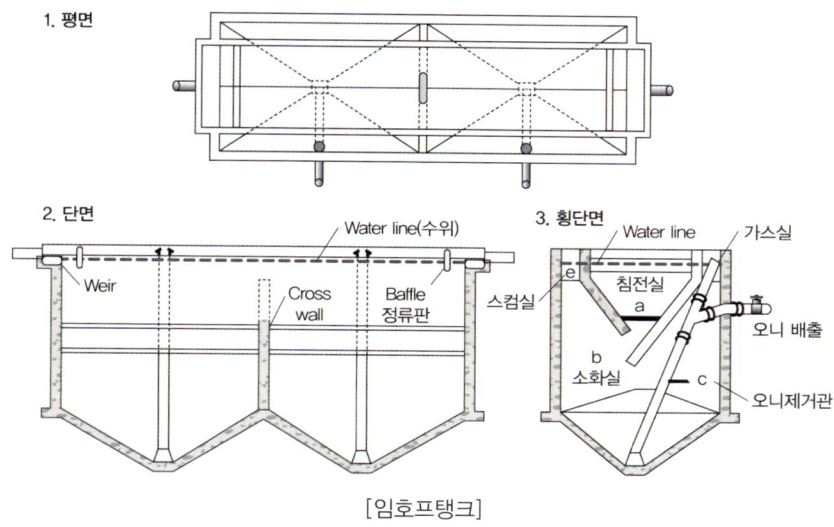

[임호프탱크]

(4) **부패조** : 공공하수도가 없는 학교나 주택에서 과거에 이용하던 방식

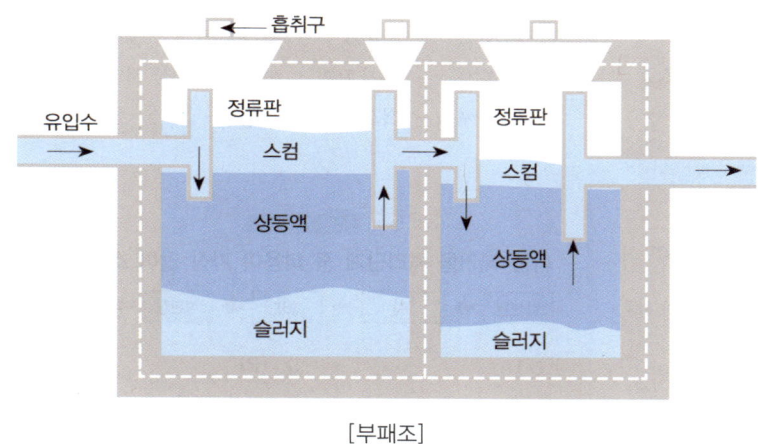

[부패조]

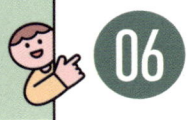

06 끝판왕! 적중예상문제

적중예상문제 해설

01
적환장에서의 절단, 분쇄로 용적은 줄고 표면적은 증가해서 운반이 쉬워진다.
발생원 → 쓰레기통 → 손수레 → 적환장 → 차량 → 최종처리

02
폐기물 처리 계통도
발생원 → 배출 → 수거 → 적환장 → 운반 → 중간처리 → 최종처리

03
폐기물 처리 방법 중 수거 비용이 60% 이상을 차지한다.
(A) 배출, (B) 수거, (C) 중간처리, (D) 최종처리

04
샌드위치 공법
좁은 산간지 등 소형 매립지의 경우 이용된다.

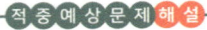

🔒 01 ① 02 ② 03 ② 04 ①

---

01 1회독 2회독 3회독 **2023 기출유사**

합성고분자 화합물에 속하는 플라스틱 폐기물의 중간처리에서 절단·분쇄를 하는 주요 목적은?

① 용적 감소 및 운반 용이
② 함수율 감소 및 중량 증가
③ 유용자원 회수 및 중량 증가
④ 표면적 증가 및 함수율 감소
⑤ 혼합의 용이 및 함수율 증가

02 1회독 2회독 3회독 **2016 기출유사**

다음은 폐기물 처리 계통도이다. 빈칸에 들어갈 단계로 알맞게 짝지어진 것은?

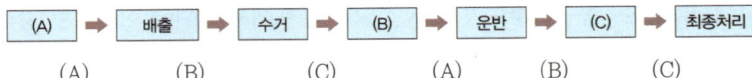

	(A)	(B)	(C)		(A)	(B)	(C)
①	발생원	적환장	중간처리	②	발생원	중간처리	적환장
③	적환장	중간처리	발생원	④	적환장	발생원	중간처리
⑤	중간처리	적환장	발생원				

03 1회독 2회독 3회독 **2016 기출유사**

다음 폐기물 처리단계 중 비용이 가장 많이 소요되는 단계로 알맞은 것은?

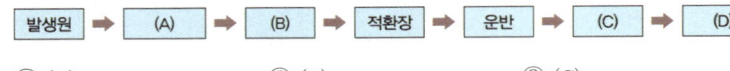

① (A)　　② (B)　　③ (C)
④ (D)　　⑤ 이상 모두

04 1회독 2회독 3회독 **2014 기출유사**

다음 쓰레기 매립방법의 종류는?

① 샌드위치 공법
② 셀공법
③ 압축매립 공법
④ 도랑형 공법
⑤ 산화지법

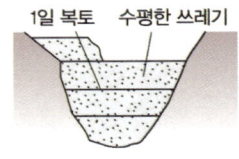

05 [2013 기출유사]

다음 쓰레기 매립방법의 종류는?

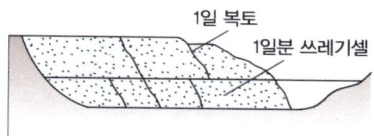

① 샌드위치 공법 ② 셀공법
③ 압축매립 공법 ④ 도랑형 공법
⑤ 안전매립 공법

06 [2014 기출유사]

다음 그림에 해당하는 쓰레기 매립방법으로 알맞은 것은?

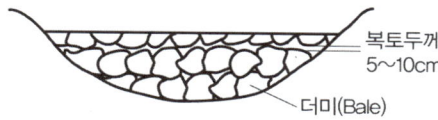

① 샌드위치 공법 ② 셀공법
③ 압축매립 공법 ④ 도랑형 공법
⑤ 안전매립 공법

07 [2016 기출유사]

다음은 위생적 매립 형태의 단면도이다. 폐기물 매립 시 식생대층의 최종복토(A), 일일복토(B), 중간복토(C)의 두께로 알맞은 것은?

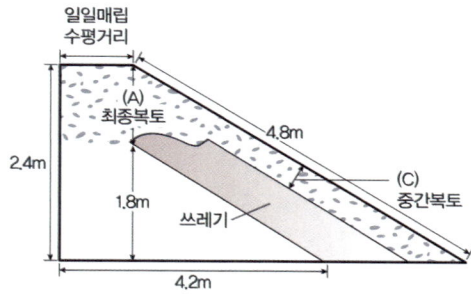

	최종복토(A)	일일복토(B)	중간복토(C)
①	100cm	30cm	30cm
②	80cm	15cm	15cm
③	60cm	15cm	30cm
④	30cm	30cm	15cm
⑤	100cm	30cm	15cm

적중예상문제 해설

05 셀공법
가장 일반적으로 이용되고 있는 형태로 평지, 대형 매립지의 경우 위생적인 반면 가스나 수분의 이동에는 어렵다.

06 압축매립 공법
쓰레기를 압축포장 후 매립하는 방법으로, 매립용지가 한정된 경우나 사용연한이 중요하지 않은 경우에 이용한다.

07 매립 시 복토 정도
- 일일복토 : 하루 작업 종료 후 15cm 정도로 복토
- 중간복토 : 1주일 이상 작업 중단 시 30cm 정도로 복토
- 최종복토 : 매립이 끝난 후 식생대층은 60cm 정도로 최종복토

🔒 05 ② 06 ③ 07 ③

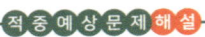

08
분뇨 정화조의 처리 단계
부패조 → (예비)여과조 → (침전조) →
산화조 → 소독조

09
A : 제1부패조, B : 여과조, C : 산화조,
E : 제2부패조(침전조)

10
임호프탱크(임호프조)
혐기성 처리방식으로 산소공급이 어려워
호기성 처리가 곤란 시에 이용되며 한 탱크
내에 침전실과 소화실이 분리되어 있다.

---

08 2017 기출유사

다음은 분뇨 정화조의 처리 단계이다. (A) 안에 들어갈 알맞은 단계는?

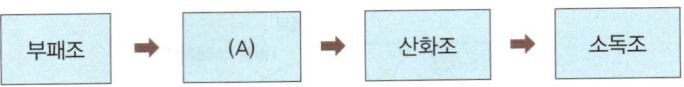

① 침전조　② 여과조
③ 가스조　④ 소화조
⑤ 매립조

09 2018 기출유사

다음은 분뇨 정화조를 나타내는 그림이다. 그림 중 (D)의 명칭으로 알맞은 것은?

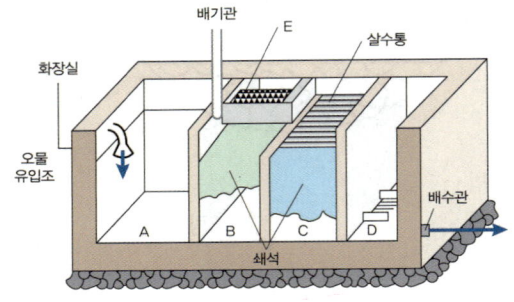

① 부패조　② 여과조
③ 침전조　④ 소독조
⑤ 방류조

10 2019 기출유사

다음 그림이 나타내는 분뇨처리 방식으로 알맞은 것은?

① 부패조
② 분뇨 정화조
③ 임호프조
④ 혐기성 소화조
⑤ 호기성 소화조

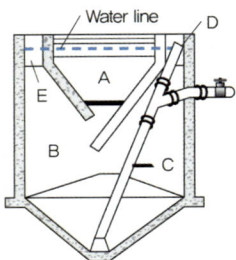

08 ② 09 ④ 10 ③

11 [2018 기출유사]
다음 그림은 임호프탱크이다. 침전오니 소화실로 알맞은 것은?

① A
② B
③ C
④ D
⑤ B, C

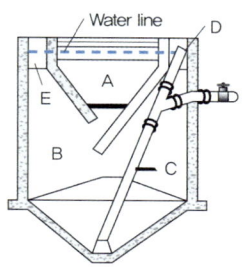

12 [2019 기출유사]
다음 그림이 나타내는 분뇨처리 시설로 알맞은 것은?

① 임호프탱크
② 부패조
③ 분뇨 정화조
④ 혐기성 소화조
⑤ 호기성 소화조

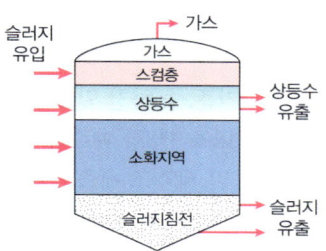

13 [2020 기출유사]
생활폐기물 시료의 전체 수분이 60%, 회분이 0.7%로 분석되었을 때, 이 생활폐기물의 가연분 함량(%)을 계산하면?

① 39.3
② 40.0
③ 40.7
④ 41.3
⑤ 42.0

적중예상문제 해설

11
임호프탱크의 구조
A : 침전실, B : 오니소화실, C : 오니제거관, D : 가스실, E : 스컴실

12
혐기성 소화조 : 밀폐된 탱크에 슬러지를 투입하면 미생물의 작용으로 슬러지 속의 유기물이 비교적 안정된 유기물 또는 불활성화된 무기물로 분해된다.
• 효과 : 병원균과 매개물의 박멸 및 슬러지 감량, 안정화

13
100 − 60 − 0.7 = 39.3%

🔒 11 ② 12 ④ 13 ①

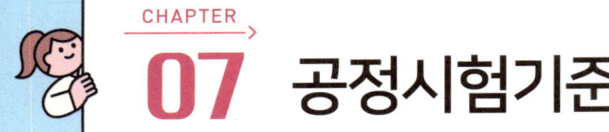

CHAPTER 07 공정시험기준

1 수질오염공정시험기준 〈개정 2024.12.27.〉

(1) 총칙(Introduction)

① 개요
　㉠ 목적 : 이 시험기준은 「환경분야 시험·검사 등에 관한 법률」 제6조에 따라 수질오염물질을 측정함에 있어 측정의 정확성 및 통일성을 유지하기 위하여 필요한 제반사항에 대하여 규정함을 목적으로 한다.
　㉡ 적용범위
　　ⓐ 「환경정책기본법」 제10조 환경기준 중 하천 및 호소에 대한 수질기준의 적합여부, 「수질 및 수생태계 보전에 관한 법률」 제12조 제3항 폐수종말처리시설의 방류수수질기준, 제21조의2 물놀이 등의 행위제한 권고기준 및 제32조 배출허용기준의 적합여부, 「하수도법」 제7조 방류수수질기준의 적합여부, 「가축분뇨의 이용 및 관리에 관한 법률」 제13조의 방류수수질기준의 적합여부, 「지하수법」 제20조 지하수의 수질기준 적합여부 등은 수질오염공정시험기준(이하 "공정시험기준"이라 한다)에 따라 시험 판정한다.
　　ⓑ 「수질 및 수생태계 보전에 관한 법률」에 따른 오염실태조사 중 하천 및 호소의 오염상황조사, 「지하수법」에 따른 지하수오염 실태조사는 따로 규정이 없는 한 이 공정시험기준의 규정에 따라 시험한다.
　　ⓒ 수질오염물질의 측정에 관해서는 다른 법령(고시 등을 포함한다)에 특별히 정하고 있지 아니한 경우에는 이 공정시험기준에 따라 시험 판정한다.
　　ⓓ 공정시험기준 이외의 방법이라도 측정결과가 같거나 그 이상의 정확도가 있다고 국내외에서 공인된 방법은 이를 사용할 수 있다.
　　ⓔ 하나 이상의 공정시험기준으로 시험한 결과가 서로 달라 제반 기준의 적부 판정에 영향을 줄 경우에는 항목별 공정시험기준의 주시험법에 의한 분석 성적에 의하여 판정한다. 단, 주시험법은 따로 규정이 없는 한 항목별 공정시험기준의 1법으로 한다.

② 표시방법
　㉠ 단위 및 기호 : 단위 및 기호는 KS A ISO 1000 국제단위계(SI) 및 그 사용방법에 대한 규정에 따른다.
　㉡ 농도 표시
　　ⓐ 백분율(parts per hundred)은 용액 100mL 중의 성분무게(g), 또는 기체 100mL 중의 성분무게(g)를 표시할 때는 W/V%, 용액 100mL 중의 성분용량(mL), 또는 기체 100mL 중의 성분용량(mL)을 표시할 때는 V/V%, 용액 100g 중 성분용량(mL)을 표시할 때는 V/W%, 용액 100g 중 성분무게(g)를 표시할 때는 W/W%의 기호를 쓴다. 다만, 용액의 농도를 "%"로만 표시할 때는 W/V%를 말한다.

ⓑ 천분율(ppt, parts per thousand)을 표시할 때는 g/L, g/kg의 기호를 쓴다.
ⓒ 백만분율(ppm, parts permillion)을 표시할 때는 mg/L, mg/kg의 기호를 쓴다.
ⓓ 십억분율(ppb, parts per billion)을 표시할 때는 μg/L, μg/kg의 기호를 쓴다.
ⓔ 기체 중의 농도는 표준상태(0℃, 1기압)로 환산 표시한다.

ⓒ 온도 표시
　ⓐ 온도의 표시는 셀시우스(Celsius) 법에 따라 아라비아 숫자의 오른쪽에 ℃를 붙인다. 절대온도는 K로 표시하고, 절대온도 0K는 −273℃로 한다.
　ⓑ 표준온도는 ℃, 상온은 15℃~25℃, 실온은 1℃~35℃로 하고, 찬 곳은 따로 규정이 없는 한 0℃~15℃의 곳을 뜻한다.
　ⓒ 냉수는 15℃ 이하, 온수는 60℃~70℃, 열수는 약 100℃를 말한다.
　ⓓ "수욕상 또는 수욕중에서 가열한다"라 함은 따로 규정이 없는 한 수온 100℃에서 가열함을 뜻하고 약 100℃의 증기욕을 쓸 수 있다.
　ⓔ 각각의 시험은 따로 규정이 없는 한 상온에서 조작하고 조작 직후에 그 결과를 관찰한다. 단, 온도의 영향이 있는 것의 판정은 표준온도를 기준으로 한다.

③ 기구 및 기기 : 공정시험기준에서 사용하는 모든 기구 및 기기는 측정결과에 대한 오차가 허용되는 범위 이내인 것을 사용하여야 한다.
　㉠ 기구 : 공정시험기준에서 사용하는 모든 유리기구는 KS L 2302 이화학용 유리기구의 모양 및 치수에 적합한 것 또는 이와 동등이상의 규격에 적합한 것으로, 국가 또는 국가에서 지정하는 기관에서 검정을 필한 것을 사용하여야 한다.
　㉡ 기기
　　ⓐ 공정시험기준의 분석절차 중 일부 또는 전체를 자동화한 기기가 정도관리 목표 수준에 적합하고, 그 기기를 사용한 방법이 국내외에서 공인된 방법으로 인정되는 경우 이를 사용할 수 있다.
　　ⓑ 연속측정 또는 현장측정의 목적으로 사용하는 측정기기는 공정시험기준에 의한 측정치와의 정확한 보정을 행한 후 사용할 수 있다.
　　ⓒ 분석용 저울은 0.1mg까지 달 수 있는 것이어야 하며, 분석용 저울 및 분동은 국가 검정을 필한 것을 사용하여야 한다.

④ 시약 및 용액
　㉠ 시약
　　ⓐ 시험에 사용하는 시약은 따로 규정이 없는 한 1급 이상 또는 이와 동등한 규격의 시약을 사용하여 각 시험항목별 4.0 시약 및 표준용액에 따라 조제하여야 한다.
　　ⓑ 이 공정시험기준에서 각 항목의 분석에 사용되는 표준물질은 소급성이 인증된 것을 사용한다.
　㉡ 용액
　　ⓐ 용액의 앞에 몇 %라고 한 것(예 20% 수산화나트륨 용액)은 수용액을 말하며, 따로 조제방법을 기재하지 아니하였으며 일반적으로 용액 100mL에 녹아있는 용질의 g수를 나타낸다.
　　ⓑ 용액 다음의 (　) 안에 몇 N, 몇 m, 또는 %라고 한 것 [예 아황산나트륨용액(0.1 N), 아질산나트륨용액(0.1m), 구연산이암모늄용액(20%)]은 용액의 조제방법에 따라 조제하여야 한다.

ⓒ 용액의 농도를 (1 → 10), (1 → 100) 또는 (1 → 1,000) 등으로 표시하는 것은 고체 성분에 있어서는 1g, 액체성분에 있어서는 1mL를 용매에 녹여 전체 양을 10mL, 100mL 또는 1,000mL로 하는 비율을 표시한 것이다.

ⓓ 액체 시약의 농도에 있어서 예를 들어 염산(1 + 2)이라고 되어있을 때에는 염산 1mL와 물 2mL를 혼합하여 조제한 것을 말한다.

⑤ 시험결과의 표시 검토
  ㉠ 시험성적수치는 따로 규정이 없는 한 KS Q 5002(데이터의 통계적 해석방법-제1부 : 데이터 통계적 기술)의 수치의 맺음법에 따라 기록한다.
  ㉡ 시험결과의 표시는 정량한계의 결과 표시 자리수를 따르며, 정량한계 미만은 불검출된 것으로 간주한다. 다만, 정도관리/정도보증의 절차에 따라 시험하여 목표값보다 낮은 정량한계를 제시한 경우에는 정량한계 미만의 시험결과를 표시할 수 있다.

⑥ 관련 용어의 정의
  ㉠ 시험조작 중 "즉시"란 30초 이내에 표시된 조작을 하는 것을 뜻한다.
  ㉡ "감압 또는 진공"이라 함은 따로 규정이 없는 한 15mmHg 이하를 뜻한다.
  ㉢ "이상"과 "초과", "이하", "미만"이라고 기재하였을 때는 "이상"과 "이하"는 기산점 또는 기준점인 숫자를 포함하며, "초과"와 "미만"의 기산점 또는 기준점인 숫자를 포함하지 않는 것을 뜻한다. 또 "a~b"라 표시한 것은 a 이상 b 이하임을 뜻한다.
  ㉣ "바탕시험을 하여 보정한다"라 함은 시료에 대한 처리 및 측정을 할 때, 시료를 사용하지 않고 같은 방법으로 조작한 측정치를 빼는 것을 뜻한다.
  ㉤ 방울수라 함은 20℃에서 정제수 20방울을 적하할 때, 그 부피가 약 1mL 되는 것을 뜻한다.
  ㉥ "항량으로 될 때까지 건조한다"라 함은 같은 조건에서 1시간 더 건조할 때 전후 무게의 차가 g당 0.3mg 이하일 때를 말한다.
  ㉦ 용액의 산성, 중성, 또는 알칼리성을 검사할 때는 따로 규정이 없는 한 유리전극법에 의한 pH미터로 측정하고 구체적으로 표시할 때는 pH 값을 쓴다.
  ㉧ "용기"라 함은 시험용액 또는 시험에 관계된 물질을 보존, 운반 또는 조작하기 위하여 넣어두는 것으로 시험에 지장을 주지 않도록 깨끗한 것을 뜻한다.
  ㉨ "밀폐용기"라 함은 취급 또는 저장하는 동안에 이물질이 들어가거나 또는 내용물이 손실되지 아니하도록 보호하는 용기를 말한다.
  ㉩ "기밀용기"라 함은 취급 또는 저장하는 동안에 밖으로부터의 공기 또는 다른 가스가 침입하지 아니하도록 내용물을 보호하는 용기를 말한다.
  ㉪ "밀봉용기"라 함은 취급 또는 저장하는 동안에 기체 또는 미생물이 침입하지 아니하도록 내용물을 보호하는 용기를 말한다.
  ㉫ "차광용기"라 함은 광선이 투과하지 않는 용기 또는 투과하지 않게 포장을 한 용기이며 취급 또는 저장하는 동안에 내용물이 광화학적 변화를 일으키지 아니하도록 방지할 수 있는 용기를 말한다.
  ㉬ 여과용 기구 및 기기를 기재하지 않고 "여과한다"라고 하는 것은 거름종이 5종 A(거름시간 70S/100mL 이하) 또는 이와 동등한 여과지를 사용하여 여과함을 말한다.

ⓗ "정밀히 단다"라 함은 규정된 양의 시료를 취하여 화학저울 또는 미량저울로 칭량함을 말한다.
㉮ 무게를 "정확히 단다"라 함은 규정된 수치의 무게를 0.1mg까지 다는 것을 말한다.
㉯ "정확히 취하여"라 하는 것은 규정한 양의 액체를 부피피펫으로 눈금까지 취하는 것을 말한다.
㉰ "약"이라 함은 기재된 양에 대하여 ±10% 이상의 차가 있어서는 안 된다.
㉱ "냄새가 없다"라고 기재한 것은 냄새가 없거나, 또는 거의 없는 것을 표시하는 것이다.
㉲ 시험에 쓰는 물은 따로 규정이 없는 한 증류수 또는 정제수로 한다.

(2) 용존 총인(Dissolved Total Phosphorus) 기출

시료 중의 유기물을 산화 분해하여 용존 인화합물을 인산염(PO_4) 형태로 변화시킨 다음 인산염을 아스코르빈산환원 흡광도법으로 정량하여 총인의 농도를 구하는 방법으로 시료를 유리섬유여과지(GF/C)로 여과하여 여액 50mL(인 함량 0.06mg 이하)를 수질오염공정시험기준 ES 04362.0 총인의 시험방법에 따라 시험한다.

[주 1] 여액이 혼탁할 경우에는 반복하여 재여과한다.
[주 2] 전처리한 여액 50mL 중 총인의 양이 0.06mg을 초과하는 경우 희석하여 전처리 조작을 실시한다.

(3) 용존 총질소(Dissolved Total Nitrogen)

시료 중 용존 질소화합물을 알칼리성 과황산칼륨의 존재하에 120℃에서 유기물과 함께 분해하여 질소이온으로 산화시킨 다음 산성에서 자외부 흡광도를 측정하여 질소를 정량하는 방법이다. 이 시험기준은 비교적 분해되기 쉬운 유기물을 함유하고 있거나 자외부에서 흡광도를 나타내는 브롬이온이나 크롬을 함유하지 않는 시료에 적용된다. 시료를 유리섬유여과지(GF/C)로 여과하여 여액 50mL(질소 함량 0.01mg 이하)를 수질오염공정시험기준 ES 04363.0 총질소에 따라 시험한다.

[주 1] 여액이 혼탁할 경우에는 반복하여 재여과한다.
[주 2] 전처리한 여액 50mL 중 총질소의 양이 0.1mg을 초과하는 경우 희석하여 전처리 조작을 실시한다.

(4) 불소화합물(Fluoride, F)

물속에 존재하는 불소는 지질로부터 유래되나 유리제조 공업, 도기제조, 알루미늄 정련, 반도체 제조, 냉매제조, 농약제조 및 코크스공장 등의 배수의 혼입에 의해서도 기인한다. 불소는 화합력이 대단히 높으며, 특히 불산은 부식성이 강해 금, 백금 이외의 거의 대부분의 금속을 녹이고 유리 등의 규산염도 쉽게 녹이는 성질이 있다.

(5) 질산성 질소(Nitrate Nitrogen)

질산성 질소는 질산염을 질소량으로 나타낸 것으로서 주로 암모니아성 질소가 질화균의 작용으로 산화되어 생성한다. 지나치면 처리수 중에 질산성 질소가 증대하고, pH는 저하한다.

(6) 아질산성 질소(Nitrite-N)

아질산성 질소는 수질 오탁을 표시하는 지표의 하나로 물이 유기성 질소로 오염된 경우 수중에서 점차 분해되어 무기성 질소로 되는 산화과정에서 생성하는 것 중의 하나로서 일반적으로 암모니아성 질소의 산화에 의해서 생기는 것이다. 물속에 존재하는 아질산성 질소는 주로 대·소변, 하수 등의 혼입에 의한 암모니아성 질소의 산화에 의해 생기므로 물의 오염을 추정할 수 있는 유력한 지표가 된다. 아질산성 질소는 질산성 질소로 산화되면서 안정하므로 그 양을 측정하면 오수의 자연 정화가 어디까지 왔는지 알 수 있다.

(7) 암모니아성 질소(Ammonium Nitrogen)

물속에 존재하는 암모니아성 질소는 동물의 배설물 중에서 유기성 화합물이 분해되면서 생성된다. 탄산암모늄이 다량 생성되는 것은 위생적으로 의의가 있다. 또한 뇨에서 기인하는 요소도 암모니아성 질소로 변화되기 쉬우므로 암모니아성 질소의 검출은 분뇨에 의한 수질오염을 나타낼 수 있다. 식물의 단백질 분해는 서서히 진행되기 때문에 이로 인한 암모니아성 질소의 생성량은 무시할 수 있을 정도로 적다. 그러나 식물의 밀생지대나 니탄질지대의 물은 다량의 암모니아성 질소와 유기질을 함유하는 경우가 많다. 또한 황산암모늄 등과 같은 암모니아성 질소를 함유한 비료가 용해되어 오염되는 수도 있다.

(8) 색도(Color)

이 시험기준은 색도를 측정하기 위하여 시각적으로 눈에 보이는 색상에 관계없이 단순 색도차 또는 단일 색도차를 계산하는데 아담스-니컬슨(Adams-Nickerson)의 색도 공식을 근거로 하고 있다. 예를 들면, 육안적으로 두 개의 서로 다른 색상을 가진 A, B가 무색으로부터 같은 정도로 색도가 있다고 판정되면, 이들의 색도값(ADMI 값 : American dyemanufacturers institute)도 같게 된다.

(9) 부유물질(Suspended Solids)

① 이 시험기준은 미리 무게를 단 유리섬유여과지(GF/C)를 여과장치에 부착하여 일정량의 시료를 여과시킨 다음 항량으로 건조하여 무게를 달아 여과 전후의 유리섬유여과지의 무게차를 산출하여 부유물질의 양을 구하는 방법이다. 기출

② 적용범위 : 이 시험기준은 지표수, 지하수, 폐수 등에 적용할 수 있다.

③ 간섭물질

㉠ 나무 조각, 큰 모래입자 등과 같은 큰 입자들은 부유물질 측정에 방해를 주며, 이 경우 직경 2mm 금속망에 먼저 통과시킨 후 분석을 실시한다.

㉡ 증발잔류물이 1,000mg/L 이상인 경우의 해수, 공장폐수 등은 특별히 취급하지 않을 경우, 높은 부유물질 값을 나타낼 수 있다. 이 경우 정제수로 여과지를 여러 번 세척한다.

㉢ 칼슘, 마그네슘, 염화물, 황산염 등의 농도가 높을 경우 금속 침전이 발생하며, 흡습성이 있기 때문에 부유물질 측정에 영향을 줄 수 있다. 여과 후 105℃~110℃의 건조기 안에서 2시간 이상 충분히 건조시킨 후 데시케이터에서 항량이 될 때까지 방랭한 다음 무게를 정밀하게 측정한다.

④ 분석기기 및 기구
  ㉠ 여과장치 기출 : 지름이 47mm인 유리섬유여과지(GF/C) 또는 이와 동등한 공극의 여과지를 사용한다. 여과장치는 유리, 스테인리스강 또는 폴리테트라플루오로에틸렌(PTFE, Polytetrafluoroethylene) 재질을 사용한다.

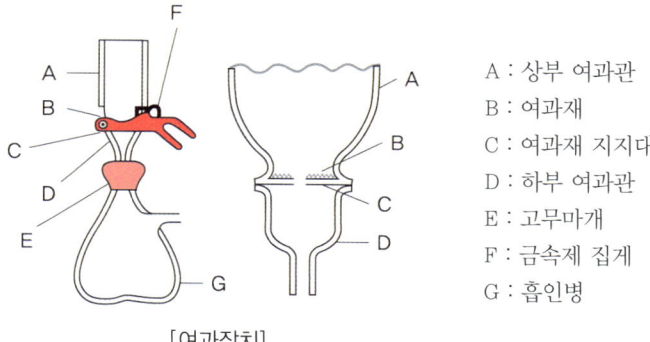

A : 상부 여과관
B : 여과재
C : 여과재 지지대
D : 하부 여과관
E : 고무마개
F : 금속제 집게
G : 흡인병

[여과장치]

  ㉡ 건조기 : 105~110℃에서 건조할 수 있는 건조장치를 사용한다.
  ㉢ 데시케이터 : 수분 함유에 따라 흡습제가 색변화를 나타내거나 수분함량을 표시할 수 있는 데시케이터를 사용한다.
  ㉣ 시계접시 : 시계접시 또는 알루미늄 호일 접시로 유리섬유여과지(GF/C)를 담아 건조할 수 있어야 한다.

⑤ 시약 및 표준용액
  다이크롬산칼륨・황산용액 : 다이크롬산칼륨(potassium dichromate, $K_2Cr_2O_7$, 분자량 : 294.18) 200g을 정제수 100mL에 녹이고 황산(sulfuric acid, H_2SO_4, 분자량 : 98.08) 1,500mL를 서서히 넣어 흔들어 섞는다.

⑥ 시료채취 및 관리 : ES 04130.1c 시료의 채취 및 보존 방법에 따른다.

⑦ 분석절차
  ㉠ 유리섬유여과지(GF/C)를 여과장치에 부착하여 미리 정제수 20mL씩으로 3회 흡인 여과하여 씻은 다음 시계접시 또는 알루미늄 호일 접시 위에 놓고 105~110℃의 건조기 안에서 1시간 이상 충분히 건조시켜 데시케이터에 넣어 방치하고 냉각한 다음 항량하여 무게를 정밀히 달고, 여과장치에 부착시킨다.
  ㉡ 시료 적당량(건조 후 부유물질로써 1mg 이상)을 여과장치에 주입하면서 흡인 여과한다.
    [주 1] 사용한 여과장치의 하부여과재를 다이크롬산칼륨・황산용액에 넣어 침전물을 녹인 다음 정제수로 씻어준다.
  ㉢ 시료 용기 및 여과장치의 기벽에 붙어있는 부착물질을 소량의 정제수로 유리섬유여과지에 씻어 내린 다음 즉시 여지상의 잔류물을 정제수 10mL씩 3회 씻어주고 약 3분 동안 계속하여 흡인 여과한다.
    [주 2] 용존성 염류가 다량 함유되어 있는 시료의 경우에는 흡입장치를 끈 상태에서 정제수를 여지 위에 부은 뒤 흡인여과하는 것을 반복하여 충분히 세척한다.

ⓓ 유리섬유여과지를 핀셋으로 주의하면서 여과장치에서 끄집어내어 시계접시 또는 알루미늄 호일 접시 위에 놓고 105~110℃의 건조기 안에서 1시간 건조시켜 데시케이터에 넣어 방치하고 냉각한 다음 항량으로 하여 무게를 정밀히 측정한다.
⑧ 결과보고 : 여과 전후의 유리섬유여과지 무게의 차를 구하여 부유물질의 양으로 한다.

$$부유물질(mg/L) = (b-a) \times \frac{1,000}{V}$$

여기서, a : 시료 여과 전의 유리섬유여과지 무게(mg)
b : 시료 여과 후의 유리섬유여과지 무게(mg)
V : 시료의 양(mL)

> **참고**
> 수질오염공정시험기준에서 화학적 산소요구량 – 적정법 – 다이크롬산칼륨법(CODcr, Chemical Oxygen Demand-Titrimetric Method-Dicromate)은 청록색에서 적갈색으로 변할 때까지 적정한다. 기출

2 폐기물공정시험기준 〈개정 2024.8.5.〉 기출

(1) **총칙(Introduction)**

① 개요

㉠ 목적 : 이 폐기물공정시험기준(이하 "공정시험기준"이라 한다)은 환경 분야 시험·검사 등에 관한 법률 제6조에 의거 폐기물의 성상 및 오염물질을 측정함에 있어서 측정의 정확성 및 통일을 유지하기 위하여 필요한 제반사항에 대하여 규정함을 목적으로 한다.

㉡ 적용범위

ⓐ 폐기물관리법 시행령 제1장 제3조 지정폐기물의 종류 구분, 동법 시행규칙 제2조 별표 1. 오니류 등에 함유된 금속 등 유기물질의 용출농도, 동법 시행규칙 제14조 별표 5의 4. 다. 2) 지정폐기물의 처리기준 적합여부, 잔류성유기오염물질관리법 시행규칙 제3조 별표 2의 폴리클로리네이티드비페닐의 함량 기준, 동법 시행규칙 제18조 별표 8의 고체상태의 처리기준 적합여부는 공정시험기준의 규정에 의하여 시험·판정한다.

ⓑ 폐기물관리법에 의한 오염실태 조사 중 폐기물에 대한 것은 따로 규정이 없는 한 공정시험기준의 규정에 의하여 시험한다.

ⓒ 공정시험기준 이외의 방법이라도 측정결과가 같거나 그 이상의 정확도가 있다고 국내외에서 공인된 방법은 이를 사용할 수 있다.

ⓓ 이 공정시험기준에서 규정하지 않은 사항에 대해서는 일반적인 화학적 상식에 따르도록 하며, 이 공정시험기준에 기재한 방법 중 세부조작은 시험의 본질에 영향을 주지 않는다면 실험자가 일부를 변경할 수도 있다.

ⓔ 하나 이상의 공정시험기준으로 시험한 결과가 서로 달라 제반 기준의 적부 판정에 영향을 줄 경우에는 공정시험기준의 항목별 주시험법에 의한 분석 성적에 의하여 판정한다. 단, 주시험법은 따로 규정이 없는 한 항목별 공정시험기준의 1법으로 한다.

② 표시방법
  ㉠ 단위 및 기호 : 단위 및 기호는 KS A ISO 1000 국제단위계(SI) 및 그 사용방법에 대한 규정에 따른다.
  ㉡ 농도
    ⓐ 백분율(Parts Per Hundred)은 용액 100mL 중 성분무게(g), 또는 기체 100mL 중의 성분무게(g)를 표시할 때는 W/V%, 용액 100mL 중 성분용량(mL), 또는 기체 100mL 중 성분용량(mL)을 표시할 때는 V/V%, 용액 100g 중 성분용량(mL)을 표시할 때는 V/W%, 용액 100 g 중 성분무게(g)를 표시할 때는 W/W%의 기호를 쓴다. 다만, 용액의 농도를 "%"로만 표시할 때는 W/V%를 말한다. 또한 단위면적(A, area) 중 성분의 면적(A)를 표시할 때는 A/A%(area)의 기호로 쓴다.
    ⓑ 천분율(Parts Per Thousand)을 표시할 때는 g/L, g/kg의 기호를 쓴다.
    ⓒ 백만분율(ppm, Parts Permillion)을 표시할 때는 mg/L, mg/kg의 기호를 쓴다.
    ⓓ 십억분율(ppb, Parts Per Billion)을 표시할 때는 μg/L, μg/kg의 기호를 쓰며, 1ppm의 1/1,000이다.
    ⓔ 기체 중의 농도는 표준상태(0℃, 1기압)로 환산 표시한다.
  ㉢ 온도
    ⓐ 온도의 표시는 셀시우스(Celcius) 법에 따라 아라비아 숫자의 오른쪽에 ℃를 붙인다. 절대온도는 K로 표시하며, 절대온도 0K는 -273℃로 한다.
    ⓑ 표준온도는 0℃, 상온은 15~25℃, 실온은 1~35℃로 하고, 찬 곳은 따로 규정이 없는 한 0~15℃의 곳을 뜻한다.
    ⓒ 냉수는 15℃ 이하, 온수는 60~70℃, 열수는 약 100℃를 말한다.
    ⓓ "수욕상 또는 수욕중에서 가열한다"라 함은 따로 규정이 없는 한 수온 100℃에서 가열함을 뜻하고 약 100℃의 증기욕을 쓸 수 있다.
    ⓔ 각각의 시험은 따로 규정이 없는 한 상온에서 조작하고 조작 직후에 그 결과를 관찰한다. 단, 온도의 영향이 있는 것의 판정은 표준온도를 기준으로 한다.
③ 기구 및 기기 : 공정시험기준에서 사용하는 모든 기구 및 기기는 측정결과에 대한 오차가 허용되는 범위 이내인 것을 사용하여야 한다.
  ㉠ 기구 : 공정시험기준에서 사용하는 모든 유리기구는 KS L 2302 이화학용 유리기구의 모양 및 치수에 적합한 것 또는 이와 동등이상의 규격에 적합한 것으로, 국가 또는 국가에서 지정하는 기관에서 검정을 필한 것을 사용하여야 한다.
  ㉡ 기기
    ⓐ 공정시험기준의 분석절차 중 일부 또는 전체를 자동화한 기기가 정도관리 목표 수준에 적합하고, 그 기기를 사용한 방법이 국내외에서 공인된 방법으로 인정되는 경우 이를 사용할 수 있다.
    ⓑ 연속측정 또는 현장측정의 목적으로 사용하는 측정기기는 공정시험기준에 의한 측정치와의 정확한 보정을 행한 후 사용할 수 있다.
    ⓒ 분석용 저울은 0.1mg까지 달 수 있는 것이어야 하며, 분석용 저울 및 분동은 국가 검정을 필한 것을 사용하여야 한다.

④ 시약 및 용액
  ㉠ 시약
    ⓐ 시험에 사용하는 시약은 따로 규정이 없는 한 1급 이상 또는 이와 동등한 규격의 시약을 사용하여 각 시험항목별 4.0 시약 및 표준용액에 따라 조제하여야 한다.
    ⓑ 이 공정시험기준에서 각 항목의 분석에 사용되는 표준물질은 국가표준에 소급성이 인증된 인증표준물질을 사용한다.
  ㉡ 용액
    ⓐ 용액의 앞에 몇 %라고 한 것(예 20% 수산화나트륨 용액)은 수용액을 말하며, 따로 조제방법을 기재하지 아니하는 한 일반적으로 용액 100mL에 녹아있는 용질의 g수를 나타낸다.
    ⓑ 용액 다음의 ( ) 안에 몇 N, 몇 m, 또는 %라고 한 것[예 아황산나트륨용액(0.1 N), 아질산나트륨(0.1M), 구연산이암모늄용액(20%)]은 용액의 조제방법에 따라 조제하여야 한다.
    ⓒ 용액의 농도를 (1 → 10), (1 → 100) 또는 (1 → 1,000) 등으로 표시하는 것은 고체 성분에 있어서는 1g, 액체성분에 있어서는 1mL를 용매에 녹여 전체 양을 10mL, 100mL 또는 1,000mL로 하는 비율을 표시한 것이다.
    ⓓ 액체 시약의 농도에 있어서 예를 들어 염산(1+2)이라고 되어있을 때에는 염산 1mL와 물 2mL를 혼합하여 조제한 것을 말한다.
    ⓔ 완충용액, 표준용액 및 규정용액은 각각 ES 06171, ES 06173, ES 06174를 따른다.
⑤ 시험결과의 표시 : 시험성적수치는 따로 규정이 없는 한 KS Q 5002(데이터의 통계적 해석방법 - 제1부 : 데이터 통계적 기술)의 수치의 맺음법에 따른다.
⑥ 관련 용어의 정의
  ㉠ "액상폐기물"이라 함은 고형물의 함량이 5% 미만인 것을 말한다.
  ㉡ "반고상폐기물"이라 함은 고형물의 함량이 5% 이상 15% 미만인 것을 말한다.
  ㉢ "고상폐기물"이라 함은 고형물의 함량이 15% 이상인 것을 말한다.
  ㉣ "함침성 고상폐기물"이라 함은 종이, 목재 등 기름을 흡수하는 변압기 내부부재(종이, 나무와 금속이 서로 혼합되어 있어 분리가 어려운 경우를 포함한다)를 말한다.
  ㉤ "비함침성 고상폐기물"이라 함은 금속판, 구리선 등 기름을 흡수하지 않는 평면 또는 비평면형태의 변압기 내부부재를 말한다.
  ㉥ 시험조작 중 "즉시"란 30초 이내에 표시된 조작을 하는 것을 뜻한다.
  ㉦ "감압 또는 진공"이라 함은 따로 규정이 없는 한 15mmHg 이하를 뜻한다.
  ㉧ "이상"과 "초과", "이하", "미만"이라고 기재하였을 때는 "이상"과 "이하"는 기산점 또는 기준점인 숫자를 포함하며, "초과"와 "미만"의 기산점 또는 기준점인 숫자를 포함하지 않는 것을 뜻한다. 또한, "a~b"라 표시한 것은 a 이상 b 이하임을 뜻한다.
  ㉨ "바탕시험을 하여 보정한다"라 함은 시료에 대한 처리 및 측정을 할 때, 시료를 사용하지 않고 같은 방법으로 조작한 측정치를 빼는 것을 뜻한다.
  ㉩ 방울수라 함은 20℃에서 정제수 20방울을 적하할 때, 그 부피가 약 1mL 되는 것을 뜻한다.
  ㉪ "항량으로 될 때까지 건조한다"라 함은 같은 조건에서 1시간 더 건조할 때 전후 무게의 차가 g당 0.3mg 이하일 때를 말한다.

- ㉠ 용액의 산성, 중성, 또는 알칼리성을 검사할 때는 따로 규정이 없는 한 유리전극법에 의한 pH미터로 측정하고 구체적으로 표시할 때는 pH 값을 쓴다.
- ㉡ "용기"라 함은 시험용액 또는 시험에 관계된 물질을 보존, 운반 또는 조작하기 위하여 넣어두는 것으로 시험에 지장을 주지 않도록 깨끗한 것을 뜻한다.
- ㉢ "밀폐용기"라 함은 취급 또는 저장하는 동안에 이물질이 들어가거나 또는 내용물이 손실되지 아니하도록 보호하는 용기를 말한다.
- ㉮ "기밀용기"라 함은 취급 또는 저장하는 동안에 밖으로부터의 공기 또는 다른 가스가 침입하지 아니하도록 내용물을 보호하는 용기를 말한다.
- ㉯ "밀봉용기"라 함은 취급 또는 저장하는 동안에 기체 또는 미생물이 침입하지 아니하도록 내용물을 보호하는 용기를 말한다.
- ㉰ "차광용기"라 함은 광선이 투과하지 않는 용기 또는 투과하지 않게 포장을 한 용기이며 취급 또는 저장하는 동안에 내용물이 광화학적 변화를 일으키지 아니하도록 방지할 수 있는 용기를 말한다.
- ㉱ 여과용 기구 및 기기를 기재하지 않고 "여과한다"라고 하는 것은 KSM 7602 거름종이 5종 A 또는 이와 동등한 여과지를 사용하여 여과함을 말한다.
- ㉲ "정밀히 단다"라 함은 규정된 양의 시료를 취하여 화학저울 또는 미량저울로 칭량함을 말한다.
- ㉳ 무게를 "정확히 단다"라 함은 규정된 수치의 무게를 0.1mg까지 다는 것을 말한다.
- ㉴ "정확히 취하여" 하는 것은 규정한 양의 액체를 홀피펫으로 눈금까지 취하는 것을 말한다.
- ㉵ "정량적으로 씻는다"함은 어떤 조작으로부터 다음 조작으로 넘어갈 때 사용한 비커, 플라스크 등의 용기 및 여과막 등에 부착한 정량대상 성분을 사용한 용매로 씻어 그 씻어낸 용액을 합하고 먼저 사용한 같은 용매를 채워 일정 용량으로 하는 것을 뜻한다.
- ㉶ "약"이라 함은 기재된 양에 대하여 ±10% 이상의 차가 있어서는 안 된다.
- ㉷ "냄새가 없다"라고 기재한 것은 냄새가 없거나, 또는 거의 없는 것을 표시하는 것이다.
- ㉸ 시험에 쓰는 물은 따로 규정이 없는 한 정제수를 말한다.

(2) **강열감량 및 유기물 함량 - 중량법**(Loss on Ignition/Volatile Solids and Total Organics-Gravimetry)
이 시험기준은 폐기물의 강열감량 및 유기물 함량을 측정하는 방법으로, 시료에 질산암모늄 용액(25%)을 넣고 가열하여 (600±25)°C의 전기로 안에서 3시간 강열하고 데시케이터에서 식힌 후 질량을 측정하여 증발용기의 질량 차이로부터 강열 감량(%) 및 유기물 함량(%)을 구한다. 기출

(3) **수분 및 고형물 - 중량법**(Humidity and Total Solid-Gravimetry)
① 목적 : 이 시험기준은 폐기물의 수분 및 고형물을 측정하는 방법으로 시료를 105~110°C에서 4시간 건조하고 데시케이터에서 식힌 후 무게를 달아 증발접시의 무게차로부터 수분 및 고형물의 양(%)을 구한다.
② 적용범위 : 이 시험기준은 0.1%까지 측정한다.

(4) 석면 – 편광현미경법(Asbestos-Polarized Light Microscope Method)

① 개요
- ㉠ 목적 : 편광현미경과 입체현미경을 이용하여 고체 시료 중 석면의 특성을 관찰하여 정성과 정량분석을 하기 위한 것이다. 기출
- ㉡ 적용범위 : 고형폐기물을 포함한 건축자재의 분석에 사용되며 유기 및 무기성분의 조합으로 된 모든 석면함유 물질에서 석면 유무를 판단할 수 있다. 편광현미경으로 판단할 수 있는 석면의 정량 범위는 1~100%이다.
- ㉢ 간섭물질 : 고형 시료의 유기물과 무기물은 석면섬유와 뒤섞이거나 석면섬유를 감싸고 있어 석면 고유의 광학적 특성(색상, 굴절률 등)을 방해하여, 석면 광물 조성을 확인하고 정량하는 데 방해 물질이 될 수 있다. 따라서 분석실험 전처리 과정에서 시료 중 방해되는 유기물과 무기물을 필요 시 7.3.2.1~7.3.2.3과 같이 회화, 염산, 용매 처리방법을 선택하여 간섭물질을 제거한다.

② 용어정의
- ㉠ 굴절률(refractive index) : 물질(시료)에 빛의 투과 시 빛의 속도와 진공에서 빛의 속도 비를 말하며 이는 파장과 온도에 따라 변한다.
- ㉡ 색 : 편광현미경의 개방니콜(single polar 또는 open nicole)상에서 섬유나 미립자의 색을 말한다.
- ㉢ 다색성(pleochroism) : 편광현미경의 개방니콜상에서 재물대를 회전시켰을 때 회전각에 따라 나타나는 섬유나 미립자 색의 변화를 말한다.
- ㉣ 형태(morphology) : 섬유나 미립자의 모양, 결정구조, 길고 짧음 등을 말한다.
- ㉤ 갈라지는 성질(cleavage) : 원자들의 결합이 약해서 일정한 방향으로 쪼개지거나 갈라지는 성질을 말한다. 모든 석면섬유는 한쪽 방향으로의 완전한 방향성을 가지고 있다.
- ㉥ 간섭색 : 상광선과 이상광선의 상호작용에 의해서 나타나는 색으로 미립자의 두께와 방향에 따라 다양하게 나타나며 광물 자체의 색은 아니다.
- ㉦ 간섭상 : 편광경(conoscope) 장치(bertrand lens를 넣었을 때)를 했을 때 빛의 간섭이 나타나는 현상으로, 광축의 수량에 따라 일축성과 이축성으로 나눌 수 있고, 각각 결정의 광학적 방향성에 따라 양(+) 또는 음(−)의 간섭상으로 나누어진다.
- ㉧ 신장률(elongation) 부호 : 편광현미경의 직교니콜(crossed polars 또는 crossed nicol)상에서 보정판(The First-Order Red Compensator)을 삽입했을 때 평행 굴절률($n\parallel$)과 수직 굴절률($n\perp$)의 크기에 따라 "양(+)" 또는 "음(−)"의 신장률 부호를 나타내는데 굴절률의 크기가 $n\parallel > n\perp$일 경우 "양(+)", 굴절률의 크기가 $n\parallel < n\perp$일 경우 "음(−)"의 부호이다. 보통 청색이 북동-남서이고, 오렌지색이 북서-남동의 방향을 가리키고 있다면 양(+)의 신장률 부호를 의미한다.(청석면은 음(−)의 신장률 부호, 백석면 등 5가지 석면은 양(+)의 신장률 부호를 갖는다.)
- ㉨ 소광(extinction) : 편광현미경의 직교니콜상에서 이방성의 섬유나 미립자가 가장 어두워져 보이지 않는 현상을 말한다. 이방성의 섬유나 미립자의 갈라지는 성질(cleavage)과 접안렌즈의 십자선을 일치시킨 후 재물대를 회전시켜 광물이 없어질(가장 어둡게 될) 때의 사이각을 소광각이라고 한다.
- ㉩ 복굴절(birefringence; B') : 이방성 광물에 빛이 투과될 때 최대 굴절률과 최소 굴절률의 차이이다. 즉, 높은 굴절률 값에서 낮은 굴절률 값을 뺀 값($n\parallel - n\perp$)이다. 또는 이 복굴절은 방해파장(retardation; 'R')과 두께(thickness; 'T')로부터 구할 수 있으며, 이 값은 미셀-레비 도표(Themichel Levy Chart)를 통해 $B = R/1,000T$의 수식으로 구할 수 있다.

3 먹는물수질공정시험기준 〈개정 2024.11.18.〉 기출

(1) 먹는물수질공정시험기준 중 시료채취와 보존(Sample Collection and Preservation)에서 불소는 폴리에틸렌 병에 채취하여 최대 28일 이내에 시험한다.

(2) 시료에 암모니아 완충용액을 넣어 pH 10으로 조절한 다음 적정에 의해 소비된 EDTA 용액으로부터 탄산칼슘의 양으로 환산하여 경도(mg/L)를 구한다.

(3) **저온일반세균-평판집락법(Total Colony Counts in 21°C-Pour Plate Method)**
   ① 샘물, 먹는샘물, 먹는해양심층수, 염지하수, 먹는염지하수에 존재하는 저온일반세균을 분석함에 있어 검사결과의 정확성과 통일성을 제공하기 위해 필요한 제반사항에 대하여 규정함을 목적으로 한다.
   ② 멸균된 시료용기를 사용하여 무균적으로 시료를 채취하고 즉시 시험하여야 한다. 즉시 시험할 수 없는 경우에는 빛이 차단된 1~5℃ 냉장 보관 상태에서 24시간 이내에 시험하여야 한다. 기출

(4) 세균수 표기 시 숫자는 높은 단위로부터 3단계에서 반올림하여 유효숫자를 2단계로 끊어 이하를 0으로 한다. 기출

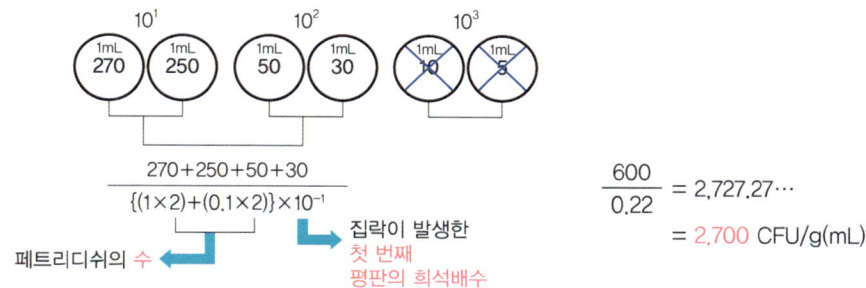

4 대기오염공정시험기준 〈개정 2024.6.20.〉 기출

(1) **환경대기 중 먼지측정방법**
측정대상이 되는 환경 대기 중에 부유하는 고체 및 액체의 입자상 물질로 환경정책기본법에서는 대기 중 먼지에 대한 환경기준을 PM 10(공기역학직경이 10μm 이하인 것)으로 설정·운영하고 있다.

(2) **적용 가능한 시험방법**
   ① 고용량공기시료채취기법 : 고용량 펌프(1,133~1,699L/min)를 사용하여 질량농도를 측정
   ② 저용량공기시료채취기법 : 저용량 펌프(16.7L/min 이하)를 사용하여 질량농도를 측정
   ③ 베타선법 : 여과지 위에 베타선을 투과시켜 질량농도를 측정

(3) **적용범위**
먼지는 대기 중에 함유되어 있는 액체 또는 고체인 입자상 물질로서 먼지의 질량농도를 측정하는 데 사용된다.

5 실내공기질공정시험기준 〈개정 2024.12.30.〉 기출

(1) 목적
환경분야 시험·검사 등에 관한 법률 제6조 규정에 의거 실내공기 오염물질을 측정함에 있어서 측정의 정확성 및 통일을 유지하기 위하여 필요한 제반사항에 대한 규정을 정함을 목적으로 한다.

(2) 적용범위
다중이용시설 등의 실내공기질관리법 제5조의 다중이용시설 실내공기질 유지기준, 제6조의 다중이용시설 실내공기질 권고기준, 제9조의 신축 공동주택의 실내공기질 권고기준의 적합여부 및 제11조의 오염물질 방출 건축자재의 사용제한의 대상여부는 실내공기질공정시험기준(이하 "공정시험기준"이라 한다)의 규정에 의하여 시험·판정한다.

(3) 실내공기질공정시험기준(2021)에 의한 실내공기 중 미세먼지 측정방법 – 중량법(determination of particulate matter in indoor by the gravimetric method)
실내공기 중 미세먼지를 여과지에 1L/min~30L/min 정도의 공기유량으로 채취하여 채취 전후의 여과지 중량의 차이를 이용하여 실내 공기 중 미세먼지 농도를 측정하는 방법이다.

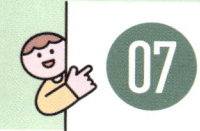

07 끝판왕! 적중예상문제

01 [1회독 2회독 3회독] 2024 기출유사

용존산소를 측정하는 「수질오염공정시험기준」상의 실험법이다. ( ) 안에 들어갈 시약은?

> BOD병의 용액 200mL를 정확히 취하여 황색이 될 때까지 ( )(0.025M)으로 적정한 다음, 전분용액 1mL를 넣어 용액을 청색으로 만든다. 이후 다시 ( )(0.025M)으로 용액이 청색에서 무색이 될 때까지 적정한다.

① 염화칼슘용액
② 과망간산칼륨용액
③ L-아스코빈산용액
④ 옥살산나트륨용액
⑤ 티오황산나트륨용액

02 [1회독 2회독 3회독] 2023 기출유사

실내공기 오염물질을 측정하기 위해 규정한 「실내공기질공정시험기준」 중 라돈의 방사능 농도 단위는?

① Bq/m^3
② ppm
③ $\mu g/m^3$
④ 개/cc
⑤ CFU/m^3

03 [1회독 2회독 3회독] 2022 기출유사

편광현미경과 입체현미경을 이용하여 특성의 관찰이 가능한 입자상 물질로 폐암과 가장 관련이 깊은 것은?

① 납(Pb)
② 석면(asbestos)
③ 망간(Mn)
④ 철(Fe)
⑤ 아연(Zn)

04 [1회독 2회독 3회독] 2022 기출유사

샘물, 먹는샘물, 먹는해양심층수, 염지하수, 먹는염지하수에 존재하는 저온일반세균을 분석함에 있어 즉시 시험할 수 없는 시료를 보관할 때의 온도와 최대 보존시간으로 옳은 것은?

① 0℃, 18시간
② 4℃, 24시간
③ 12℃, 12시간
④ 16℃, 6시간
⑤ 20℃, 3시간

적중예상문제 해설

01
수질오염공정시험기준 ES 04308.1e 용존산소-적정법 2018(Dissolved Oxygen-Titrimetric Method)
BOD병의 용액 200mL를 정확히 취하여 황색이 될 때까지 **티오황산나트륨용액**(0.025M)으로 적정한 다음, 전분용액 1mL를 넣어 용액을 청색으로 만든다. 이후 다시 **티오황산나트륨용액**(0.025M)으로 용액이 청색에서 무색이 될 때까지 적정한다.

02
「실내공기질공정시험기준」은 환경분야 시험·검사 등에 관한 법률 제6조 규정에 의거 실내공기 오염물질을 측정함에 있어서 측정의 정확성 및 통일을 유지하기 위하여 필요한 제반사항에 대한 규정을 정함을 목적으로 하며 라돈의 단위는 Bq/m^3이다.

03
석면은 1급 발암물질로 폐암을 일으키며 편광현미경과 입체현미경을 사용해서 분석이 가능한 입자상 오염물질이다.

04
먹는물수질공정시험기준 중 저온일반세균-평판집락법(Total Colony Counts in 21℃-Pour Plate Method)
멸균된 시료용기를 사용하여 무균적으로 시료를 채취하고 즉시 시험하여야 한다. 즉시 시험할 수 없는 경우에는 빛이 차단된 4℃ 냉장 보관 상태에서 24시간 이내에 시험하여야 한다.

🔒 01 ⑤   02 ①   03 ②   04 ②

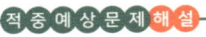

05
PM-10(미세먼지) : 입자의 크기가 10μm 이하인 먼지

06
환경대기 중 먼지 측정방법
고용량 공기시료채취기법(Particulate Matter Test Method in Ambient Air – High Volume Air Sampler) : 환경대기 중의 먼지농도를 측정하기 위한 시험방법

07
대장균 정성시험 중 추정시험에서 듀람관을 넣어 가스발생을 확인한다.

08
먹는물수질공정시험기준 중 시료채취와 보존(Sample Collection and Preservation)에서 불소는 4°C 냉암소 보관하며 보존기간은 28일이다.

09
먹는물수질공정시험기준에서 경도-EDTA 적정법(Hardness–EDTA Titrimetric Method)에 의하면 경도(hardness)란 먹는물 중에 존재하는 칼슘과 마그네슘의 농도를 탄산칼슘의 농도(mg/L)로 나타낸 값이다.

---

05 2021 기출유사
다음 중 대기오염공정시험기준에서 미세먼지의 입경 기준은?
① 2.5μm 이하 ② 7μm 이하
③ 10μm 이하 ④ 13μm 이하
⑤ 15μm 이하

06 2021 기출유사
다음 환경대기 중의 먼지농도를 측정하는 기기는?
① 직독식검지관 ② 원자흡광광도계
③ 고용량공기시료채취기 ④ 비분산적외선분광광도계
⑤ 자외선가시선분광광도계

07 2021 기출유사
다음 중 먹는물수질공정시험기준에서 총대장균군을 분석할 때, 추정시험단계에서 양·음성을 판정하기 위해 사용하는 기구는?
① 피펫 ② 네슬러관
③ 다람시험관 ④ 둥근플라스크
⑤ 킬달플라스크

08 2021 기출유사
다음 중 먹는물수질공정시험기준에서 불소를 측정하기 위한 시료를 4°C 냉암소에 보관할 때, 최대로 보존할 수 있는 일수는?
① 2일 ② 7일 ③ 14일
④ 21일 ⑤ 28일

09 2021 기출유사
다음은 먹는물수질공정시험기준에서 제시하는 경도의 정의이다. ( ) 안에 들어갈 것으로 가장 옳은 것은?

> 경도(hardness)란 먹는물 중에 존재하는 칼슘과 마그네슘의 농도를 (　　)의 농도(mg/L)로 나타낸 값이다.

① 염화칼륨 ② 탄산칼슘 ③ 크롬산칼륨
④ 산화마그네슘 ⑤ 염화마그네슘

🔒 05 ③ 06 ③ 07 ③ 08 ⑤ 09 ②

10 [2021 기출유사]

다음 중 화학적산소요구량(CODcr)을 측정하기 위해 다이크롬산칼륨법(적정법)을 사용할 경우 적정 종말점의 색깔 변화로 옳은 것은?

① 청색 → 적색
② 청록색 → 적갈색
③ 무색 → 엷은 갈색
④ 무색 → 엷은 홍색
⑤ 무색 → 엷은 적황색

11 [2020 기출유사]

다음 중 실내 공기에 존재하는 석면을 측정하는 시험방법은?

① 위상차현미경법
② 자외선/가시선분광법
③ 마이크로파 산분해법
④ 기체크로마토그래피
⑤ 고성능액체크로마토그래피

12 [2020 기출유사]

다음은 물속에 존재하는 총인을 자외선/가시선분광법으로 측정하는 방법이다. ( ) 안에 들어갈 것으로 가장 옳은 것은?

> 유기물화합물 형태의 인을 산화 분해하여 모든 인 화합물을 인산염(PO_4^{3-}) 형태로 변화시킨 다음 몰리브덴산암모늄과 반응하여 생성된 몰리브덴산인암모늄을 ( )(으)로 환원하여 생성된 몰리브덴산의 흡광도를 880nm에서 측정하여 총인의 양을 정량하는 방법이다.

① 과황산칼륨
② 니트로페놀
③ 아스코르빈산
④ 과망간산칼륨
⑤ 수산화나트륨

13 [2020 기출유사]

다음은 「폐기물공정시험기준」에 따라 강열감량 및 유기물 함량을 측정하는 방법이다. ( ) 안에 들어갈 온도로 가장 옳은 것은?

> 시료에 질산암모늄 용액(25%)을 넣고 가열한 다음 ( )℃의 전기로 안에서 3시간 동안 강열하고 데시케이터에서 식힌 후 무게를 달아 증발접시의 무게 차이로부터 강열감량 및 유기물함량(%)을 구한다.

① 400 ± 25
② 500 ± 25
③ 600 ± 25
④ 700 ± 25
⑤ 800 ± 25

적중예상문제 해설

10
수질오염공정시험기준에서 화학적 산소요구량 - 적정법 - 다이크롬산칼륨법(CODcr, Chemical Oxygen Demand-Titrimetric Method-Dicromate)은 청록색에서 적갈색으로 변할 때까지 적정한다.

11
석면과 같이 미세하고 컬러가 흐린 물질은 위상차현미경이 측정에 좋다.

> **위상차현미경**
> (phase contrast microscope)
> 위상차현미경은 다른 현미경과는 다르게 투명한 시료의 빛이 투과할 때 발생하는 투과광 간에 생겨 맺히는 상의 위상차를 명암의 차이로 바꾸어 관찰할 수 있게 만든 현미경이다. 그래서 색이 없고 아무리 투명하더라도 그 개체의 내부 구조를 뚜렷이 관찰할 수 있게 되었다. 빛의 투과에 따른 굴절률을 명암의 차로 바꾸어 관찰할 수 있어 무색투명한 미생물도 관찰할 수 있다.

12
수질오염공정시험기준 중 용존 총인 (Dissolved Total Phosphorus)
시료 중의 유기물을 산화 분해하여 용존 인화합물을 인산염(PO_4^{3-}) 형태로 변화시킨 다음 인산염을 아스코르빈환원 흡광도법으로 정량하여 총인의 농도를 구하는 방법으로 시료를 유리섬유여과지(GF/C)로 여과하여 여액 50mL(인 함량 0.06mg 이하)를 수질오염공정시험기준 ES 04362.0 총인의 시험방법에 따라 시험한다.

13
폐기물공정시험기준 중 강열감량 및 유기물 함량-중량법 2017
(Loss on Ignition and Total Organics-Gravimetry)
• 목적 : 이 시험기준은 폐기물의 강열감량 및 유기물 함량을 측정하는 방법으로, 시료에 질산암모늄 용액(25%)을 넣고 가열하여 (600 ± 25)℃의 전기로 안에서 3시간 강열하고 데시케이터에서 식힌 후 무게를 달아 증발접시의 무게 차이로부터 강열감량 및 유기물 함량(%)을 구한다.

🔒 10 ② 11 ① 12 ③ 13 ③

적중예상문제 해설

14
수질오염공정시험기준 중 부유물질
(Suspended Solids)
유리섬유여과지를 핀셋으로 주의하면서 여과장치에서 꺼집어내어 시계접시 또는 알루미늄 호일 접시 위에 놓고 105~110℃의 건조기 안에서 2시간 건조시켜 데시케이터에 넣어 방치하고 냉각한 다음 항량으로 하여 무게를 정밀히 단다.

15
%농도
- **중량백분율(W/W%)** : 용액 100g에 녹아있는 용질 g수%
- **용량백분율(V/V%)** : 용액 100mL 중에 포함된 용질의 mL수%
- **중량/용량백분율(W/V%)** : 용액 100mL 중에 포함된 용질의 g수%
- **용량/중량백분율(V/W%)** : 용액 100g 중에 포함된 용질의 mL수%

- **백만분율(ppm)** : 시료 1kg(1L) 중 목적성분 mg수
- **십억분율(ppb)** : 시료 1kg(1L) 중 목적성분 μg수
- **몰농도(M, molarity)** : 용액 1L에 녹아있는 용질의 몰수, mol/L
- **몰랄농도(m, molality)** : 용매 1kg에 녹아있는 용질의 몰수 ⇒ 온도에 의존하지 않으므로 정확한 물리적 측정에 사용
- **포르말농도(식량농도 F, formality)** : 용액 1L 중 포함된 화학식량 수
- **노르말농도(규정농도 N, normality)** : 용액 1L 중 포함된 용질의 그램당량 수

14 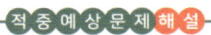 2020 기출유사

다음 중 하천수의 부유물질(SS)을 측정할 때 유리섬유 여과지를 건조하는 온도는?

① 85~90℃
② 95~100℃
③ 105~110℃
④ 115~120℃
⑤ 125~130℃

15 1회독 2회독 3회독 2020 기출유사

먹는물의 분석에서 용액 100g 중 성분 용량(mL)을 백분율로 표시하는 기호는 어떤 것인가?

① V/V%
② V/W%
③ W/L%
④ W/V%
⑤ W/W%

🔒 14 ③ 15 ②

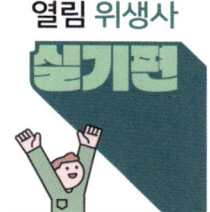

시험합격에 필요한
알짜 이론과 문제를 한번에 정리!

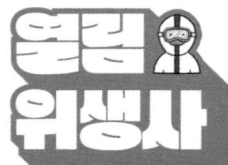

PART 02

식품위생학

CHAPTER 01   식품취급 및 시설위생

CHAPTER 02   식품의 감별법

CHAPTER 03   기구의 소독 및 살균

CHAPTER 04   식중독세균 및 기타 식중독

CHAPTER 05   식품과 감염병

CHAPTER 06   식품위생 검사

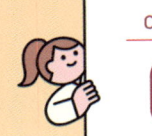

CHAPTER 01 식품취급 및 시설위생

> **식품위생이란?** 기출
> - 식품의 생육(재배), 생산 및 제조로부터 최종적으로 인간에게 섭취되기까지 이르는 모든 단계에서 식품의 안전성과 건전성, 완전무결성을 확보하기 위한 모든 수단
> - 식품, 식품첨가물, 기구 또는 용기·포장을 대상으로 하는 음식물에 관한 위생

1 식품의 위생적인 취급

(1) 식품등의 위생적인 취급에 대한 기준

① 식품 또는 식품첨가물을 제조·가공·사용·조리·저장·소분·운반 또는 진열할 때에는 이물이 혼입되거나 병원성 미생물 등으로 오염되지 않도록 위생적으로 취급해야 한다.

② 식품등을 취급하는 원료보관실·제조가공실·조리실·포장실 등의 내부는 항상 청결하게 관리하여야 한다.

③ 식품등의 원료 및 제품 중 부패·변질이 되기 쉬운 것은 냉동·냉장시설에 보관·관리하여야 한다.

④ 식품등의 보관·운반·진열시에는 식품등의 기준 및 규격이 정하고 있는 보존 및 유통기준에 적합하도록 관리하여야 하고, 이 경우 냉동·냉장시설 및 운반시설은 항상 정상적으로 작동시켜야 한다.

⑤ 식품등의 제조·가공·조리 또는 포장에 직접 종사하는 사람은 위생모 및 마스크를 착용하는 등 개인위생관리를 철저히 하여야 한다.

⑥ 제조·가공(수입품을 포함한다)하여 최소판매 단위로 포장(위생상 위해가 발생할 우려가 없도록 포장되고, 제품의 용기·포장에 「식품 등의 표시·광고에 관한 법률」 제4조 제1항에 적합한 표시가 되어 있는 것을 말한다)된 식품 또는 식품첨가물을 허가를 받지 아니하거나 신고를 하지 아니하고 판매의 목적으로 포장을 뜯어 분할하여 판매하여서는 아니 된다. 다만, 컵라면, 일회용 다류, 그 밖의 음식류에 뜨거운 물을 부어주거나, 호빵 등을 따뜻하게 데워 판매하기 위하여 분할하는 경우는 제외한다.

⑦ 식품등의 제조·가공·조리에 직접 사용되는 기계·기구 및 음식기는 사용 후에 세척·살균하는 등 항상 청결하게 유지·관리하여야 하며, 어류·육류·채소류를 취급하는 칼·도마는 각각 구분하여 사용하여야 한다.

⑧ 소비기한이 경과된 식품 등을 판매하거나 판매의 목적으로 진열·보관하여서는 아니 된다.

(2) 식품 취급 시 일반적인 사항

① 식품의 검수 시 소비기한 등을 확인하고, 식품용 온도계를 사용하여 온도를 측정
② 물품을 검수실 바닥이나 복도에 방치하지 않고 저장고에 즉시 이동
③ 먼저 들어온 것을 먼저 소비할 수 있는 선입선출 방법을 채택
④ 세척제와 화학약품은 식품저장고나 조리장과 떨어진 곳에 보관
⑤ 식품저장고는 해충 구제 방지를 하고 동물 사육을 금지
⑥ 식품재료 간의 교차오염이 되지 않도록 구분하여 보관
⑦ 식품은 이물질이 들어가지 않도록 잘 밀봉 조치
⑧ 유지식품을 보존할 때에는 일광을 차단하고 저온으로 보존 조치
⑨ 냉동식품의 해동법 : 냉장고에서 해동, 21℃ 흐르는 물에서 해동, 전자레인지를 이용한 해동
⑩ 한 번 해동된 식품은 재동결 금지
⑪ 채소를 씻을 때에는 흐르는 물에 5회 이상 씻어서 사용
⑫ 생식용 채소는 세척 후 염소계 소독제로 소독(차아염소산나트륨 유효염소농도 100ppm 용액에 5분간 침지 후 헹굼)

▶ 용도별 세척제의 종류

용도	사용법
과일·채소용	사람이 그대로 먹을 수 있는 채소, 과일 등을 씻는 데 사용 채소, 과일을 5분 이상 담가서는 안 되며, 씻은 후에는 반드시 먹는 물로 세척
식품기구·용기용	가공기구, 조리기구 등 식품기구·용기(자동식기세척기용 포함)를 씻는 데 사용
식품제조·가공장치용	식품의 제조장치, 가공장치 등 제조·가공용 기구 등을 씻는 데 사용

⑬ 식품을 조리할 때는 안전을 위한 최소 내부온도 및 유지시간 이상으로 가열 : 75℃, 1분 이상 가열

> **참고** 교차오염
>
> 1. 오염되지 않은 식재료나 음식이 오염된 식재료, 조리 종사자와의 접촉으로 인해 미생물에 오염되는 것
> 2. 교차오염 방지 요령
>   ① 오염구역과 비오염구역(청결구역)으로 구역을 구획하여 관리
>   ② 칼, 도마 등의 기구나 용기는 용도별(채소용, 육류용, 어류용)로 구분하여 사용
>   ③ 세정대(싱크대)도 구분하여 사용, 구분 사용이 힘들 경우 채소류 → 육류 → 어류 → 가금류 순서로 사용하며 작업변경 시 소독한 후에 사용
>   ④ 식품취급 등의 작업은 바닥으로부터 60cm 이상에서 실시
>   ⑤ 전처리에 사용하는 용수는 반드시 먹는 물을 사용
>   ⑥ 전처리 식재료와 전처리하지 않은 식재료는 구분하여 보관

2 식품의 보존방법

(1) 물리적 방법

① 건조법 : 수분 함량 15% 이하에서 세균 발육 억제

건조방법			특징
자연건조법(일광건조법)			태양광선과 바람을 이용하여 수분을 자연 증발시켜 건조. 간편하고 경제적이나 장시간 소요, 영양분 손실 초래(과일, 농산물)
인공 건조법	상압 건조	열풍건조법	식품에 가열한 공기를 불어 넣어 건조 육류, 어류 등
		배건법 기출	보리차, 옥수수, 홍차 등 직접 가열하여 건조. 특유의 향미 형성
		분무건조법	액상식품을 공기 중에 분무하여 열풍으로 건조. 분유, 인스턴트 커피 등
		박막건조법	고형분이 많은 점조성 식품을 회전원통 표면에 박막상으로 펼쳐 건조. 농축 토마토주스, 매시포테이토 등에 이용
		포말건조법	농축액즙에 점조제나 계면활성제 등의 거품안정제를 가하여 포말로 한 다음 다공판 위에서 열풍을 불어 넣어 건조. 과즙류에 이용
	감압 건조	진공동결건조법	식품을 동결시킨 후 감압하여 수분을 승화시켜서 건조. 고급 채소, 고급 인스턴트 커피 등에 이용

② 냉장・냉동법
  ㉠ 10℃ 이하에서 세균의 증식 억제, -5℃ 이하에서 번식 정지
  ㉡ 냉장고 : 벽에서 10cm 정도 떨어져야 하고 통풍이 잘 되는 곳
  ㉢ 냉장고에 식품을 넣을 경우 냉장고 용량의 70% 이하로 저장
  ㉣ 냉장고 문을 자주 열지 않도록 함
  ㉤ 냉장고 내 온도계를 비치할 경우 온도 감응 장치의 센서는 온도가 가장 높은 곳에 위치
  ㉥ 교차오염을 방지하기 위해 구분 보관
      ⓐ 상단 : 채소, 조리음식, 가공식품 등 청결 식재료
      ⓑ 하단 : 생선・육류 등 날 음식
  ㉦ 냉동법 : -18℃ 이하, 육류, 어류보관, 건조한 김 등
  ㉧ 냉장법 : 일반적으로 냉장제품 0~10℃
      • 식육, 포장육 및 식육가공품의 냉장제품 -2~10℃(다만, 가금육 등 -2~5℃)
  ㉨ 냉장 목적 : 자기소화 지연, 미생물 증식 저지, 변질 지연, 식품의 신선도 단기간 유지

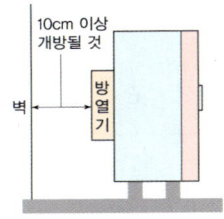 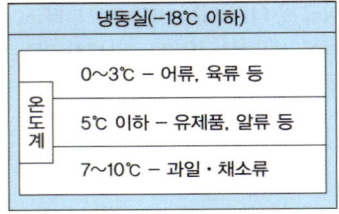

[냉장고의 위치]

③ 가열살균법
  ㉠ 저온장시간 살균법 : 60~65℃에서 30분 가열
  ㉡ 고온단시간 살균법 : 70~75℃에서 15~20초 가열

ⓒ 초고온순간 살균법 : 130~135(150)℃에서 1~3초 가열
ⓓ 고온장시간 살균법 : 95~120℃에서 30~60분 가열
④ 자외선 및 방사선 이용
  ⓐ 자외선 : 식품에 영향을 미치지 않으나 투과력이 없음(2,537Å) – 표면소독 가능
  ⓑ 방사선 : 안전성 고려($Co^{60}-\gamma$선(식품), $Cs^{137}-\gamma$선), 냉살균, 포장식품조사 가능, 대량처리 가능

(2) **화학적 방법** : 절임법, 산저장법, 보존제 첨가
  ① 염장법 : 유효농도 10%(축산가공품, 해산물, 채소와 육류 저장)
  ② 당장법 : 유효농도 50%(젤리, 잼, 가당연유)
  ③ 산저장법 : 초산이나 젖산 이용(pH 4.5 이하)
  ④ 식품첨가물 : 보존료, 산화방지제 등 첨가

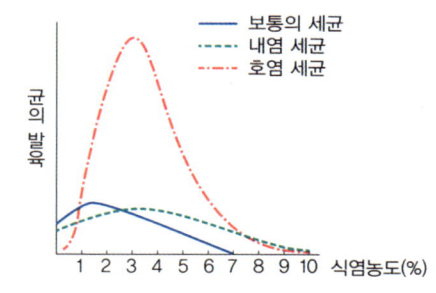

[식염농도와 세균의 증식곡선]

(3) **기타** : 훈증, 훈연, 가스저장법
  ① 훈연 : 목재를 불완전하게 연소시켜 연기 중에 살균물질인 aldehyde, alcohol, phenol, acetone 등을 생성. 식품의 육조직에 침입하여 미생물 발육을 억제하고, 훈연에 의해 식품이 건조되고 저장성을 높이고 미생물을 사멸시키는 방법(육류나 어류의 저장과 가공에 응용)
    • 훈연제 : 벚나무, 떡갈나무, 참나무 등 활엽수(침엽수 사용금지)
  ② 훈증 : 훈증제로 처리하여 곤충의 충란 또는 미생물을 사멸(곡류 저장에 이용)
    • 훈증제 : methyl bromide, chloropicrine, $CHCl_3$, NO_2, CH_3BR, 황산석회, 산화에틸렌, 2염화에틸렌, BHC제, 제충국제 등이 사용되나 인체 유독으로 사용 시 주의
  ③ 가스저장 : 식품의 호흡작용 차단, CO_2, N_2, gas 이용, 과일, 야채, 어육, 난류 등의 저장

3 식품 취급 시설의 위생

(1) 식품관련 시설

분류	시설의 종류
식품생산 및 집산시설	• 착유장(목장 등) • 도축장, 우시장 등 식육시장 • 채소시장 및 어시장 • 수산물 및 생산해역 및 집합장소 등
식품처리・가공・저장시설	• 각종 식품 제조공장 • 우유 처리장 • 식품의 냉동 및 냉장시설 등
식품의 조리・판매 및 급식시설	• 일반음식점, 집단급식시설, 식품판매업 등
기타 시설	• 식품첨가물 제조업 • 음식용 기구・용기・포장 제조업 등

(2) 건물의 위치
① 주위 환경이 청결한 곳
② 양질의 용수 및 수량을 충분히 확보할 수 있는 곳
③ 폐수 및 폐기물 처리가 용이한 곳
④ 수송 및 교통이 편리하고 전력 사정이 좋은 곳

(3) 건물의 설계
① 내구성, 건물의 내부구조는 식품업종에 맞게 설계되어야 함
② 불결한 부분과 청결한 부분을 구분하여 설계함
③ 식품을 오염시킬 수 있는 공정의 분리
   예 원료 - 세척실 - 제조가공실 - 포장실 - 창고

(4) 건물의 시설 및 설비
① 바닥 및 배수구 `기출`
   ㉠ 흡수성과 미끄러짐이 없고, 이은 자국, 틈, 깨진 곳이 없을 것
   ㉡ 내수성 재료를 사용해야 하며 배수시설을 해야 함
   ㉢ 배수시설은 벽에서 15cm 떨어져 설치, 깊이는 최소 15cm, 내경은 최소 10cm 정도
   ㉣ 배수시설은 배수가 용이하도록 기울기를 두어야 함 : 바닥 1m당 높이 1~4cm의 기울기

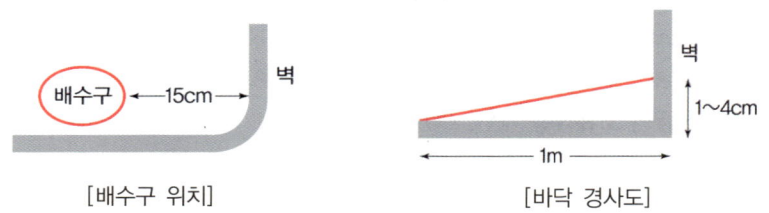

[배수구 위치]   [바닥 경사도]

   ㉤ 바닥은 타일이나 콘크리트 등으로 견고하게 함
   ㉥ 실외 배수구는 쥐의 침입을 막기 위해 방서시설 설치
   ㉦ 배수관의 내경은 최소 4inch이고, 용량이 많을 때는 6inch 이상이어야 함
   ㉧ 배수구는 냄새 방지를 위해 방취설비 설치
   ㉨ 배수구, 배수관 등에 곡선형 트랩 설치 : 곤충, 설치류 등의 유입 방지, 악취 및 폐수의 역류 방지
   ㉩ 배수로는 청결구역에서 오염구역 방향으로 흐르도록 해야 함
② 벽 `기출`
   ㉠ 청소하기 쉬우며 틈새가 없고 매끄러우며 밝은 색으로 처리
   ㉡ 바닥에서 벽면 1.5m까지는 내수성 자재 사용 `기출`
       위생적인 내수성 재질(스테인리스, 알루미늄, FRP, 테프론 등 물이 흡수되지 아니하는 것)
   ㉢ 내벽과 바닥의 경계면인 모서리 부분은 청소가 용이하도록 둥글게 곡면처리
   ㉣ 창문과 벽면은 45~50도의 경사 유지

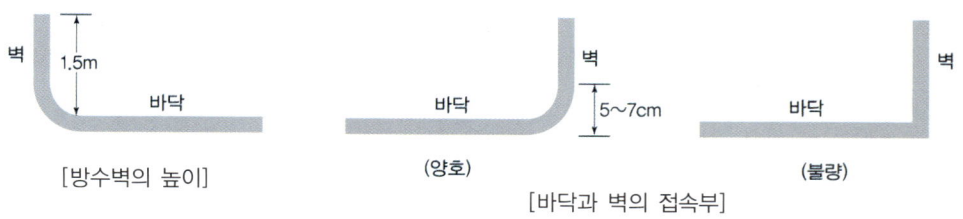

[방수벽의 높이]   [바닥과 벽의 접속부]

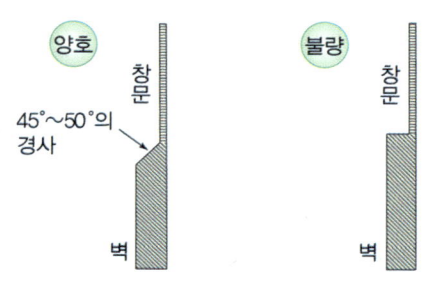

[벽과 창문의 접속부]

③ 천장 기출
  ㉠ 매끄러운 재료를 사용해야 하고 수세가 편리하고 밝은 색
  ㉡ 바닥에서 천장까지의 높이 3m 이상
  ㉢ 재질은 내수성 재질(스테인리스, 알루미늄, FRP, 테프론 등 물이 흡수되지 아니하는 것)
  ㉣ 천장에 응축된 물이 식품에 직접 떨어지지 않도록 벽을 향해 완만하게 경사지도록 함
  ㉤ 방우, 방서, 방충 및 공중낙하세균의 방지
  ㉥ 배기덕트, 전기설비 등이 외부에 노출되지 않도록 천장 내부에 설치

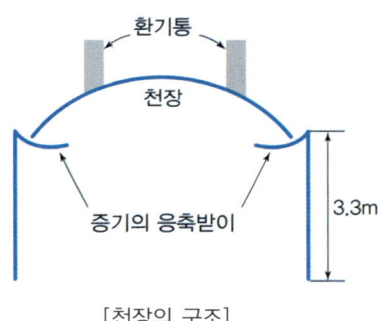

[천장의 구조]

④ 조명시설
  ㉠ 가급적 자연채광 : 창문의 면적은 벽면적의 70% 정도, 바닥면적의 20~30%
  ㉡ 집단급식소의 구역별 적절한 조도 기출
    ⓐ 선별 및 검수구역 : 540lux 이상
    ⓑ 일반작업구역 : 220lux 이상
    ⓒ 기타 부대시설(창고, 화장실, 탈의실 포함) : 110lux 이상
  ㉢ 조명시설 : 조명은 여러 개의 등으로 간접조명

⑤ 창문
  ㉠ 용이한 채광을 위하여 세로로 된 높은 창이 좋다.
  ㉡ 상단 : 천장 가까이(환기목적), 천장으로부터 1m 이내에 설치
  ㉢ 하단 : 바닥에서 1.5m 이상(내수성 자재 이용)
  ㉣ 방충망 : 곤충의 침입을 막기 위하여 30mesh/inch가 적당

⑥ 출입문
  ㉠ 회전문(open type) : 레일식(폐쇄식)보다 도어식(개방식) 채택(위생해충의 번식, 오염물질의 방지)
  ㉡ 출입문 입구에 폭 3m, 길이 4m, 깊이 10~30cm 정도의 소독시설 설치
  ㉢ 출입문 앞 신발 소독약품(1~2% 크레졸비누액) 비치
  ㉣ 바닥과 문 밑바닥과의 공간 : 0.5cm(방서)
  ㉤ 출입문 : 하단에서 30cm 정도 함석으로 내장(설치류에 의한 훼손방지)

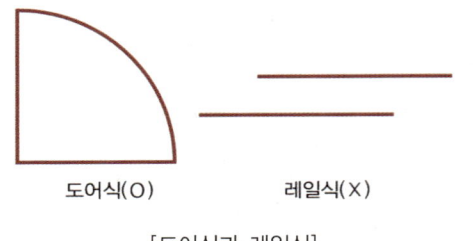

[도어식과 레일식]   [출입문과 바닥의 공간]

⑦ 싱크대
  • 수도꼭지는 만수면의 7cm 이상 이격거리
⑧ 환기시설
  ㉠ 악취·유해가스·매연·증기 및 열 등을 제거하는데 충분하도록 환기시설 설치
  ㉡ 환기시설 : 창문, 팬, 후드 등
  ㉢ 공기의 흐름은 비오염구역에서 오염구역 방향으로 흘러가도록 함
  ㉣ 후드의 형태는 열기기보다 사방 15cm 이상

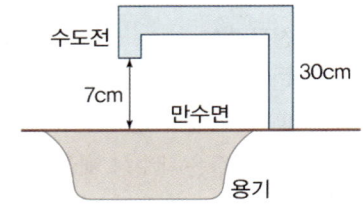

[수도전과 용기의 거리]

⑨ 쓰레기통
  ㉠ 안쪽 : 하단에서 30~40cm 위에 설치
  ㉡ 바깥 : 내수성의 뚜껑
  ㉢ 크기 : 2일 정도 저장할 수 있는 것
  ㉣ 내수성 재질(스테인리스, 알루미늄, FRP, 테프론 등 물이 흡수되지 아니하는 것)
⑩ 조리장
  ㉠ 조리장에는 가열대, 싱크대, 조리대, 세척시설, 냉장시설, 보관시설 등 비치
  ㉡ 세척순서 : 세정시설 → 헹굼시설 → 살균·소독시설 → 건조시설 → 보관시설
  ㉢ 세척시 온수온도 : 40~60℃
  ㉣ 칼, 도마, 행주 등은 열탕소독
⑪ 건조창고
  ㉠ 바닥은 물기가 스며들지 않는 재료 사용
  ㉡ 마른 재료를 저장해 두는 통, 선반과 테이블은 녹슬지 않아야 함
  ㉢ 식품보관 선반은 바닥, 벽으로부터 15cm 정도 떨어져야 함
  ㉣ 갈라진 틈을 막아 벌레나 쥐가 생기지 않도록 주의

ⓜ 온도는 15~25℃, 상대습도 50~60% 유지

ⓗ 식품과 식품 이외의 것을 각각 분리하여 보관하며, 선입·선출하기 쉽도록 보관

⑫ 화장실

ⓒ 작업장에서 5~6m 정도 떨어진 곳에 설치

ⓛ 방충, 방서시설, 남녀 구별

ⓒ 바닥과 내벽(바닥으로부터 1.5m) : 타일, 방수페인트로 도장

⑬ 식품용기 : 각이 지거나 파손된 것은 사용금지(이물질이 모여 미생물 번식), 둥근 용기 사용

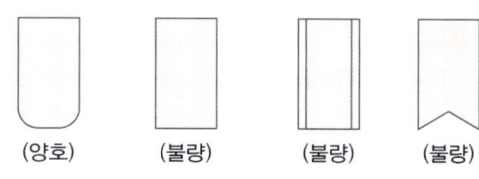

[용기의 단면도]

⑭ 단란주점에 칸막이 설치기준 : 객석의 칸막이는 1.5m 미만의 칸막이(이동식, 고정식)가 설치 가능하나 다른 객석에서 내부가 서로 보일 수 있도록 설치

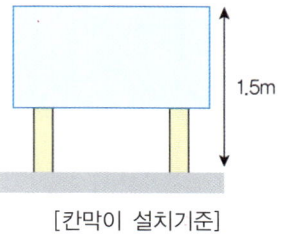

[칸막이 설치기준]

4 식품 취급자의 개인위생 기출

(1) 복장위생

① 위생복의 색상은 흰색이나 옅은 색상으로 하고, 위생복을 입은 채 조리실 밖으로 나가는 것 금지
② 위생모는 머리카락이 모자 바깥으로 나오지 않도록 함
③ 조리시점부터 마스크 착용을 권장
④ 앞치마는 전처리용, 조리용, 배식용, 세척용으로 구분하여 착용
⑤ 위생화는 신고 벗기에 편리하고 밑창은 방수성이 있으며 미끄러지지 않는 모양과 재질을 선택하고, 위생화를 신고 외부로 나가거나 화장실 출입을 금함(외부 출입 후에는 반드시 소독판에 작업화(위생화)를 소독)
⑥ 손톱은 짧게 하며, 반지 끼는 것, 시계 차는 것 등은 금지

(2) 손위생

① 손을 씻어야 하는 경우 : 작업 시작 전, 화장실 이용 후, 오물 등의 취급 후, 신체의 일부를 만졌을 때, 전화를 받고 난 후, 담배를 피운 후 등일 때
② 손을 씻고 난 후 역성비누, 알코올(70% 에탄올) 등으로 손 소독

(3) 식품위생법에 근거하여 정기건강진단 실시(1회/년)

• 건강진단 항목 : 장티푸스, 파라티푸스, 폐결핵

5 식품안전관리인증기준(HACCP)

(1) 정의

식품의 원료관리 및 제조·가공·조리·소분·유통의 모든 과정에서 위해한 물질이 식품에 섞이거나 식품이 오염되는 것을 방지하기 위하여 각 과정의 위해요소를 확인·평가하여 중점적으로 관리하는 기준

(2) Codex 지침에 따른 HACCP의 주요절차 `기출`

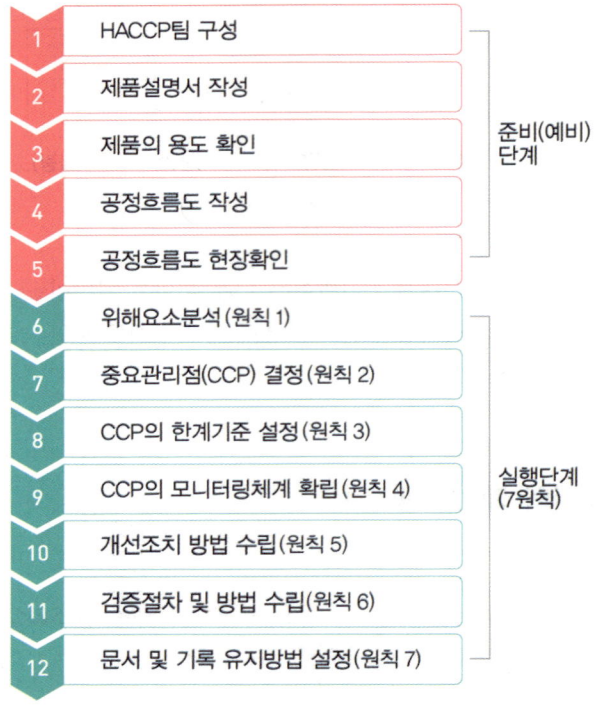

1	HACCP팀 구성	준비(예비) 단계
2	제품설명서 작성	
3	제품의 용도 확인	
4	공정흐름도 작성	
5	공정흐름도 현장확인	
6	위해요소분석(원칙 1)	실행단계 (7원칙)
7	중요관리점(CCP) 결정(원칙 2)	
8	CCP의 한계기준 설정(원칙 3)	
9	CCP의 모니터링체계 확립(원칙 4)	
10	개선조치 방법 수립(원칙 5)	
11	검증절차 및 방법 수립(원칙 6)	
12	문서 및 기록 유지방법 설정(원칙 7)	

[HACCP의 7원칙 12절차 = 준비(예비)단계 5단계 + 실행단계 7단계(7원칙)]

01 끝판왕! 적중예상문제

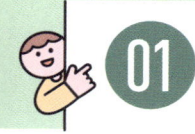

01 1회독 2회독 3회독 2017 기출유사

식품위생의 범위가 아닌 것은?
① 식품첨가물 ② 표시 ③ 기구
④ 용기 ⑤ 포장

02 1회독 2회독 3회독

식품의 위생적인 취급에 대한 설명으로 옳은 것은?
① 생야채를 전처리 시 소독하고자 할 때 미리 전날에 소독제를 제조해 둔다.
② 건조창고에서 식품을 보관할 때 선반은 바닥과 벽면으로부터 5cm 정도 떨어져 있어야 한다.
③ 가열조리 공정의 경우 식품의 안전을 위해 75℃ 이상에서 1분 이상 가열한다.
④ 해동된 식품은 즉시 사용하되 바로 조리하지 않은 경우 재동결해야 한다.
⑤ 식품을 취급하는 작업은 바닥에서 30cm 이상에서 실시한다.

03 1회독 2회독 3회독

식품을 보관할 때 사용하는 냉장고에 대한 설명으로 옳은 것은?
① 온도감응장치의 센서는 온도가 가장 낮게 측정되는 곳에 위치하도록 한다.
② 냉장고의 문을 자주 열어 환기시켜 준다.
③ 냉장고에 식품을 넣을 경우 전체 용량의 100% 정도를 저장한다.
④ 육류는 냉동실 −18℃ 이하에서 보관한다.
⑤ 냉장고는 벽과 붙여서 설치한다.

04 1회독 2회독 3회독

냉장고는 벽으로부터 몇 cm 떨어진 곳에 위치하는 것이 적정한가?
① 100cm
② 50cm
③ 10cm
④ 5cm
⑤ 1cm

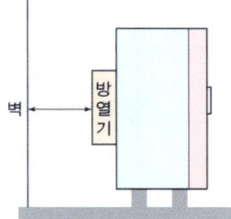

적중예상문제 해설

01
식품위생은 식품, 식품첨가물, 기구 또는 용기, 포장을 대상으로 하는 음식에 관한 위생이다.

02
소독제는 소독하기 직전에 제조하고, 선반은 바닥으로부터 15cm 정도 떨어져 있어야 한다. 해동된 식품은 재동결하여서는 안 된다. 식품 취급 작업은 바닥에서 60cm 이상에서 실시해야 한다.

03
• 냉장고는 벽에서 10cm 정도 떨어져야 하고 통풍이 잘 되는 곳
• 냉장고에 식품을 넣을 경우 냉장고 용량의 70% 이하로 저장
• 냉장고 문을 자주 열지 않도록 한다.
• 냉장고 내 온도계를 비치하고 온도감응장치의 센서는 온도가 가장 높은 곳에 위치

🔒 01 ② 02 ③ 03 ④ 04 ③

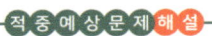

05
다음 냉장고의 식품보관방법 중 0~3°C에서 보관되는 식품은?
① 과일류
② 유제품
③ 채소류
④ 곡류
⑤ 어패류

06
우유는 0~10°C 냉장보관해야 한다.

06
사진의 식품을 보관하는 방법으로 적당한 것은?
① 고온보관 60°C 이상
② 상온보관 20~30°C
③ 냉장보관 −2~5°C
④ 냉장보관 0~10°C
⑤ 냉동보관 −18°C 이하

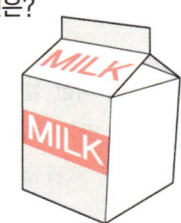

07
냉장실
- 상(0~3°C) : 어패류, 육류 등
- 중(5°C) : 유제품, 알류 등
- 하(10°C) : 채소류, 과일류

07 2014 기출유사
냉장고에 식품을 보관할 때 하단에 보관하기에 알맞은 식품은?
① 알류
② 유제품
③ 시금치
④ 조리된 식품
⑤ 어패류

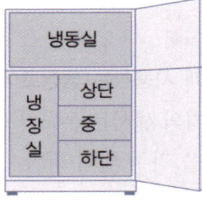

08
장염비브리오균은 3~4% 식염농도에서 잘 증식한다.

08
다음 그림은 식염농도와 세균의 증식과의 관계를 나타낸 그래프이다. 장염비브리오의 증식곡선에 해당하는 것은?

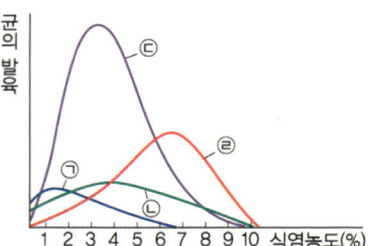

① ㉠ ② ㉡ ③ ㉢
④ ㉣ ⑤ 답없음

05 ⑤ 06 ④ 07 ③ 08 ③

09

식품취급 시설의 건물 위치에 대한 설명 중 옳지 않은 것은?
① 양질의 용수를 확보할 수 있는 곳
② 수송 및 교통이 편리한 곳
③ 전력 사정이 좋은 곳
④ 주위 환경이 청결한 곳
⑤ 폐수처리 장소가 없는 곳

적중예상문제 해설

09
폐수 및 폐기물처리가 용이한 곳에 위치한 것이 좋다.

10 2015 기출유사

배수시설의 경사도는 바닥으로부터 1m당 얼마가 적당한가?

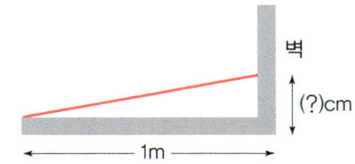

① 8~10cm ② 5~8cm ③ 3~6cm
④ 1~4cm ⑤ 0.5cm

10
배수시설의 경사도는 바닥으로부터 1m당 1~4cm가 적당하다.

11

작업장의 바닥에 경사를 두는 이유로 옳은 것은?
① 청소를 용이하게 하기 위해
② 균증식을 억제하기 위해
③ 배수를 용이하게 하기 위해
④ 곤충의 침입을 방지하기 위해
⑤ 악취의 유입을 방지하기 위해

12 2015 기출유사

배수시설은 벽으로부터 얼마나 떨어져 설치하여야 하는가?

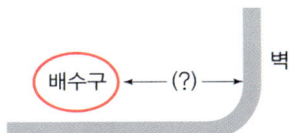

① 15cm ② 25cm ③ 30cm
④ 40cm ⑤ 50cm

12
배수시설은 벽에서 15cm 떨어져 설치하여야 한다.

09 ⑤ 10 ④ 11 ③ 12 ①

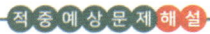

13
작업장 바닥은 배수가 용이하도록 기울기를 두어야 한다.

14
- 바닥에서 벽면 1.5m까지 내수성 자재 사용
- 위생적인 내수성 재질(스테인리스, 알루미늄, FRP, 테프론 등 물이 흡수되지 아니하는 것)

15
바닥에서 벽면 1.5m까지 내수성 자재 사용(스테인리스, 알루미늄, FRP, 테프론 등)

16
바닥과 측면은 각이 져서는 안 되며, 청소가 용이하도록 둥글게 곡면처리한다.

---

13 [1회독] [2회독] [3회독]

식품위생시설의 바닥과 배수시설에 대한 설명으로 옳지 않은 것은?

① 바닥은 내수성의 불침투성 재료를 사용해야 한다.
② 작업장 표면은 청소하기 쉬운 재질이어야 한다.
③ 이은자국, 틈, 깨진 곳이 없어야 한다.
④ 작업장 바닥은 전체 수평을 유지한다.
⑤ 실외 배수구는 쥐의 침입을 막기 위해 방서시설을 설치한다.

14 [1회독] [2회독] [3회독]

다음 중 내수성 자재가 아닌 것은?

① 알루미늄
② 스테인리스
③ 목재
④ 타일
⑤ 테프론

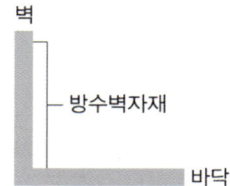

15 [1회독] [2회독] [3회독] 2020 · 2017 기출유사

식품제조시설의 작업장 내벽에는 바닥에서 벽면 몇 m까지 내수성 자재로 설비하여야 하는가?

① 0.5m
② 0.6m
③ 0.8m
④ 1m
⑤ 1.5m

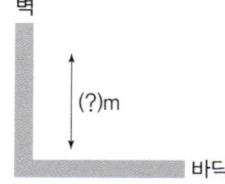

16 [1회독] [2회독] [3회독] 2020 기출유사

다음은 바닥과 벽면의 접속부 구조이다. 가장 바람직한 형태는?

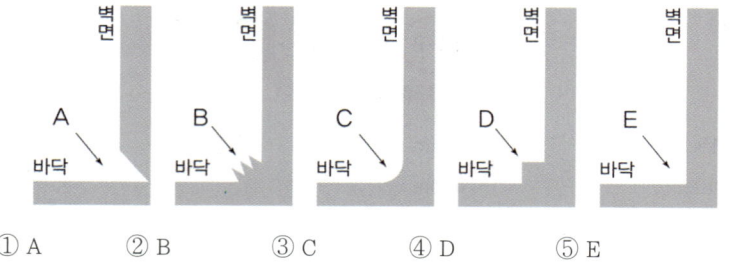

① A   ② B   ③ C   ④ D   ⑤ E

🔒 13 ④ 14 ③ 15 ⑤ 16 ③

17 1회독 2회독 3회독 2013 기출유사
바닥과 벽면의 설계 중 경계면인 모서리를 둥글리는 이유는?
① 배수를 용이하게 하기 위해
② 청소를 용이하게 하기 위해
③ 곤충의 침입을 방지하기 위해
④ 악취의 유입을 방지하기 위해
⑤ 균증식을 억제하기 위해

18 1회독 2회독 3회독
창문과 벽면의 각도는 어느 것이 좋은가?

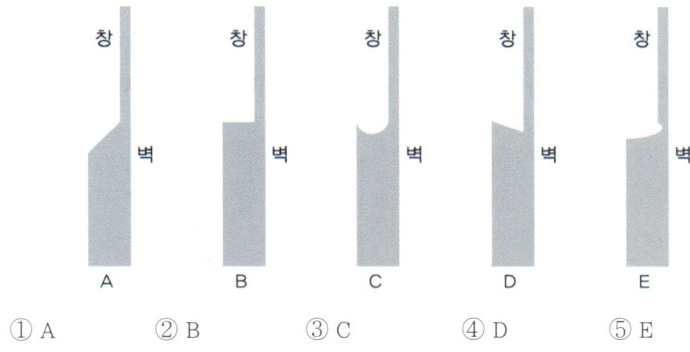

① A ② B ③ C ④ D ⑤ E

18
창문과 벽면은 45~50도의 경사 유지

19 1회독 2회독 3회독 2014 기출유사
주방에서 벽이 갖추어야 할 3가지 조건에 해당되는 것은?
① 내수성 자재, 밝은 색, 매끄러울 것
② 내수성 자재, 밝은 색, 거칠 것
③ 내수성 자재, 어두운 색, 매끄러울 것
④ 침투성 자재, 어두운 색, 거칠 것
⑤ 침투성 자재, 밝은 색, 매끄러울 것

19
벽의 설비
- 틈새가 없고 매끄러우며 밝은 색으로 처리
- 바닥에서 벽면 1.5m까지 내수성 자재 사용
- 내벽과 바닥의 경계면인 모서리 부분은 청소가 용이하도록 둥글게 곡면처리

20 1회독 2회독 3회독
다음 그림에서 바닥과 벽, 창살과의 접속부가 가장 적절한 것은?

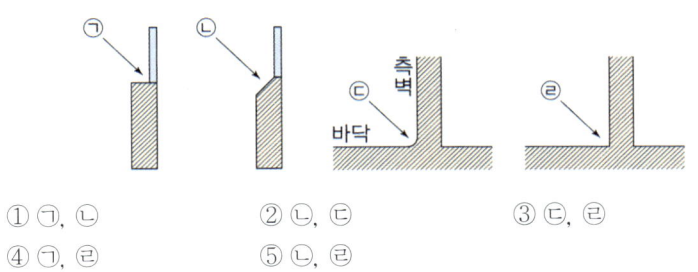

① ㄱ, ㄴ ② ㄴ, ㄷ ③ ㄷ, ㄹ
④ ㄱ, ㄹ ⑤ ㄴ, ㄹ

20
바닥과 벽면이 만나는 모서리는 둥글게 처리하고, 벽과 창문틀의 각도는 45°~50°가 좋다.

🔒 17 ② 18 ① 19 ① 20 ②

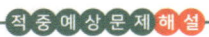

21

천장
- 매끄러운 재료로 밝은 색
- 높이는 3m 이상, 내수성 재질
- 벽을 향해 완만하게 경사지도록 함
- 방우·방충·방서 및 공중낙하 세균 방지
- 배기덕트, 전기설비 등이 노출되지 않 도록 천장 내부에 설치

22
벽과 바닥의 교차점은 지름 5cm 정도로 라운딩(rounding) 처리한다.

23
방충망의 크기는 곤충의 침입을 막기 위해 30mesh/inch가 적당하다.

24
선별 및 검수구역의 조도는 540lux 이상이 적절하다.

---

21 2017 기출유사
식품위생시설의 천장에 대한 설명으로 옳은 것은?
① 결로현상을 방지할 필요가 없다.
② 벽을 향해 완만하게 경사지도록 한다.
③ 방충·방서 및 공중낙하세균을 방지할 필요가 없다.
④ 벽과 달리 어두운 색으로 해서 반사된 빛이 흡수되도록 한다.
⑤ 목재의 경우 내부에 주석판이나 양철판을 할 필요가 없다.

22
다음 그림은 바닥과 벽의 교차점을 나타낸 것이다. 가장 바람직한 지름은 몇 cm 인가?
① 0.5cm
② 5cm
③ 15cm
④ 20cm
⑤ 50cm

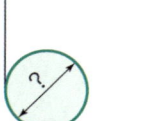

23
위생해충의 침입을 방지하기 위한 방충용 금속망의 크기로 적당한 것은?
① 30mesh
② 50mesh
③ 80mesh
④ 100mesh
⑤ 120mesh

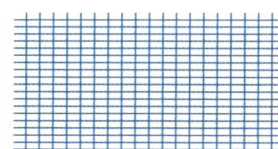

24 2019 기출유사
집단급식소의 선별 및 검수구역의 조도로 가장 적절한 것은?
① 50lux   ② 110lux
③ 220lux   ④ 340lux
⑤ 540lux

🔒 21 ② 22 ② 23 ① 24 ⑤

25

식품제조시설의 채광, 창문 및 환기시설에 대한 설명으로 옳은 것은?

① 자연채광을 위해 창문은 바닥면적의 70% 정도로 하는 것이 좋다.
② 창문에는 방충, 방서를 위한 설비를 할 필요가 없다.
③ 환기를 위해 창문의 위치는 되도록 바닥에 가까운 위치에 설치해야 한다.
④ 창문이 설치된 부분의 벽면은 경사지게 만들어서 먼지가 쌓이는 것을 방지한다.
⑤ 공기의 흐름을 일반작업구역에서 청결구역으로 향하도록 한다.

25
자연채광을 위해 창문은 벽면적의 70% 이상, 바닥면적을 기준으로 할 때 20~30%로 하는 것이 좋다. 창문에는 방충, 방서를 위한 설비를 하고, 환기를 위해 창문의 위치는 되도록 천장에 가까이 설치해야 한다. 공기의 흐름을 청결구역에서 일반작업구역으로 향하도록 한다.

26

제조가공시설의 설치도면이다. 가장 이상적인 이동경로는?

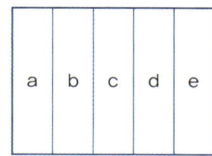

① 원료 → 포장 → 제조가공실 → 세척 → 창고
② 원료 → 세척 → 제조가공실 → 포장 → 창고
③ 세척 → 제조가공 → 포장 → 원료 → 창고
④ 세척 → 원료 → 제조가공 → 포장 → 창고
⑤ 저장 → 세척 → 제조가공 → 포장 → 창고

26
제조가공시설 설치의 이상적인 배치방법은 원료 → 세척실 → 제조가공실 → 포장실 → 창고로 제품을 보관한다.

27

다음 시설 중 조리장에서 필요로 하지 않는 것은?

① 수세시설　　② 조리대　　③ 방충시설
④ 냉장실　　⑤ 화장실

27
조리장에서 필요로 하는 시설은 수세시설, 조리대, 냉장실, 환기, 방충·방서시설 등이다.

28

식품위생법상 식품접객업소인 단란주점의 칸막이 시설의 적정 높이는?

① a+b : 200cm
② a+b : 150cm
③ a+b : 100cm
④ a+b : 120cm
⑤ a+b : 50cm

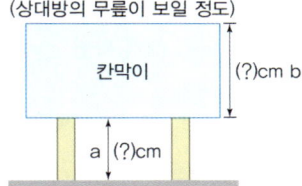

28
단란주점 객석의 칸막이는 1.5m 미만의 칸막이(이동식, 고정식) 설치가 가능하나 내부가 서로 보일 수 있도록 설치 가능

25 ④　26 ②　27 ⑤　28 ②

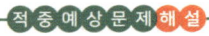

29

수도전의 설치방법 중 수도전과 만수면의 이격거리는 7cm 이상 떨어지는 것이 좋다.

30

식품위생법 시행규칙 [별표25] 집단급식소의 시설기준에 있는 내용으로 집단급식소 조리장에서는 주방용 식기류를 소독하기 위한 자외선 또는 전기살균 소독기를 설치하거나 열탕 세척소독시설을 갖추어야 한다.

31~32

HACCP의 7원칙(= 실행단계)
위해요소 분석(원칙1) → 중요관리점 결정(원칙2) → 한계기준 설정(원칙3) → 모니터링 방법 확립(원칙4) → 개선조치 방법 수립(원칙5) → 검증절차 및 방법 수립(원칙6) → 문서화 및 기록유지 방법 확립(원칙7)

29

수도전의 설치방법 중 수도전과 만수면의 이격거리는?

① 7cm
② 5cm
③ 3cm
④ 1cm
⑤ 0.5cm

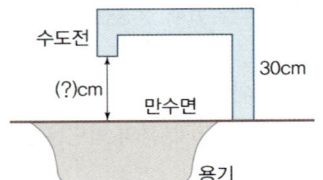

30 2022 기출유사

다음 괄호 안에 해당하는 용어로 옳은 것은?

> 집단급식소 조리장에는 주방용 식기류를 소독하기 위한 (　　) 또는 전기살균 소독기를 설치하거나 열탕 세척소독시설(식중독을 일으키는 병원성 미생물 등이 살균될 수 있는 시설이어야 한다)을 갖추어야 한다.

① 적외선　　② 자외선　　③ 알파선
④ 감마선　　⑤ 엑스선

31 2022 기출유사

HACCP의 7원칙 중 제1원칙은?

① 모니터링체계 확립　　② 위해요소 분석
③ 중요관리점 결정　　④ 검증방법 수립
⑤ 한계기준 설정

32

HACCP의 12절차 중 '중점관리기준(CCP)의 결정' 절차 직후에 수행하는 것은?

① 검증 절차 및 방법 수립
② 공정흐름도 현장 확인
③ CCP에 대한 한계기준 설정
④ CCP 모니터링 체계 확립
⑤ 위해요소 분석

🔒 29 ①　30 ②　31 ②　32 ③

33

HACCP의 12절차(단계) 중 사전 준비단계에 해당하는 것은?

① 위해요소 분석
② 기록유지 방법 설정
③ 개선조치 방법 수립
④ 중요관리점 결정
⑤ 제품의 용도 확인

34

식품 취급자의 개인위생에 대한 내용 중 옳지 않은 것은?

① 위생모, 마스크 등을 착용한다.
② 손에 반지끼는 것을 금한다.
③ 작업 전 손을 씻고 역성비누로 소독한다.
④ 손톱을 짧게 자른다.
⑤ 깨끗이 세탁한 평상복을 입고 조리한다.

35

식품 취급자의 위생복 착용 시 주의할 점이 아닌 것은?

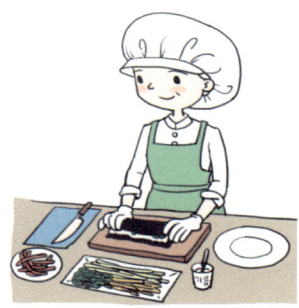

① 위생모 착용 시 머리카락이 보이지 않게 착용한다.
② 마스크를 착용한다.
③ 위생화를 신고 외부로 나가거나 화장실 출입을 금한다.
④ 손에 반지끼는 것, 시계 착용을 금한다.
⑤ 이물질 묻은 것이 보이지 않도록 어두운 색의 위생복을 착용한다.

적중예상문제 해설

33
HACCP의 12절차 = 사전 준비단계(5단계) + 실행단계(7단계 = 7원칙)

- **사전준비단계**
  HACCP팀 구성 → 제품설명서 작성 → 제품의 용도확인 → 공정흐름도 작성 → 공정흐름도 현장확인

34
조리시에는 깨끗이 세탁한 밝은 색의 위생복을 착용한다.

35
위생복의 색상은 더러움을 쉽게 확인할 수 있도록 흰색이나 옅은 색상으로 한다.

🔒 33 ⑤ 34 ⑤ 35 ⑤

CHAPTER 02 식품의 감별법

1 식품별 감별방법

> **식품의 감별법** 기출
> - 관능검사법 : 식품의 맛, 색, 향기, 광택, 촉감 등을 외관적으로 관찰하여 식품의 품질을 검사하는 방법
> - 이화학적 방법 : 화학적, 물리적, 생화학적 방법에 의해 미생물 존재 유무, 유해성분 혼입의 여부, 식품의 품질상 태 등을 알아내는 방법

(1) 어류 기출

분류	정상	불량
비늘	광택이 있고 비늘이 단단히 붙어 있는 것	생선피부가 건조하고 광택 없음
안구	광택, 투명, 맑고 혈액 침출이 적은 것	불투명, 혼탁
아가미	선홍색, 악취가 없고 입이 다물어져 있음	입이 열려 있고 회색 또는 황색
냄새	종류에 따라 특유한 냄새를 지니고 있지만 신선도가 저하됨에 따라 냄새가 차차 변하여 비린내가 나게 되며 악취발생	
pH	5.5 전후	—
비중	침전	부유
육질	탄력적인 것, 투명감	탄력이 없는 것, 혈액이 육에 침윤

▶ 오징어 : 몸통이 원형을 유지하며 짙은 흑갈색을 띠는 것이 신선하다.

(2) 육류

분류	정상	불량
외관	적갈색	암갈색(표면에 점액 발생)
냄새	고유한 고기 특유의 냄새	암모니아 냄새 발생
pH	6.5 이하	6.5 이상이면 주의
쇠고기 지방	흰색	혼탁
닭고기	황백색	갈색

▶ 육질의 변화과정과 pH의 변화 기출
- 사후강직 → 강직해제 → 자기소화 → 부패
- 중성(pH 7.3) → 사후 강직되면 산성(pH 5.5~5.6) → 부패되면 알칼리성(pH 11)

(3) 달걀

분류	정상	불량
외관법	표면이 거칠고 광택이 없는 것	표면이 매끈하고 광택이 나는 것
비중법	11% 식염수에서 가라앉는 것	11% 식염수에서 부유하는 것
진음법	흔들었을 때 소리가 나지 않는 것	약한 소리가 나는 것
투시법	전구의 빛을 투시했을 때 노른자와 흰자의 구별이 명확하고 기실의 크기가 작은 것	전구의 빛을 투시했을 때 혼혈점이 보이는 것
난황계수	0.36~0.44 이상인 것	0.3 이하인 것

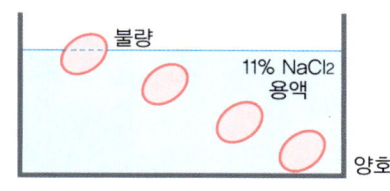

※ 난황계수 = $\dfrac{난황높이}{난황지름}$

[비중법] 기출

(4) 우유

① 우유의 성분규격(식품공전) 기출
  ㉠ 성상 : 유백색~황색의 액체로서 이미·이취가 없어야 한다.
  ㉡ 비중(15℃) : 1.028~1.034
  ㉢ 산도(%) : 0.18 이하(젖산으로서)
  ㉣ 무지유고형분(%) : 8.0 이상(강화우유, 유산균첨가 우유)
  ㉤ 유지방(%) : 3.0 이상(다만, 저지방제품은 0.6~2.6, 무지방제품은 0.5 이하)
  ㉥ 세균수 : $n=5$, $c=2$, $m=10,000$, $M=50,000$(멸균제품의 경우 55℃에서 1주 또는 30℃에서 2주 보관 후 일반세균수 시험법에 의할 때 $n=5$, $c=0$, $m=0$이어야 한다. 다만, 유산균 첨가제품은 제외)
  ㉦ 대장균군 : $n=5$, $c=2$, $m=0$, $M=10$(멸균제품은 제외)
  ㉧ 포스파타아제 : 음성이어야 한다(저온장시간 살균제품, 고온단시간 살균제품에 한함).
  ㉨ 유산균수 : 1mL당 1,000,000 이상(단, 유산균 첨가제품에 한함)
② 우유의 신선도검사법 기출
  ㉠ 자비법(가열 후 물을 가하여 응고물의 유무검사) : 우량(불응고), 불량(응고, 침전물)
  ㉡ 메틸렌블루 환원시험
    ⓐ 유가공 공장에서 많이 사용
    ⓑ 탈색시간이 짧을수록 세균 오염 정도가 심한 우유
  ㉢ 알코올검사법(70% 에탄올 응고생성시험) : 신선한 우유는 백색과립상의 응고물이 생기지 않음
  ㉣ 산도검사

③ 기타 우유의 검사법
  ㉠ Phosphatase test : 저온살균 여부 검사
  ㉡ Babcock test, Gerber method : 지방함량 검사
  ㉢ Reductase test : 세균농도추정
  ㉣ North 도표 : 저온살균도 검사
  ㉤ 비중측정 : 물 첨가 여부 검사(15℃에서 1.028~1.034)

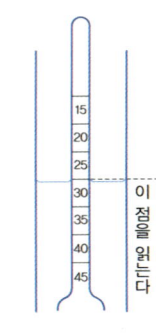

[비중계 읽는 법]

(5) 곡류
 ① 쌀
  ㉠ 우량(자외선 조사시 청백색), 불량(변질된 쌀, 황변미 우려, 황색 또는 등황색)
  ㉡ 쌀의 신선도 검사 : 쌀에 guaiacol과 H_2O_2를 가하고 3분간 방치하면 Peroxidase에 의해 적색이 되는 쌀을 세어서 판정
  ㉢ 곰팡이의 증식 가능조건 : C영역(상대습도 80~88%)
 ② 밀가루 : 우량(하얗고 입자가 고른 것), 불량(맥각이 많으며 흑색인 것)

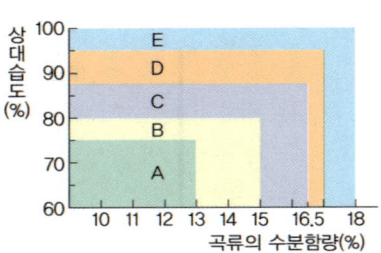

[곡류에서 곰팡이 증식조건]

(6) 통조림
 ① 통조림 검사 : 외관 검사, 타검 검사, 개관 검사, 진공도 검사
   관이 팽창되지 않고 외관이 파손되지 않은 것

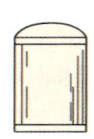　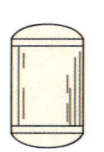　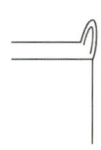　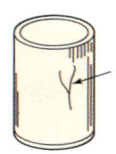

[springer]　[swell]　[관체불량]　[부식]

 ② 통조림 표시법
   MOLY : MO(품종), L(크기), Y(제조방법)
   LAAC : 제조사 고유번호
   5D18 : 2005(년), D(월), 18(일)

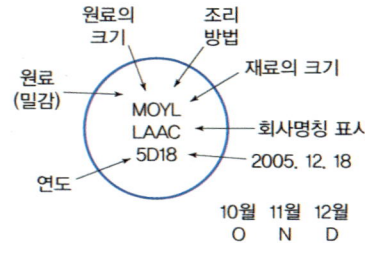

[통조림 표시]

(7) 가공품
 ① 소시지 : 변질소시지는 포장비닐과 소시지 사이에 기포 존재 및 반점과 얼룩이 발견 시(불량)
 ② 버터류 : 버터 절단 시 물방울이 생성 시(불량)
 ③ 청량음료 : 침전물이 많으면 불량
 ④ 빙과류 : 기포가 많으면 불량
 ⑤ 식용류 : 우량(투명), 불량(불투명)

2 식품의 변질 기출

(1) 변질 기출

① 부패 : 단백질 식품(질소 유기화합물)이 혐기성균에 의해 분해되어 악취와 유해물질을 생성하는 현상을 말한다. 혐기성균에 의해 → 암모니아, 아민, H_2S, CO_2, mercaptane, 저급화합물(methane indole, skatol), 페놀 등 생성

② 산패 : 지질이 미생물, 산소, 광선, 금속 등에 의하여 산화·분해되는 현상 → 알데하이드, 케톤, 알코올 등이 생성되는 현상(ketone형, 산화형, 가수분해형) － 광선, 금속 등에 의해 가속화됨

③ 변패 : 각종 미생물이 식품에서 증식하면서 탄수화물(당질)이나 지방질을 혐기성 상태에서 분해하여 비정상적인 맛과 냄새가 나도록 하는 현상

④ 발효 : 탄수화물이 산소가 없는 상태에서 미생물에 의해 분해되어 유기산, 알코올 등을 생성하는 현상 (생산물을 식용으로 함)

(2) 식품의 초기부패의 판정 기출

① 관능검사
　㉠ 가장 기초적이고 보편적인 검사 : 후각, 시각, 미각, 촉각
　㉡ 시험항목
　　ⓐ 냄새의 발생 : 암모니아 냄새, 아민 냄새, 산패한 냄새, 알코올 냄새 등
　　ⓑ 색깔의 변화 : 변색, 퇴색, 광택 등
　　ⓒ 조직의 변화 : 고체인 경우에는 탄력성, 유연성, 점액의 발생상태 등
　　ⓓ 이상한 맛이나 불쾌한 맛의 발생

② 미생물학적 검사
　일반 세균수 : 식품 1g당 $10^7 \sim 10^8$　cf 안전한계 : 10^5

③ 화학적 검사
　㉠ 휘발성 염기질소(Volatile Base Nitrogen, VBN) : 30~40mg%
　　cf 보통어육 : 15~25mg%, 부패어육 : 50mg%
　㉡ 트리메틸아민(Trimethylamine, TMA) : 4~6(10)mg% － 어류 비린내의 원인물질
　㉢ 히스타민(Histamine)
　㉣ K값 : 60~80%
　　어육 중 ATP 분해 → ADP → IMP → inosine → Hypoxanthine
　㉤ pH : 6.0~6.5

④ 물리적 검사 : 식품의 경도, 점도, 탄력성, 색도, 탁도, 전기저항 등을 측정하는 방법 기출

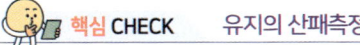　유지의 산패측정

산가(AV), 카르보닐가(COV), 과산화물가(POV), TBA가(Thiobarbituric acid value)

３ 이물검사 기출

방법	적용범위	분석원리
체분별법	검체가 미세한 분말일 때 적용	분말을 체로 쳐서 큰 이물을 체위에 모아 육안으로 확인하고, 필요시 현미경 등으로 확대하여 관찰
여과법	검체가 액체일 때 또는 용액으로 할 수 있을 때 적용	검체가 액체일 때 또는 용액으로 할 수 있을 때 그 용액을 신속여과지로 여과하여 여과지상의 이물을 검사
와일드만 플라스크법	곤충 및 동물의 털과 같이 물에 잘 젖지 아니하는 가벼운 이물검출에 적용	식품의 용액에 소량의 휘발유나 피마자유 등 물과 섞이지 않는 포집액을 넣고 세게 교반한 후 방치해 놓으면 물에 잘 젖지 않는 가벼운 이물이 유기용매층에 떠오르는 성질을 이용하여 이물을 분리, 포집 후 검사
침강법	쥐똥, 토사 등의 비교적 무거운 이물의 검사에 적용	검체에 비중이 큰 액체를 가하여 교반한 후 그 액체보다 비중이 큰 것은 바닥에 가라앉고 이보다 비중이 작은 식품의 조직 등은 위에 떠오르므로, 상층액을 버린 후 바닥의 이물을 검사

４ 식품첨가물

용도	식품첨가물의 종류
식품의 부패, 변질 방지(저장성 향상)	보존료, 살균제, 산화방지제 등
관능을 만족시키기 위해 첨가(기호성 증진)	착색료, 발색제, 표백제, 감미료, 산미료, 조미료, 착향료
식품의 품질개량, 품질유지	밀가루개량제, 품질개량제, 증점제(호료), 유화제, 이형제
식품의 영양가치 강화	영양강화제
식품제조에 필요한 것	껌기초제, 팽창제, 추출제, 거품제거제(소포제)

(1) **보존료**

① 데히드로초산나트륨(DHA-S) : 치즈, 버터, 마가린에만 허용
② 안식향산 : 과일·채소류 음료, 탄산음료, 간장, 인삼·홍삼음료 등
③ 파라옥시안식향산에틸/메틸 : 캡슐류, 식초, 과일류·채소류(표피), 간장, 인삼·홍삼음료 등
④ 소브산 : 치즈류, 식육가공품, 된장, 고추장, 청국장, 춘장, 발효음료류, 과실주, 약주 등
⑤ 프로피온산 : 빵류, 치즈류, 잼류

(2) **착색료**

① 타르색소 및 타르알루미늄레이크(16종)
  → 단무지, 육제품, 천연의 색상을 위화할 수 있는 품목에 사용 금지
② 베타카로틴, 동클로로필, 캐러멜색소 등

(3) **산화방지제**

BHA, BHT, 토코페롤, 몰식자산 프로필, 아스코르브산, 에리소르브산 등

(4) **감미료**

사카린나트륨, 글리실리진산2나트륨, 아스파탐, D-소비톨, D-리보오스, 만니톨, 자일리톨, 스테비올 배당체, 감초추출물 등

5 측정장치

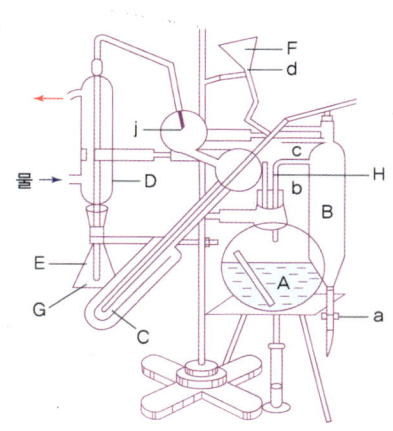

A : 수증기 발생 Flask
D : 냉각관
G : 냉각관의 선단
B : 역류병
E : 수기(삼각 flack)
H : 모세관
C : 증류 flask
F : 깔때기
a, b, c, d : cock

[질소증류장치]

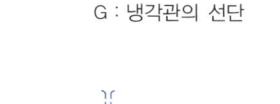

[Soxhlet's 지방추출기]

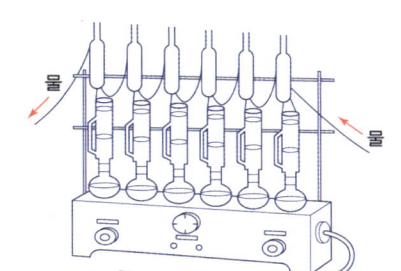

[Soxhlet's의 연결과 가온]

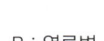

[Kjeldahl 분해장치(단백질 정량)]

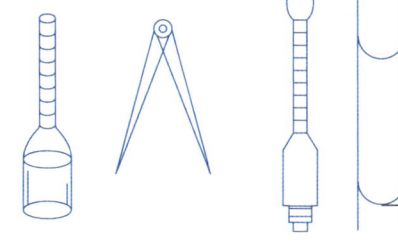

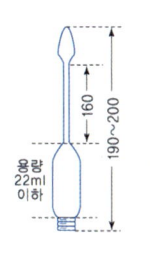

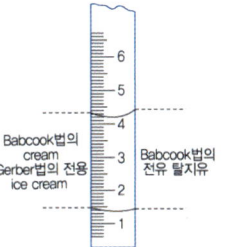

[Babcock 지방병]

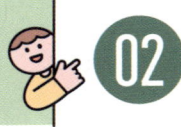

02 끝판왕! 적중예상문제

적중예상문제 해설

01
어류가 육류보다 쉽게 부패하는 이유
- 근육구조가 단순하고 조직이 연하다.
- 수분함량 多
- 육질이 알칼리성에 가깝다.
- 축육에 비해 세균, 효소, 효모가 많다.
- 껍질, 아가미, 내장 등의 분리가 불충분하여 세균의 부착기회가 많다.
- 천연면역소가 적다.

02
비중이 무거워 침전하는 것이 신선한 어류이며, pH는 5.5 전후 것, 종류에 따라 해수 또는 담수의 냄새가 나는 것이 좋다. 신선도가 저하되면 불쾌한 비린내가 나게 된다.

03
어류의 부패과정으로 사후강직 → 강직해제 → 자기소화 → 부패 순이다.

---

01 1회독 2회독 3회독

어패류가 육류식품에 비하여 부패변질되기 쉬운 이유로 옳지 않은 것은?

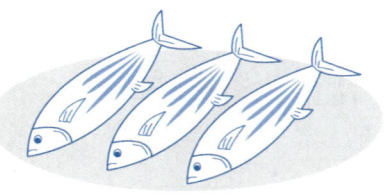

① 수분이 많다.
② 천연면역소가 적다.
③ 세균부착의 기회가 많다.
④ 육질이 알칼리성에 가깝다.
⑤ 근육구조가 복잡하다.

02 1회독 2회독 3회독 2014 기출유사

다음 중 신선한 어류에 해당하지 않는 것은?
① 비늘은 광택이 있는 것
② 눈은 광택이 있고 투명한 것
③ 아가미는 선홍색이고 입이 다물어져 있는 것
④ 손가락으로 눌러 볼 때 탄력적인 것
⑤ 침전하지 않고 뜨는 것

03 1회독 2회독 3회독

다음 중 어류의 부패과정이다. ( ) 안에 과정은?

| 사후강직 → 강직해제 → ( ) → 부패 |

① 자기분해
② 소화과정
③ 부패초기
④ 부패소화
⑤ 자기소화

🔒 01 ⑤ 02 ⑤ 03 ⑤

04 [2014 기출유사]

생선의 사후 수소이온농도(pH)가 변화하는 모양을 그린 가장 전형적인 곡선은?

①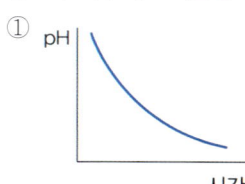
②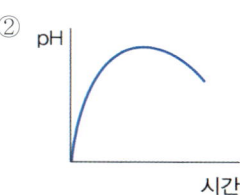
③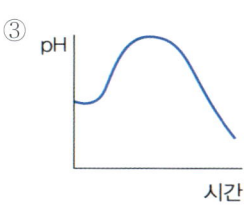
④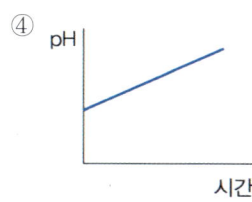
⑤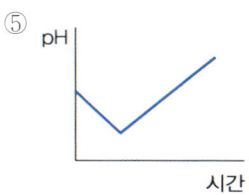

04
중성(pH 7.3) → 사후 강직되면서 산성(pH 5.5) → 부패되면 알칼리성(pH 11)이다.

05 [2014 · 2013 기출유사]

달걀의 신선도를 측정하는 그림이다. 가장 신선한 것은?

① A
② B
③ C
④ D
⑤ E

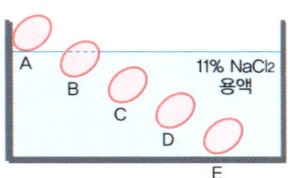

05
비중법
11% 식염수에 담갔을 때 가라앉는 것이 신선한 것이다.

06

다음 중 신선도 검사를 위해 우유의 응고여부를 판정하는 데 이용하는 시약은?

① 메틸렌블루
② 에탄올
③ 버터옐로우
④ 요오드
⑤ 석탄산

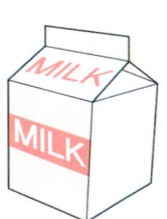

06
신선한 우유
70% 에탄올을 가했을 때 응고물이 생기지 않는 것

04 ⑤ 05 ⑤ 06 ②

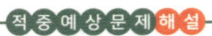

07
원유에 대한 규격
- 정상비중 : 15°C, 1.028~1.034
- 알코올시험 : 적합
- 산도 : 0.18% 이하(홀스타인종유)
- 진애검사 : 2.0mg 이하

08
우유의 품질검사
- Phosphatase test : 저온살균여부검사
- Babcock test, Gerber method : 지방함량검사
- 70% 에탄올 응고생성시험, methylene blue, 산도검사 : 신선도판정
- Methylene blue test : 세균오염도측정
- North도표(저온살균도검사)
- 비중검사(물의 첨가여부 검사)

09
70% 에탄올 응고생성시험, methylene blue, 산도검사 등 : 신선도판정

10
우유류의 산도는 젖산으로서 0.18% 이하여야 한다.

07
「식품공전」상 우유(착유된 그대로의 것)의 정상비중(15°C)은?

① 1.028~1.034
② 1.034~1.065
③ 1.039~1.055
④ 1.065~1.070
⑤ 1.021~1.071

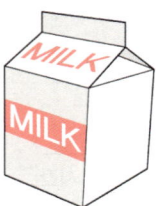

08
다음 우유의 품질검사방법 중 물 첨가여부를 검사하는 방법으로 옳은 것은?

① Phosphatase test
② 저온살균도검사
③ Babcock test
④ Methylene blue test
⑤ 비중검사

09 2014 기출유사
다음 중 우유의 신선도 검사에 해당하는 것은?

① 경도
② 비중
③ 수분활성도
④ 산도
⑤ Babcock

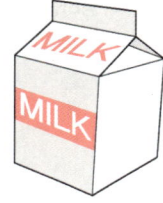

10 2021 기출유사
「식품공전」상의 우유류 성분 규격기준 중 산도(젖산으로서) 값으로 옳은 것은?

① 0.40% 이상
② 0.35% 이상
③ 0.20~0.30%
④ 0.18% 이하
⑤ 0.12% 이하

🔒 07 ① 08 ⑤ 09 ④ 10 ④

11

쌀의 신선도를 측정하기 위해 사용되는 효소는?

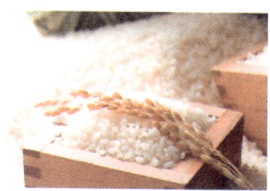

① oxidase
② peroxidase
③ phosphatase
④ catalase
⑤ amylase

12

곡류의 수분함량과 상대습도 관계에 있어서 곰팡이 오염의 최적 영역에 해당되는 것은?

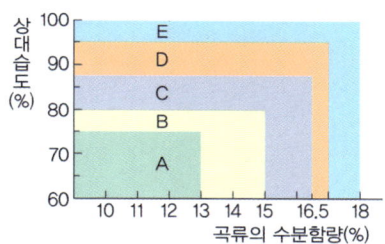

① A영역
② B영역
③ C영역
④ D영역
⑤ E영역

13

통조림의 규격 중 적합한 것은?

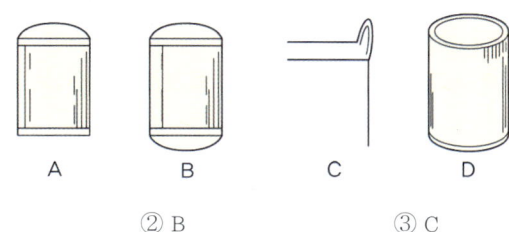

① A
② B
③ C
④ D
⑤ 없음

적중예상문제 해설

11
신선한 쌀에는 퍼옥시다아제(peroxidase)의 활성이 크므로 퍼옥시다아제의 활성정도로 쌀의 신선도를 측정할 수 있다.

12
곰팡이는 상대습도 80~88%인 C영역이 오염 최적지이다.

13
부적합 통조림의 형태는 A, B : 살균불량으로 관팽창, C : 관체불량, D : 규격적합 그 이외도 중량부족, 관의 찌그러짐, 녹슨 통조림 등이 있다.

11 ② 12 ③ 13 ④

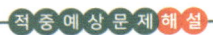

14

찌그러진 통조림
유해성 금속의 용출, 내용물 변질의 우려가 있다.

15

12D09은 제조연월일로
12 : 제조연도 2012
D : 제조월 – December, 12월
09 : 제조날짜 – 9일

16~17

- **부패** : 식품 중의 단백질이 세균에 의해 분해되어 악취, 유해물질이 생성되는 현상
- **변패** : 식품 중의 당질, 지질이 미생물에 의해 분해되어 비정상적인 맛과 냄새가 나는 현상
- **산패** : 식품 중의 지질이 미생물, 산소, 광선, 금속 등에 의해 산화·분해되는 현상
- **발효** : 탄수화물 같은 유기물이 산소가 없는 상태에서 미생물에 의해 분해되어 사람에게 유용한 성분이 생성되는 현상
- **자기소화** : 조직효소인 cathepsin류가 단백질에 작용하여 펩티드, 아미노산으로 분해하는 현상

14 ④ 15 ⑤ 16 ② 17 ③

14

다음과 같이 찌그러진 통조림에서 문제가 될 수 있는 것은?

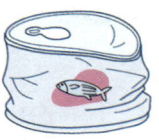

① 포르말린 중독
② 액성의 변화
③ 내용물의 고형화
④ 유해성 금속의 용출
⑤ 수분함량 증가

15

다음 통조림의 표시 중 12D09는 무엇을 의미하는가?

① 소비기한
② 품질유지기한
③ 통조림 제조회사
④ 통조림의 조리방법
⑤ 제조연월일

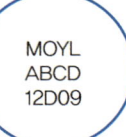

16

단백질이 혐기적인 조건에서 미생물에 의해 악취가 나고 유해물질이 생성되는 현상은?

① 변패
② 부패
③ 산패
④ 발효
⑤ 자기소화

17 2023 기출유사

지방이 공기 중에 노출되어 산소, 빛 등에 의해 변질되는 현상은?

① 발효
② 부패
③ 산패
④ 자기소화
⑤ 후란

18 [2021 기출유사]
단백질 식품의 신선도 및 초기 부패판정에 이용되는 검사법은?
① 휘발성염기질소
② 과산화물가
③ 단백질정량
④ 카르보닐가
⑤ 포스파타아제 시험

19 [2022 기출유사]
식품의 부패판정법 중 화학적인 방법은?
① 경도측정
② 수소이온농도 측정
③ 일반세균수 측정
④ 탄성측정
⑤ 관능검사

20 [2022 기출유사]
어류의 부패 시 생성되는 물질은?
① 히스티딘
② 트리메틸아민
③ 과산화물
④ 지방산
⑤ 헤모글로빈

21 [2020 기출유사]
초기부패로 판정할 수 있는 식품 1g 또는 1mL당 세균수로 옳은 것은?
① $10 \sim 10^2$
② $10^2 \sim 10^4$
③ 10^5
④ $10^7 \sim 10^8$
⑤ $10^9 \sim 10^{10}$

22
다음 그래프는 세균의 증식곡선이다. 초기부패에 해당되는 것은?
① ㉠
② ㉡
③ ㉢
④ ㉣
⑤ ㉤

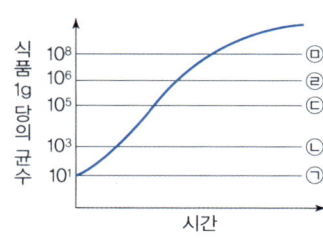

적중예상문제 해설

18
단백질 식품의 신선도 및 초기 부패판정법
휘발성염기질소 측정, 트리메틸아민 측정, pH검사, K값 측정, 일반세균수 등

19
초기부패 판정법
- 관능검사
- **미생물학적 검사** : 일반세균수
- **화학적 검사** : 휘발성염기질소, k값, 트리메틸아민, pH, 히스타민 등
- **물리적 검사** : 온도, 비중, 경도 등

20
어류의 부패생성물 : 암모니아, 트리메틸아민, 히스타민 등의 아민류, 황화수소, 인돌 등

21~22
식품의 초기부패 균수 : $10^{7\sim8}$/g

18 ① 19 ② 20 ② 21 ④ 22 ⑤

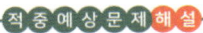

23
신선어육 5~10mg%, 보통어육 15~25mg%, 초기부패 30~40mg%, 부패육 50mg% 이상

24~26
초기부패 판정법
- 관능검사 : 식품의 외관, 색, 냄새 등
- 미생물학적 검사 : 일반세균수
- 화학적 검사 : 휘발성염기질소, 트리메틸아민, pH, 히스타민 등
- 물리적 검사 : 온도, 비중, 경도 등

27
강화제는 영양을 강화할 목적으로 사용하는 식품첨가물이다.

---

23 2023·2019 기출유사

어육의 신선도 검사에서 초기부패 판정 시 휘발성염기질소의 양으로 옳은 것은?

① 5~10mg%
② 10mg% 이상
③ 15~25mg%
④ 30~40mg%
⑤ 50~60mg%

24 2019 기출유사

식품의 부패 시 물리적인 확인방법은?

① 휘발성 염기질소
② 트리메틸아민
③ 경도
④ pH
⑤ 일반세균수

25 2023 기출유사

트리메틸아민, 히스타민, k값 등을 측정하여 식품의 부패를 판정하는 방법은?

① 화학적검사
② 물리적검사
③ 미생물학적검사
④ 관능검사
⑤ 위생지표균검사

26

식품의 외관, 색, 맛, 냄새 등을 측정하여 식품의 부패 여부를 판정하는 방법은?

① 화학적검사
② 미생물학적검사
③ 관능검사
④ 물리적검사
⑤ 방사능검사

27 2014 기출유사

식품첨가물의 종류와 그 용도의 연결이 옳지 않은 것은?

① 유화제 - 식품의 품질 개량 및 유지
② 발색제 - 식품의 관능 만족
③ 강화제 - 식품의 맛을 강화
④ 산화방지제 - 식품의 변질, 부패방지
⑤ 이형제 - 식품의 품질 개량 및 유지

🔒 23 ④ 24 ③ 25 ① 26 ③ 27 ③

28
두부의 제조과정 중 두부응고제로 사용하는 식품첨가물은?
① 규조토 ② 산성백도 ③ 황산백도
④ 탄산칼슘 ⑤ 황산칼슘

29
다음 중 버터의 산화방지제로 사용되는 것은?
① Dehydro acetic acid(DHA) ② Butyl hydroxy toluene(BHT)
③ Benzoic acid ④ Erythorbic acid
⑤ Vitamin C

30
식품 판매업소에서 단무지를 고를 때 가장 좋은 것은?
① 식용색소 황색 4호가 첨가된 것이 좋다.
② 식용색소 청색 1호가 첨가된 것이 좋다.
③ 식용색소 적색 2호가 첨가된 것이 좋다.
④ 식용색소 황색 3호가 첨가된 것이 좋다.
⑤ 천연 그대로의 것이 가장 좋다.

31
다음 실험 장치의 명령은?
① Soxhlet's 장치
② Babcock 지방검사기
③ 비색기
④ Kjeldahl 분해장치
⑤ 증류수 분리장치

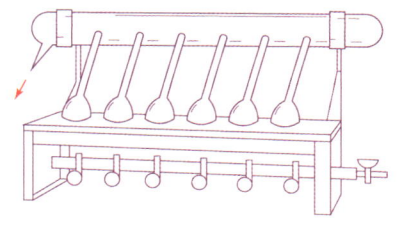

32
다음 실험 장치의 명칭은?
① Kjeldahl 추출기
② Soxhlet's 장치
③ 비색기
④ Babcock 지방검사기
⑤ 증류수 분리장치

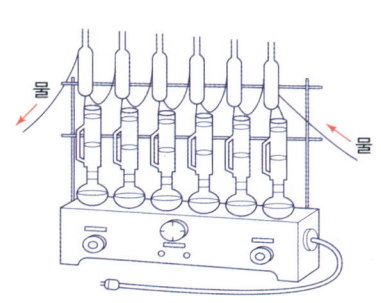

적중예상문제 해설

28 두부응고제로 황산칼슘, 염화칼슘, 염화마그네슘, 글루코노델타락톤을 사용한다.

29 BHT(Butyl hydroxy toluene)는 지용성 산화방지제로 버터에 사용할 수 있다.

30 단무지에는 타르색소를 사용할 수 없다.

31 Kjeldahl 분해장치의 그림이다.

32 Soxhlet's 장치의 그림이다.

28 ⑤ 29 ② 30 ⑤ 31 ④ 32 ②

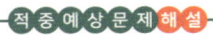

33

킬달증류장치는 단백질 정량에 사용하는 기구로 단백질의 질소계수를 측정하는 것이다.

34

와일드만플라스크법은 곤충 및 동물의 털과 같이 물에 잘 젖지 않는 가벼운 이물검출에 적용한다.

33 [1회독] [2회독] [3회독] 2014 기출유사

이 장치를 이용하여 식품 중의 무엇을 측정하는 것이 가능한가?

① 지방
② 휘발성 염기질소
③ 단백질
④ 탄수화물
⑤ pH

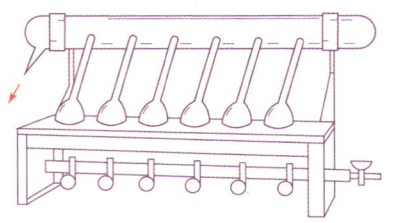

34 [1회독] [2회독] [3회독] 2021 기출유사

그림의 장치를 이용하여 식품에 함유된 곤충 및 동물의 털과 같이 물에 잘 젖지 않는 가벼운 이물을 검출하는 방법은?

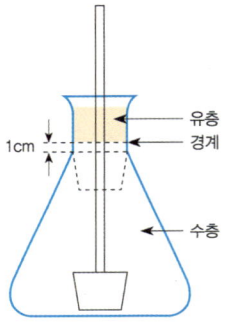

① 여과법
② 체분별법
③ 와일드만플라스크법
④ 비색정량법
⑤ 침강법

🔒 33 ③ 34 ③

CHAPTER 03 기구의 소독 및 살균

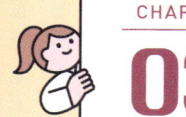

- 소독(disinfection) : 이화학적 방법으로 **병원성 미생물을 사멸**하거나 사멸하지 못하더라도 **병원성을 약화시켜 감염력을 상실시키는 조작**
- 살균(pasteurization) : 물리·화학적 방법으로 세균, 효모, 곰팡이 등 **미생물의 영양세포를 사멸시키는 것**
- 멸균(sterilization) : 미생물의 **영양세포 및 포자를 사멸시켜 무균상태로 만드는 것** 기출

1 물리적 방법

(1) 가열살균

① 건열살균 기출
　㉠ Dry oven(건열멸균기)을 이용해 160~170℃에서 1~2시간 열처리
　㉡ 유리(초자)기구, 금속기구 등(초자기구는 종이에 싸서 멸균)

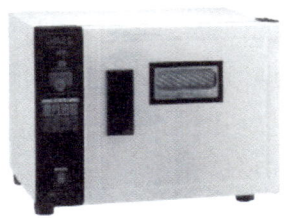 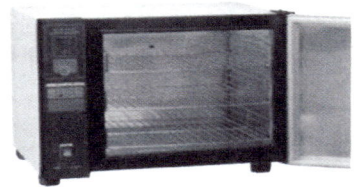

[건열멸균기(drying oven)] 기출

② 화염멸균 기출
　㉠ 물체표면의 미생물을 알코올램프, bunner 등의 화염으로 20초 이상 직접 데워 표면 멸균
　㉡ 백금이, 자기, 유리봉, 핀셋, 금속류 등의 멸균

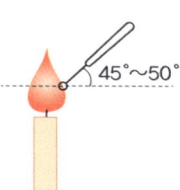

[미생물 실험시 백금이 멸균법]

③ 열탕(자비)소독
　㉠ 끓는 물 이용해 100℃, 5~30분간 가열
　㉡ 용기, 행주, 식기, 도마, 도자기, 금속제품 등의 살균
　㉢ 아포형성균은 사멸시키지 못하기 때문에 완전멸균은 기대하기 어려움
　㉣ 1~2%의 탄산나트륨을 첨가 시 살균작용이 강해지고 금속 부식 방지

④ 간헐멸균 기출 : 100℃에서 30분간 가열하고 24시간 간격으로 3회 반복 실시 − 3일간 실시하여 포자를 완전멸균

⑤ 고압증기멸균 기출
　㉠ Autoclave(고압멸균기)에서 증기에 압력을 가해 121°C, 15Lb 15~20분간 실시
　㉡ 아포형성균 멸균
　㉢ 미생물 배지, 통조림 식품, 초자기구, 의류, 유리, 고무제품, 자기류, 약액 등의 멸균

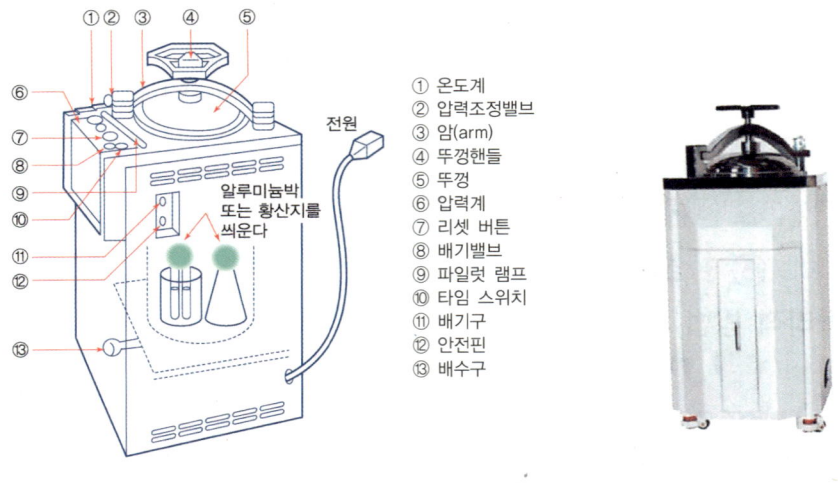

[고압멸균기] 기출

⑥ 저온장시간 살균법 : 60~65°C에서 30분간 처리
⑦ 고온단시간 살균법 : 70~75°C에서 15~20초간 처리
⑧ 초고온순간 살균법 : 130~135(150)°C에서 1~3초간, 우유, 청량음료 살균에 많이 이용

(2) **일광 및 광선소독법**
　① 일광소독
　　㉠ 단시간(10~15초)의 조사로 결핵균, 티푸스균, 페스트균 등 사멸
　　㉡ 1~2시간, 의류, 침구소독 등에 사용
　② 자외선살균 기출
　　㉠ 유효파장 : 2,500~2,800Å(살균에 이상적 파장 : 2,537Å= 253.7nm)
　　㉡ 물, 공기살균, 무균실, 수술실, 제약실 등의 소독, 도마, 칼 등의 표면소독
　　㉢ 자외선 살균등과의 거리가 가까울수록 효과가 좋음 → 조사거리가 50cm 이내일 것
　　㉣ 장점 : 사용방법이 간단함, 균에 내성 주지 않음, 모든 균종에 효과적
　　㉤ 단점 : 침투성 없어 표면 살균에 한정, 그늘진 곳에서 효력 없음, 단백질 존재 시 효과 감소, 잔류효과가 없음

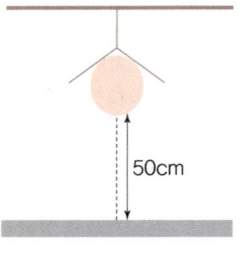

[자외선 살균등의 위치]

③ 방사선살균
  ㉠ 방사선 동위원소에서 나오는 방사선을 식품에 조사하여 미생물을 살균하는 방법
  ㉡ 이용 방사선 : $^{60}Co-\gamma$선(식품), $^{137}Cs-\gamma$선, 전자선, X선 등
  ㉢ 살균력이 강한 순서 : α선 < β선 < γ선

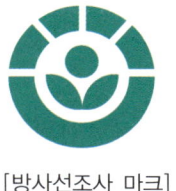

[방사선조사 마크]

(3) **여과멸균법(= 세균여과법)**
  ① 0.1~0.4μm로 세균 미통과로 액체상태 물질에 함유된 세균제거, Virus는 제거 불가
  ② 가열살균에 불안전한 의약품, 혈청배지, 백신, 맥주 효모균체 제거 등

2 화학적 방법

화학적 소독제가 갖추어야 할 조건 기출
① 용해도↑, 안전성이 있을 것
② 살균력, 침투력이 강할 것
③ 부식성, 표백성이 없을 것
④ 사용 후 냄새 제거가 쉬울 것
⑤ 사용법이 용이할 것
⑥ 인체에 무독, 무해할 것
⑦ 소독 대상물이 손상을 입지 않을 것
⑧ 값이 저렴하고 구하기 쉬울 것
⑨ 석탄산 계수가 높을 것

① 3~5% 석탄산(Phenol)수용액 : 오물, 실내벽, 실험대, 기차, 선박, 축사, 배설물 등의 소독
② 3% 크레졸(Cresol) : 손, 오물, 배설물, 축사 등의 소독, 석탄산에 비해 2배의 효과
③ 70% 에탄올(Ethyl alcohol, 에틸알코올) : 건강한 피부에 사용, 유기물 공존 시 효과 감소
④ 0.1% 승홍($HgCl_2$) 수용액 : 손소독, 무균실 등에 이용, 금속부식성
⑤ 3% 과산화수소(2.5~3.5%) : 창상, 점막 소독, 구내염, 입안 세척 등에 사용
⑥ 역성비누(양성비누, Invert soap) 기출
  ㉠ 4급암모늄염으로 된 계면활성제(양이온이 살균작용을 나타냄)
  ㉡ 보통 원액(10%)을 200~400배 희석하여 사용
  ㉢ 포도상구균, 티푸스(장, 파라), 이질균에 효과적(결핵균에 효과 약하다.)
  ㉣ 침투력, 살균력 大(석탄산보다 살균력 월등해 석탄산계수가 200~500) ↔ 세정력 小
  ㉤ 조리자의 손 소독, 식기 소독 등에 사용
  ㉥ 비누나 중성세제와 함께 사용 시 효과 없다. 단백질과 공존 시 효력 감소
⑦ 염소계 소독제 기출
  ㉠ 살균기작 : 세균단백과 결합하여 화합물 형성, 그 외 균체산화
  ㉡ 자극성, 금속부식성이 있으며, 유기물, 공기, 빛과의 접촉에 의해 살균효과 감소
  ㉢ 휘발성이 강해 안정성이 낮음
  ㉣ 차아염소산나트륨 : 100~200ppm(과일·채소 소독 100ppm, 기기·기구 소독 200ppm)
  ㉤ 표백분 : 우물물, 수영장 물 소독에 가장 적당

⑧ 생석회 : 가장 경제적인 변소 소독제, 그 외에 습기가 많은 하수, 오물, 가축분뇨 등
⑨ 오존(O_3) : 물에서 살균력 강함, 산화작용

> **핵심 CHECK 석탄산계수** 기출
>
> 1. 소독제의 소독력 비교 시 기준
> 2. 석탄산과 동일한 살균력을 보이는 소독제의 희석도를 석탄산의 희석도로 나눈 값
>   → $\dfrac{\text{소독제의 희석배수}}{\text{석탄산의 희석배수}}$
> 3. 5% 석탄산을 이용하여 일정한 온도(20℃)에서 장티푸스균 및 포도상구균에 대한 살균력과 비교하여 소독제의 효능을 표시한 것
> 4. 시험균은 5분 내 죽지 않고 10분 내에 사멸되는 희석배수
> 5. 석탄산계수가 낮으면 소독력이 약하다는 의미

소독제의 종류, 살균작용 및 용도 기출

소독제	살균 작용	사용농도	사용용도
석탄산	세포막 손상	3~5%	오물, 배설물, 축사 등
크레졸	세포막 손상	3%	손, 오물, 배설물 등
에탄올	탈수, 응고 단백질 변성	70%	피부소독, 기구의 소독
승홍	단백질 변성	0.1%	손 소독, 무균실 소독
과산화수소	산화작용	3%	상처 소독
역성비누	세포막 손상 단백질 변성	200~400배 희석	손 소독, 식기 소독
차아염소산나트륨	세균단백질과 결합 균체산화	100~200ppm	과일·채소 소독 기기·기구 소독

> **참고 소독제의 소독효과에 영향을 미치는 요인**
>
> 1. 균주에 따라 균의 감수성이 다름
> 2. 접촉시간이 충분할수록 효과적
> 3. 유기물의 농도가 진할수록 효과가 저하됨
>   (예외 : 석탄산, 크레졸은 유기물과 공존 시에도 효과가 저하되지 않음)
> 4. 온도가 높을수록 효과적

3 우유의 살균법

(1) 우유류의 가열살균법(「식품공전」) 기출
① 저온장시간 살균법 : 63~65°C, 30분간 가열 살균 후 즉시 10°C 이하로 냉각
② 고온단시간 살균법 : 72~75°C, 15초 내지 20초간 가열 후 급랭
③ 초고온순간살균처리법 : 130~150°C, 0.5초 내지 5초간 가열 후 급랭

(2) North 도표 기출
① 저온살균 시 온도와 시간과의 관계
② 중간대 : 우유의 성분 중 열에 가장 쉽게 파괴되는 크림선에 영향을 미치지 않으면서 우유에 혼입되는 병원성미생물 중 가장 내열성이 큰 결핵균을 사멸시킬 수 있는 살균온도와 시간의 배합

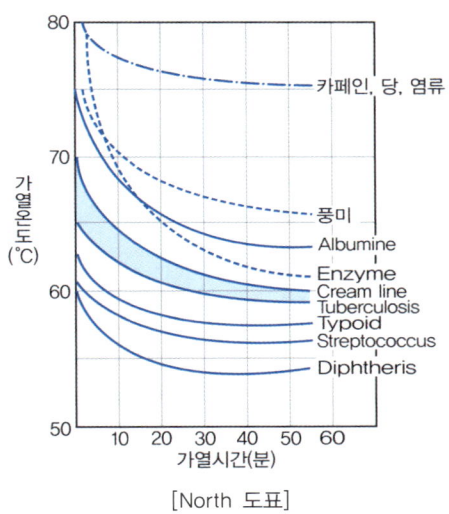

[North 도표]

03 끝판왕! 적중예상문제

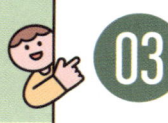

적중예상문제 해설

02
그림은 백금이로 화염멸균을 실시한다. 화염멸균은 알코올램프, Bunsen burner 등의 화염에 20초간 가열(금속제, 도자기류, 유리제)한다.

03
사진은 고압증기멸균기(Autoclave)로 고압증기멸균 시 사용되는 기구이며, 이를 이용하여 121℃, 압력 15Lb, 15~20분간 처리한다.

04
건열멸균
건열멸균기(Dry oven)를 이용하여 160~170℃에서 1~2시간 가열하는 방법이다.

---

01 [1회독] [2회독] [3회독] [2019 기출유사]

미생물의 영양세포뿐만 아니라 포자(아포)까지 사멸하는 것은?
① 살균
② 방부
③ 소독
④ 멸균
⑤ 산화

02 [1회독] [2회독] [3회독] [2021·2018·2015 기출유사]

다음 그림의 기구를 멸균하는 방법으로 가장 적절한 것은?
① 건열멸균
② 화염멸균
③ 증기소독
④ 자외선살균법
⑤ 자비소독

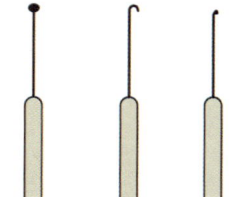

03 [1회독] [2회독] [3회독] [2023 기출유사]

다음 사진과 같이 표준한천배지를 멸균하는 데 사용하는 기구의 명칭은?
① 건열멸균기
② 원심분리기
③ 고압증기멸균기
④ 배양기
⑤ 자비멸균기

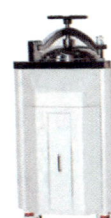

04 [1회독] [2회독] [3회독] [2016 기출유사]

다음 사진과 같은 건열멸균기의 살균온도와 시간으로 옳은 것은?
① 100℃, 30분
② 121℃, 20분
③ 130~135℃, 30~40분
④ 150℃, 30분
⑤ 160℃, 1시간

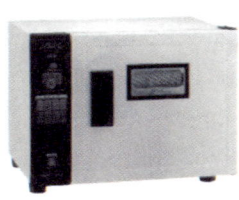

🔒 01 ④ 02 ② 03 ③ 04 ⑤

05 [2014 기출유사]

다음 사진과 같은 건열멸균기에 넣을 수 없는 것은?

① 액체배지
② 금속기구
③ 초자기구
④ 도자기
⑤ 유리기구

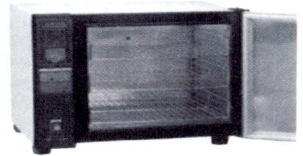

05
액체배지와 같은 액체는 건열살균기를 이용한 건열멸균법으로 살균할 수 없다.

06 [2022·2015 기출유사]

유리 페트리접시, 피펫 등의 유리기구를 살균할 때 사용하는 방법은?

① 자비소독
② 간헐멸균
③ 화염멸균
④ 증기소독
⑤ 건열멸균

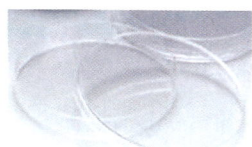

06
이 기구는 유리 페트리접시로, 유리기구나 금속기구 등의 멸균에 사용하는 건열멸균법을 이용한다.

07 [2016·2014 기출유사]

다음 기구로 미생물을 살균하고자 할 때 멸균조건으로 옳은 것은?

① 100℃, 15Lb, 15분
② 121℃, 15Lb, 20분
③ 121℃, 20Lb, 30분
④ 131℃, 15Lb, 20분
⑤ 131℃, 20Lb, 30분

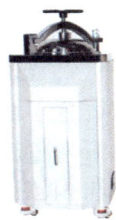

07
고압증기멸균기를 이용하는 방법이며, Autoclave를 이용하여 121℃, 압력 15Lb, 15~20분간 실시한다.

08 [2013 기출유사]

다음 중 고압증기멸균기를 사용하여 멸균하는 것은?

① 플라스틱
② 백금이
③ 도마
④ 한천배지
⑤ 고무장갑

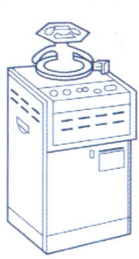

08
고압증기멸균기는 미생물 배지, 통조림식품, 초자기구, 의류, 유리, 고무제품, 자기류, 약액 등의 멸균에 사용한다.

05 ① 06 ⑤ 07 ② 08 ④

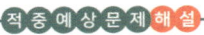

09
화염멸균 시 유효한 불꽃은 B부분의 겉불꽃으로 높은 열과 그을음이 적어 가장 적당하다.

10
3일간 실시하여 포자를 완전 멸균하는 것은 간헐멸균이다.

11
고압증기멸균법은 고압멸균기에서 121℃, 15Lb, 15~20분간 실시한다.

12
건열멸균은 건열멸균기를 이용하여 160~70℃에서 1~2시간 가열하는 방법으로 초자기구, 금속기구 등의 멸균에 사용된다.

---

09 1회독 2회독 3회독

다음 중 화염멸균 시 가장 유효한 불꽃 부분은?

① A
② B
③ C
④ D
⑤ 모든 곳의 효과 동일

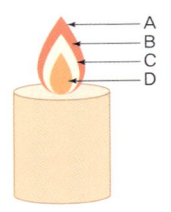

10 1회독 2회독 3회독 2015·2013 기출유사

1일 100℃에서 30분씩 3일 반복 실시하여 포자까지 사멸하는 살균소독법은?

① 간헐멸균 ② 건열멸균
③ 고압증기멸균 ④ 열탕소독
⑤ 화염멸균

11 1회독 2회독 3회독 2020 기출유사

사진과 같은 기기를 사용한 배지의 멸균조건은?

① 63℃에서 15~30분 유지
② 71℃에서 15~20분 유지
③ 101℃에서 10~15분 유지
④ 121℃에서 15~20분 유지
⑤ 160℃에서 30~60분 유지

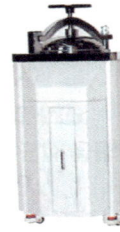

12 1회독 2회독 3회독 2021 기출유사

다음 사진은 비커, 시험관 등 초자기구를 160~170℃에서 1~2시간 멸균을 하는 기기이다. 이 기기의 명칭으로 옳은 것은?

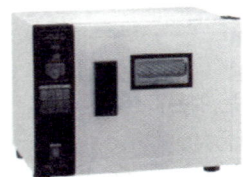 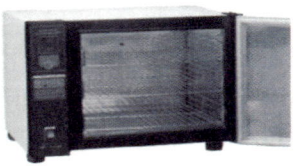

① 고압증기멸균기 ② 자외선소독기
③ 건열멸균기 ④ 유통증기멸균기
⑤ 방사선멸균기

🔒 09 ② 10 ① 11 ④ 12 ③

13 [2024 기출유사]
미생물 배지를 고압증기멸균기를 사용하여 121°C, 15Lb의 조건에서 멸균 시 최소 처리 시간은?

① 30초 ② 5분 ③ 10분
④ 15분 ⑤ 30분

13
고압증기멸균법은 고압멸균기에서 121°C, 15Lb, 15~20분간 실시한다.

14
다음 중 식품취급 시 자외선 살균등 거리로 가장 적절한 것은?

① 50cm
② 80cm
③ 100cm
④ 150cm
⑤ 200cm

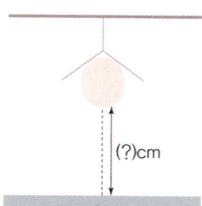

14
식품취급 시 자외선 살균등의 위치는 50cm가 적당하다.

15 [2024·2019 기출유사]
살균력이 강해 자외선살균 시 이용되는 자외선 파장은?

① 70nm ② 150nm ③ 260nm
④ 300nm ⑤ 360nm

15
자외선살균 시 살균력이 강한 250~280nm를 이용한다. 그중 253.7(260)nm가 가장 살균력이 강하다.

16 [2014 기출유사]
공기 소독이나 컵의 표면살균에 가장 적절한 것은?

① 화염멸균 ② 승홍수 1% ③ 고압증기멸균
④ 자외선조사 ⑤ 건열멸균

16
실내 공기, 물, 용기나 기구의 표면살균에는 자외선소독을 이용한다.

17
다음 중 자외선 살균등의 위치가 가장 적절한 것은?

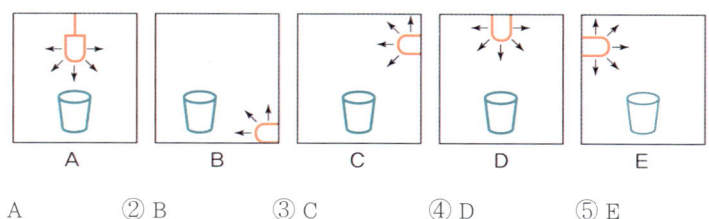

① A ② B ③ C ④ D ⑤ E

17
자외선등의 위치는 물체와의 거리가 가까울수록 좋으며, 자외선이 닿는 표면만 소독된다.

🔒 13 ④ 14 ① 15 ③ 16 ④ 17 ①

적중예상문제 해설

18
일명 냉살균이라고도 하며 살균력, 침투력이 강해 포장식품에 이용되는 방법은?
① 자외선조사   ② 일광소독   ③ 방사선조사
④ 여과멸균법   ⑤ 자비소독

19
식품의 보존방법 중 방사선을 조사하여 미생물의 발육, 성장 등을 억제한 식품의 표시이다.

19
다음 표시는 어떤 식품의 표시인가?
① HACCP 적용 식품
② 친환경제품
③ 알레르기유발식품
④ 방사선조사식품
⑤ 유전자변형식품

20
방사선의 살균력
γ선 > β선 > α선

20
다음 중 살균력과 침투력이 강해 주로 식품에 이용되는 방사선은?
① γ선   ② β선   ③ α선
④ X선   ⑤ 적외선

21
「식품공전」상 식품조사처리(방사선조사) 기준에서 감마선을 방출하는 선원으로는 ^{60}Co을 사용할 수 있다.

21
「식품공전」상 식품조사처리(방사선조사)기준에서 감마선을 방출하는 선원으로 이용되는 것은?
① ^{14}C   ② ^{137}Cs   ③ ^{131}I
④ ^{4}H   ⑤ ^{60}Co

22
방사선조사멸균은 비가열법이고 고압증기멸균, 간헐멸균, 화염멸균, 건열멸균은 가열멸균법이다.

22 2022 기출유사
다음 중 비가열멸균법은?
① 고압증기멸균   ② 방사선조사멸균   ③ 간헐멸균
④ 화염멸균   ⑤ 건열멸균

23
우유의 고온단시간 살균법은 72~75℃, 15~20초간, 저온장시간 살균법은 63~65℃에서 30분간, 초고온순간 살균처리법은 130~150℃에서 0.5~5초간 가열한다(「식품공전」).

23 2023 기출유사
「식품공전」상 우유의 고온단시간살균의 가열온도와 시간으로 가장 적절한 것은?
① 68℃, 30분간   ② 72℃, 15초간   ③ 76.5℃, 30분간
④ 151℃, 1초간   ⑤ 121℃, 20분간

🔒 18 ③ 19 ④ 20 ① 21 ⑤ 22 ② 23 ②

24 [1회독] [2회독] [3회독] 2022 · 2013 기출유사
우유의 저온살균(Pasteurization) 시 가열온도와 시간으로 옳은 것은?
① 63℃, 30분
② 72℃, 15초
③ 77℃, 10초
④ 121℃, 20초
⑤ 132℃, 2초

25 [1회독] [2회독] [3회독] 2021 기출유사
「식품공전」상의 우유류 살균법 중 초고온순간처리법의 가열온도와 시간으로 옳은 것은?
① 63~65℃, 30분
② 72~75℃, 15초
③ 120~125℃, 1~3초
④ 130~150℃, 0.5~5초
⑤ 160~180℃, 0.1~2초

26 [1회독] [2회독] [3회독]
이상적인 우유의 살균온도 영역으로 옳은 것은?
① 최고대
② 중간대
③ 최저대
④ 상층부
⑤ 고저대

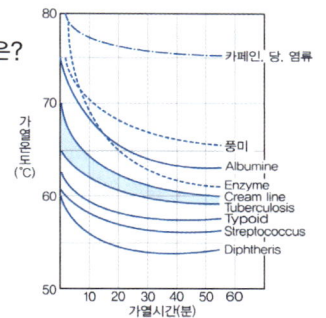

27 [1회독] [2회독] [3회독]
우유의 저온살균을 위한 North 곡선에서 가장 이상적인 살균온도 범위인 중간대인 의미는?

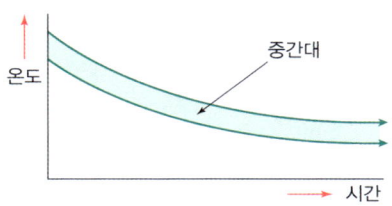

① 연쇄구균 사멸과 티푸스균의 사멸 사이
② 알부민과 결핵균의 사멸 사이
③ 디프테리아균의 사멸과 크림형성 저지선 사이
④ 알부민과 크림형성 저지선 사이
⑤ 결핵균의 사멸과 크림형성 저지선 사이

적중예상문제 해설

24
Pasteurization(저온살균)은 63~65℃에서 30분간 가열살균한다.

25
「식품공전」상의 우유류 살균법 중 초고온순간처리법(UHT, ultra high temperature short time method)은 130~150℃에서 0.5~5초간 가열 살균한다.

26 중간대
열에 가장 쉽게 파괴되는 크림선에 영향을 미치지 않으면서 우유에 혼입되는 병원성 미생물 중 가장 내열성이 큰 결핵균을 사멸시킬 수 있는 살균온도와 시간의 배합

🔒 24 ① 25 ④ 26 ② 27 ⑤

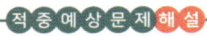

28
North 곡선
우유에 혼입되는 병원성 미생물 중 내열성이 가장 강한 결핵균은 사멸하고 크림선에 영향을 미치지 않는 시간과 온도의 관계이다.

29
North 도표
저온살균 시 온도와 시간과의 관계

30
살균소독에 생석회, 염소, 크레졸, 석탄산, 오존, 에탄올, 역성비누 등의 소독제를 이용하는 경우가 화학적 살균소독법이다.

31
소독제가 갖추어야 할 조건
① 용해도↑, 안전성이 있을 것
② 살균력, 침투력 강할 것
③ 부식성, 표백성이 없을 것
④ 사용 후 냄새 제거가 쉬울 것
⑤ 사용법이 용이할 것
⑥ 인체에 무독, 무해할 것
⑦ 소독 대상물이 손상을 입지 않을 것
⑧ 값이 저렴하고 구하기 쉬울 것
⑨ 석탄산계수가 높을 것

32~33
역성비누(양성비누)
- 4급암모늄염의 계면활성제로 일반 비누와 반대로 해리하여 양이온이 살균작용을 나타내기 때문에 '양성비누(역성비누)'라고 함
- 보통 원액(10%)을 200~400배 희석하여 사용
- 포도상구균, 티푸스, 이질균에 효과적이나 결핵균에 효과 약함
- 침투력, 살균력은 크나 세정력은 약함
- 일반 비누와 함께 사용 시, 유기물 공존 시 살균력 감소
- 손 소독, 식기 소독 등에 사용

🔒 28 ③ 29 ② 30 ③ 31 ③ 32 ①

---

28 2020·2013 기출유사
우유 살균의 North 도표에서 표시된 부분은 어떤 균을 사멸하는 온도와 시간의 조합인가?
① 대장균
② 연쇄상구균
③ 결핵균
④ 디프테리아균
⑤ 장티푸스균

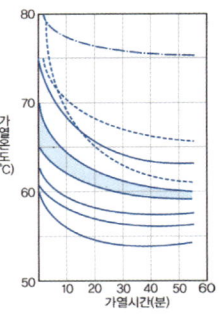

29
North 도표에서 표시된 부분의 살균조건으로 옳은 것은?
① 초고온순간살균
② 저온살균
③ 고온장시간살균
④ 고온단시간살균
⑤ 고압증기살균

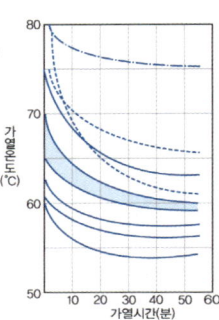

30 2024 기출유사
다음 중 화학적 살균소독법은?
① 간헐멸균법   ② 자외선살균법   ③ 생석회 처리법
④ 여과멸균법   ⑤ 일광소독

31 2020 기출유사
화학적 소독법에서 소독제가 갖추어야 할 조건으로 옳은 것은?
① 침투력이 약할 것
② 안정성이 없을 것
③ 석탄산계수가 높을 것
④ 용해성이 낮을 것
⑤ 표백성이 있을 것

32 2016·2014 기출유사
다음 중 손을 소독하는 데 가장 적합한 소독제는?
① 역성비누
② 과산화수소
③ 오존
④ 석탄산
⑤ 염소

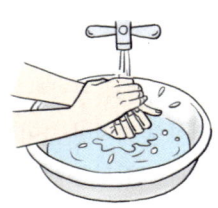

33 [2020 기출유사]
다음 중 역성비누(invert soap)의 성분은?
① 방향족화합물 ② 지방족화합물 ③ 4급암모늄염
④ 할로겐 ⑤ 수은화합물

34 [2018 기출유사]
역성비누에 대한 설명으로 옳은 것은?
① 일반비누와 달리 해리하여 음전하를 띤다.
② 세척효과는 있으나 소독효과는 없다.
③ 미생물세포막 손상과 단백질 변성으로 살균력을 나타낸다.
④ 일반비누와 함께 사용하면 살균력이 강해진다.
⑤ 유기질 성분과 함께 있으면 효과가 좋아진다.

35
살균제의 살균력 비교 시 평가기준은 되는 것은?
① 크레졸 ② 에탄올 ③ 염소
④ 석탄산 ⑤ 승홍

36
살균소독제로서 석탄산의 농도로 옳은 것은?
① 0.1% ② 3~5% ③ 1%
④ 70% ⑤ 1~3%

37 [2018 기출유사]
어떤 소독제의 석탄산계수가 4이고 석탄산의 희석배수가 20인 경우, 이 소독제의 희석배수는?
① 20 ② 40 ③ 60
④ 80 ⑤ 100

38 [2024 기출유사]
어떤 소독제의 희석배수가 300일 때와 석탄산의 희석배수가 60일 때의 살균력이 같은 경우, 이 소독제의 석탄산계수는?
① 0.2 ② 2 ③ 5
④ 60 ⑤ 300

적중예상문제 해설

34
역성비누는 해리하여 양전하를 띠며, 세정력은 약하나 소독력은 강하고, 일반비누와 함께 사용하면 살균력이 감소하며, 단백질과 같은 유기물과 공존 시에는 살균력이 감소한다.

35
살균제의 살균력 비교 시 평가기준이 되는 것은 석탄산이다.

37
석탄산계수 = $\dfrac{\text{소독제의 희석배수}}{\text{석탄산의 희석배수}}$ 이므로
$4 = x/20$
x(소독제의 희석배수) $= 2 \times 40 = 80$

38
석탄산계수 = $\dfrac{\text{소독제의 희석배수}}{\text{석탄산의 희석배수}}$ 이므로
어떤 소독제의 석탄산계수 = $300/60 = 5$

🔒 33 ③ 34 ③ 35 ④ 36 ② 37 ④ 38 ③

적중예상문제 해설

39
과산화수소와 오존수는 산화작용, 에탄올은 탈수, 응고작용, 승홍은 단백질 변성으로 살균효과를 발휘한다.

40
손 소독, 식기 소독에 가장 적합한 소독제는 역성비누이다.

41
화학적 소독제 중 염소계 소독제에는 표백분, 차아염소산나트륨, 염소, 이산화염소 등이 있다.

42
우물물, 수영장 물 소독에는 표백분이 이용된다.

43
크레졸은 유기물 공존 시에도 살균력이 저하되지 않아 오물, 객담 등의 소독에 이용되며, 석탄산의 2배의 효과가 있다.

44
70% 에탄올(알코올)의 소독효과가 가장 좋다.

---

39 [2017 기출유사]
화학적 소독제와 작용의 연결이 옳은 것은?
① 과산화수소 – 환원작용
② 에탄올 – DNA변성
③ 역성비누 – 단백질변성
④ 오존수 – 환원작용
⑤ 승홍 – 균체산화

40 [2019 기출유사]
조리 종사자의 손 소독, 식기 소독 등에 사용되는 소독제는?
① 석탄산　② 오존　③ 크레졸
④ 역성비누　⑤ 승홍

41 [2023 기출유사]
화학적 소독제 중 주성분이 염소 유도체인 것은?
① 표백분　② 페놀　③ 역성비누
④ 크레졸　⑤ 포르말린

42 [2019 · 2014 기출유사]
다음 중 우물물 소독에 가장 적합한 소독제는?
① 생석회　② 붕산　③ 포르말린
④ 과산화수소　⑤ 표백분

43 [2020 기출유사]
오물 또는 객담 소독 시 사용하며, 석탄산계수가 2인 화학적 소독제는?
① 페놀　② 크레졸　③ 생석회
④ 포르말린　⑤ 역성비누

44 [2023 기출유사]
그림과 같이 사용하기 전 고무장갑, 조리기구의 살균에 사용하는 에탄올의 적정 농도는?

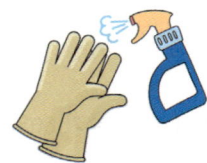
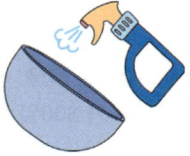

① 100%　② 70%　③ 50%
④ 10%　⑤ 1%

정답 39 ③　40 ④　41 ①　42 ⑤　43 ②　44 ②

CHAPTER 04 식중독세균 및 기타 식중독

1 세균의 외부형태 및 특징

(1) 세균의 분류

① 증식온도별 분류

종류	온도	
	발육가능온도	최적온도
저온균	0~20℃ (0~25℃)	10℃ 내외 (15~20℃)
중온균	20~40℃	25~37℃
고온균	40~75℃	60~70℃ 내외 (50~60℃)

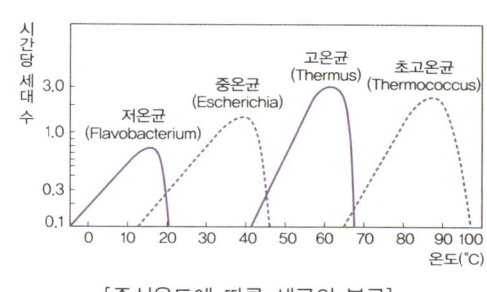

[증식온도에 따른 세균의 분류]

② 산소존재 여부에 따른 분류
　㉠ 호기성균 : 산소(O_2) 존재 시 증식가능
　㉡ 미호기성균 : 대기 중의 산소분압보다 낮은 분압일 때 증식가능
　㉢ 혐기성균 : 산소가 존재하지 않을 때 증식가능
　㉣ 통성혐기성균 : 산소 존재와 관계없이 증식가능

③ 세균의 형태별 분류
　세균의 외부형태는 구균, 간균, 나선균으로 분류
　㉠ 구균 : 단구균, 쌍구균, 4연상구균, 8연상구균,
　　연쇄상구균, 포도상구균
　㉡ 간균 : 막대상, 곤봉상
　㉢ 나선균 : 바나나형, 스피로헤타

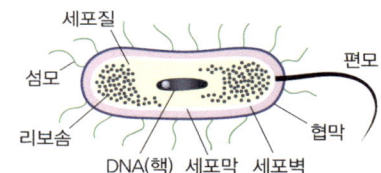

[세균의 구조]

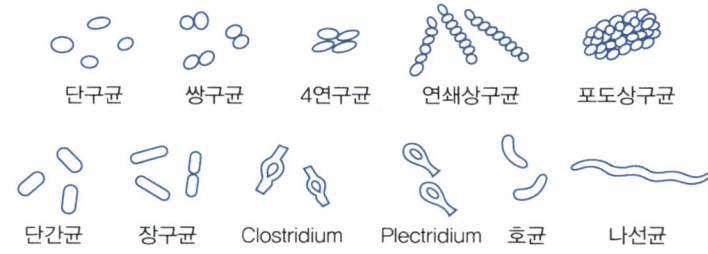

[세균의 형태] 기출

④ 편모형태별 분류 기출
  ㉠ 무모균 : 편모가 없는 균(구균, 쉬겔라균 등)
  ㉡ 단모균 : 편모 1개(장염비브리오 등)
  ㉢ 양모균 : 균체 양 끝에 각각 편모 1개
  ㉣ 속모균(총모균) : 균체 한 끝에 다수의 편모(녹농균)
  ㉤ 주모균 : 균체의 주위에 많은 편모가 분포되어 있는 균

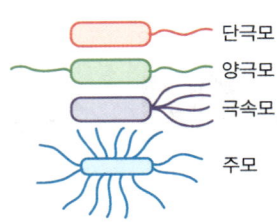
[편모의 형태]

(2) 아포(Spore)
  ① 세균은 불리한 환경조건하에 아포(포자)를 형성
  ② 균체는 죽어도 살아남으며 외부환경이 좋으면 다시 발아하여 영양형 균체를 형성
  ③ 아포는 100℃로 가열하여도 사멸하지 않으며 동결, 건조, 소독제, 방사선 조사 등 물리화학적 자극에 대하여서도 저항이 강하다.

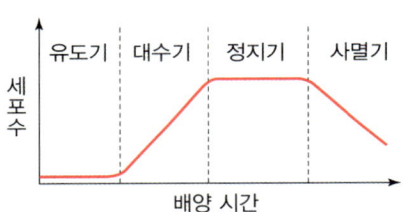
[포자의 형태]

(3) 세균의 증식곡선 기출
  ① 유도기
    ㉠ 세균이 새로운 환경에 적응하는 시기 : 환경적응에 필요한 각종 효소를 생산하고 분열을 준비하는 시기
    ㉡ 균수의 증가가 거의 없음
  ② 대수기 : 세균이 왕성하게 증식하는 시기
    ㉠ 균수가 대수적으로 증가(세대시간이 가장 짧은 시기)
    ㉡ 세포의 생리적 활성이 가장 큰 시기
  ③ 정지기 : 균수의 증가와 감소가 같아 균수가 더 이상 증가하지 않는 시기
  ④ 사멸기(내호흡단계) : 생균수가 감소하는 시기
    유해 대사산물, 자기소화 등에 의해 사멸, 용균되는 세포수가 증가

2 식중독세균

(1) 감염형 식중독
  ① 살모넬라 식중독 기출
    ㉠ 원인균 : Salmonella enteritidis, S. typhimurium 등
    ㉡ 형태 : 그람음성의 통성혐기성 무포자 간균, 주모성 편모
    ㉢ 원인식품 : 감염된 식육, 어육, 샐러드, 유제품, 달걀 및 달걀가공품 등
    ㉣ 증세 : 급성위장 증상으로 심한 발열(38~40℃), 구토, 설사, 복통 등
    ㉤ 특징 : TSI 배지 경사면은 적색, 고층부는 검은색, 생육최적온도 37℃, pH 7~8
    ㉥ 예방대책 : 60℃에서 20분간 가열 후 섭취, 방충·방서설비, 저온보존

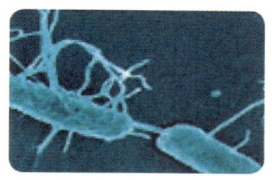 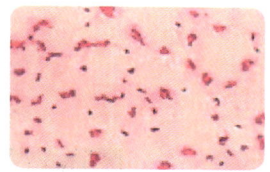 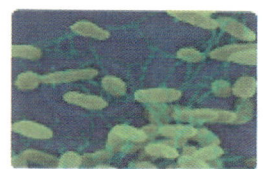

[살모넬라 식중독균]

② 장염 Vibrio 식중독 기출
　㉠ 원인균 : Vibrio parahaemolyticus
　㉡ 형태 : 그람음성의 통성혐기성 무포자 간균, 단모성 편모
　㉢ 원인식품 : 어패류, 소금에 절인식품 또는 젓갈류, 조리기구에 의한 2차오염 등
　㉣ 증세 : 급성위장염(혈변동반설사), 발열
　㉤ 특징 : 3~4% 식염배지에서 잘 생육하는 호염균
　㉥ 예방대책 : 7~9월 어패류 생식금지, 담수세척 후 저온저장

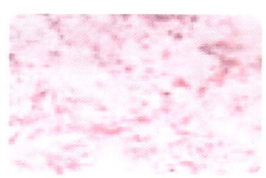 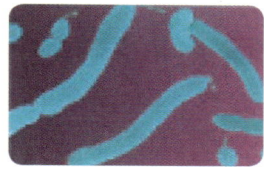 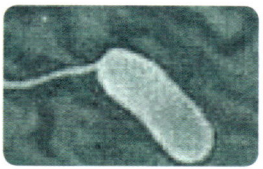

[장염 Vibrio 식중독균]

③ 병원성대장균 식중독 기출
　㉠ 원인균 : 병원성 Escherichia coli
　㉡ 형태 : 그람음성의 호기성 또는 통성혐기성 무포자 간균, 주모성 편모, 유당을 분해하여 산과 가스 생성
　㉢ 분류 : 장관병원성 대장균, 장관독소원성 대장균, 장관침입성 대장균, 장관출혈성 대장균(대표적 E. coli O157 : H7), 장관응집성 대장균 등
　㉣ 증세 : 장관침입성 대장균은 점액성 설사로 이질과 혼동 우려, 장관독소원성 대장균은 콜레라와 유사한 증상, 장관출혈성대장균(O157)은 용혈성 요독증후군 등
　㉤ 특징 : 정상대장균과 항원성 차이(O-antigen), EMB배지 : 금속광택의 집락
　㉥ 예방대책 : 환경위생 개선, 분변비료 사용금지, 섭취 전 충분히 세척 후 섭취

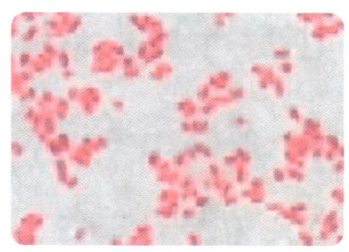 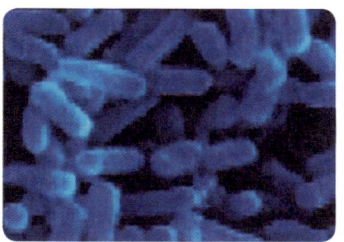

[병원성대장균 식중독균]

④ 기타 감염형 식중독균

원인균	캠필로박터 식중독	여시니아 식중독	리스테리아 식중독
	Campylobacter jejuni	Yersinia enterocolitica	Listeria monocytogenes
형태	그람음성의 미호기성 무포자 나선형 간균	그람음성의 통성혐기성 무포자 간균	그람양성, 통성혐기성, 무포자 간균, 주모성 편모

(2) 독소형 식중독

① 포도상구균 식중독 [기출]
  ㉠ 원인균 : Staphylococcus aureus
  ㉡ 형태 : 그람양성의 통성혐기성 무포자 구균, 무편모성
  ㉢ 원인식품 : 우유 및 유제품, 김밥, 도시락 등 손이 많이 가는 식품류
  ㉣ 증세 : 급성위장염(구역질, 구토, 설사), 잠복기는 3시간 이내로 가장 짧음
  ㉤ 특징 : 화농균, 장독소(Enterotoxin) 생성, 식염을 첨가한 난황한천 배지(황색집락)
       균체는 열에 약하나 독소는 열에 강함(독소는 218~248℃에서 불활성화)
  ㉥ 예방대책 : 편도선염, 화농성 질환자의 식품취급 금지, 저온저장

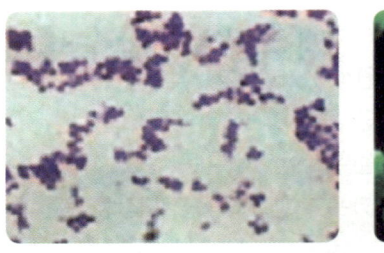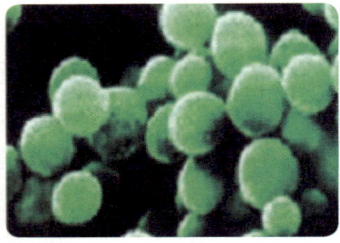

[포도상구균(Staphylococcus aureus)]

② 보툴리누스 식중독 [기출]
  ㉠ 원인균 : Clostridium botulinum
  ㉡ 형태 : 그람양성의 편성혐기성 간균, 아포형성, 주모성 편모
  ㉢ 원인식품 : 통·병조림 등 밀봉식품
  ㉣ 증세 : 신경계 증상(시력저하, 동공확대, 호흡곤란 등)
  ㉤ 특징 : Neurotoxin(신경독소), 세균성 식중독 중 치사율이 가장 높음
       균체는 열에 강하나 독소는 약함(독소는 80℃, 30분 가열 시 불활성화)
  ㉥ 예방대책 : 가열조리 후 섭취, 저온저장

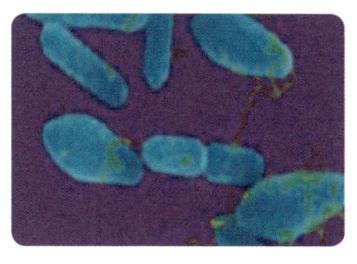 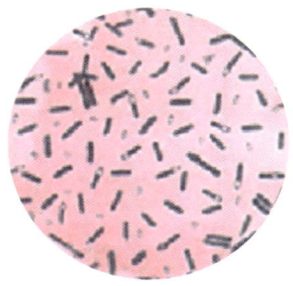

[보툴리누스 식중독균(Clostridium botulinum)]

(3) **중간형(감염독소형, 생체내독소형) 식중독**

① 웰치균 식중독

㉠ 원인균 : Clostridium perfringenes

㉡ 형태 : 그람양성의 혐기성 큰간균, 포자형성, 무편모

㉢ 원인식품 : 육류, 어패류, 동식물성 단백질 식품을 가열조리 후 실온에 방치된 경우

㉣ 특징 : 포자는 내열성(100℃, 1~4시간 가열 시 미파괴), 동물의 장관 상주균, 가스괴저균

㉤ 예방대책 : 가열·조리 후 섭취, 장기저장 시 급속냉각

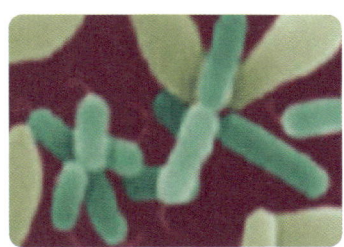

[웰치균(Clostridium perfringenes)]

② 세레우스균 식중독

㉠ 원인균 : Bacillus cereus

㉡ 형태 : 그람양성의 호기성·통성혐기성 간균, 내열성 아포형성, 주모성 편모

㉢ 원인식품

ⓐ 구토형 : 쌀밥, 볶음밥 등의 밥류 및 스파게티, 볶음 국수 등의 면류(전분성 식품)

ⓑ 설사형 : 향신료를 사용한 요리, 육류나 야채의 수프, 푸딩 등

㉣ 특징 : 구토형은 독소형 식중독으로 분류되며 증상이 포도상구균과 유사, 설사형은 중간형(감염독소형)으로 분류되며 증상이 웰치균 식중독과 유사

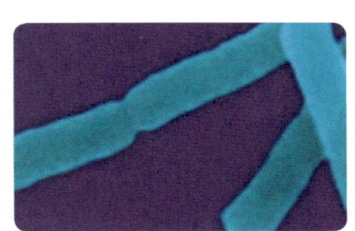

[세레우스균(Bacillus cereus)]

3 화학적 식중독

식중독	종류	특징
유해 첨가물	유해감미료	p-nitro-o-toluidine, ethlene glycol, perillartine, dulcin, cyclamate
	유해착색료	auramine, rhodamine B, p-nitroaniline 등
	유해보존료	붕산, formaldehyde, 불소화합물, 살리실산 등
	유해표백제	rongalite, nitrogen trichloride(삼염화질소) 등
합성수지	열경화성 수지	요소수지, 멜라민수지, 페놀수지 - 포름알데히드 용출 기출
	열가소성 수지	폴리에틸렌, 폴리프로필렌, 폴리스티렌, 폴리염화비닐(PVC) 등
잔류 농약	유기인제	cholinesterase 작용억제, 파라치온 등
	유기염소제	유기인제보다 독성이 강하지 않으나 잔류성이 강함, 체내 지방조직에 축적, DDT, γ-BHC 등
	그 외 유기수은제(만성중독), 카바메이트제(콜린에스테라아제 저해), 유기불소제(아코니타아제 저해) 등	
유해 중금속	납	통조림의 땜납, 도자기, 옹기류, 법랑제품의 유약성분
	비소	순도가 낮은 첨가물의 불순물로 혼입(산분해간장, 조제분유사건)
	구리 기출	녹청, 녹색채소 가공품에 발색제로 남용하는 경우
	수은	일본에서 발생한 미나마타병의 원인물질
	카드뮴	일본에서 발생한 이타이이타이병의 원인물질, 신장장애와 골연화증
	주석	주석 도금을 한 과일통조림
내분비 교란물질	프탈레이트 기출	PVC 등의 가소제, 접착제, 인쇄잉크, 염료, 락카, 살충제 등의 제조에 널리 사용
	스티렌	발포성 컵라면 용기에서 용출
	비스페놀 A	유아용 젖병, 폴리카보네이트 재질의 용기, 캔 제품 등에서 용출
	그 외 폴리염화비페닐(PCB), 다이옥신, 퓨란, DDT, 벤조피렌, 트리부틸주석(TBT) 등	
식품의 제조, 가공 중 생성 기출	PAH	탄음식, 훈제식품 등에서 생성, 발암물질, 대표적 벤조피렌
	N-nitrosamine	햄, 베이컨 등 제조 시 생성되는 발암물질
	메탄올	과실주 제조 시 생성
	트리할로메탄	수돗물의 염소소독 시 생성
	아크릴아마이드	감자 같은 탄수화물 식품을 고온으로 조리 시 생성

4 자연독 식중독의 종류 및 형태 [기출]

(1) **식물성 식중독**
   ① 감자 – solanin(발아부위), sepsine(부패감자)
   ② 청매실, 살구씨, 아몬드 – amygdalin
   ③ 독미나리 – cicutoxin
   ④ 독버섯 – muscarine, muscaridine, choline, phaline, amanitatoxin 등
   ⑤ 독보리(독맥) – temuline
   ⑥ 바꽃, 오두 – acontine
   ⑦ 목화씨 – gossypol
   ⑧ 피마자 – ricin, ricinine

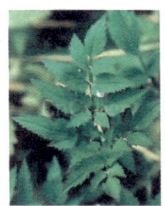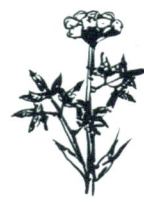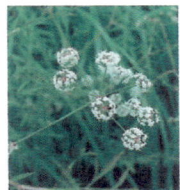

[독미나리]

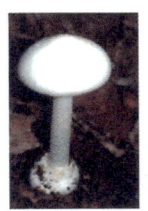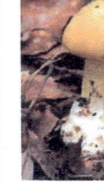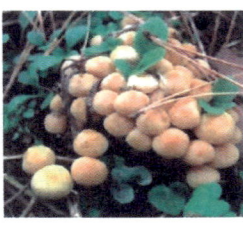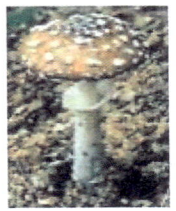

독우산광대　개나리광대　노란다발버섯　마귀광대

[독버섯의 종류]

(2) **동물성 식중독**
   ① 복어 – 테트로도톡신(tetrodotoxin) : 신경마비

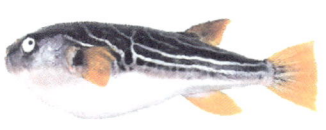 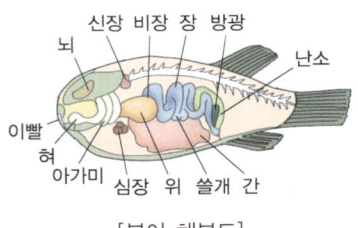

[복어]　　　　　　　　　[복어 해부도]

   ② 굴, 모시조개, 바지락 – 베네루핀(venerupin)
   ③ 대합, 섭조개, 홍합, 진주담치 – 삭시톡신(saxitoxin)
   ④ 소라고둥 – 테트라민(tetramine)

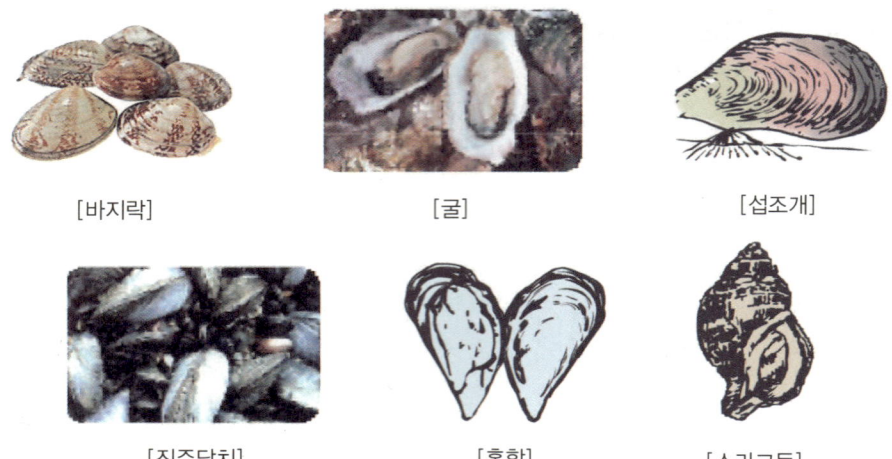

[바지락]   [굴]   [섭조개]

[진주담치]   [홍합]   [소라고둥]

5 곰팡이의 형태

(1) 곰팡이 특징

① 호기성, 25~30℃ 중온균
② 증식 : 균사(기균사, 영양균사)로 번식
③ 곰팡이의 색이 빨갛게 보이고 파랗게, 흑색 등으로 보이는 것은 곰팡이의 포자 색깔 때문임

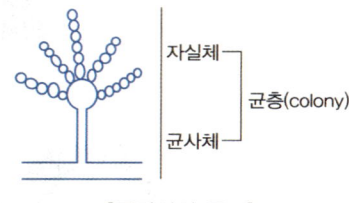

[곰팡이의 구조]

(2) 곰팡이 종류

① Mucor속 : 털곰팡이(전분당화, 치즈숙성, 과일부패 등 식품의 부패, 자연계 다량분포)

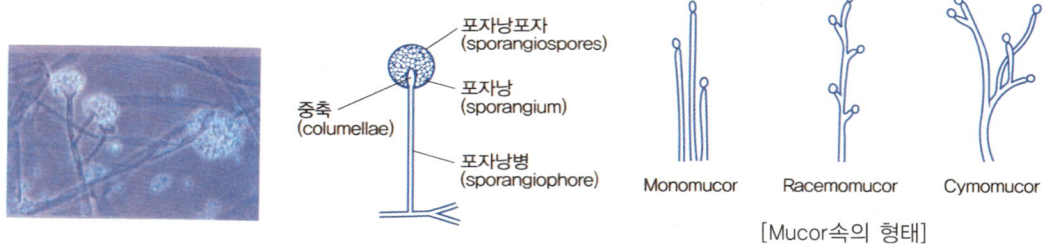

[Mucor속의 형태]

② Rhizopus속 : 거미줄곰팡이(빵, 곡류, 과일 등 원예작물), 알코올 발효공업에 이용

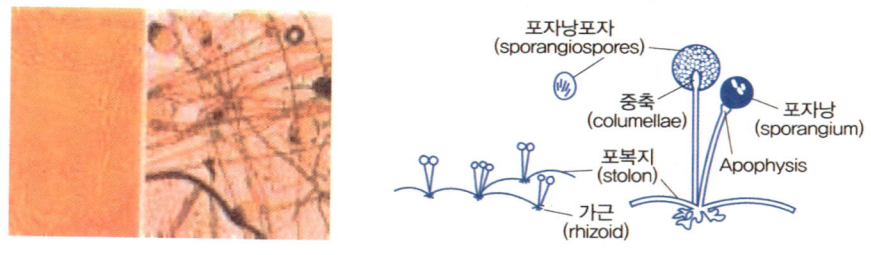

③ Aspergilius속 : 누룩곰팡이(간장, 된장, 양조공업), 아플라톡신 생성

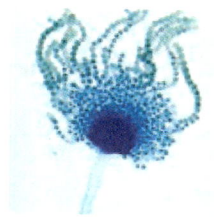 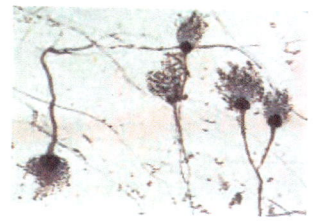 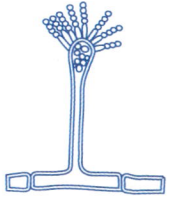

④ Penicillum속 : 푸른곰팡이(항생물질 제조, 치즈숙성), 황변미

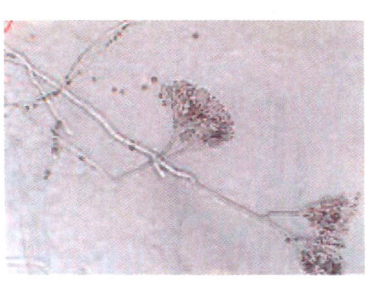 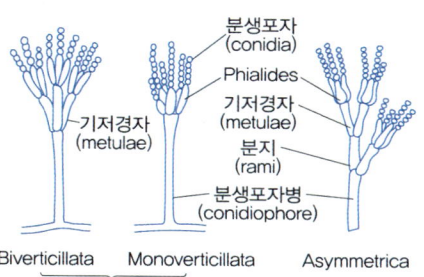 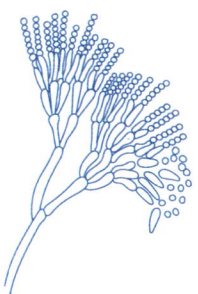

04 끝판왕! 적중예상문제

적중예상문제 해설

01
① 4연구균
② 간균
④ 포도상구균
⑤ 나선균

02
편모의 형태별 분류

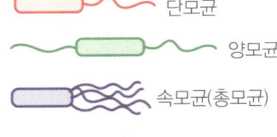

03
그림은 간균의 형태이며, 간균은 막대기 또는 원통형 세균으로 크기와 길이는 다양하고 양 끝의 모양도 일정하지 않다.

---

01 [1회독] [2회독] [3회독] 2023 기출유사

다음 그림 중 연쇄상구균은?

① 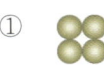　② ▯　③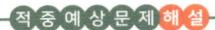

④ 　⑤ 〰

02 [1회독] [2회독] [3회독]

편모의 형태에 따라 세균을 분류할 때 다음 그림은 어떤 균에 속하는가?

① 단모균
② 속모균
③ 양모균
④ 양단 1모균
⑤ 주모균

03 [1회독] [2회독] [3회독] 2015 기출유사

다음 사진에 있는 균의 형태로 옳은 것은?

① 구균
② 간균
③ 나선균
④ 스피로헤타
⑤ 사상균

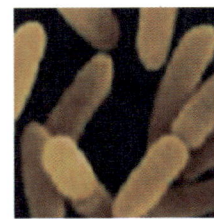

🔒 01 ③　02 ①　03 ②

04 2017 기출유사
미생물의 증식곡선으로 옳은 것은?

①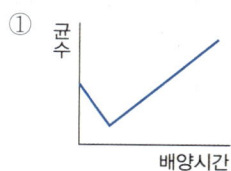
②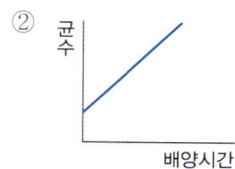
③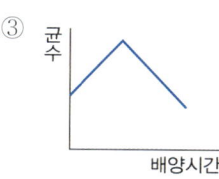
④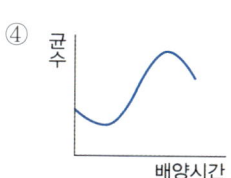
⑤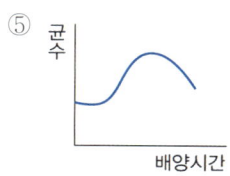

04
미생물의 증식곡선
유도기 – 대수기 – 정지기 – 사멸기

05 2020·2017 기출유사
다음 그래프에서 미생물의 증식이 기하급수적으로 일어나는 시기는?

① A
② B
③ C
④ D
⑤ E

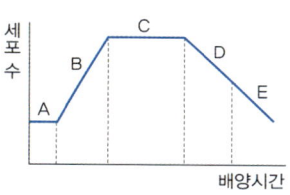

05
균 배양 시 균주가 대수학적으로 증가하는 시기는 대수기로 B에 해당한다.

06
다음 중 속모균(총모균)의 설명으로 옳은 것은?
① 균체의 양 끝에 여러 개의 편모를 가지고 있는 균을 말한다.
② 균체 주위에 많은 편모가 분포되어 있는 균을 말한다.
③ 균체에 단 하나의 편모가 있는 균을 말한다.
④ 균체의 한 끝에 다수의 편모가 있는 균을 말한다.
⑤ 균체 양 끝에 각각 1개씩의 편모가 있는 균을 말한다.

06
① 양모균
② 주모균
③ 단모균
④ 속모균
⑤ 양모균(양단 1모균)

04 ⑤ 05 ② 06 ④

적중예상문제 해설

07
주모성 편모를 가진 식중독균에는 살모넬라균, 병원성대장균, 리스테리아, 세레우스균, 보툴리누스균 등이 있다.

08
균체의 한 끝에 다수의 편모가 있는 균을 속모균(총모균)이라 한다.

09
- 리스테리아균 : 주모균
- 포도상구균, 웰치균 : 무편모균
- 장염비브리오균, 콜레라균 : 단모균

10
그림은 단모성 편모를 가진 균으로 대표적으로 장염비브리오균이 이에 해당된다.

07 ② 08 ② 09 ③ 10 ④

---

07 [2020 기출유사]

다음 사진과 같이 주모성 편모를 가진 식중독균은?

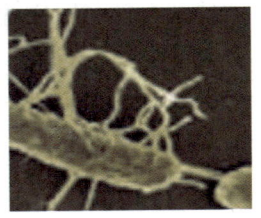

① 장염비브리오균
② 살모넬라균
③ 장구균
④ 포도상구균
⑤ 결핵균

08 [2017 기출유사]

다음 그림과 같은 편모의 형태를 갖는 균은?

① 무편모균
② 속모균
③ 양모균
④ 주모균
⑤ 단모균

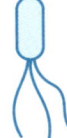

09

다음 그림과 같은 균의 특성을 가지고 있는 것은?

① 장염비브리오균
② 리스테리아균
③ 웰치균
④ 콜레라균
⑤ 포도상구균

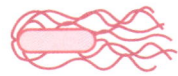

10

다음 그림과 같은 형태의 편모를 가진 식중균은?

① 살모넬라
② 포도상구균
③ 병원성대장균
④ 장염비브리오균
⑤ 세레우스균

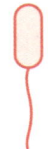

11 2015 기출유사

다음 중 살모넬라균과 같은 주모균에 해당하는 것은?

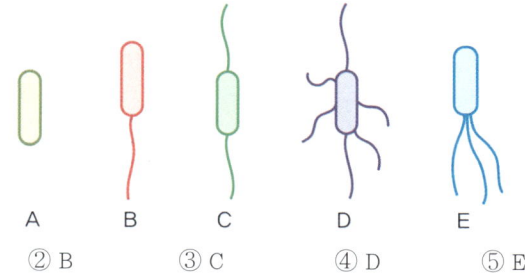

① A ② B ③ C ④ D ⑤ E

12 2013 기출유사

다음 사진과 같은 형태의 그람음성균으로 심한 발열과 복통의 증상이 있고, 달걀이 원인식품인 식중독균은?

① 세레우스균
② 보툴리누스균
③ 장염비브리오균
④ 살모넬라균
⑤ 리스테리아균

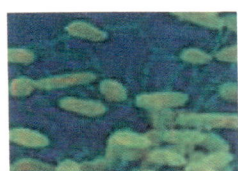

13

다음 그림은 살모넬라를 TSI 배지에 접종하여 배양한 결과이다. TSI 배지의 사면부의 색깔은?

① 검은색
② 보라색
③ 적색
④ 황색
⑤ 청색

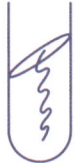

14 2024·2021·2019·2017 기출유사

다음 사진과 같은 단모균이며, 3~5% 식염농도에서 잘 증식하는 그람음성 간균은?

① 장염비브리오균
② 병원성대장균
③ 살모넬라균
④ 보툴리누스균
⑤ 포도상구균

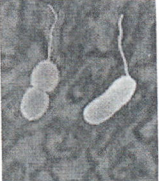

적중예상문제 해설

11
A는 무편모균, B는 단모균, C는 양모균, E는 속모균(총모균)이다.

12
살모넬라균
- **형태** : 그람음성, 무포자 간균, 주모성 편모, 통성혐기성
- **원인식품** : 감염된 식육, 어육, 샐러드, 유제품, 달걀가공을 통해서 균이 침입 등
- **증세** : 급성위장증세[심한 발열(38~40℃), 구토, 설사, 복통]
- **특징** : 생육최적온도 37℃, pH 7~8
- **예방대책** : 60℃에서 20분간 가열 후 섭취, 방충·방서설비, 저온보존

13
살모넬라를 TSI 배지에 접종하여 배양하면 사면부 색깔은 적색이 나타난다.

14
장염 Vibrio 식중독균
- **원인균** : Vibrio parahaemolyticus
- **형태** : 그람음성, 통성혐기성 무포자 간균, 단모성 편모
- **원인식품** : 어패류, 소금에 절인 식품 또는 젓갈류
- **증세** : 급성위장염(혈변동반설사)
- **특징** : 3~4% 식염배지에서 잘 생육하는 호염균
- **예방대책** : 7~9월 어패류 생식금지, 담수세척 후 저온저장

🔒 11 ④ 12 ④ 13 ③ 14 ①

적중예상문제 해설

15 병원성대장균
그람음성, 호기성·통성혐기성 무포자 간균, 주모성 편모

16
장염비브리오균은 그람음성 간균이며 하나의 편모를 가진 단모균으로 3~4% 염농도에서 잘 증식하는 호염균이다.

17
살모넬라균은 그람음성균으로 그람염색 결과 적색으로 염색된다. 그람양성균은 그람염색 결과 보라색(자색)을 띤다.

18
이 그래프는 3~4% 식염농도에서 잘 증식하는 장염비브리오균의 성장곡선이다.

---

15 [1회독] [2회독] [3회독]
다음 사진은 병원성대장균이다. 이 균의 그람 염색성과 형태로 옳은 것은?

① 그람음성 구균
② 그람음성 간균
③ 그람음성 속모균
④ 그람양성 간균
⑤ 그람양성 구균

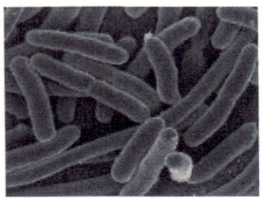

16 [1회독] [2회독] [3회독] 2023 기출유사
다음 그림과 같은 장염비브리오균의 특징으로 옳은 것은?

① 그람양성균이다.
② 운동성이 없다.
③ 속모성 균이다.
④ 구균이다.
⑤ 호염균이다.

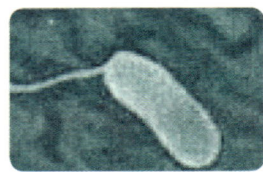

17 [1회독] [2회독] [3회독] 2022 기출유사
그람염색 시 살모넬라균의 색은?

① 보라색
② 청색
③ 적색
④ 흑색
⑤ 무색

18 [1회독] [2회독] [3회독] 2013 기출유사
다음 그래프는 어떤 균의 성장곡선인가?

① 살모넬라균
② 포도상구균
③ 리스테리아균
④ 장염비브리오균
⑤ 보툴리누스균

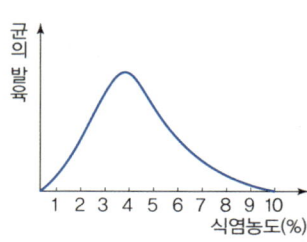

🔒 15 ② 16 ⑤ 17 ③ 18 ④

19 [2021 기출유사]

E. coli O157 : H7은 병원성 대장균 중 어디에 속하는가?

① 장관출혈성 대장균
② 장관독소원성 대장균
③ 장관병원성 대장균
④ 장관응집성 대장균
⑤ 장관침투성 대장균

20 [2020 · 2016 기출유사]

다음 사진과 같은 형태의 구균으로 독소형 식중독을 유발하는 균은?

① Staphylococcus aureus
② Enterococcus faecalis
③ Bacillus cereus
④ 병원성 E. coli
⑤ Clostridium botulinum

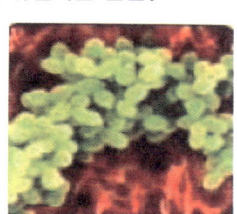

21 [2024 · 2019 기출유사]

다음 사진과 같은 그람양성 간균으로 혐기성 상태의 통조림에서 발생하기 쉬운 식중독의 원인균은?

① Clostridium perfringens
② Campylobacter jejuni
③ Clostridium botulinum
④ Bacillus cereus
⑤ Staphylococcus aureus

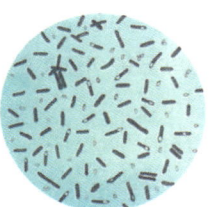

22

다음 그림과 같은 균의 그람 염색성과 형태로 옳은 것은?

① 그람음성 간균
② 그람음성 구균
③ 그람양성 속모균
④ 그람양성 구균
⑤ 그람양성 간균

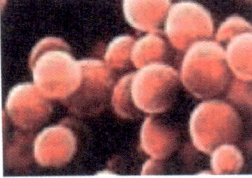

적중예상문제 해설

19
장관출혈성 대장균 중 가장 대표적인 것은 E. coli O157 : H7이다.

20
사진은 포도상구균의 형태로 원인균은 Staphylococcus aureus이다.

21
보툴리누스 식중독균
(Clostridium botulinum)
- 형태 : 그람양성의 혐기성 간균, 아포형성, 주모성 편모
- 원인식품 : 통·병조림 등 밀봉식품
- 증세 : 신경계증상(시력저하, 동공확대, 호흡곤란), 위장증상
- 특징 : Neurotoxin(신경독소) 생성, 치사율이 높음, 균체는 열에 강하나 독소는 열에 약함(80℃ 30분 가열 시 파괴)

22
황색포도상구균 식중독
- 원인균 : Staphylococcus aureus
- 형태 : 그람양성의 통성혐기성 구균, 무아포, 무편모성
- 원인식품 : 유제품, 김밥, 도시락 등 손이 많이 가는 식품류
- 증세 : 급성위장염, 잠복기는 3시간 이내로 가장 짧다.
- 특징 : 화농균, 장독소(Enterotoxin) 생성, 식염을 첨가한 난황한천배지(황색집락)
  균체는 열에 약하나 독소는 열에 강함(218~248℃에서 불활성화)
- 예방대책 : 편도선염, 화농성 환자 식품 취급금지, 저온저장, 가열 후 섭취

🔒 19 ① 20 ① 21 ③ 22 ④

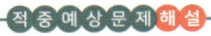

23 1회독 2회독 3회독

다음 그림과 같이 손에 상처가 난 화농성 질환자로 인해 발생되는 식중독의 원인균은?

① 보툴리누스균
② 포도상구균
③ 장염비브리오균
④ 웰치균
⑤ 여시니아균

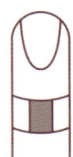

24
사진은 포도상구균으로 식품 중에서 엔테로톡신을 생성한다.

24 1회독 2회독 3회독 2022 기출유사

다음 사진과 같은 식중독균이 생성하는 독소는?

① 삭시톡신
② 테트로도톡신
③ 베로톡신
④ 뉴로톡신
⑤ 엔테로톡신

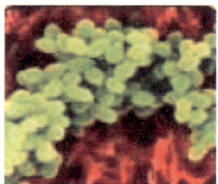

25
그림의 균은 보툴리누스균으로 그람양성의 편성혐기성 간균이며 주모균으로 아포를 형성한다.

25 1회독 2회독 3회독 2015 · 2013 기출유사

이 그림의 균은 아포를 형성하는 균이다. 이 균의 성상 및 특징으로 옳은 것은?

① 구균이다.
② 간균이다.
③ 그람음성균이다.
④ 단모성 균이다.
⑤ 통성혐기성균이다.

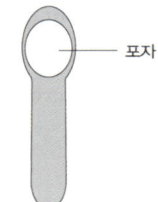

포자

26
보툴리누스균은 편성 혐기성균으로 통조림 등의 밀봉식품이 원인식품이 된다.

26 1회독 2회독 3회독

다음 중 통조림, 병조림 등 밀봉식품의 부패로 발생할 수 있는 식중독은?

① 포도상구균 식중독
② 리스테리아 식중독
③ 세레우스균 식중독
④ 장염비브리오 식중독
⑤ 보툴리누스균 식중독

🔒 23 ② 24 ⑤ 25 ② 26 ⑤

27

다음 사진과 같은 균에 오염되면 화농성 염증이 나타나며, 잠복기가 짧은 식중독의 원인균은?

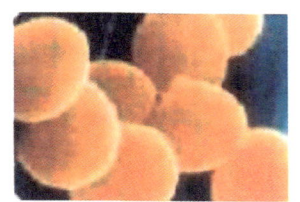

① Staphylococcus aureus
② Enterococcus faecalis
③ Bacillus cereus
④ E. coli O157 : H7
⑤ Clostridium botulinum

27
포도상구균 식중독
- 원인균은 포도모양의 구균 형태
- 잠복기가 짧다.
- 식중독의 원인 : 장독소인 엔테로톡신 생성
- 화농균

28

다음 그림과 같이 아포를 형성하는 식중독 세균의 특징으로 옳은 것은?

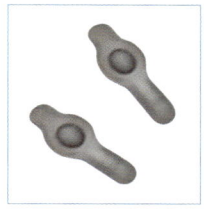 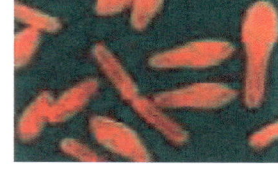

① 치사율이 높다.
② 엔테로톡신(장독소)
③ 달걀, 김밥
④ 길랑–바레 증후군
⑤ 38℃ 이상의 발열

28
보툴리누스균
그람양성의 편성혐기성 간균, 내열성 포자형성, 신경독소(neurotoxin) 생성으로 신경증상을 보이며 치사율이 높다. 발열 증상은 보이지 않는다. 통조림, 병조림 등 밀봉식품이 주 원인식품이다.

29

독소형 식중독균 중 식품 섭취 후 2~4시간 내에 심한 구역, 구토, 설사 등의 증상을 유발하는 것은?

① 황색포도상구균(Staphylococcus)
② 시겔라(shigella)
③ 캠필로박터(Campylobacter)
④ 살모넬라(Salmonella)
⑤ 에어로모나스(Aeromonas)

29
황색포도상구균은 잠복기가 1~6시간으로 짧은 독소형 식중독균이다.

30

다음 사진과 같은 식중독균의 특징으로 옳은 것은?

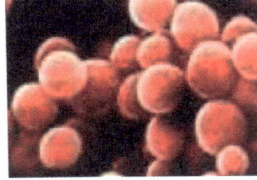

① 그람음성 통성혐기성 구균이다.
② 주모성 편모가 있다.
③ 화농성 질환을 일으킨다.
④ 식품 중에서 신경독소를 생성한다.
⑤ 감염형 식중독의 원인균이다.

30
포도상구균은 그람양성의 통성혐기성 구균으로 편모가 없으며, 식품 중에서 장독소를 생성하여 식중독을 일으키는 독소형 식중독균이다.

27 ① 28 ① 29 ① 30 ③

적중예상문제 해설

31
생물학적 식중독
세균성 식중독(감염형, 독소형, 중간형),
바이러스 식중독 등
①, ⑤ 자연독, ②, ④ 화학성 식중독

32
① 4연구균, ② 간균, ③ 연쇄상구균,
⑤ 나선균이다.

33
보툴리누스균은 그람양성 간균으로 내열
성 포자를 형성하는 편성혐기성균이다.

34
- 둘신, 비소, 포름알데하이드 : 유해 식품첨가물
- 파라티온 : 유기인제 농약 유해 식품첨가물과 유기인제 농약은 화학성 식중독이다.

---

31 2019 기출유사
다음 중 생물학적 식중독에 해당하는 것은?
① 솔라닌 ② 농약
③ 세균 ④ 중금속
⑤ 테트로도톡신

32 2019 기출유사
다음 중 황색포도상구균의 형태로 옳은 것은?

①   ②   ③

④ 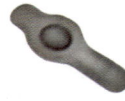 ⑤

33 2023 기출유사
다음 그림과 같이 내열성 포자를 형성하는 식중독균은?
① 캠필로박터균
② 보툴리누스균
③ 리스테리아균
④ 포도상구균
⑤ 살모넬라균

34
다음은 어떤 식중독에 대한 설명인가?

| • 둘신 | • 비소 |
| • 포름알데하이드 | • 파라티온 |

① 바이러스성 식중독 ② 세균성 식중독
③ 곰팡이독 식중독 ④ 동물성 자연독 식중독
⑤ 화학성 식중독

🔒 31 ③ 32 ④ 33 ② 34 ⑤

35
뚝배기에 유약을 바른 후 저온에서 구웠을 때 용출되기 쉬운 금속은?
① 구리
② 비소
③ 납
④ 수은
⑤ 카드뮴

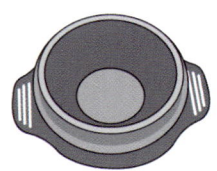

35
800℃ 이하에서 저온 소성한 도자기, 옹기류의 유약성분에서 용출되기 쉬운 금속은 납이다.

36
식기류 등에 녹청이 형성되어 중독증상을 일으킬 수 있는 중금속은?
① 비소   ② 수은   ③ 납
④ 구리   ⑤ 아연

36
구리를 사용한 식기류에서 녹청이 발생하는 경우 중독을 유발할 수 있다.

37
포름알데히드가 용출될 우려가 있는 합성수지는?
① 폴리염화비닐수지   ② 폴리스티렌수지
③ 요소수지   ④ 폴리에틸렌수지
⑤ 폴리카보네이트수지

37
열경화성 수지인 요소수지, 멜라민수지, 페놀수지에서는 포름알데히드가 용출될 수 있다.

38
식품의 제조, 가공, 저장 중에 생성되는 발암성 유해물질은?
① 테트로도톡신   ② N-니트로사민
③ 테트라민   ④ 리신
⑤ 파라치온

38
N-니트로사민은 발색제로 사용하는 아질산염과 식품 중의 2급아민이 반응하여 생성되는 발암성 물질로 햄, 베이컨 등의 제조 시 생성될 수 있다.

39
PVC(폴리염화비닐)재질의 식품 포장재에서 용출 가능한 내분비교란물질은?
① 니트로사민   ② 프탈레이트화합물
③ 스티렌화합물   ④ 파라티온화합물
⑤ 다이옥신

39
PVC(폴리염화비닐)를 부드럽게 하기 위해 사용되는 가소제인 프탈레이트가 용출될 수 있으며, 이 프탈레이트는 내분비교란물질이다.

35 ③ 36 ④ 37 ③ 38 ② 39 ②

적중예상문제 해설

40
① 독버섯
② 복어
③ 독미나리
④ 엔테로톡신은 포도상구균이 생성하는 장독소
⑤ 목화씨, 정제되지 않은 면실유

41
복어독은 테트로도톡신이다.
① 대합, 섭조개, ② 소라고둥, ④ 모시조개, 바지락, 굴, ⑤ 독미나리에 함유된 독소이다.

42
싹이 난 감자에 함유된 독소는 solanine이다.
- cicutoxin : 독미나리
- atropine : 미치광이풀
- sepsine : 부패된 감자
- amygdalin : 청매, 살구씨

43
독미나리에 함유된 독소는 cicutoxin이다.

---

40 1회독 2회독 3회독
다음 중 자연독 식중독의 독성분이 아닌 것은?
① 무스카린(muscarine)
② 테트로도톡신(tetrodotoxin)
③ 시큐톡신(cicutoxin)
④ 엔테로톡신(enterotoxin)
⑤ 고시폴(gossypol)

41 1회독 2회독 3회독
다음 사진의 식품에 함유되어 있는 독소는?
① 삭시톡신(saxitoxin)
② 테트라민(tetramine)
③ 테트로도톡신(tetrodotoxin)
④ 베네루핀(venerupin)
⑤ 시큐톡신(cicutoxin)

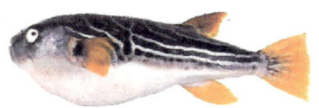

42 1회독 2회독 3회독
다음 사진의 감자에 함유된 독소는?
① cicutoxin
② atropine
③ amygdalin
④ sepsine
⑤ solanine

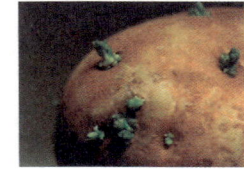

43 1회독 2회독 3회독 2013 기출유사
다음 중 독미나리에 함유된 독소는?
① atropine
② cicutoxin
③ solanine
④ sepsine
⑤ amygdalin

🔒 40 ④ 41 ③ 42 ⑤ 43 ②

228 PART 02 식품위생학

44

다음 그림의 식품에 함유된 독소는?

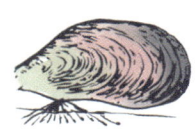 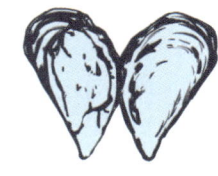

① 시큐톡신(cicutoxin)
② 테트로도톡신(tetrodotoxin)
③ 테트라민(tetramine)
④ 베네루핀(venerupin)
⑤ 삭시톡신(saxitoxin)

45 2015 기출유사

다음 사진의 식품에 함유된 독소는?

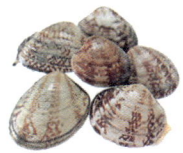 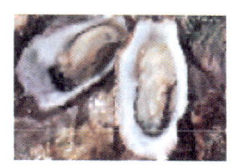

① 삭시톡신(saxitoxin)
② 베네루핀(venerupin)
③ 테트라민(tetramine)
④ 테트로도톡신(tetrodotoxin)
⑤ 시큐톡신(cicutoxin)

46

다음 중 독버섯의 독성분은?

① 테트로도톡신
② 아마니타톡신
③ 테물린
④ 아미그달린
⑤ 시큐톡신

47

다음 그림과 같은 형태를 보이는 것은?

① 곰팡이의 형태
② 효모의 형태
③ 세균의 형태
④ 유성생식의 형태
⑤ 무성생식의 형태

적중예상문제 해설

44
섭조개, 홍합 등에 함유된 독소는 saxitoxin이다.

45
굴, 모시조개, 바지락 등의 중장선에 함유된 독소는 베네루핀이다.

46
독버섯의 독성분에는 아마니타톡신, 무스카린, 무스카리딘, 뉴린, 콜린, 팔린 등이 있다.

47
그림은 곰팡이의 구조이다.

🔒 44 ⑤ 45 ② 46 ② 47 ①

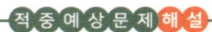

48
그림은 Aspergillus속의 형태이다.

49
Mucor속
- 털곰팡이, 전분당화, 과일의 부패 등 식품의 부패
- 자연계 다량 분포

50
Penicillin속
푸른곰팡이, 항생물질 제조, 치즈숙성

51
Rhizopus속
거미줄곰팡이, 빵, 곡류, 과일에 번식, 알코올 발효공업에 이용

48 ⑤ 49 ③ 50 ② 51 ⑤

48 〔1회독 2회독 3회독〕 2013 기출유사
다음 그림과 같은 형태의 곰팡이는 어떤 속에 해당되는가?

① Penicillin속
② Fusarium속
③ Mucor속
④ Rhizopus속
⑤ Aspergillus속

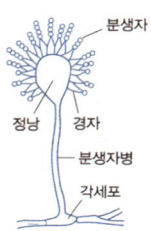

49 〔1회독 2회독 3회독〕
다음 그림은 어떤 종류의 곰팡이인가?

① 빵곰팡이
② 거미줄곰팡이
③ 털곰팡이
④ 푸른곰팡이
⑤ 붉은곰팡이

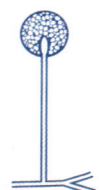

50 〔1회독 2회독 3회독〕
다음은 어떤 곰팡이의 형태인가?

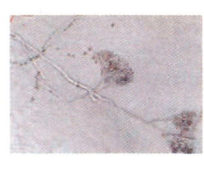 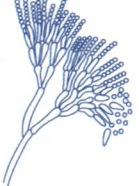

① Aspergillus속 ② Penicillin속 ③ Mucor속
④ Rhizopus속   ⑤ Fusarium속

51 〔1회독 2회독 3회독〕
다음 그림과 같은 형태이며 빵, 곡류, 과일에 번식하는 곰팡이는?

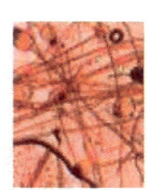 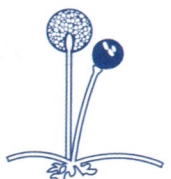

① Penicillin속 ② Aspergillus속 ③ Mucor속
④ Fusarium속 ⑤ Rhizopus속

CHAPTER 05 식품과 감염병

1 경구감염병

> **핵심 CHECK** 경구감염병의 분류
> - 세균성 감염병 : 장티푸스, 파라티푸스, 콜레라, 세균성 이질, 성홍열, 디프테리아
> - 바이러스성 감염병 : 급성회백수염(폴리오, 소아마비), 유행성간염, 전염성 설사증, 천열(이즈미열)
> - 원충성 감염병 : 아메바성 이질

(1) 장티푸스(Typhoid fever) 기출
① 병원체 : Salmonella typhi
② 형태 : 그람음성의 무아포, 협막이 없는 간균, 주모성 편모
③ 증상 : 잠복기 1~3주, 두통, 오한, 발열, 발진(장미진), 상대적 서맥 등
④ 환자진단 : 혈청검사 Widal test
⑤ 예방대책 : 환자 및 보균자 색출과 격리, 환경위생, 예방접종, 물과 음식의 위생관리 철저

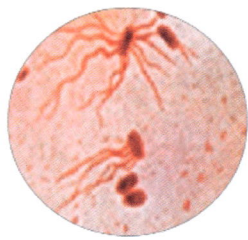
[장티푸스균]

(2) 콜레라(Cholera) 기출
① 병원체 : Vibrio cholera
② 형태 : 그람음성의 바나나 또는 콤마형의 단간균, 단모성 편모
③ 잠복기 : 수시간~5일로 짧다(평균 24시간 이내).
④ 증상 : 쌀뜨물 같은 수양성 설사, 구토 동반, 탈수, 허탈, 맥박 저하, 피부건조 등
⑤ 예방대책 : 환자의 신속한 보고, 격리, 환자의 치료, 철저한 환경적 소독, 예방접종 등

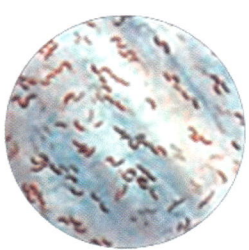
[콜레라균]

(3) 세균성 이질(Bacillary dysentery) 기출
① 병원체 : Shigella속균
② 형태 : 그람음성 무아포 간균, 무협막, 편모 없음
③ 증상 : 잠복기 1~7일(평균 1~3일), 오한, 발열, 구토, 점액성 혈변 등
④ 예방대책 : 장티푸스와 같은 관리가 필요하나 예방접종은 없음, 60℃에서 10분 가열

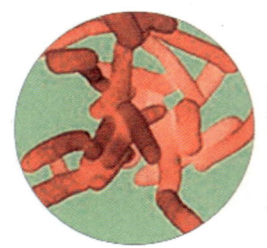
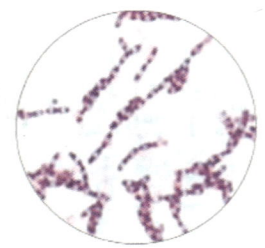

[세균성 이질균]

(4) **디프테리아(Diphtheria)** 기출
   ① 병원체 : Corynebacterium diphtheriae
   ② 형태 : 그람양성의 무아포균, 곤봉모양의 간균
   ③ 증상 : 잠복기 2~5일, 고열, 인후, 코 등 상피조직에 국소적 염증, 위막 형성, 기침 등
   ④ 예방대책 : 환자의 격리 및 소독이 필요, 예방접종(DPT = 디프테리아, 백일해, 파상풍)

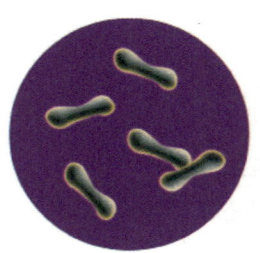
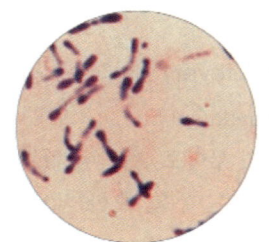

[디프테리아균]

2 인수공통감염병

(1) **탄저병(Anthrax)** 기출
   ① 병원체 : Bacillus anthracis
   ② 형태 : 그람양성 간균, 내열성 아포형성
   ③ 병원소 : 소, 양, 산양, 말 등
   ④ 증상 : 피부탄저(피부 상처를 통한 발적, 종창, 수포, 패혈증), 장탄저, 폐탄저
   ⑤ 예방대책 : 감염 동물을 조기발견하여 격리, 도살처분, 가축의 예방접종 등

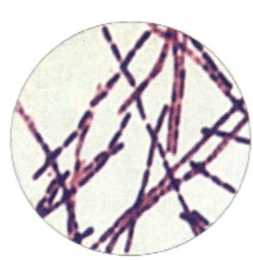

[탄저균]

(2) **결핵균(Tuberculosis)** 기출
   ① 병원체 : Mycobacterium tuberculosis(인형), 우형, 조형
   ② 병원소 : 감염된 사람(active case)과 소
   ③ 증상 : 기침, 가래, 혈담, 흉통 등 침입 장기에 따른 증상
   ④ 예방 : 정기적인 tuberculin 검사 실시, BCG 예방접종, 우유의 가열살균 등

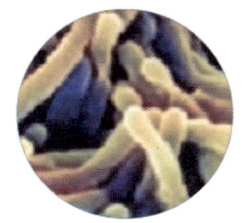
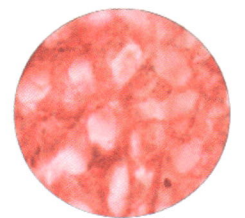

[결핵균]

(3) 브루셀라증(파상열, Brucellosis)
  ① 병원체 : Brucella속균
  ② 형태 : 그람음성 무아포 간균으로 작고 운동성은 없음
  ③ 병원소 : 양, 염소, 낙타, 소, 돼지 등
  ④ 증상 : 동물은 유산을, 사람에게는 파상적인 발열증상을 보임

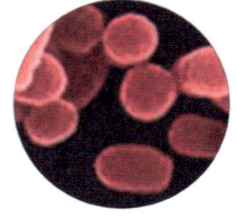

[브루셀라균]

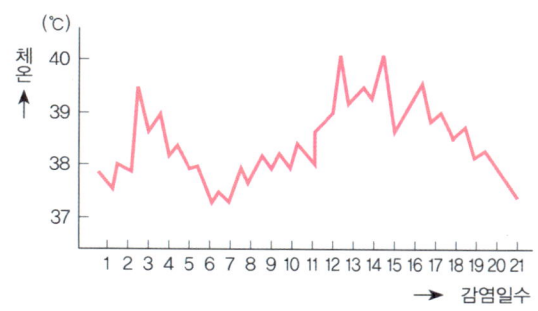

[브루셀라증의 발열] 기출

(4) 야토병(Tularemia) 기출
  ① 병원체 : Francisella tularensis
  ② 형태 : 그람음성 작은 구간균, 편모 없음
  ③ 병원소 : 산토끼, 설치류(사향쥐, 다람쥐) 등

(5) 돈단독(Swine erysipeloid) 기출
  ① 병원체 : Erysipelothrix rhusiopathiae
  ② 형태 : 그람양성 무아포 간균으로 운동성은 없음(편모 없음)
  ③ 병원소 : 돼지, 염소, 말, 닭 등

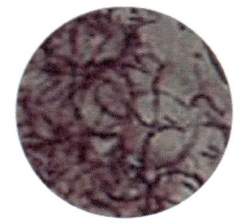

[돈단독균]

3 경구감염 기생충

(1) 경구감염 기생충의 분류
  ① 감염경로
    ㉠ 채소를 통한 감염 : 회충, 구충, 동양모양선충, 편충, 요충
    ㉡ 어패류를 통한 감염 : 폐흡충, 간흡충, 광절열두조충, 아니사키스, 유극악구충 등
    ㉢ 수육을 통함 감염 : 무구조충, 유구조충, 선모충, 톡소플라즈마 등
  ② 형태별 분류
    ㉠ 원충류 : 이질아메바, 말라리아원충, Toxoplasma, Tricomonas
    ㉡ 흡충류 : 폐흡충, 간흡충, 요코가와흡충
    ㉢ 조충류 : 무구조충, 광절열두조충, 유구조충, 왜소조충
    ㉣ 선충류 : 회충, 구충, 요충, 편충, 선모충

(2) 채소류에서 감염되는 기생충
  ① 회충 기출
    ㉠ 수컷 15~25cm, 암컷 20~35cm의 담홍색 또는 황백색의 선충, 사람에게 기생하는 선충류 중 가장 큼
    ㉡ 충란은 흙 속에서 1~2주일 정도 지난 후 감염력이 있는 충란이 됨
    ㉢ 사람의 장에 기생, 경구침입, 장내 군거생활
    ㉣ 예방 : 흐르는 물에 3~5회 이상 수세, 65℃에서 10분 이상, 76℃에서 1초 이상 가열 시 사멸, 일광에 약함

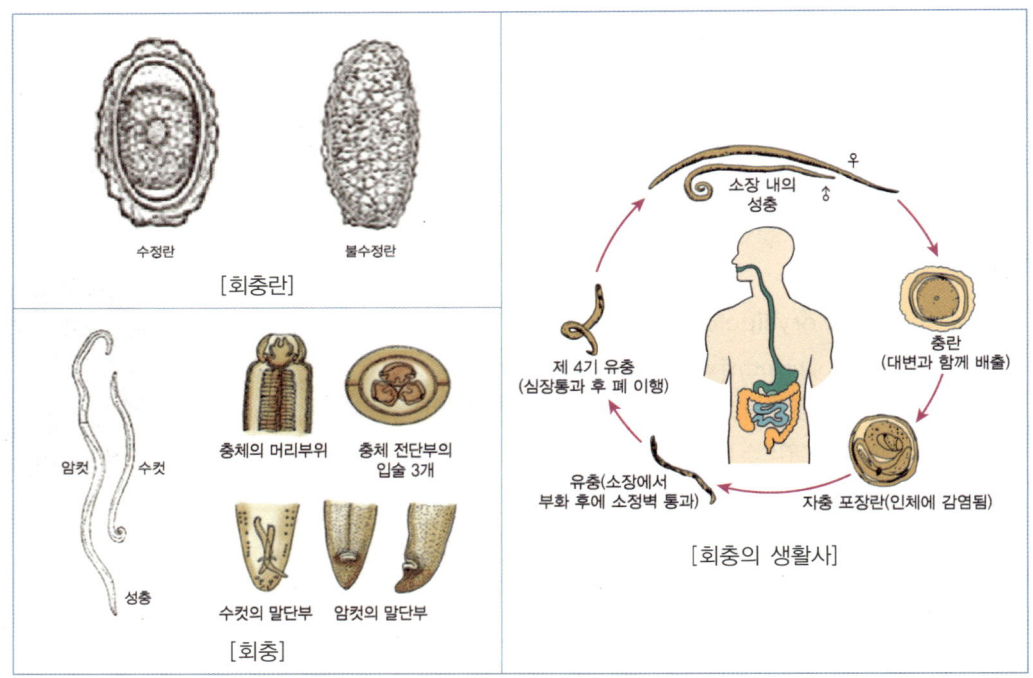

② 십이지장충(구충) 기출
　㉠ 구충 : 수컷 약 8~10mm, 암컷 약 10~13mm의 선충
　㉡ 경구감염 및 경피감염이 가능, 소장 상부(공장)에 기생
　㉢ 증상 : 채독증의 원인, 빈혈, 이미증, 피부건조 등
　㉣ 예방 : 70℃에서 1초 가열로 사멸, 채소를 충분히 씻기, 맨발로 흙과 접촉 피하기 등

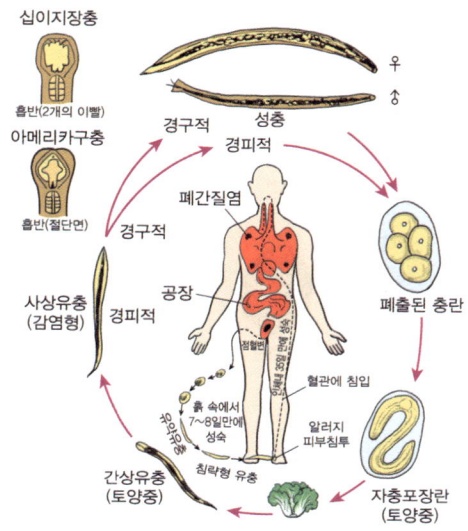

[십이지장충의 생활사]

③ 요충 기출
　㉠ 수컷 약 2~5mm, 암컷 8~13mm, 충란은 감씨 모양
　㉡ 특징 : 집단감염, 자가감염, 야간에 항문 주위에 나와 산란
　㉢ 증상 : 항문 가려움증, 불면증, 신경불안, 항문소양증 등
　㉣ 검사 : Scotch tape 검출법 이용
　㉤ 예방 : 가족 내 감염방지를 위해 구충약 복용, 손, 내의, 침구의 청결유지, 집단구충

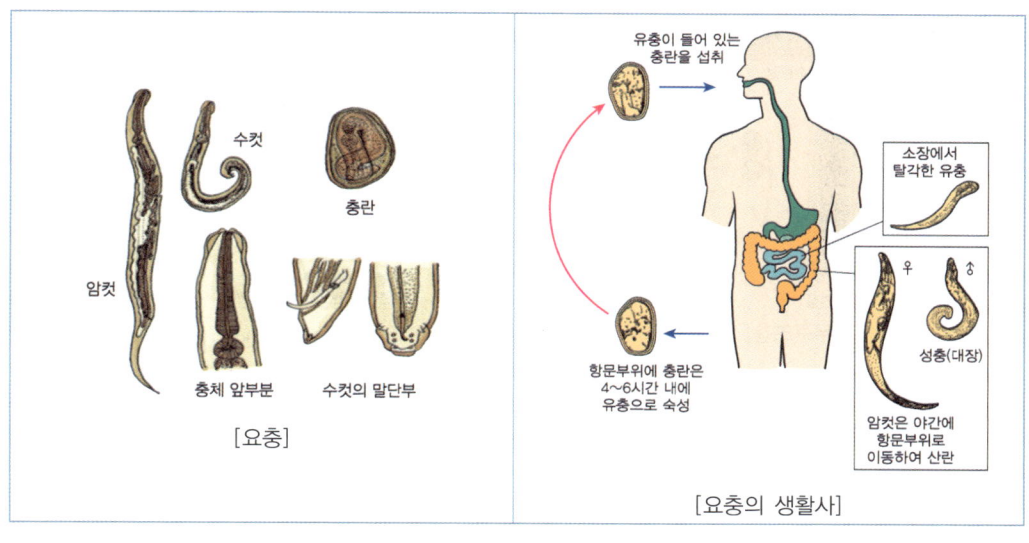

[요충]　　　　　　　　　　　　[요충의 생활사]

④ 편충 기출
  ㉠ 편충 : 수컷 약 40~45mm, 암컷 약 45~50mm의 선충(탈항증의 원인)
  ㉡ 특징 : 성충은 말채찍 모양, 충란은 양쪽에 흡반, 대장상부, 맹장에 기생
  ㉢ 증상 : 일반적으로 큰 증세는 없으나 때로 빈혈, 식욕부진, 설사 등

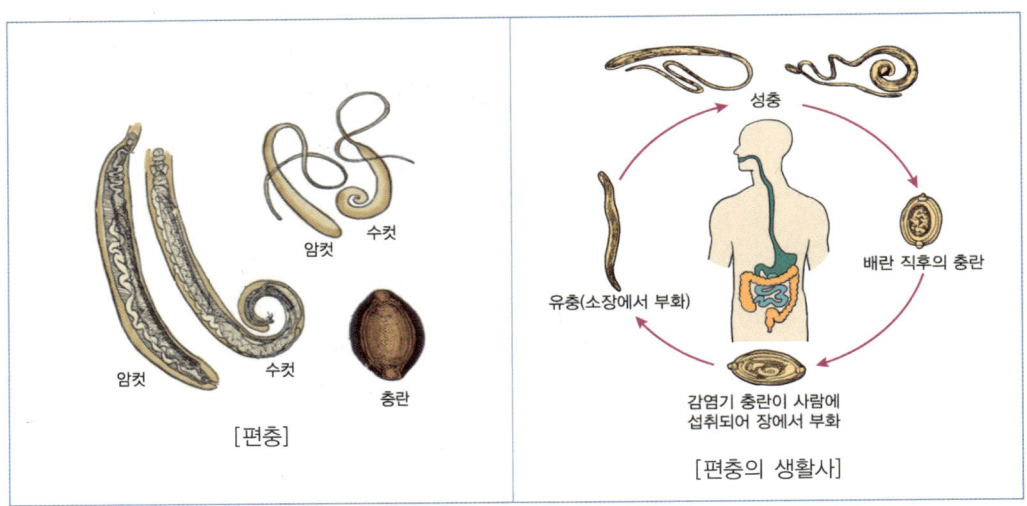

(3) 수육으로부터 감염되는 기생충
① 무구조충(민촌충) 기출
  ㉠ 길이 3~8m, 체절 1000개 이상, 두부에 4개의 흡반이 있고 두정부에 갈고리는 없음
  ㉡ 중간숙주 : 소

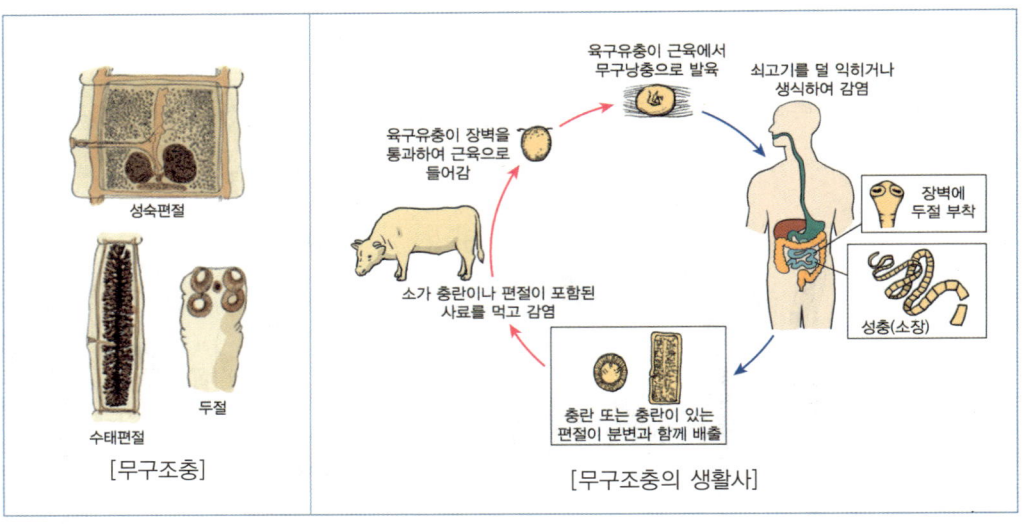

② 유구조충(갈고리촌충) 기출
  ㉠ 길이 2~4m, 폭 5~6mm, 체절 800~900개, 두부에 갈고리가 있음
  ㉡ 중간숙주 : 돼지
  ㉢ 인체유구낭충증 : 인체의 근육, 피하조직, 뇌, 심근 등에 낭충이 기생

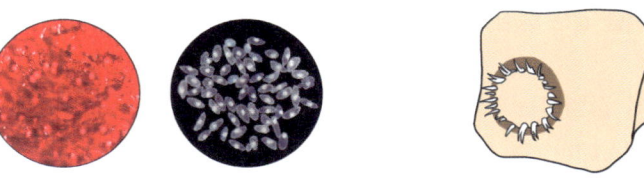

[돼지고기속의 유구낭미충]   [유구조충의 두절]

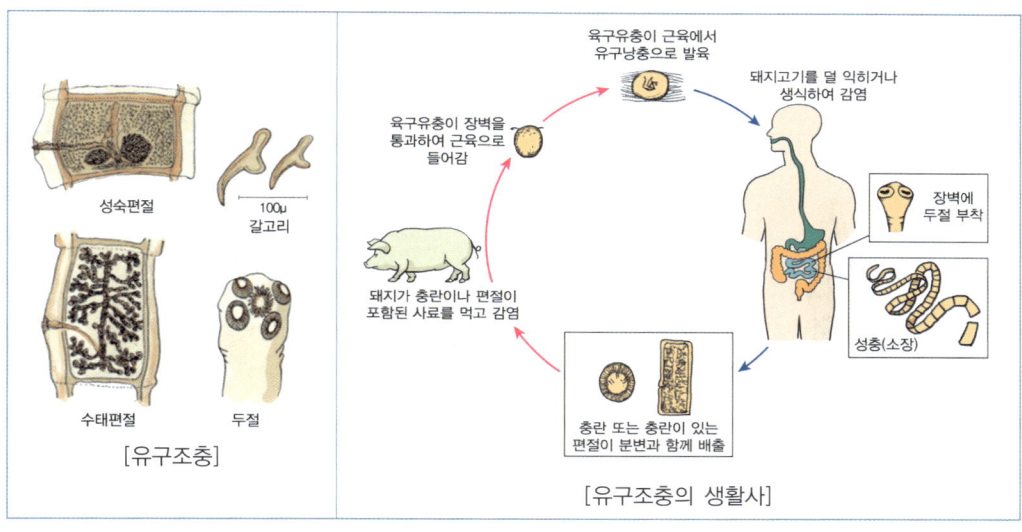

[유구조충]   [유구조충의 생활사]

③ 선모충
  ㉠ 수컷 1.5mm, 암컷 3~4mm
  ㉡ 중간숙주 : 돼지

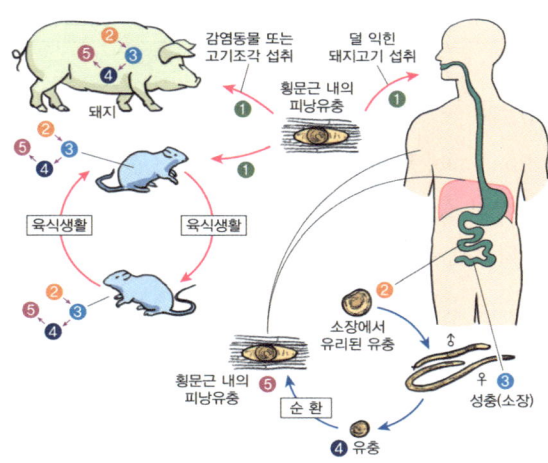

[선모충의 생활사]

④ 톡소플라즈마 기출
  ㉠ 감염 : 톡소포자충에 감염된 고양이의 배설물에 오염된 음식이나 물 섭취, 감염된 돼지고기를 덜 익혀 섭취 시 발생
  ㉡ 증상 : 발열, 두통, 근육통, 발진 증상을 유발함, 임산부에게 유산, 조산, 어린이에게 뇌염증상, 성인에게 폐렴 같은 증상을 유발함

(4) 어패류로부터 감염되는 기생충
  ① 간흡충(간디스토마) 기출
    ㉠ 길이 10~25mm, 폭 3~5mm, 오이모양 또는 버들잎모양, 황갈색 또는 담홍색
    ㉡ 자웅동체, 낙동강 유역에 많이 분포, 간비대, 황달, 야맹증, 담도폐쇄
    ㉢ 분변으로 충란 탈출, 제1중간숙주 - 왜우렁이, 제2중간숙주 - 잉어, 붕어 등의 담수어

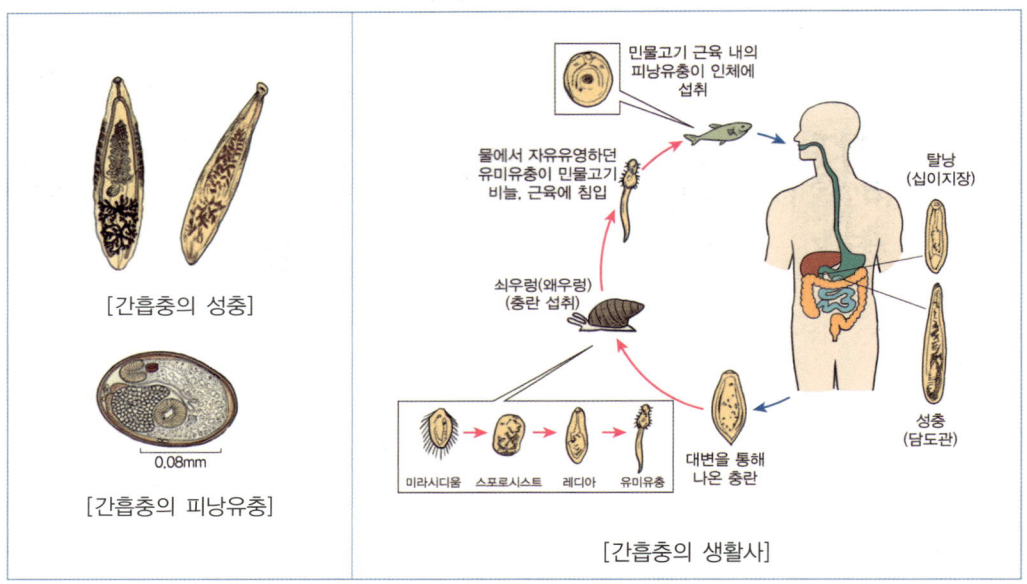

  ② 폐흡충(폐디스토마) 기출
    ㉠ 7~14mm × 3.5~6mm, 타원형
    ㉡ 자웅동체, 객담으로 충란 탈출, 폐결핵 초기증세와 비슷(기침, 혈담 등)
    ㉢ 제1중간숙주 - 다슬기, 제2중간숙주 - 게, 가재, 우리나라 산간지방에 분포

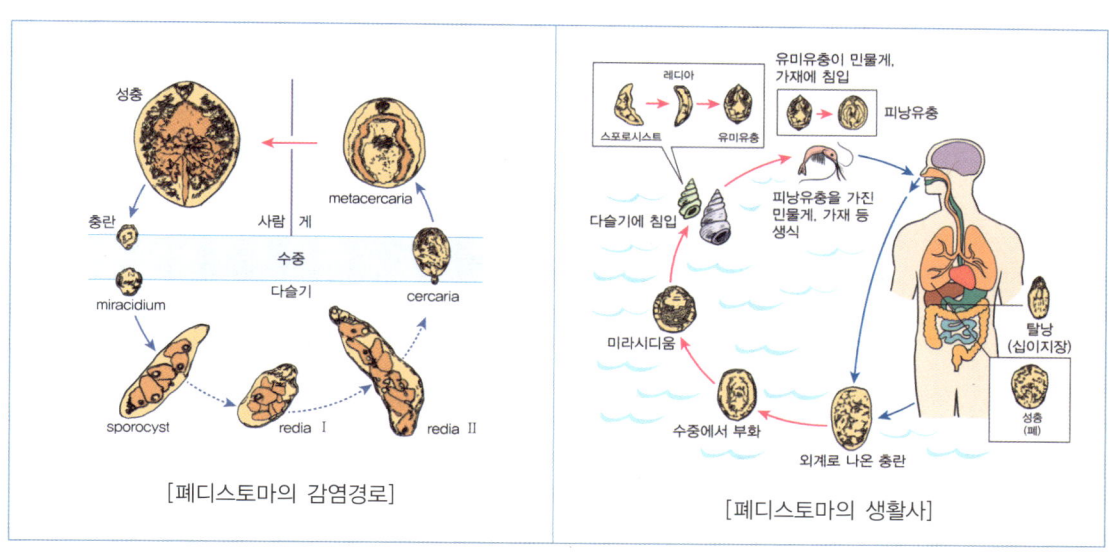

[폐디스토마의 감염경로]　　　　　[폐디스토마의 생활사]

③ 광절열두조충(긴촌충) 기출
  ㉠ 길이 8~12m, 3000~4000개의 편절
  ㉡ 두부의 경부가 특징적
  ㉢ 제1중간숙주 - 물벼룩, 제2중간숙주 - 담수어, 반담수어(연어, 송어 등)

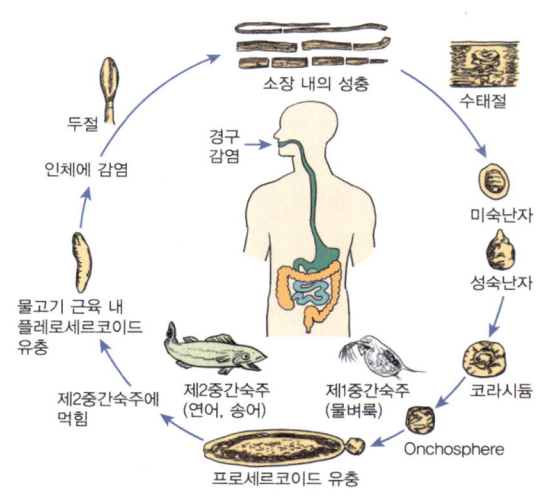

[광절열두조충의 생활사]

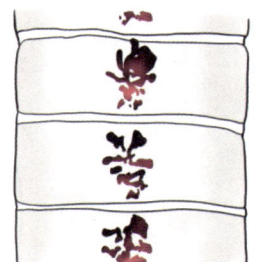

[광절열두조충의 편절]

④ 아니사키스(고래회충) 기출
  ㉠ 암컷 12cm, 수컷 8cm
  ㉡ 제1중간숙주 - 해산 갑각류(크릴새우), 제2중간숙주 - 해수어(오징어, 고등어, 갈치 등)
  ㉢ 종말숙주는 사람이 아니라 해양포유류(고래, 돌고래 등)임

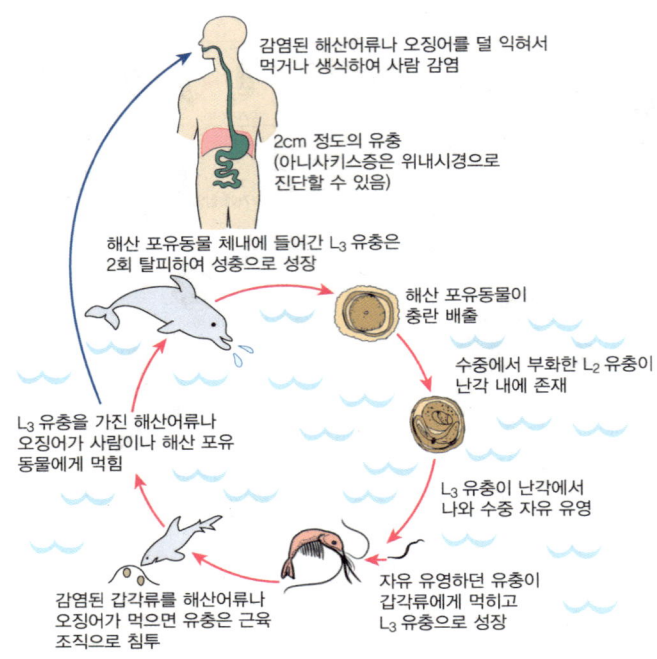

[아니사키스의 생활사]

⑤ 유극악구충
   ㉠ 길이는 10~40mm, 머리 부분은 갈고리 형태
   ㉡ 개, 고양이 등의 분변에서 배출된 충란 → 물벼룩(제1중간숙주) → 가물치, 메기, 뱀장어 등 담수어 (제2중간숙주) → 개, 고양이(종말숙주)

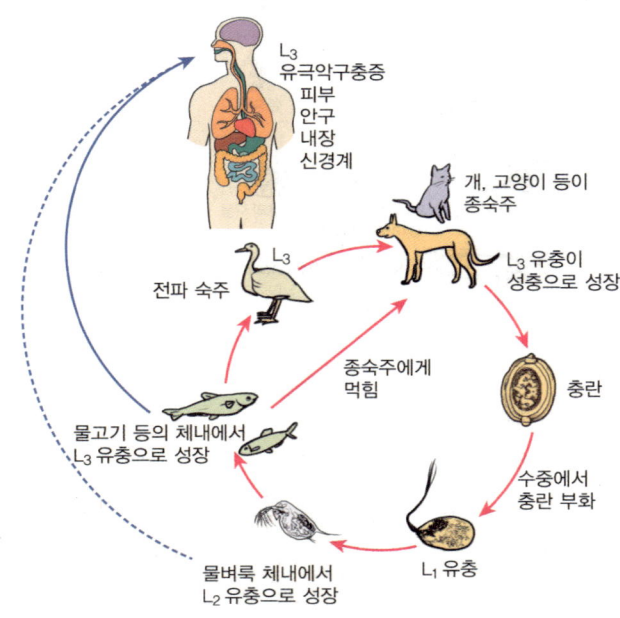

[유극악구충의 생활사]

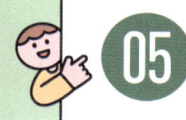

05 끝판왕! 적중예상문제

01 1회독 2회독 3회독 2019 기출유사

다음 그림과 같이 단모균인 것은?

① 장티푸스균
② 콜레라균
③ 디프테리아균
④ 파라티푸스균
⑤ 세균성 이질균

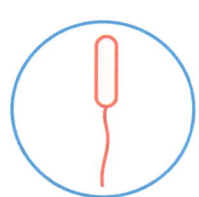

02 1회독 2회독 3회독 2017 기출유사

다음 사진과 같이 그람음성 간균에 주모성 편모를 가지는 균에 의해 발생하는 질병은?

① 콜레라
② 유행성 간염
③ 이질
④ 대장균군
⑤ 장티푸스

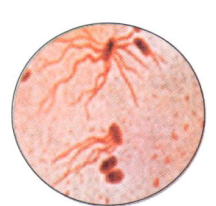

03 1회독 2회독 3회독 2022·2013 기출유사

다음 사진과 같은 미생물에 의해 발생하는 경구감염병은?

① 장티푸스
② 세균성 이질
③ 콜레라
④ 디프테리아
⑤ 성홍열

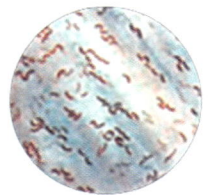
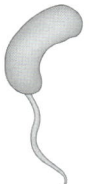

04 1회독 2회독 3회독 2021 기출유사

다음 사진은 장티푸스균이다. 이 균의 편모 및 균의 형태로 옳은 것은?

① 주모성 간균
② 주모성 구균
③ 단모성 간균
④ 단모성 구균
⑤ 양모성 간균

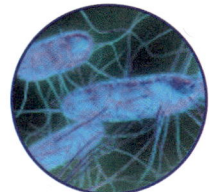

적중예상문제 해설

01
콜레라균은 Vibrio cholera로 그람음성의 콤마형 간균이며, 한 개의 편모를 가지고 있다.

02
장티푸스(Typhoid fever)
- 급성전신성열성질환
- **병원체**: Salmonella typhi, 그람음성 무아포, 협막이 없는 간균(형태는 살모넬라 식중독균과 동일)

03
콜레라균은 바나나 또는 콤마형 단간균이다.

04
장티푸스균(Salmonella typhi)은 그람음성의 무아포 간균이며, 주모성 편모를 가지고 있다.

🔒 01 ② 02 ⑤ 03 ③ 04 ①

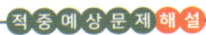

05
콜레라(Cholera)
- 병원체 : Vibrio cholera
- 그람음성의 바나나 또는 콤마형의 간균, 단모성 편모
- 잠복기가 수시간~5일로 발병이 빠르며 구토, 수양성 설사 등 심한 위장장애와 전신증상의 급성감염병

06
세균성 이질(Bacillary dysentery)
- 병원체 : Shigella속균
- 그람음성의 무아포 간균, 무협막, 편모 없음
- 대장점막 궤양성병변을 일으켜서 발열, 점액성 혈변, 급성염증성 질환

07
세균성 이질균은 그람음성균으로 에탄올에 탈색되며, 사프라닌 등의 붉은색 계통 색소로 1~3분 동안 염색 시 붉은색으로 염색된다.

08
디프테리아균은 곤봉형 간균이다.

---

05 2019 기출유사
다음 사진과 같은 세균의 특징으로 옳은 것은?

① 그람양성 간균이다.
② 운동성이 있다.
③ 심한 발열증상을 보인다.
④ 점액성 혈변 증상을 보인다.
⑤ 잠복기가 길다.

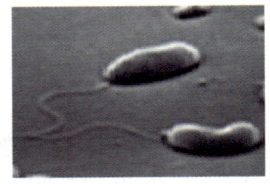

06 2020 기출유사
다음 사진은 경구감염병의 외부형태이다. 그람음성 간균으로 편모가 없으며 무아포, 무협막을 가진 경구감염병균?

① 콜레라균
② 장티푸스균
③ 세균성 이질균
④ 파라티푸스균
⑤ 디프테리아균

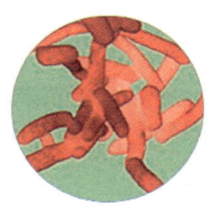

07
그람염색 시 세균성 이질균의 색깔은?

① 청색
② 자주색
③ 백색
④ 흑색
⑤ 적색

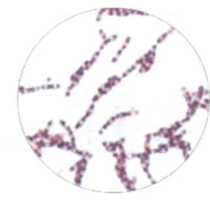

08
다음 그림과 같이 곤봉형태의 균으로 옳은 것은?

① 콜레라
② 장티푸스
③ 세균성 이질
④ 디프테리아
⑤ 성홍열

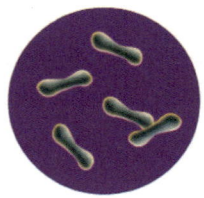

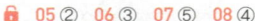

09

다음 중 장티푸스균 편모의 형태로 옳은 것은?

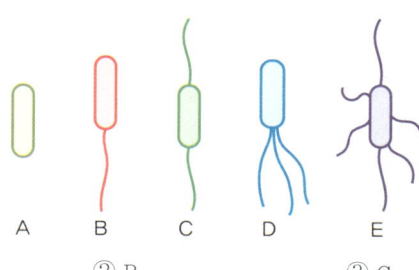

① A
② B
③ C
④ D
⑤ E

09
장티푸스균은 무아포성 그람음성 간균으로 주모균의 형태이다.

10 2019 기출유사

식품을 매개로 한 바이러스성 감염병은?

① 결핵
② 장티푸스
③ 콜레라
④ 폴리오
⑤ 성홍열

10
식품을 매개로 한 바이러스성 감염병에는 폴리오, A형간염, 천열 등이 있다.

11

다음 사진과 같이 단모성 편모균이며 심한 수양성 설사를 유발하는 균은?

① 장티푸스균
② 콜레라균
③ 디프테리아균
④ 세균성 이질균
⑤ 파상풍균

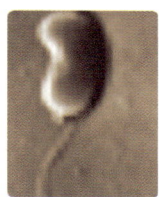

11
콜레라균은 콤마형 단간균이며 한 개의 편모를 가지고 있다.

12

다음은 어떤 질병을 유발하는 세균에 대한 설명인가?

- 병원체 : Salmonella typhi
- 열병의 일종으로 38℃ 이상 발열, 발진
- 진단 : Widal test

① 장티푸스
② 유행성간균
③ 소아마비
④ 아메바성이질
⑤ 콜레라

12
장티푸스는 Salmonella typhi가 원인균이며, 열병의 일종으로 38℃ 이상 발열, 발진(장미진), 서맥 등의 증상을 보인다.

09 ⑤ 10 ④ 11 ② 12 ①

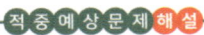

13
콜레라균은 콤마형 단간균이며 한 개의 편모를 가지고 있다.

13 1회독 2회독 3회독

다음 사진은 경구감염병균의 외부형태이다. 이 균과 그 특징으로 옳은 것은?

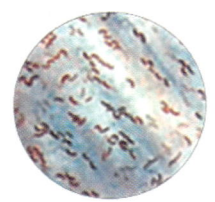

① 세균성 이질균 : 단간균
② 살모넬라균 : 주모균, 아포형성
③ 디프테리아 : 간균
④ 콜레라균 : 콤마형 간균, 단모균
⑤ 병원성대장균 : 간균, 주모균

14
세균성 이질균(shigella속균)
그람음성 간균으로 편모가 없어 운동성이 없으며 무아포, 무협막을 가진 경구감염병균으로 대장점막 궤양성 병변으로 발열, 점액성 혈변, 급성염증성 질환이다.

14 1회독 2회독 3회독

다음 사진과 같이 그람음성 간균이며 점액성 혈변을 배설하며, 예방 백신이 없는 균은?

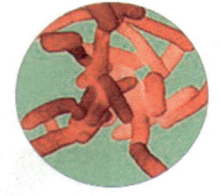 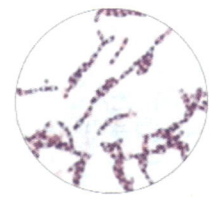

① 장티푸스균
② 살모넬라균
③ 비브리오균
④ 디프테리아균
⑤ 세균성 이질균

15
콜레라균은 Vibrio cholera로 그람음성의 콤마형 단간균이며 한 개의 편모를 가지고 있다.

15 1회독 2회독 3회독

다음 중 콜레라균의 형태는?

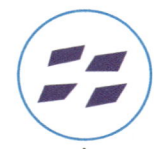 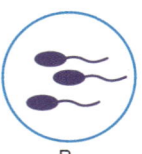 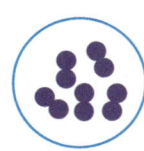 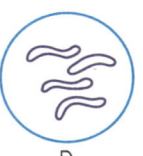 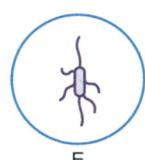
A　　　　B　　　　C　　　　D　　　　E

① A
② B
③ C
④ D
⑤ E

13 ④　14 ⑤　15 ②

16 1회독 2회독 3회독
다음 사진은 브루셀라균이다. 그람염색 시 나타나는 특징은?

① 그람음성 간균
② 그람음성 구균
③ 그람음성 나선균
④ 그람양성 간균
⑤ 그람양성 구균

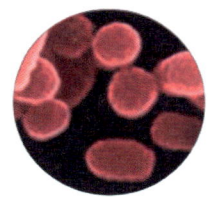

16
브루셀라(Brucellosis, 파상열)
원인균은 Brucella속으로 그람음성의 무아포 간균이며, 소, 돼지, 산양, 말, 산토끼, 개, 닭으로 전파되며 사람에게는 37℃ 이상 고열이 파상적으로 발생되며 동물에게는 유산을 유발하기도 한다.

17 1회독 2회독 3회독 2024·2022·2021 기출유사
다음 사진과 같이 내열성 포자를 형성하는 그람양성 간균이 원인균인 인수공통감염병은?

① 탄저
② 결핵
③ 콜레라
④ 세균성 이질
⑤ 브루셀라증

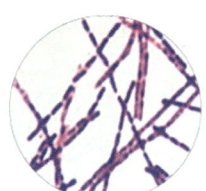

17
탄저(Anthrax) – 탄저균에 의한 인수공통감염병
- 병원체 : Bacillus anthracis, 그람양성의 간균, 내열성 아포형성
- 병원소 : 소, 양, 산양, 말 등
- 예방대책 : 감염 동물의 도살처분, 가축 접촉 직업인들의 위생적 가축 취급, 가축의 예방접종관리 등이 필요

18 1회독 2회독 3회독 2023·2020 기출유사
사람에게 그림과 같은 체온변화를 보이며, 동물에게 유산을 일으키는 인수공통감염병은?

① 말라리아
② 돈단독
③ 탄저
④ 브루셀라증
⑤ 결핵

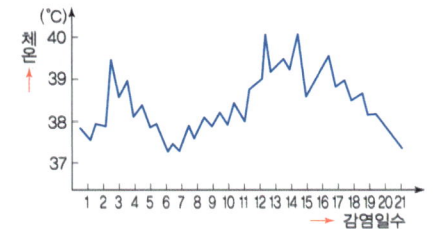

18
브루셀라증(파상열)은 인체에 감염되면 열이 단계적으로 올라가 38~40℃가 되어 이러한 상태가 2~3주 지속된 후 열이 내려 수일~수십일 경과되었다 다시 발열하는 파상적인 발열을 보이며, 동물에게는 유산을 일으킬 수 있다.

19 1회독 2회독 3회독 2019 기출유사
다음은 그람염색 후 현미경으로 관찰한 돈단독균이다. 돈단독균에 대한 설명으로 옳은 것은?

① 그람음성 무아포 간균
② 그람양성 무아포 간균
③ 그람음성 아포 구균
④ 그람양성 아포 구균
⑤ 그람양성 아포 간균

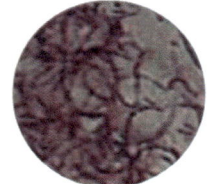

19
돈단독균은 그람양성 무아포 간균이다.

16 ① 17 ① 18 ④ 19 ②

적중예상문제 해설

20
야토병
- 병원체 : Francisella tularensis, 그람음성의 간균
- 병원소 : 산토끼, 설치류(사향쥐, 다람쥐) 등

21
돈단독
- 병원체 : Erysipelothrix rhusiopathiae
- 형태 : 그람양성 무아포 간균으로 운동성은 없음(편모 없음)
- 병원소 : 돼지, 염소, 말, 닭 등 – 주로는 돼지

22
브루셀라증(파상열)
- 병원체 : Brucella속균
- 병원소 : 양, 염소, 낙타, 소, 돼지 등
- 증상 : 동물은 유산을, 사람에게는 주기적인 발열증상을 보임

23
결핵은 우유를 통해 매개될 수 있는 감염병으로 투베르쿨린 피부 반응 검사를 통해 감염 여부를 판단할 수 있다.

---

20 1회독 2회독 3회독 2015 기출유사
사진과 같이 토끼가 매개체인 감염병은?

① 브루셀라증
② 야토병
③ 큐열
④ 탄저
⑤ 렙토스피라증

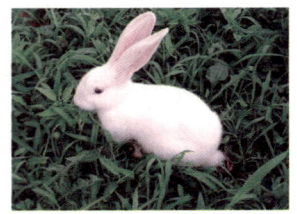

21 1회독 2회독 3회독 2017 기출유사
원인균은 그람양성의 무아포 간균이며, 사람이나 돼지에게 질병을 일으키는 인수공통감염병은?

① 야토병
② 돈단독
③ 장티푸스
④ 렙토스피라증
⑤ 결핵

22 1회독 2회독 3회독 2018 기출유사
다음 모두와 관련이 있는 인수공통감염병은?

동물의 감염성 유산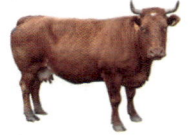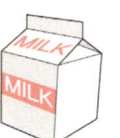

① 브루셀라증
② 야토병
③ 큐열
④ 탄저
⑤ 렙토스피라증

23 1회독 2회독 3회독 2024 기출유사
병든고기의 섭취나 우유 등에 의해 감염되며, 투베르쿨린 검사를 통해 감염 여부를 판단할 수 있는 인수공통감염병은?

① 파상열
② 탄저
③ 큐열
④ 렙토스피라증
⑤ 결핵

🔒 20 ② 21 ② 22 ① 23 ⑤

24 1회독 2회독 3회독 2023·2020·2014 기출유사

채소를 통해 감염되며, 그림과 같은 생활사를 가진 기생충은?

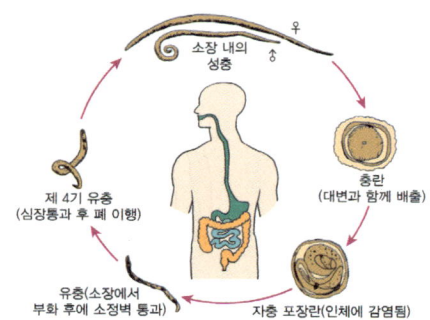

① 선모충
② 유극악구충
③ 회충
④ 간흡충
⑤ 폐흡충

25 1회독 2회독 3회독 2016 기출유사

스카치 테이프법을 이용하여 검사하는 다음 그림과 같은 형태의 기생충은?

① 요충
② 회충
③ 선모충
④ 편충
⑤ 구충

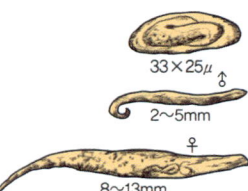

26 1회독 2회독 3회독 2023 기출유사

경구·경피감염이 가능하며, 그림과 같은 생활사를 가진 기생충은?

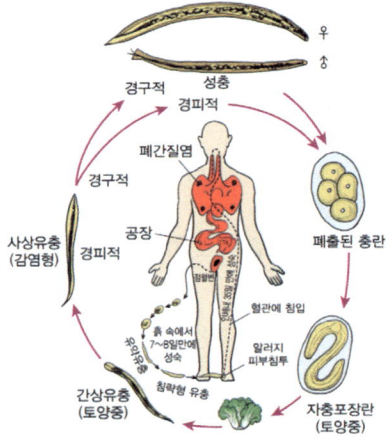

① 요충
② 회충
③ 동양모양선충
④ 편충
⑤ 십이지장충

적중예상문제 해설

25
요충은 스카치 테이프 검출법을 이용하여 검사할 수 있다.

26
십이지장충(구충)
- 수컷 약 8~10mm, 암컷 약 10~15mm의 선충
- 경구감염 및 경피감염이 가능, 채독증의 원인, 소장상부에 기생

🔒 24 ③ 25 ① 26 ⑤

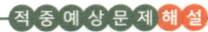

27
요충
- 수컷 약 2~5mm, 암컷 8~13mm, 충란은 감씨모양
- 집단감염, 자가감염, 야간에 항문 주위에 나와 산란
- 항문소양증, 어린이에게 신경질 유발, 불면증 등

28
편충
- 수컷 약 40~45mm, 암컷 약 45~50mm의 선충(탈항증의 원인)
- **특징** : 말채찍 모양
- 일반적으로 큰 증세는 없으나 때로 빈혈, 신경증상

29
구충인 십이지장충은 경구감염뿐만 아니라 경피감염도 가능하다.

---

27 1회독 2회독 3회독

다음 그림은 어떤 기생충의 생활사를 나타낸 것인가?

① 요충
② 회충
③ 선모충
④ 편충
⑤ 십이지장충

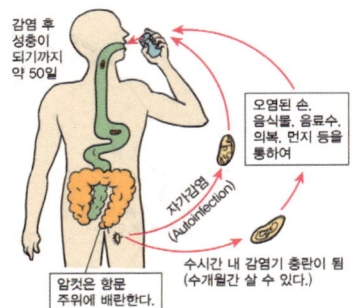

28 1회독 2회독 3회독

다음 그림은 어떤 기생충의 생활사인가?

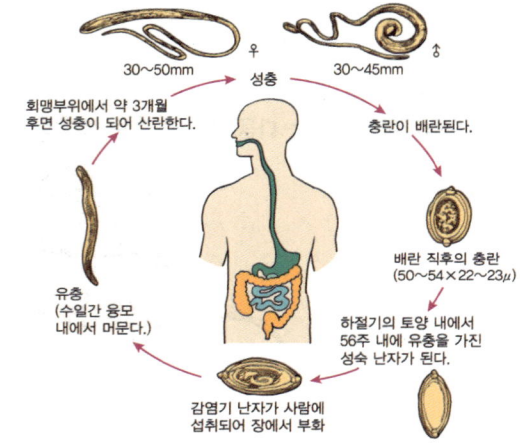

① 회충   ② 편충
③ 간흡충   ④ 요충
⑤ 구충

29 1회독 2회독 3회독 2015 기출유사

구충이라 불리기도 하며, 그림과 같이 맨발로 걸어다닐 때 감염될 수 있는 기생충은?

① 요충
② 회충
③ 선모충
④ 편충
⑤ 십이지장충

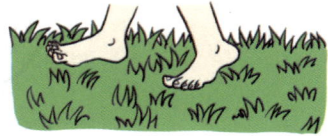

27 ① 28 ② 29 ⑤

30 2021 기출유사

다음 그림과 같이 채찍과 같은 형태로 채소를 통해 감염되는 기생충은?

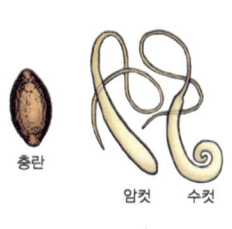
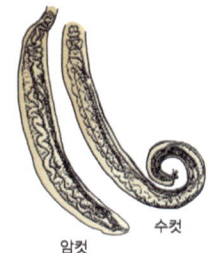

① 무구조충
② 선모충
③ 편충
④ 유극악구충
⑤ 아니사키스

30
채소를 통해 감염되는 기생충인 편충은 형태가 채찍 모양의 기생충이다.

31 2021 기출유사

다음 사진은 항문 주위에 산란하며 어린이에게 식욕감퇴, 불쾌감, 수면장애, 신경과민과 발작 등을 초래하는 기생충이다. 이런 특징을 보이는 기생충은?

① 요충
② 편충
③ 회충
④ 폐흡충
⑤ 십이지장충

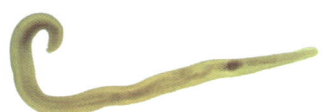

31
요충은 항문 주위에 산란을 하는 기생충이다.

32

다음 그림과 같이 1/3은 굵고, 2/3가 얇은 형태를 띠는 기생충은?

① 편충
② 민촌충
③ 선모충
④ 간흡충
⑤ 회충

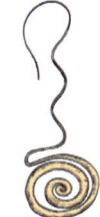

32
그림과 같이 말채찍 모양을 띠는 기생충은 편충이다.

33

다음 그림은 어떤 기생충의 충란인가?

① 회충
② 무구조충
③ 폐흡충
④ 간흡충
⑤ 요충

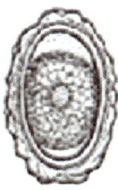
수정란

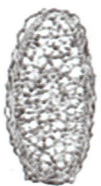
불수정란

30 ③ 31 ① 32 ① 33 ①

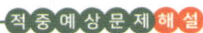

34
간흡충(간디스토마)
- 길이 10~25mm, 폭 3~5mm, 버들잎모양
- 자웅동체, 낙동강 유역에 많이 분포, 간장비대, 황달, 야맹증 등의 증상을 보임
- 제1중간숙주는 왜우렁이, 제2중간숙주는 잉어, 붕어 등의 담수어

35
폐흡충(폐디스토마)
- 7~14mm×3.5~6mm, 타원형
- 제1중간숙주는 다슬기, 제2중간숙주는 민물게, 가재

34 1회독 2회독 3회독

다음 그림과 같은 형태를 가진 기생충은?

① 아니사키스
② 폐흡충
③ 간흡충
④ 유극악구충
⑤ 요코가와흡충

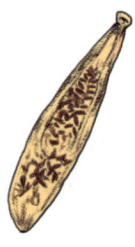

35 1회독 2회독 3회독 2014 기출유사

다음 그림은 어떤 기생충의 성충과 생활사인가?

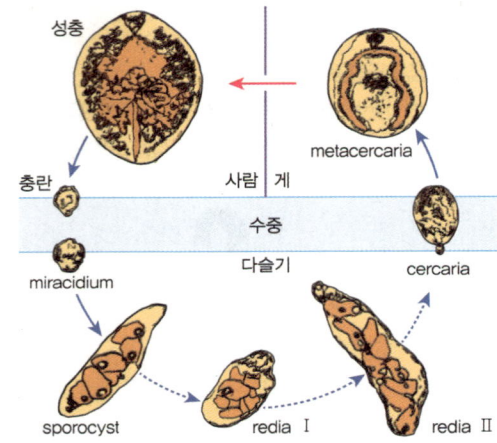

① 아니사키스
② 폐흡충
③ 간흡충
④ 광절열두조충
⑤ 요코가와흡충

36 1회독 2회독 3회독

다음 그림은 어떤 기생충의 편절인가?

① 아니사키스
② 간흡충
③ 폐흡충
④ 유극악구충
⑤ 광절열두조충

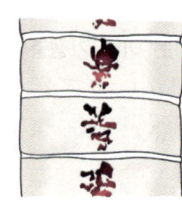

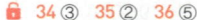 34 ③ 35 ② 36 ⑤

37

다음 그림의 식품을 섭취함으로써 발생할 수 있는 기생충은?

① 아니사키스
② 폐흡충
③ 간흡충
④ 광절열두조충
⑤ 요코가와흡충

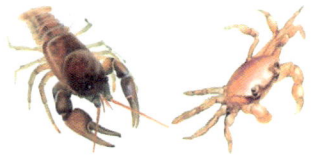

38 2024·2019 기출유사

다음 그림은 어떤 기생충의 생활사인가?

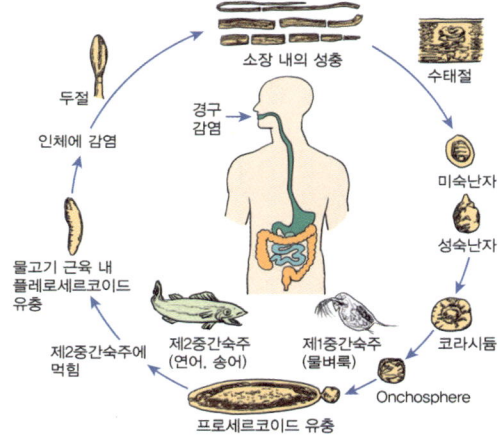

① 아니사키스 ② 간흡충
③ 유극악구충 ④ 광절열두조충
⑤ 요코가와흡충

39 2015 기출유사

다음 중 담수어, 반담수어와 물벼룩을 중간숙주로 생활하는 기생충은?

① 광절열두조충 ② 요충
③ 회충   ④ 선모충
⑤ 아니사키스

적중예상문제 해설

37
민물게, 가재를 날것으로 섭취하면 폐흡충(폐디스토마)에 감염될 수 있다.

38
광절열두조충(긴촌충)
- 길이 3~10m, 폭 2~2.5cm, 두절 곤봉 모양, 편절에 국화무늬
- 폭이 넓고 머리가 갈라진 것처럼 보임. 소화장애, 영양장애, 빈혈
- 제1중간숙주는 물벼룩, 제2중간숙주는 연어, 송어, 농어 등의 담수어, 반담수어

🔒 37 ② 38 ④ 39 ①

CHAPTER 05 식품과 감염병

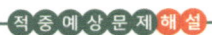

40 2024·2014 기출유사

다음 그림은 어떤 기생충의 생활사인가?

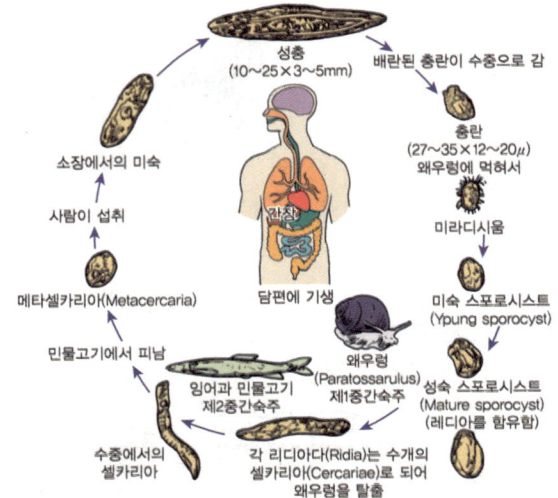

① 무구조충
② 유구조충
③ 아니사키스
④ 요코가와흡충
⑤ 간흡충

41
간디스토마의 제2중간숙주는 잉어, 붕어 등의 담수어이다.

41

다음 그림과 같은 기생충의 제2중간숙주는?

① 돼지고기
② 오징어
③ 채소
④ 연어
⑤ 잉어

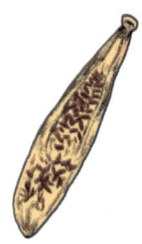

40 ⑤ 41 ⑤

42 2019 기출유사

다음 그림은 어떤 기생충의 생활사인가?

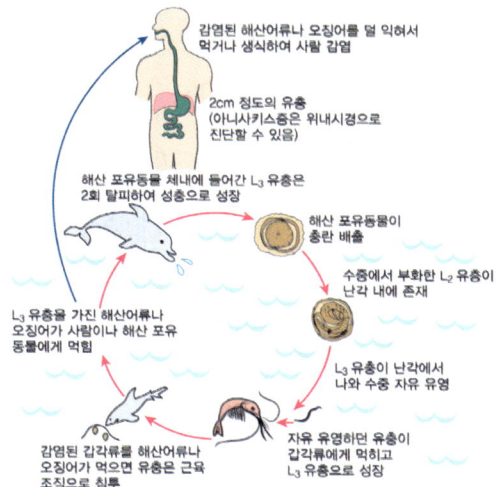

① 유구조충
② 폐흡충
③ 선모충
④ 광절열두조충
⑤ 아니사키스

43

다음 그림과 같은 생활사를 가지는 기생충은?

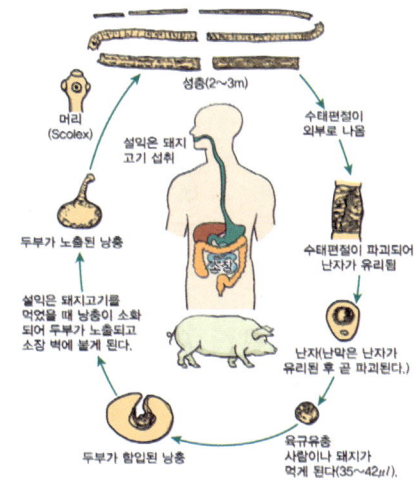

① 무구조충
② 선모충
③ 유구조충
④ 톡소플라즈마
⑤ 간흡충

적중예상문제 해설

42

아니사키스
- 암컷 12cm, 수컷 8cm
- 제1중간숙주 – 해산 갑각류(크릴새우), 제2중간숙주 – 해수어(오징어, 고등어, 갈치 등)

43

유구조충(갈고리촌충)
- 2~4m, 두부에 22~23 정도의 갈고리가 있음, 돼지고기 생식으로 감염
- 중간숙주 – 돼지
- 증상은 소화불량, 빈혈, 영양장애 등, 그 외 유구낭충증

42 ⑤ 43 ③

적중예상문제 해설

44
무구조충(민촌충)
- 4~10m, 두부에 4개의 흡반, 쇠고기 생식에 의해 감염
- 두부에 갈고리가 없음
- 중간숙주 – 소

45
선모충
- 수컷 1.5mm, 암컷 3~4mm
- 중간숙주 – 돼지
- 쥐는 병원체를 보유하므로 죽은 쥐의 처리를 잘해야 함

44 1회독 2회독 3회독
다음은 어떤 기생충의 감염경로와 형태인가?

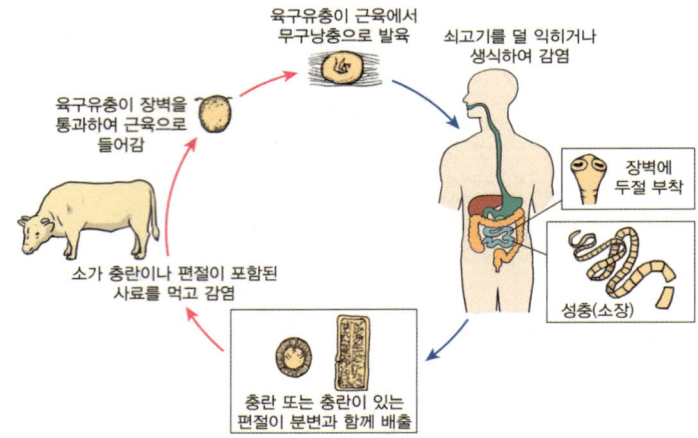

① 선모충　　　② 무구조충
③ 유구조충　　④ 광절열두조충
⑤ 간흡충

45 1회독 2회독 3회독　2016 기출유사
다음 그림은 어떤 기생충의 생활사인가?

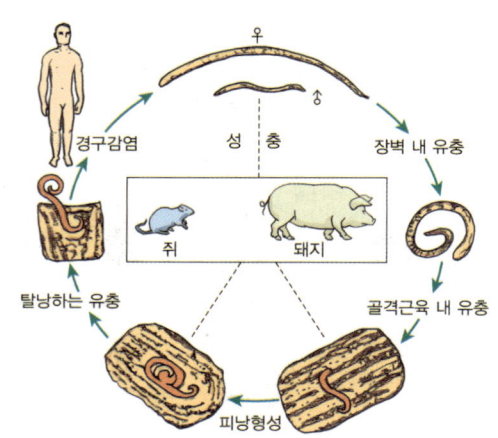

① 선모충　　　② 갈고리촌충
③ 만손열두조충증　④ 간흡충
⑤ 장흡충

44 ②　45 ①

46 다음 그림과 관련 있는 기생충은?

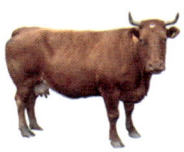

① 갈고리촌충
② 간흡충
③ 동양모양선충
④ 무구조충
⑤ 광절열두조충

47 다음에서 설명하는 기생충은?

- 개, 고양이의 배설물에 오염된 식품을 섭취할 때 감염됨
- 발열, 근육통, 발진 등의 증상을 유발함
- 임신부가 감염되면 유산, 조산의 원인이 됨

① 선모충
② 톡소플라즈마
③ 만손열두조충증
④ 아케리카구충
⑤ 동양모양선충

48 그림과 같은 형태의 기생충으로 쇠고기를 생식했을 때 감염될 수 있는 것은?

① 무구조충
② 선모충
③ 유구조충
④ 광절열두조충
⑤ 유극악구충

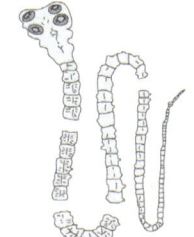

적중예상문제 해설

46
무구조충은 중간숙주가 소이다.

47
톡소플라즈마
- **감염** : 톡소포자충에 감염된 고양이의 배설물에 오염된 음식이나 물 섭취, 감염된 돼지고기를 덜 익혀 섭취 시 발생
- **증상** : 발열, 두통, 근육통, 발진 증상을 유발함, 임산부에게 유산, 조산, 어린이에게 뇌염증상, 성인에게 폐렴 같은 증상을 유발함

48
무구조충은 3~8m, 1,500~2,000개의 편절(마디)로 되어 있으며, 쇠고기를 생식하였을 때 감염될 수 있다.

🔒 46 ④　47 ②　48 ①

CHAPTER 06 식품위생 검사

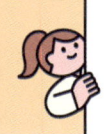

1 식품위생 검사의 개요

(1) 식품위생 검사의 정의

식품이나 음식물로 인한 위해를 방지하기 위해 식품, 첨가물, 기구 및 용기, 포장 등에 대한 검사를 실시하는 것

(2) 식품위생 검사의 종류 및 항목

종류	검사항목
관능검사 기출	외관, 색, 냄새, 맛, 이물질 부착, 점도, 기타 상태 등을 비교
생물학적 검사	① 일반세균, 곰팡이, 효모 등의 미생물수 검사 ② 대장균군, 장구균 검사 ③ 세균성 식중독균, 감염병균 등 병원성 미생물 검사
물리적 검사	온도, 비중, 경도, 전기저항값, 방사능 오염 등의 검사
화학적 검사	① 총질소, 수분, 조지방, 회분 등의 일반성분 검사 ② 유독물질의 검사, 항생물질 검사 ③ 식품첨가물 검사
독성검사	① 일반독성시험 : 급성, 아급성, 만성독성시험 ② 특수독성시험 : 변이원성, 발암성, 최기형성 시험

2 미생물학적 검사(식품공전)

(1) 총균수

① 목적 : 원료의 오염여부 판정(주로 생유 중 오염된 세균 측정)
② 검사방법 : Breed법(직접현미경법)
  ㉠ 일정량의 원유를 슬라이드글라스 위에 일정면적으로 도말하고, 건조시켜 염색한 후 염색된 세균수를 직접 현미경으로 측정
  ㉡ 현미경 시야 면적과의 관계에 따라 검체 중에 존재하는 세균수 측정

(2) 일반세균수(생균수) 기출
　① 살아있는, 즉 증식하는 미생물을 검사 → 신선도 판정, 초기부패 판정
　② 검사방법 : 표준평판배양법(표준평판법)
　　㉠ 검체의 각 단계별 희석액 1mL씩을 멸균 페트리접시(지름 9~10cm)를 사용하여 표준한천배지 (Plate count agar)에서 35±1°C에서 48±2시간 배양
　　㉡ 평판당 15~300개 집락을 생성한 평판을 택하여 집락수를 계산(표준평판균수 : Standard Plate Count, SPC)

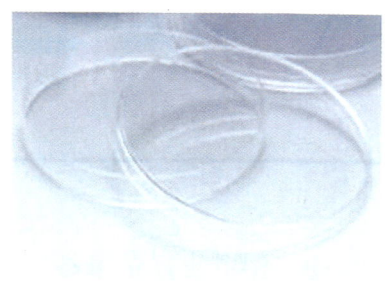

[페트리접시] 기출

> 더 알아보기
>
> 페트리접시(Petri dish)는 세균 배양용의 뚜껑이 있는 유리 또는 플라스틱으로 만든 투명한 접시이다.

3 대장균 검사

(1) 대장균군

그람음성, 무아포성 간균으로서 유당(lactose)을 분해하여 가스를 발성하는 모든 호기성 또는 통성혐기성 세균을 말한다. → 분변오염지표균

(2) 대장균군의 시험방법(식품공전)

정성시험	유당배지법, BGLB배지법, 데스옥시콜레이트유당한천배지법
정량시험	최확수법, 데스옥시콜레이트유당한천배지법, 건조필름법, 자동화된 최확수법

　① 정성시험
　　㉠ 유당배지법(LB 발효관법) 기출
　　　ⓐ 추정시험 : 유당배지(Lactose Broth, LB배지) 이용 → gas 생성 유무관찰
　　　ⓑ 확정시험 : BGLB, Endo, EMB 배지 이용 → gas 생성 유무 및 집락 색(Endo 배지 : 적색, EMB 배지 : 금속광택 집락) 관찰
　　　ⓒ 완전시험 : 균 염색(그람음성), 무아포성 간균 증명

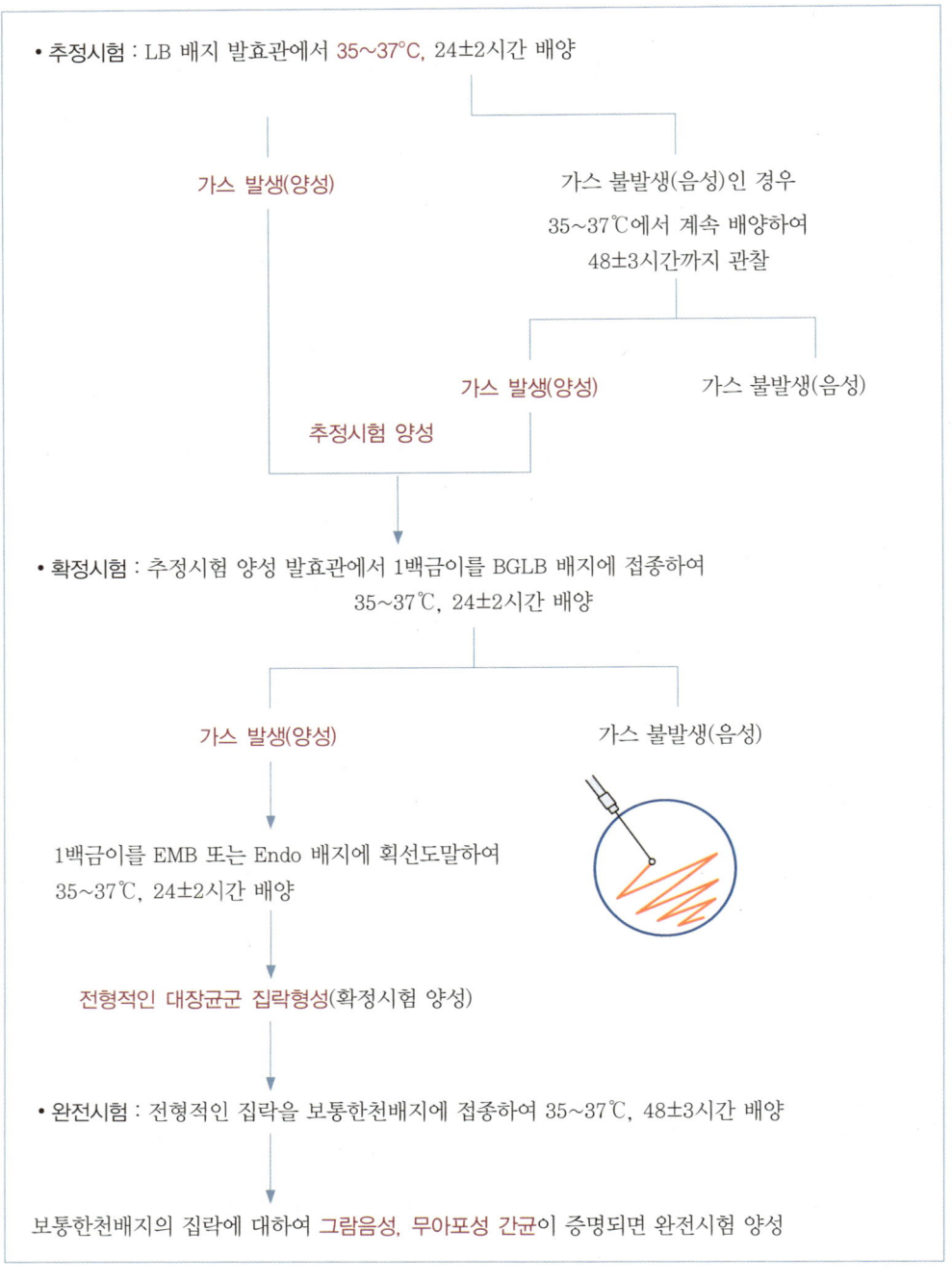

ⓒ BGLB 발효관법
  ⓐ 3단계의 시험법을 실시하지 않고 완전시험까지 단계의 구분 없이 실시
  ⓑ 시험용액 1~0.1mL를 2개씩 BGLB 배지에 가하고 35~37℃에서 48±3시간 배양한 후 가스 발생을 인정하였을 때에는(배지를 흔들 때 거품 모양의 가스의 존재를 인정하였을 때에도) Endo 한천배지 또는 EMB 한천배지에 분리 배양한다. 이하의 조작은 유당배지법의 확정시험 또는 완전시험 때와 같이 행하여 대장균군의 유무를 확인

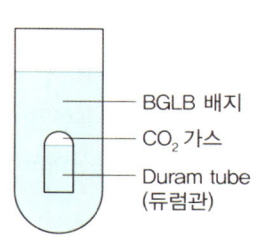
[대장균 양성반응 시험관]

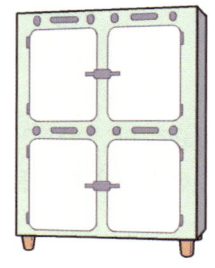
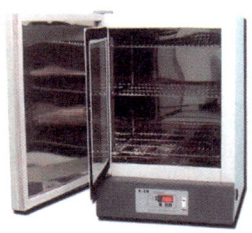
[배양기(incubator)]

② 정량시험(식품공전)
　㉠ 최확수법(Most Probable Number : MPN법)
　　ⓐ 최확수란 이론상 가능한 수치로 동일 희석배수의 시험용액을 배지에 접종하여 대장균군의 존재여부를 시험하고 그 결과로부터 확률적인 대장균군의 수치를 산출하여 최확수로 표시하는 방법
　　ⓑ 시험조작 : 검체의 연속한 3단계 이상의 희석시료(10, 1, 0.1 또는 1, 0.1, 0.01 또는 0.1, 0.01, 0.001mL)를 각각 액체배지(LB 배지 또는 BGLB 배지)를 넣은 발효관 5개씩 또는 3개씩에 가해 배양 → 정성시험의 LB 발효관법, BGLB 발효관법에 따라 대장균군의 유무를 확인하고 가스발생 양성 발효관수를 세어서 최확수표로부터 검체 1mL 또는 1g 중에 존재하는 대장균군수를 산출
　　ⓒ 예시 : 다음과 같은 결과를 얻었다면 최확수표에 의하여 시험검체 1mL 중의 MPN은 70으로 된다. 이때 접종량이 1, 0.1, 0.01mL일 때에는 70/10=7로 한다.

시험용액 접종량	0.1mL	0.01mL	0.001mL	MPN
가스발생양성관수	5개	2개	2개	70

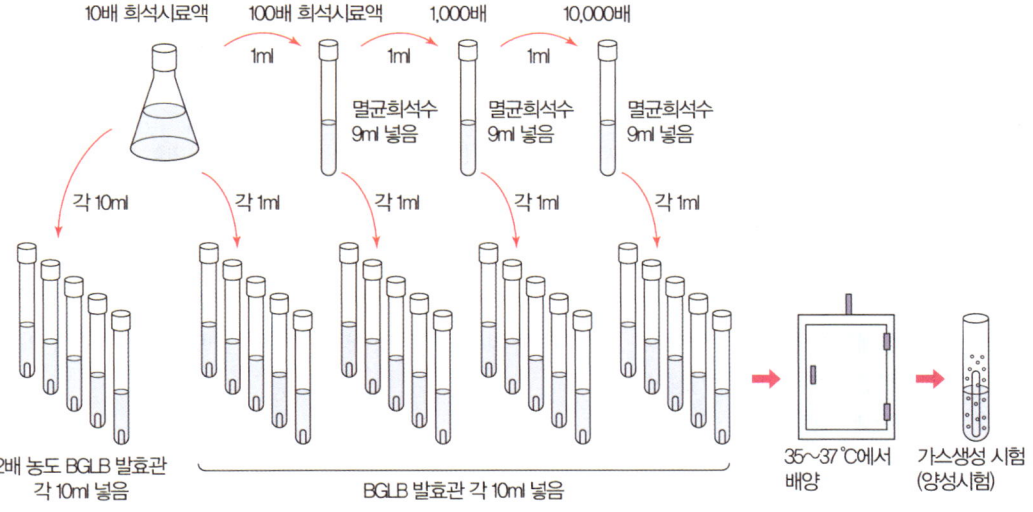

4 미생물의 배지 및 배양

(1) 배지

미생물을 배양하기 위하여 배양체가 필요로 하는 탄소원·질소원·무기염류·발육인자(비타민류) 등 영양물질을 주성분으로 하고, 다시 특수한 목적을 위한 물질을 넣어 혼합하여 무균상태의 액체 또는 고체로 만든 인공적인 증식 환경

① 배지 상태에 따른 분류
  ㉠ 액체배지
    ⓐ 각 성분을 증류수에 녹인 것
    ⓑ 세균의 증식, 미생물의 대량의 균체 혹은 대사산물을 얻기 위해 사용
  ㉡ 고체배지
    ⓐ 액체배지에 한천이나 젤라틴을 가해 응고시킨 것으로 배지에 따라서는 난황이나 혈청 등을 가해 응고
    ⓑ 미생물의 보존 배양, 순수분리 등에 이용
    ⓒ 굳힌 방법에 따른 분류
      ㉮ 평판배지 : 페트리접시에 약 4mm 두께로 15~20mL 정도 넣어 굳힌 것으로 미생물의 분리 배양, 집락(colony)의 관찰, 용혈능 관찰 등에 이용
      ㉯ 사면배지 : 시험관에 배지가 약 45° 경사가 되도록 굳힌 것으로 호기성 미생물의 증식, 보존, 세균의 생화학적 검사 등에 사용
      ㉰ 고층배지 : 시험관을 수직으로 세운 상태로 배지를 굳힌 것으로 혐기성균의 배양, 균주의 보존, 확인배지로서 반유동 한천배지에서 운동성 시험, 천자배양 등에 사용

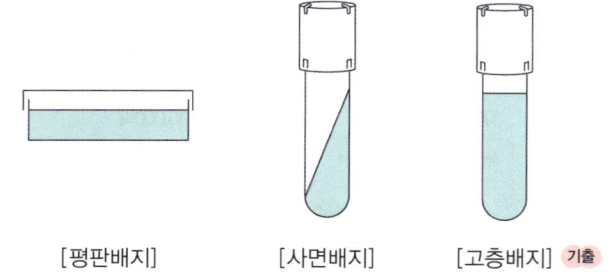

[평판배지]   [사면배지]   [고층배지] 기출

② 원료에 따른 분류
  ㉠ 천연배지 : 배지 중의 영양분이 모두 천연물인 동·식물체에서 얻어진 것으로 화학조성이 복잡하고 명확하지 않은 것
  ㉡ 합성배지(인공배지) : 화학적 성질이 잘 알려진 물질을 배합하여 만든 배지로 구성성분의 화학적 조성을 명확히 알 수 있음
③ 사용목적에 따른 분류
  ㉠ 증식배지(Growth medium)
    ⓐ 증식을 유지할 수 있는 영양원을 포함한 배지
    ⓑ 세균의 증식, 배양, 보존 등에 사용

ⓒ 증균배지(Enrichment medium)
  ⓐ 균량을 증가시키기 위한 목적으로 사용하는 액체배지로 특정한 균종만을 선택적으로 발육시키기 위한 것으로 한번 재료를 접종해서 배양하면 분리배양이 용이
  ⓑ 이를 증균배양이라 하며 이때 사용하는 배지를 분리증균배지라 함
  ⓒ 티푸스균의 배양에 사용되는 selenite 배지
ⓒ 선택배지(Selective medium)
  ⓐ 여러 종류의 미생물이 혼재하고 있는 검체에서 특정 미생물 성장을 위해 특별 영양물질(항생제, 탄소원, 염료 등)을 포함시켜 원하는 미생물만 선택적으로 배양하는데 사용하는 배지
  ⓑ 포도상구균을 분리하기 위한 난황첨가 만니톨 식염한천배지, 살모넬라속 균의 분리에 사용되는 SS 한천배지
ⓒ 감별배지(분별배지, Differential medium)
  ⓐ 배지에 특수한 생화학적 지시약을 넣어서 한 종류의 미생물을 다른 종류의 미생물과 구별할 수 있게 하는 배지
  ⓑ 맥콘키(MacConkey)배지, EMB 배지, 혈액한천배지 등

(2) 배양

미생물을 적당히 인공적으로 조절한 환경조건에서 생육시키는 것

① 분리배양법
  ㉠ 순수배양을 얻기 위하여 행하는 것으로서 불순한 재료로부터 특정한 미생물을 찾아내기 위하여 또는 재료 중의 모든 세균을 조사하기 위하여 사용
  ㉡ 평판분리배양 : 평판배지의 표면에 집락을 만드는 방법

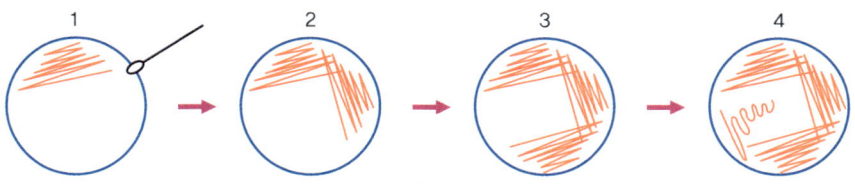

[평판배지에서의 집락분리과정]

② 순수배양법 : 미생물을 배지에서 단일종만이 존재하는 상태에서 배양하는 경우
  ㉠ 천자배양법 `기출`
    ⓐ 멸균된 백금선의 끝에 균을 취해서 한천 고층배지의 표면 중앙에서 내부로 향하여 수직으로 천자하여 배양
    ⓑ 균종의 보존이나 혐기성균의 증식, 분리한 세균의 가스생성능, 산소요구성 등에 이용
  ㉡ 획선배양법 : 멸균된 백금이에 균을 취하여 사면배지 깊숙이 넣어 도말면의 중앙에 일직선으로 도말한 뒤, 다시 넣어 지그재그로 도말

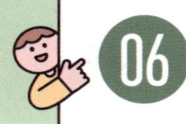

06 끝판왕! 적중예상문제

적중예상문제 해설

01
관능검사는 시각, 후각, 미각, 촉각 등을 이용한 검사로 식품의 외관, 색, 냄새, 맛 등을 검사하는 방법이다.

02
이 사진은 미생물을 평판배양할 때 사용하는 페트리접시(petri dish)이다.

04
총균수
원유를 슬라이드 글라스 위에 도말하고, 건조, 염색한 후 염색된 세균수를 직접 현미경으로 검경하고 염색된 세균수 측정, 현미경 시야 면적과의 관계에 따라 검체 중에 존재하는 세균수 측정

05
- **생균수 측정 목적** : 신선도, 초기부패 판정
- **총균수 측정 목적** : 원료의 오염여부 판정

🔒 01 ④ 02 ④ 03 ⑤ 04 ④ 05 ③

---

01 [1회독] [2회독] [3회독] [2019 기출유사]
식품의 외관, 색, 냄새, 맛 등을 검사하는 방법은?
① 화학적 검사   ② 혈청학적 검사   ③ 물리적 검사
④ 관능검사   ⑤ 독성검사

02 [1회독] [2회독] [3회독]
다음 사진과 같이 미생물 실험에 이용되는 기구의 명칭은?
① flask
② pipette
③ membrane filter
④ petri dish
⑤ pH meter

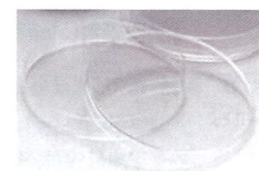

03 [1회독] [2회독] [3회독] [2013 기출유사]
식품 중의 총균수를 측정하는 것은 무엇을 알아보기 위함인가?
① 신선도 여부   ② 부패 정도   ③ 대장균의 존재
④ 초기부패 판정   ⑤ 원료의 오염상태

04 [1회독] [2회독] [3회독]
식품 중의 총균수를 측정하는 방법으로 옳은 것은?
① 세균집락계산기를 이용하여 집락을 직접 계수
② 페트리접시를 이용하여 직접 세균수 측정
③ 페트리접시를 이용하여 집락수 계수
④ 현미경을 이용하여 미생물의 총 세포수를 직접 계수
⑤ 현미경을 이용하여 사균의 세포수를 직접 계수

05 [1회독] [2회독] [3회독]
식품 중의 생균수를 측정하는 목적은?
① 분변오염의 여부를 알기 위함
② 식중독균의 오염여부를 확인하기 위함
③ 신선도 판정을 위함
④ 전염병균에 이환여부 확인
⑤ 원료의 오염여부 판정

06 2019 기출유사
다음 중 일반 세균수 측정에 사용되는 방법은?
① Breed법 ② 표준평판법 ③ LB발효관
④ Howard법 ⑤ 직접현미경

07
식품 중의 생균수를 산정하는 방법으로 옳은 것은?
① 페트리접시를 이용하여 세균수를 직접 계수
② 유당배지에서 배양한 후 가스 발생여부에 따라 계수
③ 세균집락계산기를 이용하여 집락을 직접 계수
④ 현미경을 이용하여 생균의 세포수를 직접 계수
⑤ 현미경을 이용하여 미생물의 총 세포수를 직접 계수

08
다음 중 식품위생검사 시 일반세균수를 측정하는데 사용되는 배지는?
① BGLB 발효관 ② LB 발효관 ③ 표준한천배지
④ SS 한천배지 ⑤ TCBS 배지

09 2018 기출유사
미생물 시험에 사용하는 이 기구의 명칭은?
① 세균배양기
② 세균집락기
③ 세균측정기
④ 세균멸균기
⑤ LB 발효관

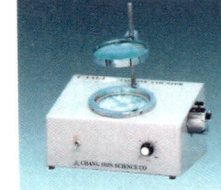

10
표준한천배지에서 배양하는 균은?
① 장티푸스균 ② 대장균 ③ 이질균
④ 일반세균 ⑤ 포도상구균

적중예상문제 해설

06
- **Howard법** : 곰팡이 균사 측정법
- **Breed법, 직접현미경** : 총균수 측정
- **LB발효관** : 대장균군 측정

07
생균수
검체의 각 단계별 희석액 1mL씩을 페트리 접시(지름 9~10cm)를 사용하여 표준한 천평판배지에 34~36°C에서 48±2시간 배양한 후 즉시 집락계산기를 이용하여 집락수 계산

08
생균수 검사 시에는 표준한천배지를 사용한다.

09
세균집락계산기(코로니 카운터)는 세균의 집락수를 직접 계수하는 기구이다.

10
표준한천배지는 일반세균의 분리, 순수배양, 균주의 보존검사 등에 이용된다.

🔒 06 ② 07 ③ 08 ③ 09 ② 10 ④

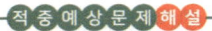

11 1회독 2회독 3회독 2014 기출유사

다음 기기를 이용하여 측정할 수 있는 것은?

① 일반세균수 측정
② 염소 측정
③ 수은 측정
④ 대장균군수 측정
⑤ 경도 측정

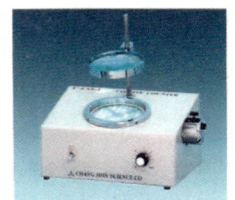

12

대장균군의 정성시험단계
추정시험 → 확정시험 → 완전시험
- **추정시험** : Lactose Broth(LB) 배지 이용 – gas 생성 유무관찰
- **확정시험** : BGLB, Endo, EMB 배지 이용 – gas 생성 유무 및 적색(Endo 배지), 금속광택성 청동색 집락(EMB 배지) 관찰
- **완전시험** : 보통한천배지 이용 – 균염색(Gram negative 간균)

12 1회독 2회독 3회독

다음은 대장균군의 정성시험의 순서이다. (   ) 안에 시험방법으로 옳은 것은?

추정시험 → (   ) → 완전시험

① 확정시험   ② 정량시험   ③ 확인시험
④ 정수시험   ⑤ 적정시험

13

대장균군 정성시험 중 확정시험 단계에서 사용하는 배지는 BGLB, Endo, EMB 배지이다.

13 1회독 2회독 3회독 2015 기출유사

대장균군의 정성시험 중 확정시험을 하고자 할 때 사용되는 배지는?

① 표준한천배지   ② LB 배지   ③ BGLB 배지
④ SS 배지   ⑤ TCBS 배지

14

대장균군의 확정시험 단계에서 EMB 배지에서 금속광택의 청동색 집락이 보이면 양성이다.

14 1회독 2회독 3회독

대장균군 정성시험 중 확정시험 단계에서 EMB 배지가 어떤 집락을 형성할 때 확정시험 양성판정이 되는가?

① 적색의 집락
② 백색 광택의 집락
③ 노란색의 집락
④ 흑색의 집락
⑤ 금속광택의 집락

15

그림과 같은 대장균군 시험에 사용할 수 있는 액체배지에는 LB, BGLB 배지가 있으며, 배양 시 발생하는 가스는 CO_2이다.

15 1회독 2회독 3회독

다음 대장균군시험의 배지와 발생가스로 옳은 것은?

① a : BGLB   b : CO_2
② a : BGLB   b : O_2
③ a : EMB   b : O_2
④ a : Endo   b : O_2
⑤ a : Endo   b : CO_2

🔒 11 ①   12 ①   13 ③   14 ⑤   15 ①

16 1회독 2회독 3회독 2023 기출유사
세균검사 시 도말·접종·작균 등에 이용되는 이 기구의 명칭은?

① 페트리접시
② 피펫
③ 뷰렛
④ 핀셋
⑤ 백금이

17 1회독 2회독 3회독
다음과 같은 기구를 미생물 시험에 사용 시 적절한 살균법은?

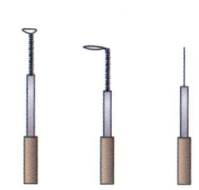

① 고압증기멸균
② 건열살균
③ 화염멸균
④ 자비소독
⑤ 방사선살균

17
백금이, 백금구, 백금선의 살균에는 불꽃 중에 넣고 가열하는 화염멸균법을 이용한다.

18 1회독 2회독 3회독
다음 그림에서와 같이 듀람관을 넣는 이유는?

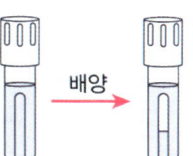

① 색깔변화 확인
② 온도 조절
③ 점질물 형성 확인
④ 탁도 확인
⑤ 가스생성 확인

18
대장균군 검사 시 듀람관을 넣는 이유는 가스생성 여부를 확인하여 대장균군 존재 여부를 판정하기 위해서이다.

19 1회독 2회독 3회독
다음 그림은 무엇을 측정하기 위한 것인가?

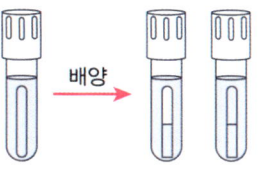

① 바이러스
② 곰팡이
③ 장구균
④ 대장균군
⑤ 농약

19
그림은 듀람관으로 대장균군 정성시험 시 가스생성 여부를 확인하기 위해 사용되는 기구이다.

🔒 16 ⑤ 17 ③ 18 ⑤ 19 ④

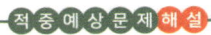

20

천자배양은 한천이나 젤라틴 고체 배양지에 백금선을 가지고 수직으로 찔러 접종하는 세균의 배양법이다. 균종의 보존이나 혐기성 세균의 증식에 쓰이며, 분리한 세균의 가스생성능, 산소요구성 등에도 이용된다.

20 1회독 2회독 3회독 2015 기출유사

다음 중 혐기성 세균의 배양에 사용되는 방법은?
① 획선배양
② 천자배양
③ 평판배양
④ 계대배양
⑤ 증균배양

21 1회독 2회독 3회독 2017 기출유사

그림과 같은 고체배지의 접종법은?
① 평판배지 접종법
② 사면배지 접종법
③ 고층배지 접종법
④ 증균배지 접종법
⑤ 중층배지 접종법

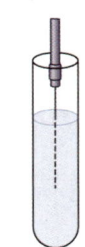

22 1회독 2회독 3회독 2015 기출유사

평판 한천배지의 접종순서로 옳은 것은?
① 가 - 나 - 다 - 라
② 가 - 라 - 다 - 나
③ 다 - 가 - 나 - 다
④ 다 - 라 - 가 - 나
⑤ 라 - 가 - 나 - 다

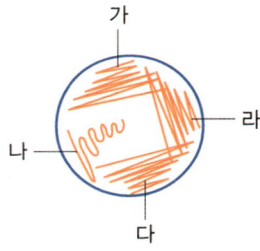

20 ② 21 ③ 22 ②

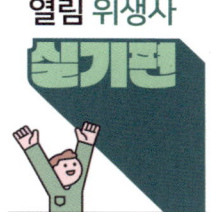

시험합격에 필요한
알짜 이론과 문제를 한번에 정리!

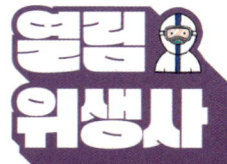

PART 03

위생곤충학

CHAPTER 01　위생곤충학 개론
CHAPTER 02　위생곤충학 각론

CHAPTER 01 위생곤충학 개론

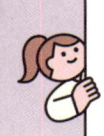

1 위생곤충의 생태

(1) 곤충의 외부형태
① 대체적으로 앞뒤가 길고, 원통형, 좌우대칭, 몸은 마디로 두부·흉부·복부로 구성됨
② 두부 : 1쌍의 복안(큰 눈, vision), 3개의 단안(홑눈, motion), 1쌍의 촉각(더듬이), 복잡한 구기(입)를 가짐

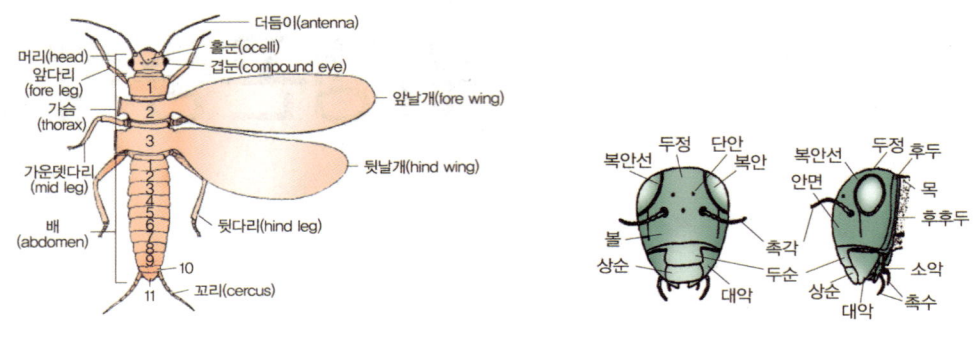

[그림 1] 전형적인 곤충의 형태 [그림 2] 곤충의 두부

㉠ 촉각(더듬이) : 편상(바퀴), 거치상(약방벌레), 새엽상(풍뎅이), 곤봉상(무당딱정벌레)
• 촉각기능은 청각이 담당, 소악변과 하악변이 미각 담당

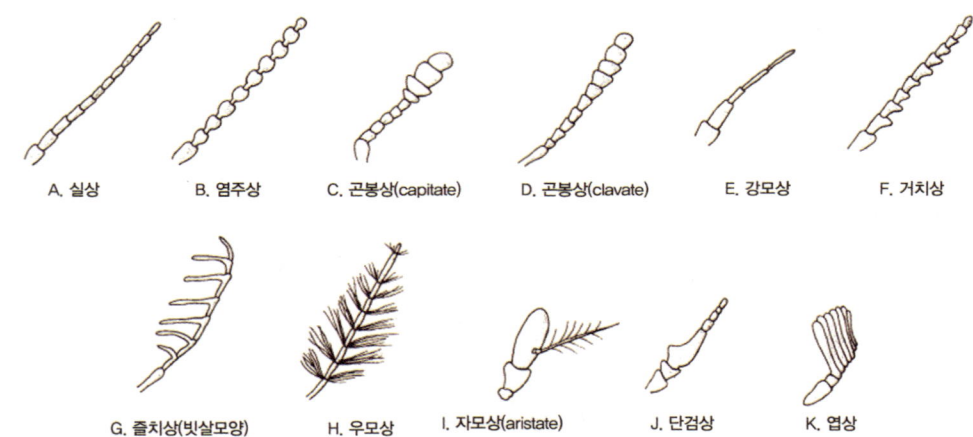

[그림 3] 더듬이의 형태

ⓛ 구기(입) : 저작형, 흡수형 등 기출
ⓐ 저작형(전형적인 형상) : 상순(윗입술), 하순(아랫입술), 1쌍 대악(큰 턱), 1쌍 소악(작은 턱)
예 바퀴, 흰개미, 풍뎅이, 나방의 유충 등
ⓑ 흡수형 : 수액이나 혈액 등을 섭취하기 위한 주둥이
예 모기, 진딧물, 나방 등

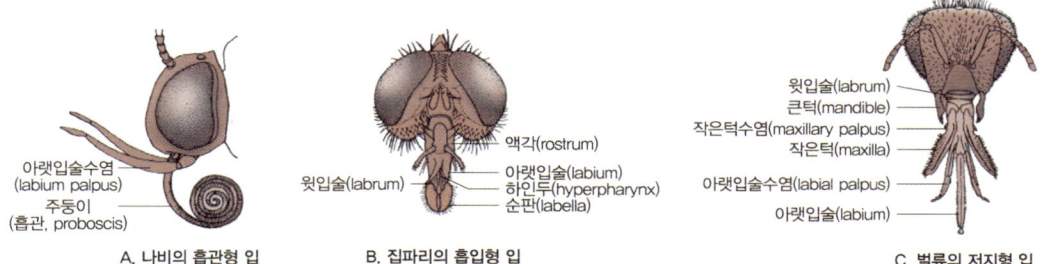

[그림 4] 곤충 입의 유형 1

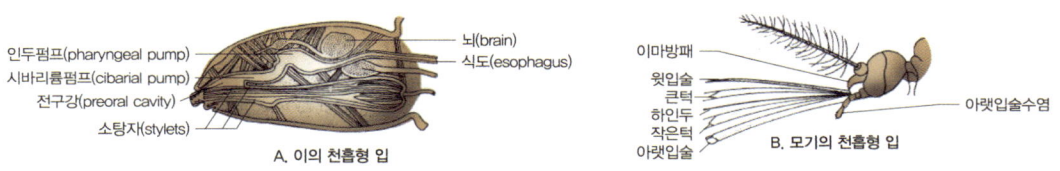

▶ 이(Louse, Lice)의 입(구기) 구조는 짧으나 흡혈에 적합하게 변형되어 있어 배자침(1st stylet), 중자침(2nd stylet), 복자침(3rd stylet)의 3개 침으로 구성되어 있고, 중자침에 타액선이 연결되어 흡혈한 혈액을 위(gut)로 보내는 기능을 한다. 기출

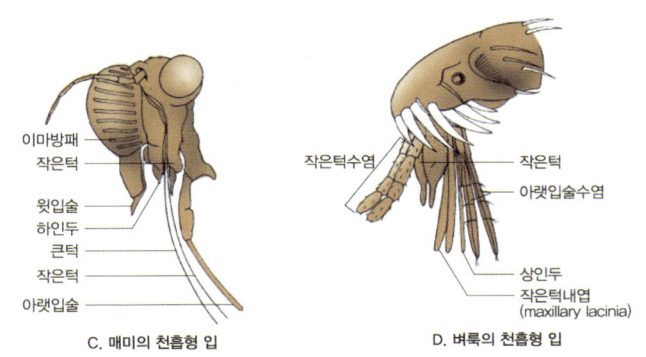

[그림 5] 곤충 입의 유형 2

③ 흉부 : 3환절, 4개의 판, 3쌍의 다리 및 2쌍의 날개를 가짐
㉠ 3개의 환절 : 전흉, 중흉, 후흉으로 각 환절마다 1쌍의 다리가 있음
㉡ 4개의 판 : 배판, 복판, 양옆의 측판
㉢ 3쌍의 다리 : 전각, 중각, 후각

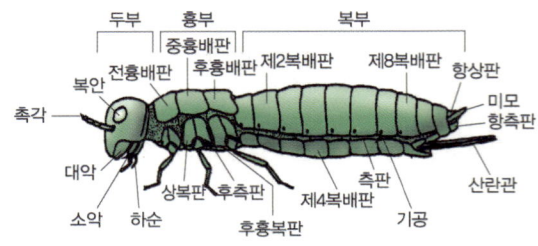
[그림 6] 곤충의 일반적인 형태(정면도)

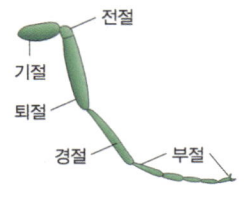
[그림 7] 일반적인 곤충 다리의 마디별 명칭

ⓐ 다리의 선단(몸통과 가까운 부분)으로부터 기절, 전절, 퇴절, 경절, 부절로 구성
ⓑ 부절의 말단에는 1쌍의 발톱과 1쌍의 욕반, 1개의 조간반이 있음 기출

㉣ 2쌍의 날개 : 중흉에 전시(앞날개), 후흉에 후시(뒷날개)

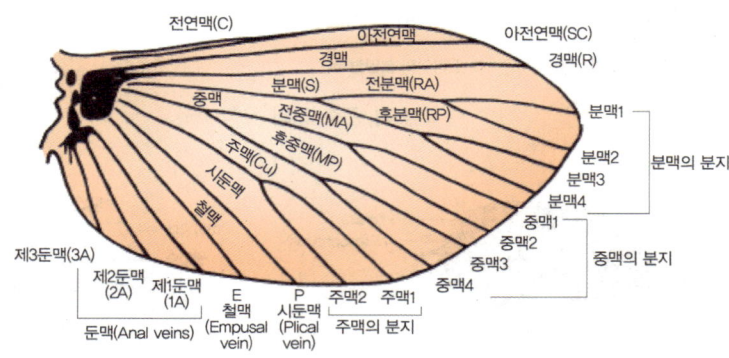
[그림 8] 곤충의 시맥

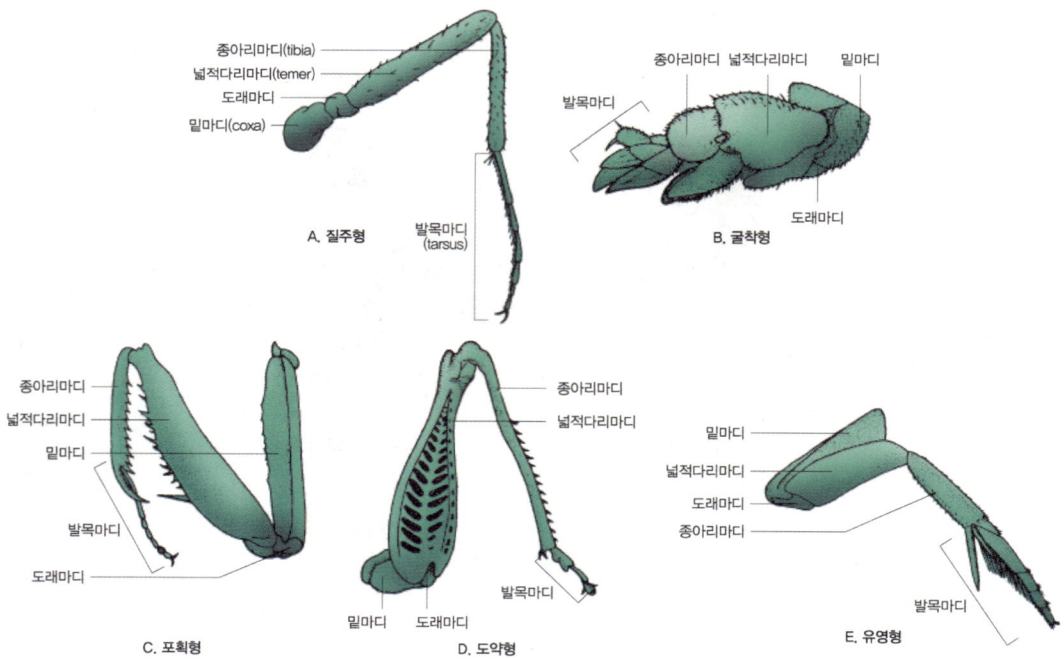
[그림 9] 곤충의 다양한 다리

④ 욕반 및 기능
   ㉠ 곤충 다리 및 체외에서 병원균을 기계적 전파할 수 있는 매개체 역할
   ㉡ 곤충의 다리 부절에서 볼 수 있는 욕반은 매끄러운 표면을 걸을 때 이용
⑤ 복부(제11환절)
   ㉠ ♂ - 제9환절(파악기) : 생식기
   ㉡ ♀ - 제8~9환절(산란관 형성)

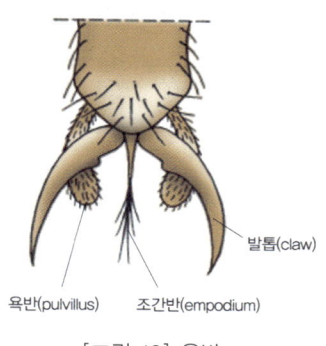

[그림 10] 욕반

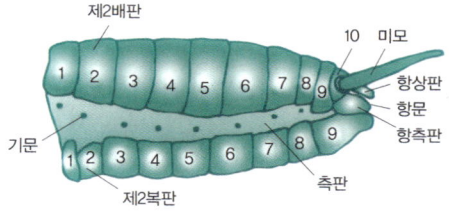

[그림 11] 곤충의 복부

⑥ 외피
   ㉠ 기능 : 몸의 형태 유지 보호, 근육으로 형성, 수분증산(증발, 분산), 병원체 침입 방지, 외계자극 감수성
   ㉡ 구성 : 표피, 진피, 기저막
      ⓐ 표피
         ㉮ 외표피 : 시멘트층(Cement layer), 밀랍층(Wax layer, 방수성), 단백성 표리층(Protein)
         ㉯ 원표피 : 외원표피, 내원표피
      ⓑ 진피 : 진피세포(표피생산), 조모세포(극모생산)
      ⓒ 기저막 : 진피와 체강의 경계로 진피세포의 분비

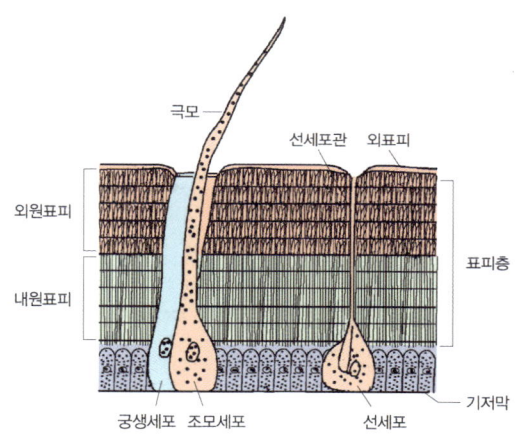

[그림 12] 곤충의 외피구조

(2) 위생곤충의 내부형태 및 생리

① 소화배설계

전장	• 입(먹이분쇄), 인두, 식도, 소낭과 맹낭(일시 저장 기능), 전위(먹이섭취 시 역행방지 기능) 기출 • 입안에 타액선 연결(흡혈성 곤충 - 항응혈성 물질 함유, 혈액응고 방지기능)
중장	• 위의 역할 • 먹이 소화작용 및 여러 가지 효소분비
후장	• 배설기관인 말피기씨관(1~100개) → 회장 → 결장 → 직장 → 항문으로 배설 기출 • 직장은 배설되는 분에 남아 있는 수분을 재흡수 기출

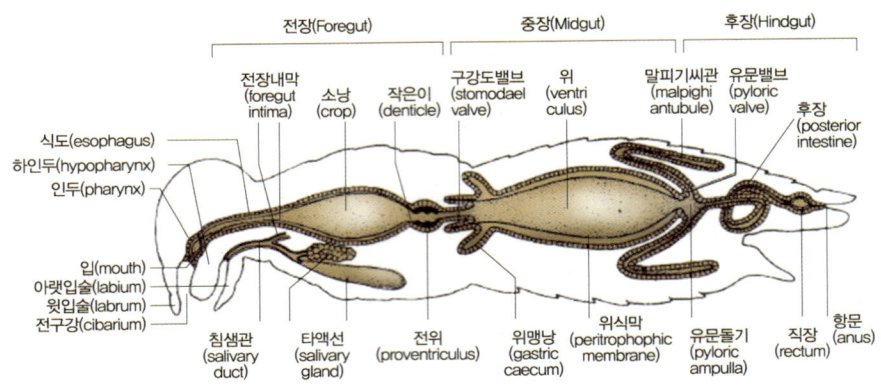

[그림 13] 곤충의 소화계

② 순환계
  ㉠ 개식계(Open system), 혈액 임파액(담황색, 담녹색, 무색), 심장(9개)
  ㉡ 혈액임파액의 역할
    ⓐ 영양분을 각 조직에 공급
    ⓑ 노폐물을 배설기관으로 운반하고 수분유지
    ⓒ 혈압을 이용하여 호흡작용
    ⓓ 탈피과정 원활 도모
    ⓔ 혈림프액(hemolymph) 안의 혈구(hemocyte)는 곤충의 면역을 담당하여 식균 등 이물질의 탐식 기능을 함

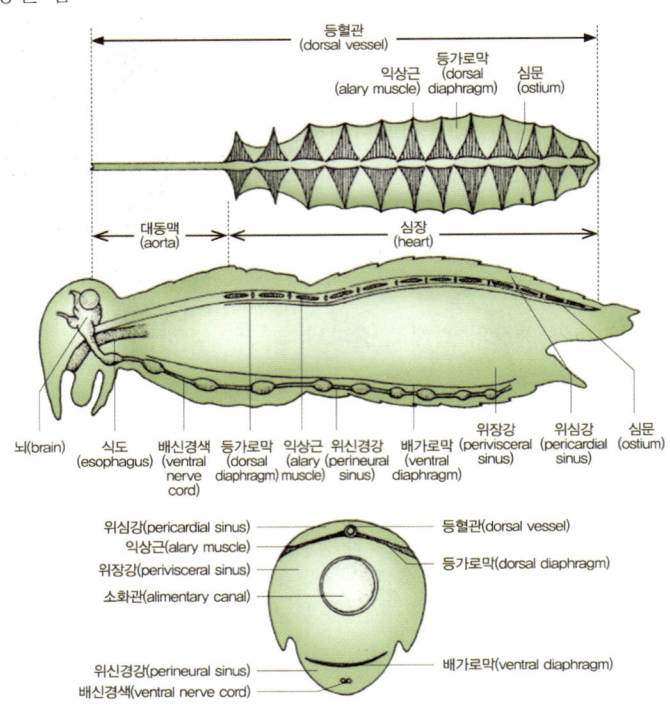

[그림 14] 일반적인 곤충의 순환계 모식도

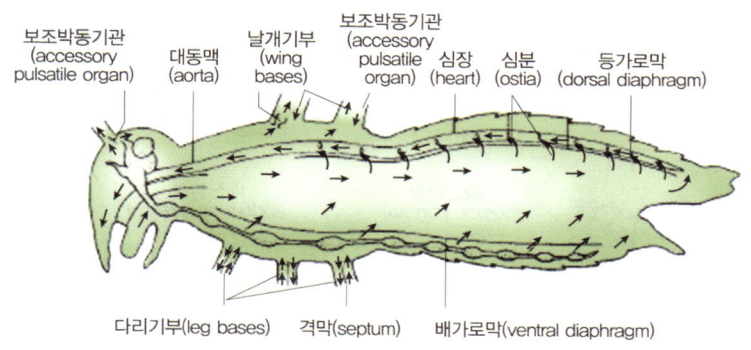

[그림 15] 곤충의 혈액순환 패턴

(3) 호흡계

① 기관계 : 기문과 기관으로 구성

  ㉠ 기관 : 기관주관, 기관지, 기관소관지
  ㉡ 기문 : 흉부 2쌍, 복부 8쌍

② 공기주머니(기관낭) : 공기저장 호흡도모, 산소공급 풀무작용, 체온냉각, 비상시 체중 감소 및 탈피 공간 조성 기출

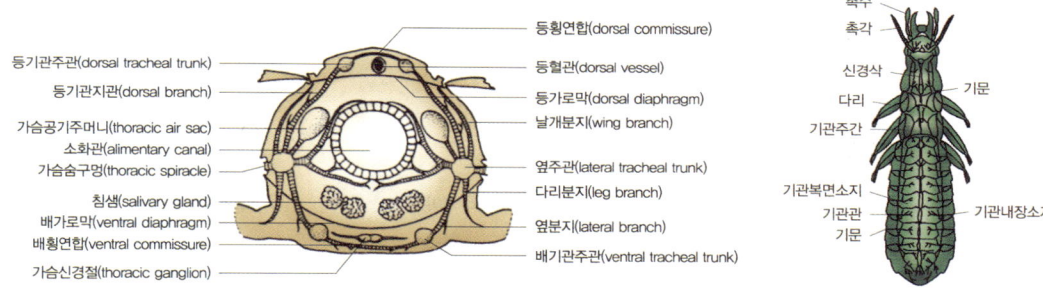

[그림 16] 곤충의 주요 기관계를 보여주는 가슴의 횡단면도

[그림 17] 곤충의 호흡기관

(4) 신경계 및 감각

① 신경계 : 중추신경계(뇌), 교감신경계, 말초신경계

  ㉠ 중추신경계 : 뇌와 각 신경계, 신경색으로 연결
  ㉡ 교감신경계 : 심장, 소화관, 기문, 생식기 지배
  ㉢ 말초신경계 : 몸 전체의 섬세 신경(눈, 촉각, 구기, 부절 등 감각)

② 감각 : 시각(복안, 단안), 몸의 털(자극의 말단기관), 청각(촉각, 미모), 미각(소악변, 하악변), 취각(피부)

  cf 빈대, 벼룩은 온도 감지(숙주의 존재, 방향) 기출

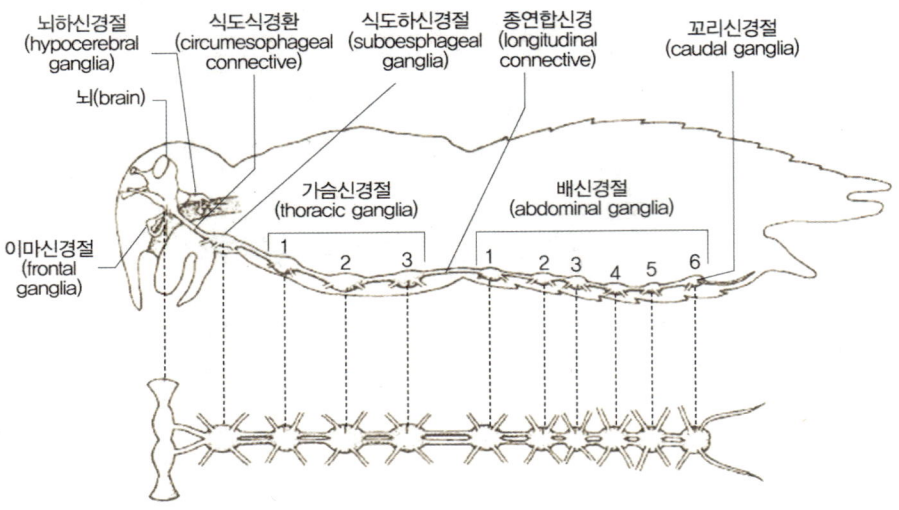

[그림 18] 일반적인 곤충의 중추신경계

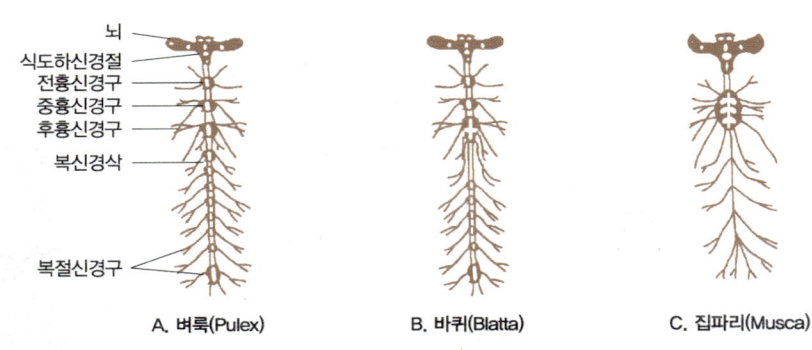

[그림 19] 곤충의 신경계

(5) **생식계**

① 단성생식(자웅이체)
  ㉠ 교미 : ♂(파악기), ♀(수정낭, 정자 보관장소), 베레제기관(♀빈대의 정자 보관장소)
  ㉡ 수정 : 교미와 관계없이 산란할 때마다 이루어짐

② **대부분의 곤충은 1회 교미(후 사망, ♂)** 기출

③ 생식기관(수정낭선)
  ㉠ 암컷(♀) : 좌우 1쌍의 난소 → 난소소관 → 측수란관(수정낭선) → 주수란관(수정난) → 질
  ㉡ 수컷(♂) : 1쌍의 정소 → 수정소관 → 수정관 → 사정관 → 음경

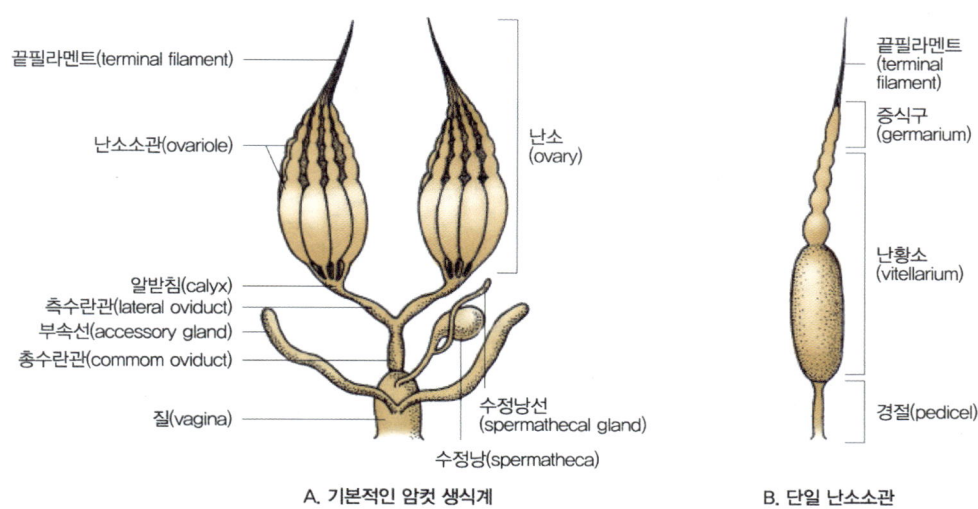

[그림 20] 일반적인 곤충의 암컷 생식계

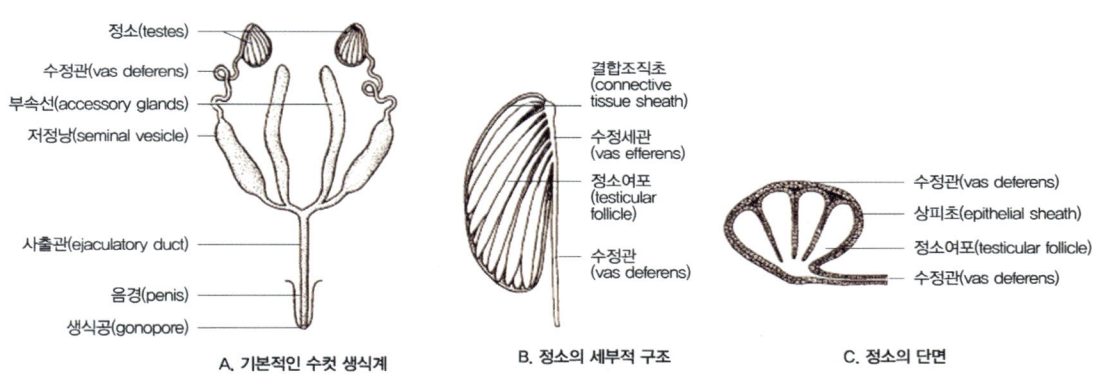

[그림 21] 일반적인 곤충의 수컷 생식계

(6) 분비계

① 외분비선(exocrine gland) : 방어의 기능과 종내와 종간에 의사전달을 수행하는 페로몬, 왁스나 실크 또는 나비목, 벌목, 벼룩목에서 볼 수 있는 번데기의 보호용 고치, 노린재류에서 볼 수 있는 불쾌한 냄새 등

② 내분비선(endocrine gland)
  ㉠ 앞가슴샘(prothoracic gland), 측심체(corpora cardiaca), 알라타체(corpora allata) 호르몬
  ㉡ 에너지 대사조절, 이뇨, 항이뇨, 혈당의 조절 등 몸 내부의 항상성, 탈피와 변태 등 발생의 조절, 이주, 교미, 산란 등의 행동을 조절

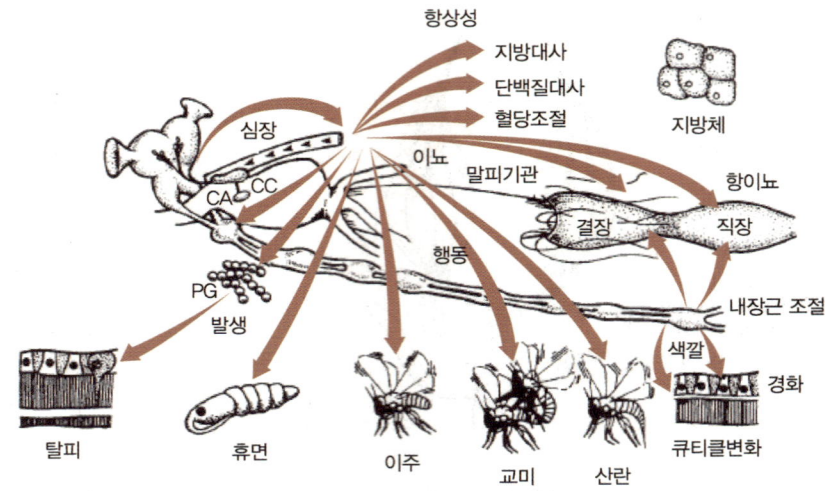

[그림 22] 곤충의 내분비 조직과 기능

(7) **위생곤충의 발육**
① 탈피 : 곤충의 새로운 외피를 만드는 과정, 유충에서 번데기까지 2회 이상 탈피(곤충의 외피는 단단하며 성장하지 않음) 기출
  ㉠ 령기 : 탈피과정의 기간(1회 탈피 2령)
  ㉡ 탈피횟수 : 파리(2회), 이(3회), 모기(4회), 빈대(5회), 바퀴(6회)

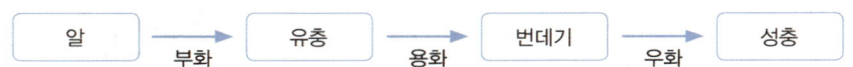

② 불완전변태 : 전 생활사에 피해(자충, 성충 포함) 기출
  ㉠ 알 – 자충(약충) – 성충
  ㉡ 자충과 성충의 형태, 서식처, 방제방법 및 먹이가 동일함
  ㉢ 종류 : 이, 빈대, 바퀴, 트리아토민노린재, 진드기

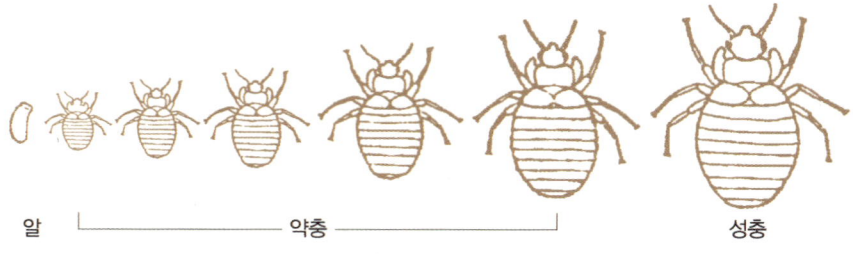

[그림 23] 곤충의 불완전변태

③ 변태
　㉠ 점변태
　　ⓐ 알에서 나온 자충은 섭식을 하면서 발육하는 동안 점차 크기가 증가하여 성충
　　ⓑ 알 – 자충 – 성충
　　ⓒ 종류 : 이, 바퀴, 진딧물, 흰개미, 깍지벌레

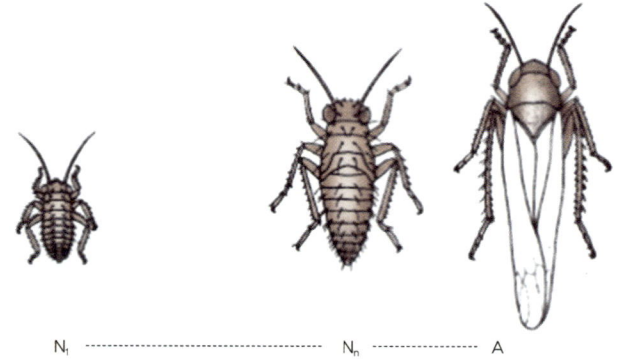

N_1 -------------------------- N_n ---------- A
N_1 : 1령 유충, N_n : n번째 유충, A : 성충

[그림 24] 점변태, 매미목(Heterometaboly, Homoptera)

　㉡ 무변태
　　ⓐ 원시적 곤충에서 약충과 성충이 크기만 다를 뿐 형태적 서식처가 같은 경우
　　ⓑ 종류 : 좀

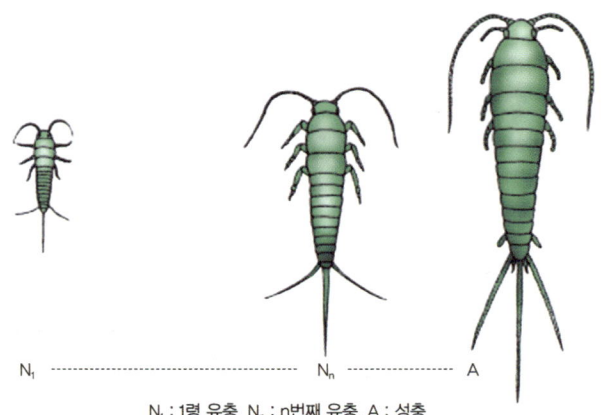

N_1 -------------------------- N_n ---------- A
N_1 : 1령 유충, N_n : n번째 유충, A : 성충

[그림 25] 무변태, 좀목(Ametabolous, Thysanura)

　㉢ 완전변태 : 특정 시기에 피해(자충, 성충의 구제시기 및 방법이 다름) 기출
　　ⓐ 알 – 유충 – 번데기 – 성충
　　ⓑ 종류 : 모기, 파리, 벼룩, 등에 등

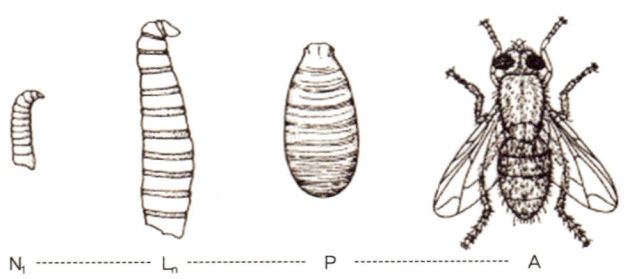

N_1 : 1령 유충, N_2 : 2령 유충, N_n : n령 유충, P : 번데기, A : 성충

[그림 26] 완전변태, 파리목(Holometabolous, Diptera)

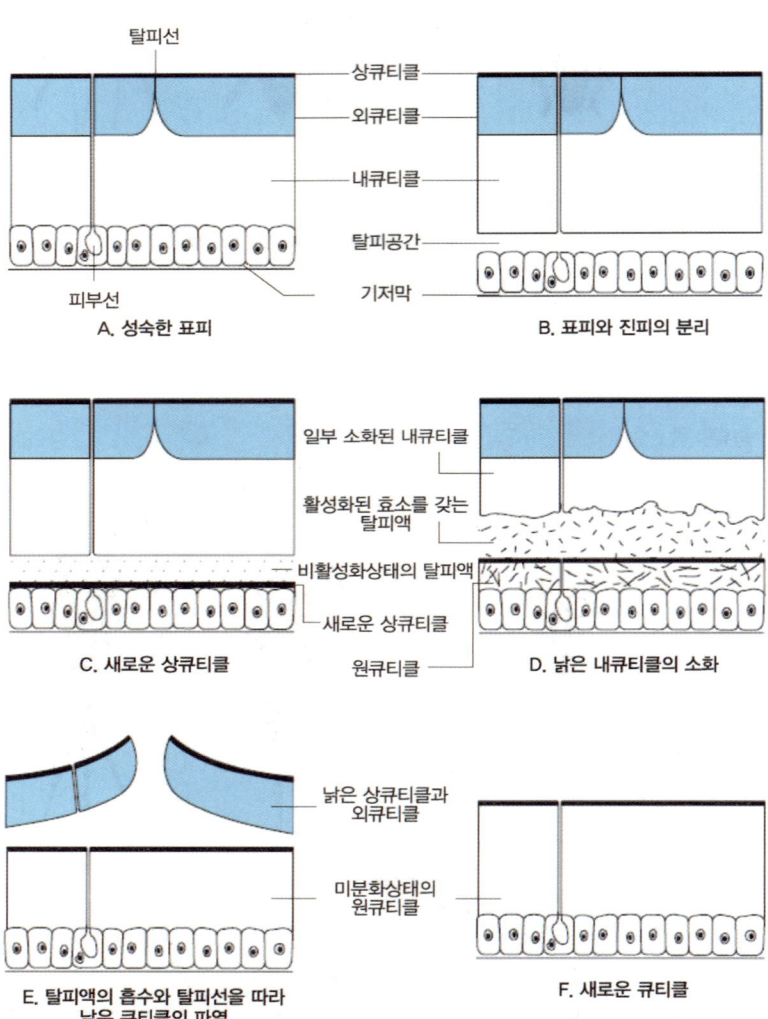

[그림 27] 탈피과정

(8) 위생곤충의 분류

① 곤충분류 목적 : 곤충 연구의 기초가 되며 곤충의 종명(species)은 일정한 형태적, 유전적, 생태, 생리학적 특성을 가진다.

② 곤충분류 단위 : 기본단위(종, species)

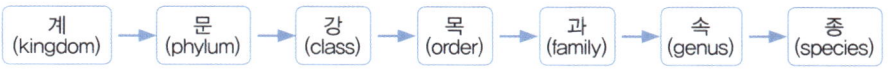

㉠ 종(Species) : 기본분류법(이명법 – 속과 종)
　ⓐ 일정한 형태적·생태적 및 생리적 특성
　ⓑ 특성이 후손에 유전됨
㉡ 속과 종 : 이명법
㉢ 학명 : 국제적 통일 명칭(국제동물명명규약)

③ 위생절지동물의 분류 – 강(class) 기출

곤충강	• 구성 : 두부, 흉부, 복부 3부분으로 구분 • 두부 : 1쌍의 대안과 촉수, 구기로 되어 있음 • 흉부 : 2쌍의 날개와 3쌍의 다리 • 종류 : 파리, 벼룩, 이, 모기, 바퀴
거미강(주형강) 기출	• 구성 : 두흉부, 복부 2부분으로 구분 • 두부 : 촉각이 없음 • 두흉부 : 6쌍의 부속지 중 4쌍이 다리임 • 종류 : 진드기, 거미, 전갈
거새우강(갑각강)	• 구성 : 두부, 흉부, 복부로 구성 • 촉각 : 2쌍 • 생활 : 모두 수서생활을 하고 아가미로 호흡 • 종류 : 게, 가재, 물벼룩 등
지네강(순각강)	• 구성 : 두부와 상하로 눌린 형태로 많은 체절로 되어 있음 • 두부 : 1쌍의 촉각으로 되어 있음 • 생식공은 몸의 후단부에 있으며, 첫 체절다리에는 독조(poison claw)가 있음 • 종류 : 왕지네, 땅지네, 들지네 등
노래기강(배각강)	• 구성 : 체절은 모두 원통형이고, 2쌍의 다리가 있음 • 종류 : 띠노래기, 질삼노래기, 각시노래기, 땅노래기

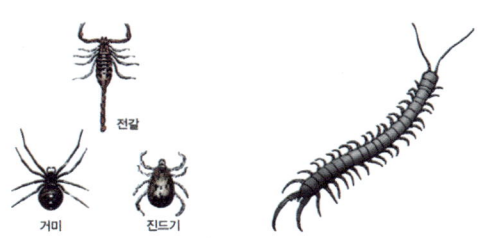

[그림 28] 거미강과 지네강

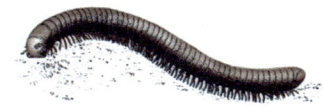

[그림 29] 노래기강

④ 위생절지동물의 분류 – 목(order)
  ㉠ 바퀴목(직시목) : 바퀴(구부 : 저작형, 날개 : 2쌍, 촉각 : 편상, 주행에 적합한 다리)
  ㉡ 매미목(반시목, 노린재목) : 매미, 노린재, 물장군, 빈대
  ㉢ 이목 : 이(닭날개이, 사람이)
  ㉣ 벌목(막시목) : 벌, 개미
  ㉤ 벼룩목(은시목) : 벼룩(다리가 점프)
  ㉥ 나비목(인시목) : 나비, 나방(온몸과 날개에 비늘)
  ㉦ 딱정벌레목
  ㉧ 파리목(쌍시목) 기출
    ⓐ 장각아목 : 모기과, 나방파리과, 먹파리과, 등에모기과, 깔따구과, 먹파리(곱추파리)
    ⓑ 단각아목 : 등에과, 노랑등에과
    ⓒ 환봉아목 : 파리과
      cf 진드기목 : 진드기(거미강의 진드기목)

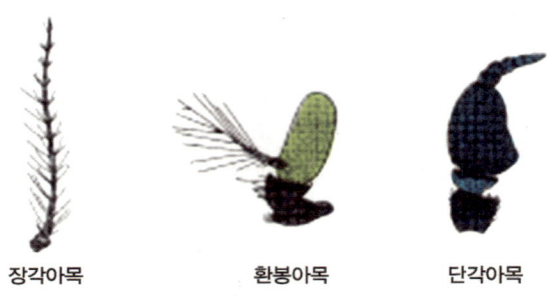

장각아목　　　환봉아목　　　단각아목

[그림 30] 파리목(쌍시목)의 촉각 형태

2 Nuisance 곤충

(1) **Nuisance(귀찮음, 성가심)** 기출
  사람의 생활공간 주변에 서식하면서 식사, 휴식, 수면, 운동 등 일상생활을 방해하거나 목격되는 것 자체만으로도 불쾌감, 혐오감, 공포감을 느끼게 하는 것

(2) **종류**
  ① 귀뚜라미(Cricket)
    ㉠ 분류 : 메뚜기목 귀뚜라미과
    ㉡ 형태
      ⓐ 진한 흙갈색으로 앞가슴 등에 노란색 점무늬
      ⓑ 몸 길이는 17~21mm
    ㉢ 생활사 및 습성
      ⓐ 인가 주변에 살며 초원이나 정원의 돌 밑에 서식, 야행성이며, 잡식성
      ⓑ 알 상태로 월동하며, 8월 중순에서 10월 말까지 서식

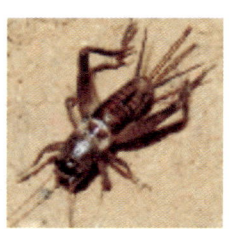

[그림 31] 귀뚜라미

② 깔따구(Chironomus plumosus prasinus) 기출
　㉠ 분류 : 파리목 깔따구과
　㉡ 형태
　　ⓐ 모기와 비슷하여 구기가 퇴화되어 날개, 몸 전체 비늘이 없음
　　ⓑ 완전변태, 성충의 크기는 2~5mm
　㉢ 생활사 및 습성 기출
　　ⓐ 먹이는 섭취하지 않으나 오염된 수질에도 생존으로 오염지표 동물
　　ⓑ 야간 활동성, 강한 주광성, 질병매개 하지 않으나 사람에게 불쾌감, 혐오감 유발

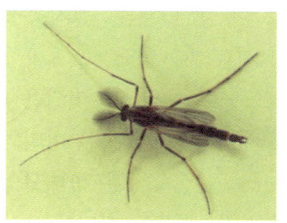

[그림 32] 깔따구 성충

③ 노린재(Hemiptera)
　㉠ 분류 : 노린재목
　㉡ 형태
　　ⓐ 체색 : 녹색이나 다갈색
　　ⓑ 모양 : 편평한 판모양인 것, 긴 막대모양, 날개가 변형·확대되어 특이한 모양
　㉢ 생활사 및 습성
　　ⓐ 농작물에 피해를 주며 천공흡수형의 구기를 가짐
　　ⓑ 서식장소 : 물속이나 위, 물가, 땅 위
　㉣ 피해내용 : 10마디로 이루어진 복부에 냄새샘으로 사람에게 혐오감 유발

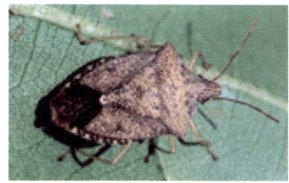

[그림 33] 노린재

④ 노래기(Millipedes)
　㉠ 분류 : 절지동물 노래기강
　㉡ 형태
　　ⓐ 크기 : 몸길이 2~28cm, 몸마디수 11~60개 이상
　　ⓑ 몸마디 수는 11~60개 이상, 걷는 다리는 13~100쌍 이상, 원통형
　㉢ 생활사 및 습성 : 습한 곳을 좋아하고 건조한 곳은 싫어하는 습성
　㉣ 피해내용 : 사람을 쏘거나 물지 않지만, 고약한 냄새를 풍겨서 사람에게 불쾌감 유발

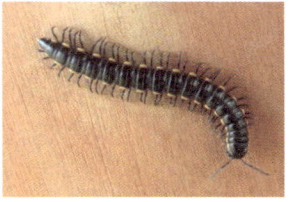

[그림 34] 노래기

⑤ 나방파리(Moth fly)
　㉠ 분류 : 파리목 나방파리과
　㉡ 형태
　　ⓐ 크기 : 몸길이는 1.5~2 mm, 날개길이는 2~3 mm
　　ⓑ 체색은 노란색, 회갈색, 검정색으로 평균수명 2주
　㉢ 생활사 및 습성 : 화장실과 보일러실, 하수도 주변, 창고 등의 구석지고 습한 장소에 서식
　㉣ 피해내용 : 집안의 화장실 등 습기가 많은 곳에 서식하며 사람에게 불쾌감 유발

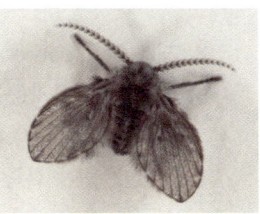

[그림 35] 나방파리

⑥ 그리마(House centipede)
  ㉠ 분류 : 절지동물 그리마목 그리마과
  ㉡ 형태

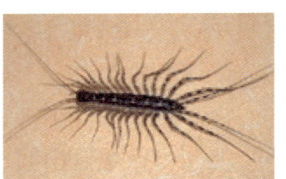

[그림 36] 그리마

    ⓐ 몸 빛깔은 파란빛을 띤 쪽빛, 잿빛을 띤 노랑, 검은 갈색
    ⓑ 몸은 머리와 몸통으로 나뉘고 100개 이상의 작은 몸마디, 몸통은 막대모양
    ⓒ 머리에는 1쌍의 긴 더듬이와 200개의 육각형 눈이 모인 원시적인 1쌍의 겹눈이 달려 있음
    ⓓ 다리는 15쌍, 마디가 10개 이상 약 22mm
  ㉢ 생활사 및 습성
    ⓐ 서식장소 : 풀숲, 인가 지붕 밑, 얕은 동굴 등
    ⓑ 생식 : 난생
  ㉣ 피해내용 : 징그럽게 생긴 외형으로 사람에게 혐오감 유발
⑦ 쥐며느리(Woodlouse)
  ㉠ 분류 : 절지동물 등각목 쥐며느리과
  ㉡ 형태
    ⓐ 몸 빛깔은 회갈색 또는 어두운 갈색이고 연한 노란 점무늬
    ⓑ 몸은 납작하고 길쭉한 타원 모양으로 7마디로 된 가슴이 차지
    ⓒ 배는 크기가 작고 6마디, 꼬리 끝에는 1쌍의 붓 끝처럼 생긴 꼬리마디가 있음
  ㉢ 생활사 및 습성
    ⓐ 공벌레와 달리 몸을 건드려도 공모양으로 움츠리지 않음
    ⓑ 서식장소 : 평지 낙엽이나 돌 밑 등 습한 곳, 쓰레기더미, 화단의 돌 밑, 가마니 밑
  ㉣ 피해내용 : 사람에게 혐오감 유발, 원예식물에 피해

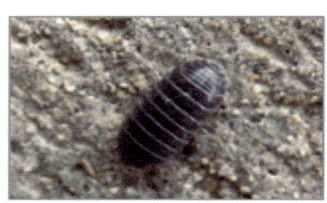 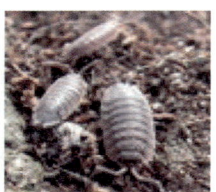

[그림 37] 쥐며느리

⑧ 지네(Centipede)
  ㉠ 분류 : 절지동물문 순각강
  ㉡ 형태

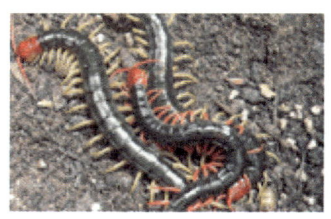

[그림 38] 지네

    ⓐ 몸이 길쭉하고 등과 배쪽으로 편평함
    ⓑ 다지류에 속하며 몸길이 0.5~30cm
  ㉢ 생활사 및 습성
    ⓐ 자웅이체, 산란기 봄~여름
    ⓑ 서식장소 : 축축한 흙이나 나뭇잎 속
  ㉣ 피해내용 : 독을 가지고 있어 사람이 물렸을 경우 붓고 쓰라림

⑨ 공벌레(Armadillidium vulgare)
  ㉠ 분류 : 절지동물 등각목, 쥐며느리과의 갑각류
  ㉡ 형태
    ⓐ 쥐며느리와 비슷한 모양, 몸길이 약 14mm
    ⓑ 몸은 머리와 일곱 개의 마디로 된 가슴, 다섯 개의 배로 구성
  ㉢ 생활사 및 습성
    ⓐ 무리 생활, 주로 밤에 활동, 잡식성으로 곰팡이와 식물, 동물의 사체 섭취
    ⓑ 낙엽이나 돌 아래와 같은 습한 곳에 서식
  ㉣ 피해내용 : 사람에게 특별히 해를 끼치지는 않지만 집 주변에 살며, 불쾌감 유발

[그림 39] 공벌레

⑩ 빈대(Cimex lectularius) 기출
  ㉠ 분류 : 노린재목 빈대과
  ㉡ 형태
    ⓐ 몸길이는 6.5~9mm이고, 몸 빛깔은 대개 갈색, 붉은색
    ⓑ 몸은 편평하고 진한 붉은 갈색의 몸을 갖고 있음
  ㉢ 생활사 및 습성
    ⓐ 불완전변태, 야간 활동성, 군서성
    ⓑ 집안, 새 둥지, 박쥐 동굴, 집에서 기르는 가축들의 몸에 서식
  ㉣ 피해내용 : 질병은 매개하지 않으나 야간에 주로 흡혈, 알레르기, 수면 부족, 빈혈을 일으킴

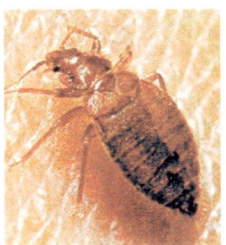

[그림 40] 빈대

3 곤충 채집 및 표본제작

(1) 위생곤충의 채집과 표본제작(채집방법)
  ① 모기성충 채집 : 유문등, 직접전지, 흡충관
    ㉠ 유문등(light trap) : 개체군밀도, 분류목적, 많이 사용 기출
    ㉡ 채집효율 : 백열등 < 형광등 < 흑색형광등
    ㉢ 흡충관 및 직접전지 : 완전한 상태 모기채집

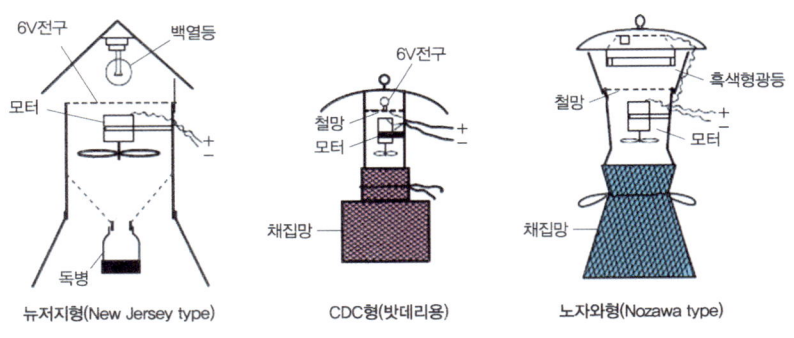

[그림 41] 유문등

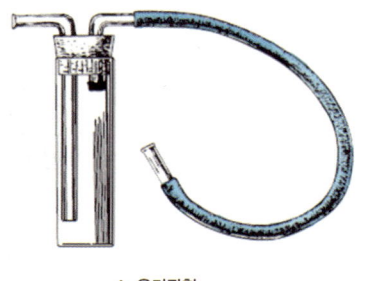
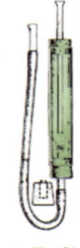
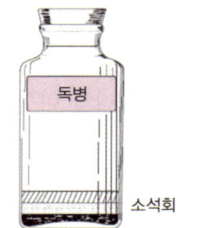

A. 유리관형 　　　　B. 튜브형 　　　독병 : 입구가 넓은 병일수록 유리하다.

[그림 42] 흡충관　　　　　　　　　　[그림 43] 독병

② 모기유충 채집 : 국자, 곤충망, 스포이트, 현상판
③ 파리성충 채집 : 파리격자(fly grill), 곤충망
④ 진드기, 이, 벼룩 : 클로로폼관(chloroform tube)
⑤ 등에모기, 나방파리, 소형 곤충 : 흡충관
⑥ 쥐 둥지, 새 둥지 주변 조사(진드기, 벼룩) : **베레스원추통** 기출
⑦ 나방, 모기성충 채집 : 유문등, 살문등
⑧ 포충망 : 곤충채집을 실시하는 데 가장 기본적인 장비, 망(Nets), 철사링(Ring), 자루(Pole, Handle)로 구성
⑨ 삼각지(Butterfly envelope) 및 삼각통(Triangle container) : 나비류와 잠자리류 등 날개가 상하기 쉬운 종류를 보관하기 위해 사용, 매끄러운 유산지나 투명한 셀로판지 사용

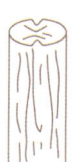 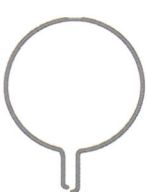 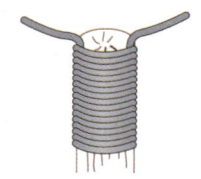

A. 자루 : 자루 끝에 철사링이 들어갈 수 있도록 홈을 판다.　　B. 철사링　　C. 철사링과 자른 부위에 가는 철사로 묶는다.

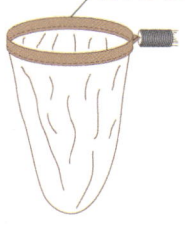 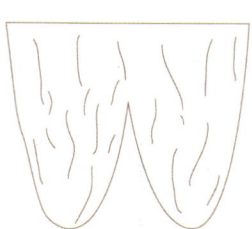

D. 완성된 형태　　　　E. 망을 펼쳤을 때의 형태

[그림 44] 포충망 만들기

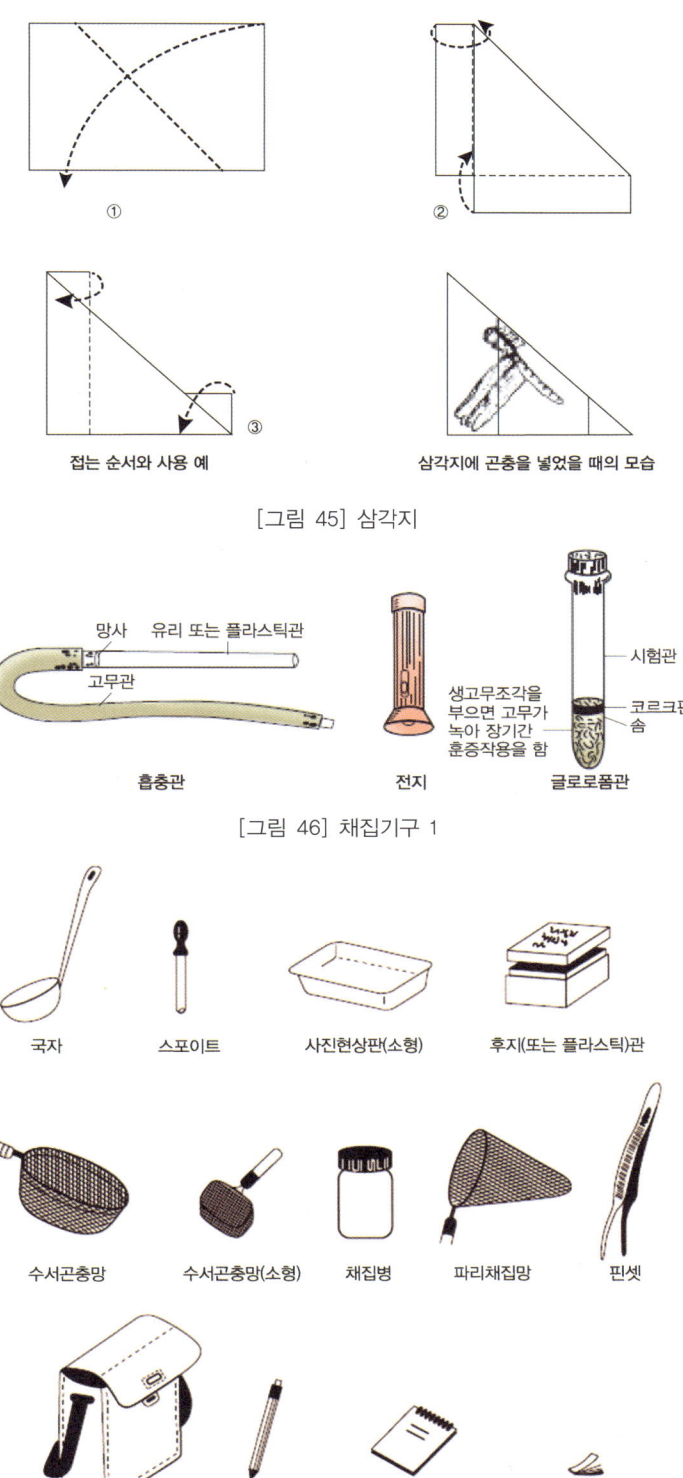

[그림 45] 삼각지

[그림 46] 채집기구 1

[그림 47] 채집기구 2 기출

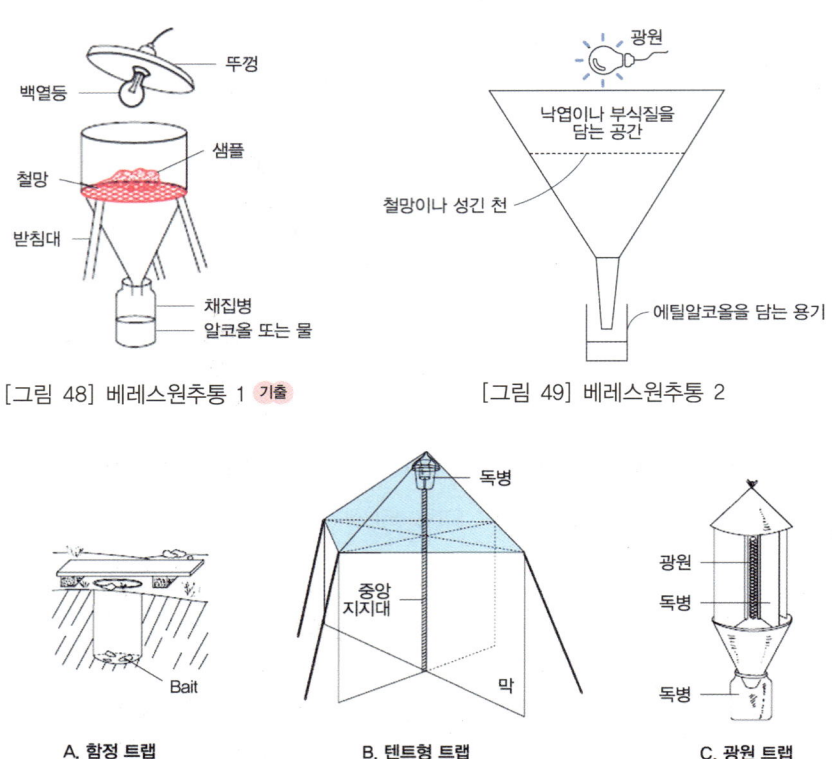

[그림 48] 베레스원추통 1 기출   [그림 49] 베레스원추통 2

[그림 50] 각종 트랩

(2) **살충효과 분석을 위한 생물검정장치**
① 모기성충 내성 검증장치 : 강제노출깔때기
② 바퀴성충 내성 검증장치 : 살충제 잔류 분무 후 20마리 실험곤충을 30분간 살충제에 노출 시 검정
③ 파리, 모기성충 생물검정시험용 노출장(cage) : 살충제를 살포 후 살충효과를 평가할 경우에 사용
④ 파리격자(fly grill) : 파리의 분포상황, 즉 개체수 조사기구

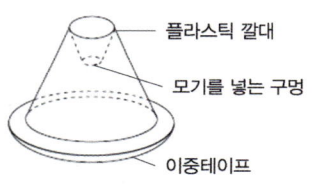

[그림 51] 생물검정용 강제노출깔때기

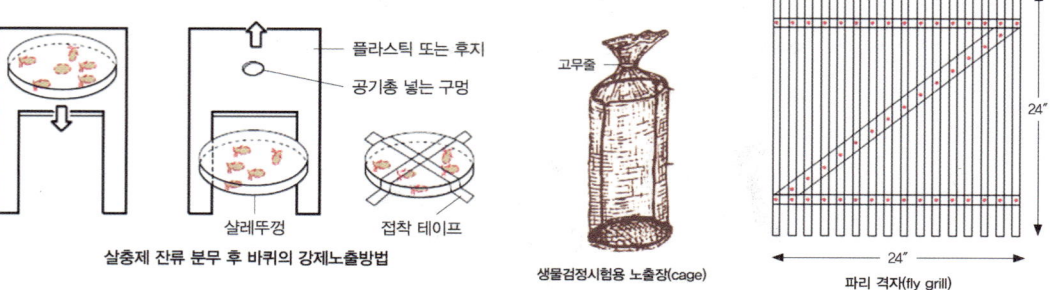

[그림 52] 노출방법, 노출장, 파리격자 기출

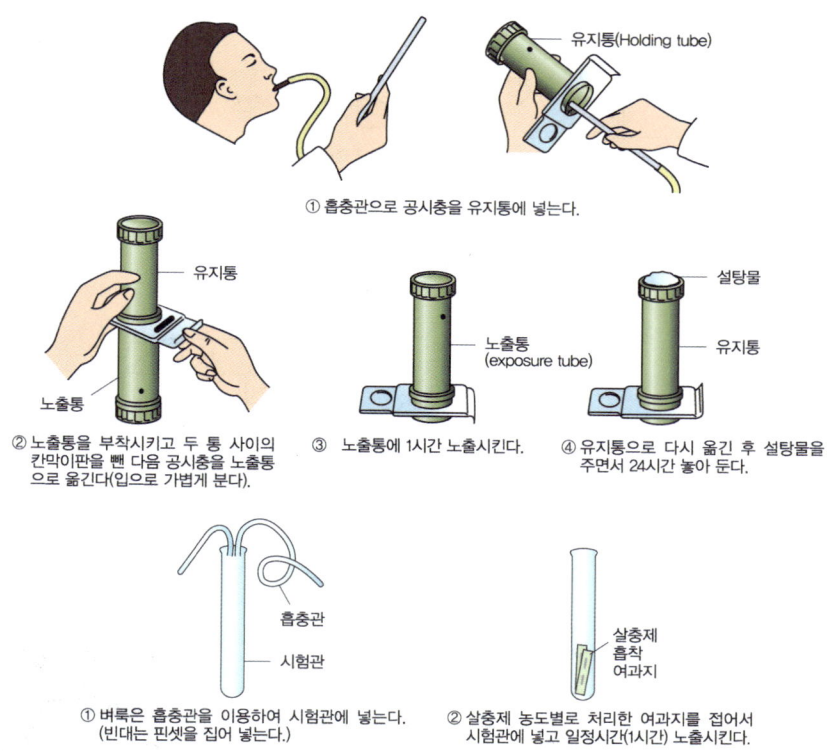

[그림 53] 감수성 시험방법

(3) 표본제작

① 살충방법
  ㉠ 클로로폼관(chloroform tube)에 넣고 4~5분 지나면 사망
  ㉡ 알코올 75% 등 보존액에서 수분 이내 사망

② 액침표본
  ㉠ 75% 알코올(alcohol) 보존액으로 알, 유충, 번데기, 성충 등 장기간 보관
  ㉡ 대상 : 이, 벼룩, 진드기, 거미, 모기 유충, 구더기 등

③ 건조표본
  ㉠ 핀(pin)으로 고정, 습기 없는 곳이나 나프탈린 필요
  ㉡ 대상 : 모기, 파리, 등에, 벌, 바퀴, 노린재 등

④ 슬라이드표본
  ㉠ 미세한 곤충 고정(berlese액, Hoyer's액), 현미경 관찰
  ㉡ 대상 : 이, 벼룩, 좀진드기

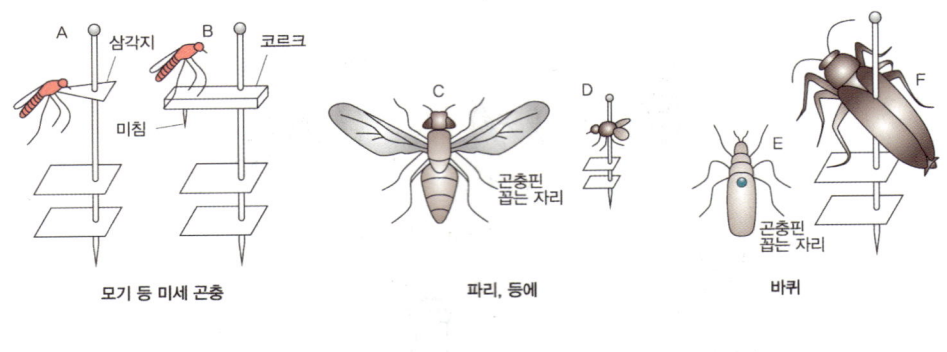

[그림 54] 성충표본 제작

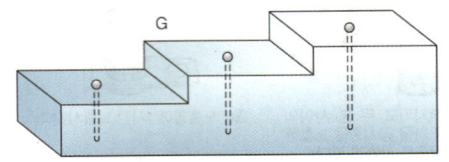

[그림 55] 슬라이드표본

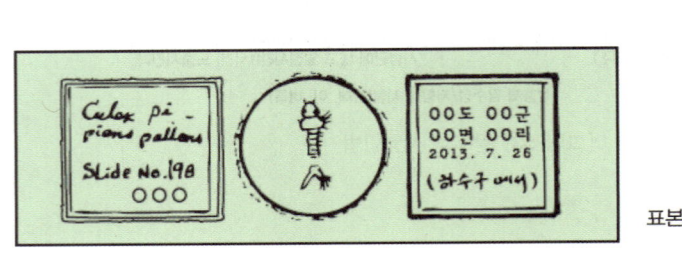

[그림 56] 액침표본의 예

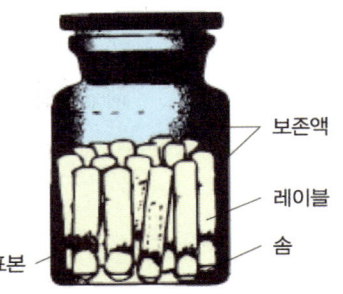

[그림 57] 곤충 전시관

[그림 58] 평균대(pinning block)

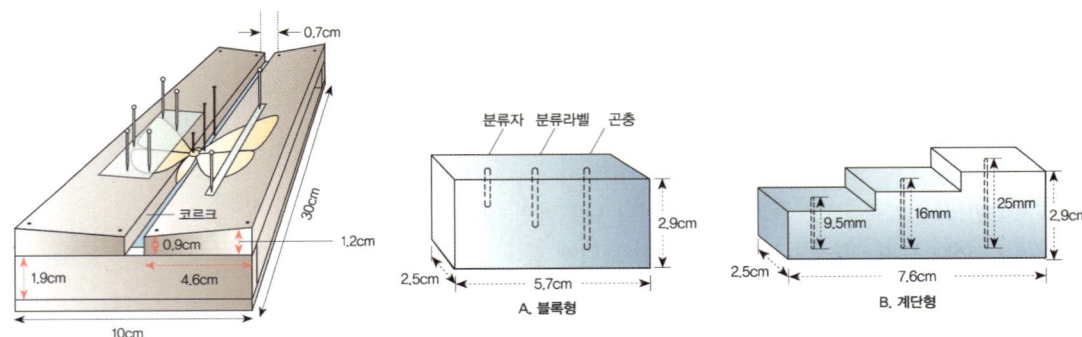

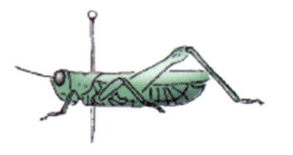
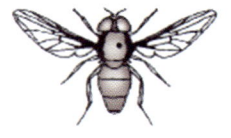

A. 곤충핀과 표본이 직각이 되도록 한다.   B. 파리류와 벌류

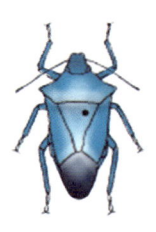
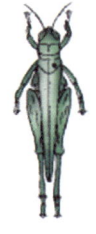
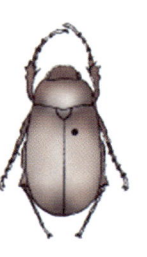
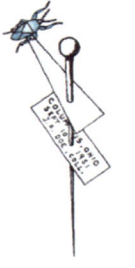
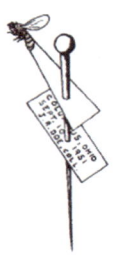

C. 노린재류   D. 메뚜기류   E. 딱정벌레류   A. 일반적인 곤충   B. 벌과 파리류

[그림 59] 곤충의 종류에 따른 곤충핀의 위치   [그림 60] 미세곤충의 표본 제작

4 위생곤충의 방제방법

위생곤충학의 궁극적인 목적은 절지동물이 매개하는 질병의 효과적인 방제에 있으며, 여기에는 각종 해충이 발생하지 못하도록 사전에 예방하는 방법과 일단 해충이 발생하여 이로 인한 피해의 우려가 있거나 피해가 발생하였을 경우 이들 해충의 밀도를 일정 수준 이하로 저감시키는 구제방법이 있다.

(1) 물리적인 방법 기출

① 환경개선 : 곤충의 서식처 및 휴식장소 제거, 화장실 청결, 쓰레기처리, 상수도처리
  ㉠ 방충망, 모기장 설치(스크린 30mesh/inch)
  ㉡ 근본적인 위생곤충의 구제방법

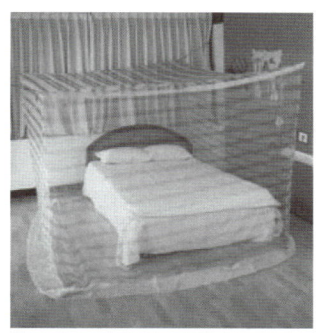
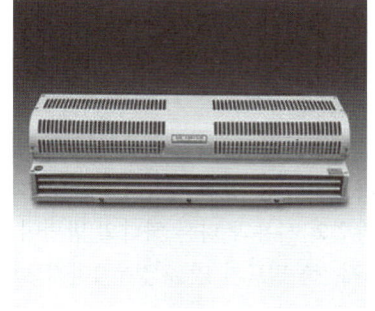

[그림 61] 물리적인 접근차단법 : 모기장 및 에어커튼 장비

② 트랩(trap) 이용
  ㉠ 미끼 먹이로 유인하는 trap(쥐틀, 파리통, 바퀴트랩)
  ㉡ 끈끈이줄 : 접착물질
  ㉢ 유문등 : 빛, 광선이용 `기출`
  ㉣ 살문등(포충등, 포충기) : 빛에 유인되는 날벌레에 고압전류 감전, 팬(fan)으로 건조
  ㉤ 유인 trap : 성페로몬(상대성을 유인), 집합페로몬(군서성 곤충에 작용)
③ 열
  ㉠ 고온에 대한 곤충의 내성 : 진드기, 이, 빈대구제 55℃ 이상
  ㉡ 저온에 대한 곤충의 내성 : 빈대 17℃ 2시간, 바퀴 8℃ 1시간 노출 시 사멸
④ 방사선 : $Co_{60}\gamma$(감마선)
  • 곤충 치사 방사선량 : 30만 roentgen(불임, 돌연변이)

(2) 화학적 방법
① 살충제 : 가장 많이 사용하는 방법
② 성장억제제
  ㉠ 곤충의 발육과정에 관여하는 호르몬 작용을 방해하여 발육과 탈피를 억제
  ㉡ 종류 : 디플루벤주론(diflubenzuron), 메소프렌(methoprene), 하이드로프렌(hydroprene), 키노프렌(kinoprene), 피리프록시펜(pyriproxyfen)
③ 불임제 : 생식세포의 핵을 공격하여 불임을 유발(예 methotrexate, aminopterin)
④ 유인제 : 교미목적으로 유인하는 성페로몬과 집합페로몬(군서습성 이용)
⑤ 기피제 `기출`
  ㉠ 살충력은 없으나 곤충이 싫어하고 기피하는 화학물질 → 곤충접근, 공격, 방어
  ㉡ 종류 : 벤질벤조에이트(benzyl benzoate), 나프탈렌(naphtalene), 디메틸프탈레이트(dimethyl phthalate), 디메틸카베이트(dimethyl carbate)

(3) 생물학적 방법
① 불임웅충의 방산 : 무정란, 방사선조사하여 수컷을 불임조치
② 포식동물 : 모기유충(물고기), 모기, 파리(조류, 잠자리, 거미), 쥐(족제비, 부엉이, 매) `기출`
③ 병원성 기생생물 : 모기유충에 기생하는 선충, 원생동물, 세균
④ 통합적 방법 : 물리적, 화학적, 생물학적 방법
  ㉠ 두 가지 이상의 방법 사용(물리 – 화학, 물리 – 생물, 화학 – 생물)
  ㉡ 한 방법의 사용과 다른 하나의 방법이 공존될 수 있는 여건 조성
      숫자적, 즉 밀도가 많을 경우 1차적으로 살충제 살포(살충), 2차적 방법사용(박멸)
  ㉢ 두 가지 방법의 동시 사용 시 방해요인으로 작용하면 안 됨

(4) 살충제의 분류
① 유기염소계 살충제 기출
  ㉠ 중추신경, 말초신경계 공격, 살충력이 높고 잔효성, 잔류성이 높아 사용금지
  ㉡ 종류 : DDT, HCH(BHC), 디엘드린(dieldrin), 알드린(aldrin), 클로르데인(chlordane), 헵타클로르(heptachlor), 엔드린(endrin)
    • 흰쥐의 LD_{50}비교 : 알드린(aldrin)39 > 헵타클로르(heptachlor)40 > HCH, 디엘드린(dieldrin)46 > DDT118 > 클로르데인(chlordane)430
② 유기인계살충제 기출
  ㉠ 대체로 액상, 특이한 냄새, 휘발성이 크고 잔효기간이 짧아 자연계 분해력이 빠름
  ㉡ 종류
    ⓐ 말라티온(malathion), 파라티온(parathion), 펜티온(fenthion)
    ⓑ 페니트로티온(fenitrothion), 메틸파라티온(methyl-parathion)
    ⓒ 디클로보스(dichlorvos)=DDVP, 클로르피리포스(chlorpyrifos)
    ⓓ 펜클로포스(fenchlorphos), 트리클로르폰(trichlorphon), 나레드(naled)
    ⓔ 테메포스(temephos), 다이아지논(diazinon), 쿠마포스(coumaphos)
③ 카바메이트계 살충제 기출
  ㉠ 신경기능 마비, 인체 중독 위험성이 유기인제에 비해 작음
  ㉡ 종류
    ⓐ 프로폭서(propoxur) = BAYGON, arprocarb
    ⓑ 카바릴(carbaryl) = SEVIN
    ⓒ 피로란(pirolan)
    ⓓ 벤디오카브(bendiocarb)
④ 피레스로이드계 살충제 기출
  ㉠ 인축에 저독성, 강한 살충력을 가지는 살충제, 중추신경계를 공격하며, 저온 시 효과가 더 높음
  ㉡ 종류
    ⓐ 피레스린(pyrethrins), 알레트린(allethrin)
    ⓑ 퍼메트린(permethrin), 테트라메트린(tetramethrin)
    ⓒ 델타메트린(deltamethrin), 페노트린(phenothrin)
    ⓓ 프랄레트린(prallethrin), 시페노트린(cyphenothrin)
    ⓔ 엠펜스린(empenthrin), 나프탈렌, 파라리클로로벤젠(의류보호용 방충제)
⑤ 효력증강제
  ㉠ 자체로는 살력은 없으나 살충제와 혼용 시 단독 시보다 현저히 효력 증강(협력제)
  ㉡ 종류 : 피페로닐부톡사이드(piperonyl butoxide), 세사민(sesamin), 세사멕스(Sesamex), 설폭사이드(sulfoxide), 디엠씨(DMC), 옻, 참기름
⑥ 기피제
  ㉠ 살충력은 없으나 곤충이 싫어하거나 기피하는 화학물질로 곤충의 접근, 공격, 침입 등을 방어 목적으로 얼굴, 목, 손발에 바르는 크림, 로션, 에어로졸 형태

ⓛ 종류 : DEET(디에틸톨루아미드), 이카리딘(Icaridin), 벤질벤조에이트(benzyl benzoate), 디메틸프탈레이트(dimethyl phthalate), 나프탈렌(naphtalene) 기출

(5) 사용형태에 따른 분류

① 수화제(WDP 또는 WP : water disposable powder or wettable powder) 기출
  ㉠ 원체 + 증량제 + 친수제 + 계면활성제
  ㉡ 증량제 : 규조토, 고령토, 벤토나이트, 점토성 물질
  ㉢ 잔류분무에 적합, 유충구제
  ㉣ 흡수력이 강한 흙벽, 석회벽, 시멘트벽에 적합

② 유제(乳劑, EC : emulsifiable concentrate) 기출
  ㉠ 원체 + 용매 + 유화제[용매 : 메틸나프탈렌, xylene, toluene, 유화제 : 트리톤(triton)]
  ㉡ 공간살포 및 잔류분무용에 사용 - 쓰레기 처리장, 모기유충 서식처에 사용
  ㉢ 흡수력이 약한 벽면(타일벽, 니스, 페인트 칠한 벽, 벽지 바른 벽)에 적합
  ㉣ 부착성, 확산성, 침투성이 있어 효력 우수

③ 용제(溶劑, S : solution) 기출
  ㉠ 원체 + 유기용매 + 안정제(유기용매 : 메틸나프탈렌, Xylene, 석유)
  ㉡ 공간 살포용으로 흡수력과 침투력이 강함
  ㉢ 모기나 파리 유충 서식장소 사용 가능

④ 분제(粉劑, D : dust) 기출
  ㉠ 원체 + 증량제의 미세한 분말(zeolite)
  ㉡ 농도 : 1~5%, 희석 불필요
  ㉢ 입자의 크기 : 100μm 이하
  ㉣ 이, 벼룩, 빈대, 바퀴의 구제, 유충구제 사용

⑤ 입제(G : granule)
  ㉠ 원체 + 증량제 + 점결제 + 계면활성제 혹은 붕괴촉진제
  ㉡ 입자의 크기 : 0.5~2.0mm
  ㉢ 유충의 서식장소에 살포 : 장기간 잔효효과(& 잔류성)

⑥ 마이크로캡슐(Micro capsule)
  ㉠ 살충제 입자에 피막을 씌우는 것 : 친유성 살충제
  ㉡ 입자의 크기 : 20~30μm
  ㉢ 장점
    ⓐ 살충제를 외부환경과 격리, 외부방출 억제 : 인체 안전성 확보
    ⓑ 잔류기간 연장가능
    ⓒ 살포 후 무취
    ⓓ 독먹이 사용 시 곤충의 약제 기피성 감소

⑦ Briquette(가장 대형) : 지름 5~7cm의 도넛 모양, 긴 지속성

▶ 약제 농도별 위험도 : 용제(S) > 유제(EC) > 수화제(WDP) > 분제(D) > 입제(G) > Briquette(가장 대형)

더 알아보기 — 살충제의 분류 및 방제약제의 종류

1. 살충제의 특성에 따른 분류

분류 특성	종류
대상의 종류에 따른 분류	살란제(ovicide), 살유충제(lavicide) 살성충제(adulticide), 살용제(pupicide)

화학적 성분에 따른 분류	무기살충제(Inorganic insecticide)
	천연유기살충제(Natural organic insecticide)
	합성유기살충제(Synthetic organic insecticide)
	  유기염소계(Organic chloride group)
	  유기인계(Organic Phosphate group)
	  카바메이트계(Carbamate group)
	  피레스로이드계(Pyrethroid group)

작용기작에 따른 분류	선택제(Selectives), 고엽제(Defoliants) 비선택제(Nonselectives), 식독제(Stomach poisons) 예방보호제(Protectants), 접촉제(Contact poisons) 불임제(Steriliants), 훈증제(Fumigants) 전신제(Systemics), 건조제(Desiccants) 항응고제(Anticoagulants), 기피제(Repellents) 페로몬(Pheromone), 유인제(Attractants) 항증산제(Antitranspirants), 효력증강제(Synergists)

제제에 따른 분류	액상제제(Liquid formulation)
	  용제(Solution), 유제(Emulsion)
	  에어로졸(Aerosol), 액화가스(Liquified gas)
	고형제제(Solid formulation)
	  분제(Dust), 입제(Granule)
	  수화제(Wettable powder), 수용제(Soluble powder)
	  페이스트(Paste), 마이크로캡슐(Microcapsule)
	  모기향(Mosquito coil)

적용방법에 따른 분류	분무(Spray), ULV(Ultra low volume) 연무(Fogging), 미스트(Mist) 증산(Resin strip), 도포제(Painting) 분제살포(Dust apply), 훈증(Fumigation) 독이(Poison baits)

2. 대상에 따른 방제약제의 종류

종류	적용대상

Insecticide	곤충 및 절지동물을 중독·치사시키는 약제
	  살란제(殺卵劑, ovicide), 살유충제(殺幼蟲劑, lavicide)
	  살용제(殺蛹劑, pupicide), 살성충제(殺成蟲劑, adulticide)

Miticide	응애(mite)에 적용되는 약제
Acaricide	진드기(tick), 응애(mite), 거미에 적용되는 약제
Nematicide	선충류방제에 사용되는 약제
Fungicide	균류방제에 사용되는 약제

Bactericide	세균방제에 사용되는 약제
Herbicide	잡초방제에 사용되는 약제
Rodenticide	쥐방제에 사용되는 약제
Avicide	조류방제에 사용되는 약제
Piscicide	어류방제에 사용되는 약제
Molluscicide	개각충이나 달팽이와 같은 연체동물방제에 사용되는 약제
Predacide	척추동물방제에 사용되는 약제

(6) 살충제의 적용방법

① 독이법(poison bait) 기출
  ㉠ 대상곤충 : 바퀴, 파리, 벌, 개미
  ㉡ 농도 : 무기물 2~3%
  ㉢ 유기살충제 : 액체먹이 0.1~0.5%, 고체먹이 1~2%
② 공간살포 : 이상적인 입자의 크기(모기 10~15μm, 파리 15~20μm)
  ㉠ 에어로졸 : 원체 + 유기용매 + 저비점 물질 → 내압금속용기

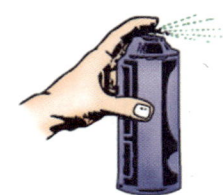
[그림 62] 에어로졸 분사용기

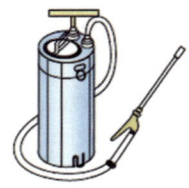
[그림 63-1] 공기압축 분무기

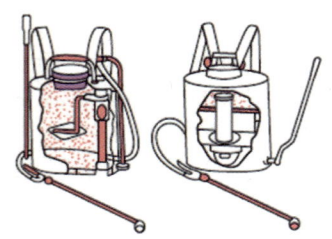
[그림 63-2] 냅색식 분무기

  ㉡ 가열연막 : 입자의 크기 0.1~40μm 기출
    ⓐ 용제(석유 또는 경유 + 살충제), 무풍 또는 10km/hr 이상 시 살포금지
    ⓑ 노즐의 방향 : 45° 하향
    ⓒ 작업시간 : 저녁 해가 떨어진 후부터 새벽 해가 뜨기 직전
    ⓓ 자동차 장착용 가열연무기 : 평균분사량 40gal/hr, 8km/h(보행 시 1km/h)

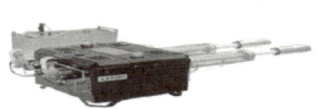
A. 차량용
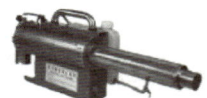
B. 휴대용
[그림 64] 가열연막기

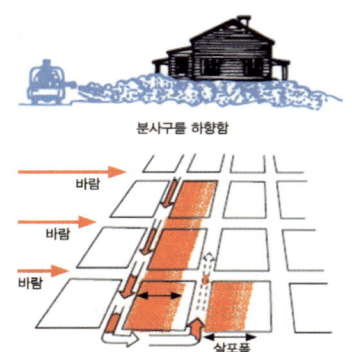
[그림 65] 가열연무의 진행방향과 살포폭

ⓒ 극미량연무(ULV, ultra low volume fogging, cold fogging)
  ⓐ 입자의 크기 : 5~50㎛ 이하 기출
  ⓑ 최대분사량 : 5gal/hr
  ⓒ 노즐의 방향 : 45° 상향
  ⓓ 원체를 분사하기 때문에 증발시간을 지연시키는 가장 좋은 살포방법
  ⓔ 장점
    ㉮ 희석용매가 필요 없어 경비가 절약
    ㉯ 항공기나 자동차에 적재면 장시간 살포 가능하므로 작업시간과 운행경비가 절약
    ㉰ 고열에 의한 살충제 손실과 입자의 증발을 막을 수 있어 살충효과가 좋음
    ㉱ 연막에 의한 교통사고 위험이 없음

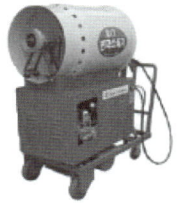 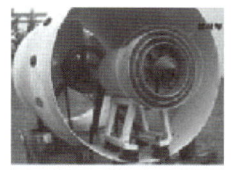 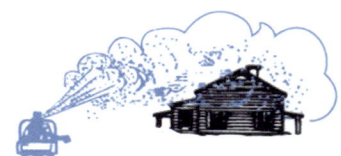 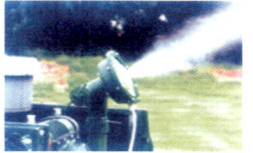

 A   B
ULV(A)와 분무구(B)

[그림 66] ULV   [그림 67] 극미량연무 분사각도

③ 미스트
  ㉠ 연무와 분무의 중간
  ㉡ 공간살포용, 잔류분무의 효과도 냄

ULV(Ultra Low Volume Fogger), 초미립 전동기 기출

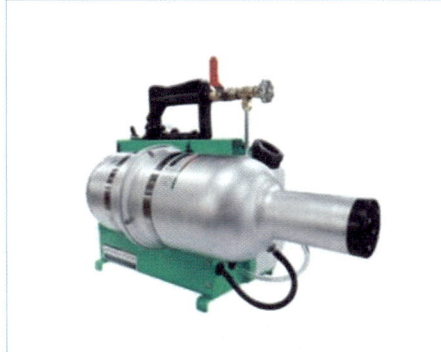

- 냉열연무방식인 ULV는 희석된 약제를 내장된 고성능 모터의 진동으로 매우 작게(초미립자) 쪼개어 분사하는 장비이다.
- 과거의 가열연막/연무를 대체하여 기존 가열연막/연무 시에 나타나던 약제 손실이 매우 적으며 사용법이 간편하지만 일반적으로 사용하는 약제의 농도가 강하기 때문에 정확한 장비사용방법을 숙지해야 하며, 운영 및 정비에 대한 교육이 필요하다.
- 사용방법은 연막기의 방법과 큰 차이는 없으나 노즐의 방향은 상향 45도 정도로 고정한다. 입자의 크기는 ULV 연무작업의 핵심으로써 작은 입자가 상당 시간 공중에 남아있게 하여 해충에 쉽게 약제가 묻게 해야 한다.

연막기 [기출]

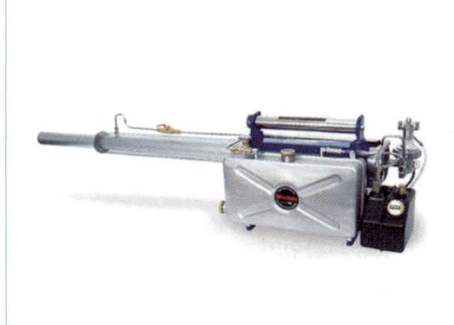

- 주로 건물 외곽의 소독작업에 사용되는 장비로써 가열연막장비이다.
- 야외에서 연막작업을 할 때 대기온도가 높으면 연막이 상승하여 소기의 효과를 얻을 수 없으므로 해뜨기 전이나 해 진 직후가 연막작업에 가장 적합한 시간대이다.
- 바람이 강하면 연막의 띠가 형성되지 않아 비효율적이다. 연막기를 건물 내에서 사용할 때는 화재에 특히 주의해야 한다.
- 건물 내의 화기를 없애고 연막이 가득 찬 상태에서는 전기스위치를 작동시켜서는 안 된다. 연막작업을 할 때에는 반드시 장갑과 모자, 보안경, 마스크 등을 착용하고 바람을 등지고 분사하여 약제를 마시지 않아야 한다.

실내포충기

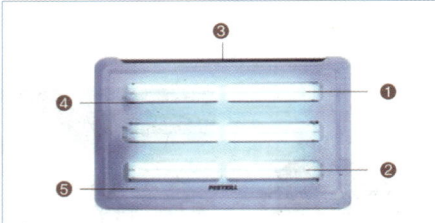

① UV램프 : UV램프로 파장을 발산하여 비래해충을 유인
② 직접흡입창 : 직접방식으로 해충이 유인되어 포획
③ 간접흡입창 : 간접방식으로 해충이 유인되어 포획
④ 알루미늄판넬 : UV파장을 확산시켜 비래해충의 유인효과 극대화
⑤ 글루페이퍼 : 유인된 해충을 글루페이퍼를 이용하여 완전포획

[그림 67-1] ULV, 가열연무기, 실내포충기(UV)

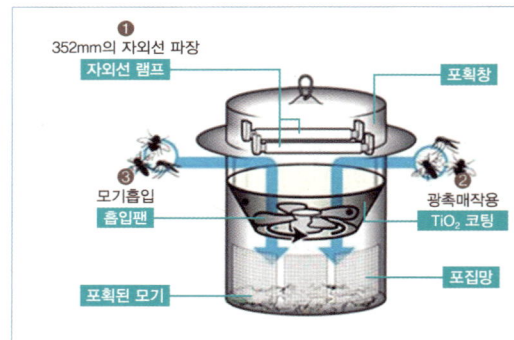

① 두 개의 유충 전용 자외선 램프로 자외선 파장과 열이 밤낮으로 모기 및 해충을 유인한다.
② 이산화티타늄(TiO_2) 코팅이 된 스텐판에서 자외선 램프와 반응하여 이산화탄소(CO_2)를 생산해 모기 및 해충을 포획하여 박멸한다.
(이산화탄소는 해충을 유인하기 위한 적은 양만 발생하므로 인체에 유해하지 않다.)
③ 강력한 팬이 유인된 모기 및 해충을 포집망에 포획하여 탈수시킨다.

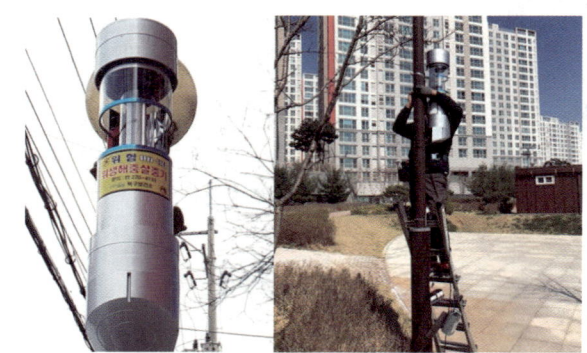

[그림 67-2] 포충기의 다른 예

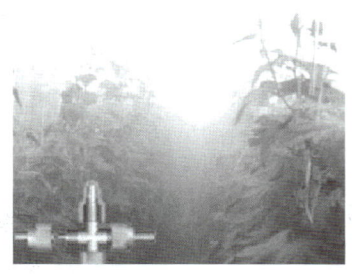 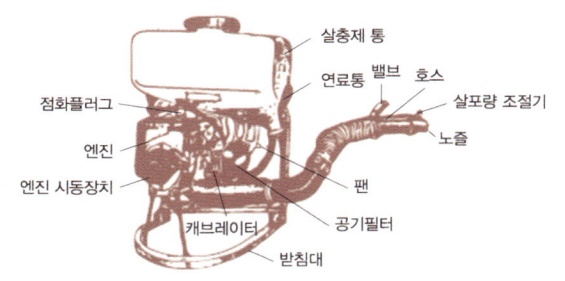

[그림 68] 미스트 분사모습　　　[그림 69] 냅색식 동력기(미스트)

④ 잔류분무
  ㉠ 입자의 크기 : 100~400μm 기출
  ㉡ 이상적인 분무면적 및 조건 : 6초당 1.95m^{2}의 벽면에 살포
     40cc/m^2, 8002노즐(분사각도 80°)과 벽면 간의 살포거리는 46cm, 탱크압력 40lb, 살포폭 75cm, 속도 2.6m/6초
  ㉢ 잔류기간 : 유리·타일 > 페인트 칠한 벽 > 시멘트벽 > 흙벽
  ㉣ 잔류량 결정요인 : 농도, 분사량, 분사속도, 분사거리
  ㉤ 노즐의 종류

부채형	가장 널리 사용
직선형	바퀴 등 해충이 숨어 있는 좁은 공간 깊숙이 처리할 때 사용
원추형	다목적용, 수서해충 구제 시 사용
중공원추형	직선 조절형

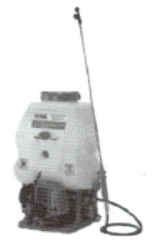 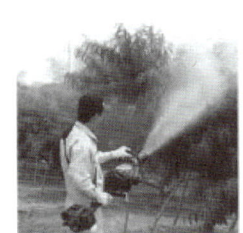 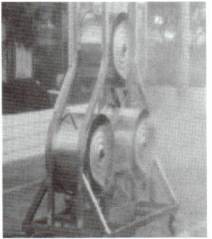

[그림 70] 분무기와 분무하는 모습

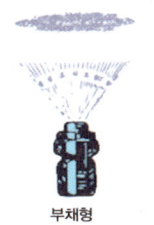 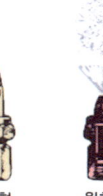 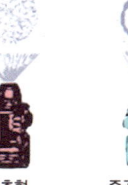 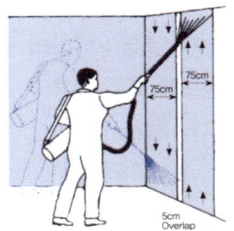

　부채형　　직선형　　원추형　중공원추형

[그림 71] 노즐의 종류 기출　　　[그림 72] 잔류분무 모습

⑤ 분제살포 : 쓰레기 처리장에서의 파리 유충구제, 벌집파괴, 바퀴제거 기출
　　• 가장 이상적인 입자의 크기 : 10μm

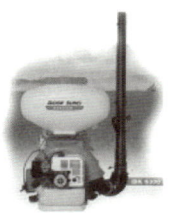 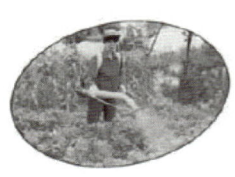 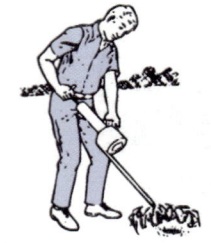 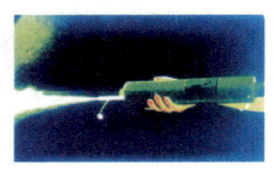

[그림 73] 분제살포기와 살포하는 모습　　　　[그림 74] 수동식 압축기로 쥐구멍에 분제살포 중 기출

⑥ 훈증법 기출
　㉠ 대표적인 훈증법 : 모기향, 매트 및 액체 전자모기향, 훈연제
　㉡ 대표적인 훈증제 : 시안산(HCN), 포스핀(PH_3), 메틸브로마이드(CH_3Br)

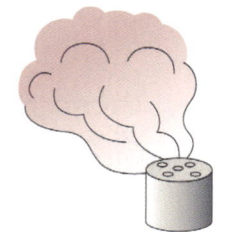 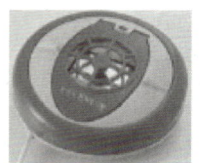 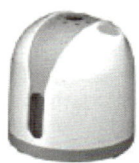 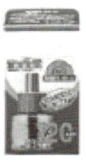

[그림 75] 훈증방식 및 형태 기출　　　　　[그림 76] 매트 및 액체 전자모기향

　㉢ 곡물 해충구제용 : 에틸렌옥사이드
　㉣ 가구나 목재 해충구제 : 메틸브로마이드(CH_3Br)

(7) 독성종류에 따른 분류
　① 살충제의 인체독성
　　㉠ 경구독성 : 호흡 시, 소화기관 흡수(식독제, 훈증제) 기출
　　㉡ 경피독성 : 외부접촉 시 흡수(접촉제)
　② 중독량에 따른 분류
　　㉠ 급성중독 : 1회 수차에 걸친 접촉
　　㉡ 만성중독 : 미량의 살충제에 장기간 접촉
　③ 독성도에 따른 분류

독성의 분류	경구독성	경피독성
고도독성	0~50mg/kg	0~200mg/kg
중도독성	50~500mg/kg	201~2,000mg/kg
저도독성	500~5,000mg/kg	2,000~20,000mg/kg
극미독성	>5,000mg/kg	>20,000mg/kg

> **더 알아보기** 독성의 단위(mg/kg)
>
> 1. LD_{50}(lethal dose, 중앙치사량, 반수치사량) : 시험동물의 50% 이상을 치사시킬 수 있는 살충제의 양
> 2. LC_{50}(lethal concentration, 중앙치사농도, 반수치사농도) : 시험동물의 50% 이상을 치사시킬 수 있는 살충제의 농도
> 3. LD_{50}은 수치가 적을수록 독성이 높다.
>   파라티온 $LD_{50} = 3mg/kg$ > 말라티온 $LD_{50} = 100mg/kg$ > DDT $LD_{50} = 118mg/kg$ > 나레드 $LD_{50} = 250mg/kg$

④ 표시별 분류 기출
  ㉠ 고도독성 : 위험(해골, skull and crossbones)
  ㉡ 중도독성 : 경고(warning)
  ㉢ 저도독성 : 주의(caution)

> **더 알아보기** 농약, 원제 및 농약활용기자재의 표시기준 [별표 1] 기출
>
> | 농약등의 그림문자 | | | |
> |---|---|---|---|
> | 1. 행위 금지의 표시 | | 2. 행위 강제의 표시 | |
> | ■ 고독성 농약 기출 | ■ 꿀벌독성농약 | • 마스크 착용 | • 불침투성방제복 착용 |
> | ■ 보통독성 농약 | ■ 누에독성농약 | • 보안경 착용 | • 농약보관창고(상자)에 잠금장치 보관 |
> | ■ 고독성농약 중 액체농약 | ■ 조류독성농약 | • 불침투성장갑 착용 | • 주의·경고마크 |
> | ■ 어독성Ⅰ급 농약 및 수도용 어독성Ⅱ급 농약 | ■ 분말상태 농약 요리금지 | | |

⑤ 살충제 제제별 위험도
  ㉠ 살충제의 같은 농도의 제제 위험도 : 용제(溶劑) > 유제(乳劑) > 수화제 > 분제 > 입제
  ㉡ 극도위험 > 고도위험 > 중도위험 > 저도위험 > 극미위험
⑥ 살충제 작업방법 및 저항성과 내성(살충제의 작업 시 주의사항)
  ㉠ 살충제 살포 시 입어야 할 작업복 : 면류, 세탁 쉬운 것, 노출부분을 없애고 장갑은 옷 안으로 넣어 입음
  ㉡ 살충제 폐기 시 구덩이의 길이 : 50~100cm(1m) 스며든 다음 또 묻음(살충제 폐기물로 동일하게 처리)
  ㉢ 살충제 폐기 시 구덩이의 장소 : 집, 우물, 강에서 100m 이상 거리에 구멍을 팜
  ㉣ 살충제 용기의 매몰 시 : 덮는 흙은 지상으로부터 60cm 흙을 덮어야 함
  ㉤ 살충제 용기 매몰 시 복장 : 긴 겉옷, 장갑, 수건으로 보호, 마스크, 장화 신고 처리
  ㉥ 살충제중독보고 목적 : 같은 사고의 재발을 방지하기 위하여

(8) **저항성**
① 곤충의 대다수 개체를 치사시킬 수 있던 살충제 농도에서 대다수가 생존할 수 있는 능력이 발전하였을 때
  ㉠ 감수성의 5~10배의 치사농도 요구 시
  ㉡ LD_{50}이 10배 이상 증가 시(개체군의 크기, 살충제의 접촉빈도, 곤충의 습성, 유전인자의 성격에 의해 결정)
② 생태적 저항성 : 살충제에 대한 습성적 반응이 변화 시 치사량 접촉을 피할 수 있는 능력
  • DDT가 가장 대표적으로 모기는 옥내 휴식습성이 옥외 휴식습성으로 변한 경우
③ 교차저항성 : 유사한 다른 약제에 대하여 자동적으로 저항성을 나타내는 경우 기출
   (단일 유전인자에 의한 생리적 저항성인 경우에만 해당함)
④ 생리적 저항성 : 선천적 유전인자에 의한 저항성

> 참고 드론을 이용한 농약 살포
>
>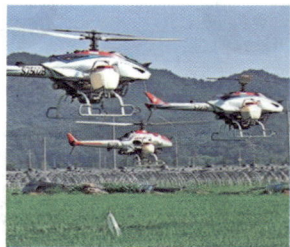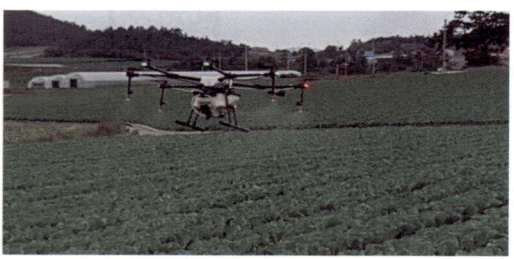

(9) **내성** : 살충제에 대항하는 힘이 증강되었을 경우 기출
  • 내성을 증가시키는 요인
① 체중이 증가하여 외적 압력이 강하게 전파
② 다리의 부절, 각질이 두꺼워지는 경우
③ 2차적인 생리적 기능을 강하게 발전시키는 것

더 알아보기 — 안전확인대상생활화학제품 승인 등에 관한 규정

[별표 3] 안전성·유효성 심사(제4조 제2항 제3호 관련)

다음에 해당하는 경우에는 해당 제품에 대한 승인을 제한한다.

감염병예방용 살균·살충제의 단회투여독성시험성적이 다음 표에 따라 Ⅰ급(맹독성) 또는 Ⅱ급(고독성)으로 분류되는 경우. 다만, 제품의 표준사용농도 또는 사용량, 제품의 형태, 사용방법 등을 고려하여 평가한 결과 사용자에 대한 안전성이 확보된다고 인정된 경우에는 승인할 수 있다.

구분	반수치사량(LD_{50}, mg/kg 체중)			
	경구		경피	
	고체	액체	고체	액체
Ⅰ급(맹독성)	5 미만	20 미만	10 미만	40 미만
Ⅱ급(고독성)	5~50	20~200	10~100	40~400
Ⅲ급(보통독성)	50~500	200~2,000	100~1,000	400~4,000
Ⅳ급(저독성)	500 이상	2,000 이상	1,000 이상	4,000 이상

01 끝판왕! 적중예상문제

적중예상문제 해설

01
공기주머니(기관낭)
공기저장 호흡도모, 산소공급 풀무작용, 체온냉각, 비상시 체중감소 및 탈피공간 조성

02
수동식 압축기로 쥐구멍에 분제살포 중

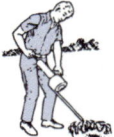
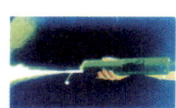

03
50015호는 분사각 50도에 분사량이 0.15gal/min이다.

---

01 1회독 2회독 3회독 2024 기출유사

벌류나 파리류 등의 나는 곤충에서 두드러지게 발달되어 있는 기관낭(tracheal air sac)에 대한 설명으로 옳은 것은?

① 탈피를 억제한다.
② 체온을 올려 준다.
③ 이산화탄소 공급을 늘려 준다.
④ 날아갈 때 체중을 가볍게 한다.
⑤ 공기를 배출하여 몸체를 작게 한다.

02 1회독 2회독 3회독 2024 기출유사

간접적 방제법에 속하지만 페스트가 유행할 때 우선적으로 실시해야 하는 것은?

① 쥐덫 설치
② 불임약제 처리
③ 쥐의 천적 방사
④ 급성살서제 살포
⑤ 쥐구멍에 살충제 분제 살포

03 1회독 2회독 3회독 2024 기출유사

다음 그림은 휴대용 공기압축분무기에 사용되는 부채형 노즐(번호 50015)인데, 이 노즐의 분당 분사량(gal/min)으로 옳은 것은?

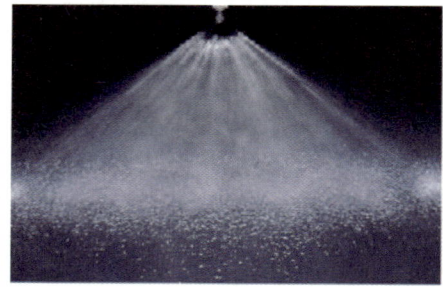
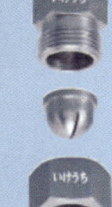

① 15   ② 1.5   ③ 0.15
④ 0.015   ⑤ 0.0015

🔒 01 ④   02 ⑤   03 ③

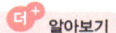
알아보기

가장 널리 사용되는 형은 부채형으로 8002, 8004, 5004, 50015호 등이 있다. 앞의 두 숫자는 분사각도를, 나머지 숫자는 분사량을 의미한다. 예를 들어, 8002는 분사각이 80도이며 분사량은 0.2gal/min(탱크 내 공기압 40lb/in^{2}일 때)이고, 50015호는 분사각 50도에 분사량이 0.15gal/min이다. 보통 8002호 노즐을 쓴다.

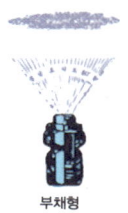 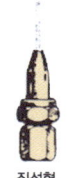 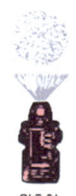 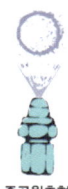

부채형   직선형   원추형   중공원추형

04 [2022 기출유사]
다음의 파리 사진에서 욕반(pulvillus)이 있는 위치는?

① 가
② 나
③ 다
④ 라
⑤ 마

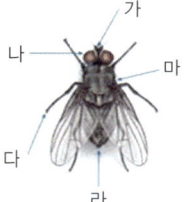

04
욕반의 기능 및 위치
- 곤충 다리 및 체외에서 병원균을 기계적 전파할 수 있는 매개체 역할
- 곤충의 다리 부절에서 볼 수 있는 욕반은 매끄러운 표면을 걸을 때 이용

05 [2022 기출유사]
다음 사진의 위생해충 방제법으로 가장 적당한 것은?

① 약제도포법
② 독먹이법
③ 훈연법
④ 잔류분무법
⑤ 분제살포법

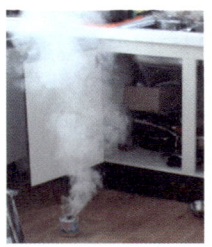

05
문제의 사진은 아래와 같은 방법으로, 훈연(연기로 살충함)법이다.

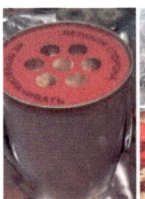 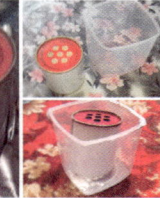

06 [2022 기출유사]
다음 사진에 보이는 개미의 방제법으로 가장 옳은 것은?

① 분제살포법
② 실내포충기법
③ 독먹이법
④ 훈증법
⑤ 잔류분무법

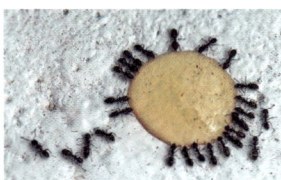

06
독이법(독먹이법, poison bait)
- 대상곤충 : 바퀴, 파리, 벌, 개미
- 농도 : 무기물 2~3%
- 유기살충제 : 액체먹이 0.1~0.5%, 고체먹이 1~2%

04 ③   05 ③   06 ③

적중예상문제 해설

07
바퀴의 습성
잡식성, 가주성, 야간 활동성, 일주기성, 군서성(집합페로몬), 질주성(강한 다리)

08
위생곤충의 방제방법 중 생물학적 방법
- 불임웅충의 방산 : 무정란, 방사선조사 하여 수컷을 불임조치
- 포식동물 : 모기유충(물고기), 모기, 파리(조류, 잠자리, 거미), 쥐(족제비, 부엉이, 매)

09
작은빨간집모기
(Culex tritaeniorhynchus)
- 주둥이 중앙에 넓은 백색띠
- 다리 각 절 끝에 작고 흐린 흰띠
- 일본뇌염을 매개

10
깔따구
- 모기와 비슷하나 구부발달이 빈약함
- 유충은 적혈구를 가지고 있어 구별이 용이함
- 야간 활동성, 강한 추광성
- 뉴슨스(nuisance), 알레르기(allergy), 천식

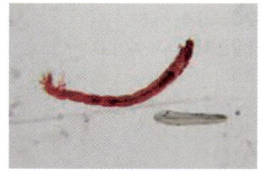

🔒 07 ③ 08 ④ 09 ④ 10 ②

---

07 1회독 2회독 3회독 2021 기출유사

다음의 특징이 있는 위생곤충은 어느 것인가?

- 잡식성
- 야간 활동성
- 군서습성
- 불완전변태

① 불개미 ② 등에 ③ 바퀴
④ 빈대 ⑤ 파리

08 1회독 2회독 3회독 2024 · 2021 기출유사

사진의 생물로 방제할 수 있는 위생곤충은 어느 것인가?

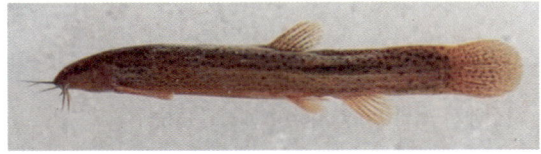

① 파리 유충 ② 나방 유충 ③ 말벌 유충
④ 모기 유충 ⑤ 벼룩 유충

09 1회독 2회독 3회독 2021 기출유사

다음 중 크기가 4.5mm 정도이고 체색이 암갈색이며 주둥이 중앙에 백색 띠가 있는 그림의 위생곤충은?

① 중국얼룩날개모기
② 토고숲모기
③ 흰줄숲모기
④ 작은빨간집모기
⑤ 광릉왕모기

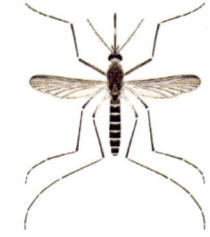

10 1회독 2회독 3회독 2021 기출유사

사진의 위생곤충은 어느 것인가?

① 체체파리 유충
② 깔따구 유충
③ 나방파리 유충
④ 등에모기 유충
⑤ 모래파리 유충

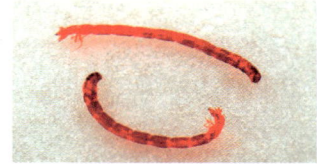

11 [2021 기출유사]

다음 그림의 위생곤충에 대한 설명으로 옳은 것은?

① 사람의 머리털에만 주로 기생한다.
② 사람의 음부털에 기생한다.
③ 쥐가 서식하는 동굴에 서식한다.
④ 들쥐의 귀와 항문 주위에 기생한다.
⑤ 풀잎의 끝에 모여 숙주를 기다린다.

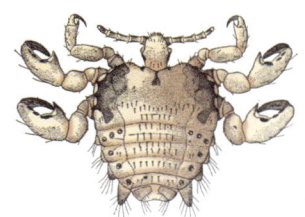

12 [2021 기출유사]

다음 사진의 위생곤충은?

① 장님쥐벼룩
② 사람벼룩
③ 고양이벼룩
④ 유럽쥐벼룩
⑤ 개벼룩

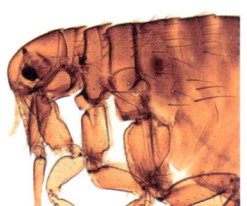

13 [2021 기출유사]

다음 사진의 위생곤충이 일으키는 피해는?

① 기생충증
② 관절염
③ 피부염
④ 출혈열
⑤ 뇌염

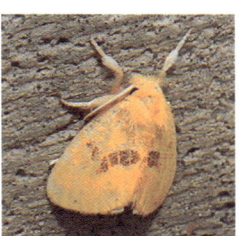

14 [2021 기출유사]

다음 사진의 위생곤충은?

① 호리병벌
② 말벌
③ 맵시벌
④ 호박벌
⑤ 꿀벌

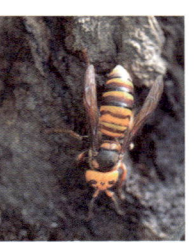

적중예상문제 해설

11
사면발이(음부이, 게이, crab lice)
대부분 성행위 시 전파, 음부털에 고정, 흡혈기생

12
사람벼룩
주로 사람 흡혈, 크기는 2~4mm, 즐치(빗살형 이빨) 및 중흉측선이 없음, 흑사병 전파에 부분적 관여함

13
독나방의 피해
100μm의 독모에 의한 피부염, 고열, 통증, 전신증상

14
벌의 독성작용
• 히스타민 효과(염증, 발적, 부르틈), 용혈효과, 출혈효과
• 마비독, 신경독성 효과(꿀벌<호박벌<말벌)

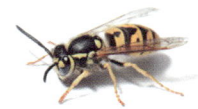

🔓 11 ② 12 ② 13 ③ 14 ②

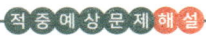

15
지붕쥐(곰쥐)
- 체중 : 300~400g
- 두동장(145~200mm)보다 미장이 항상 길다.

16
털진드기(주형강, 진드기목)
- 불완전변태(알, 유충 – 다리 3쌍, 자충 – 다리 4쌍, 성충 – 다리 4쌍)
- 매개질병 : 양충병(쯔쯔가무시병), 발진, 독감증상, 피로, 경련

17
곤충의 다리형태
- 부절에는 1쌍 발톱, 1쌍의 욕반(병원균의 기계적 전파의 기전), 1개의 조간반
- 기절 → 전절 → 퇴절 → 경절 → 1~5개 부절을 가진다.

---

15 · 2021 기출유사
다음 사진의 위생동물은?

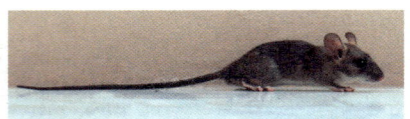

① 곰쥐(Rattus rattus) ② 시궁쥐(Rattus norvegicus)
③ 등줄쥐(Apodemus agrarius) ④ 멧밭쥐(Micromys minutus)
⑤ 생쥐(Mus musculus)

16 · 2021 기출유사
다음 그림의 위생해충이 전파하는 질병은?

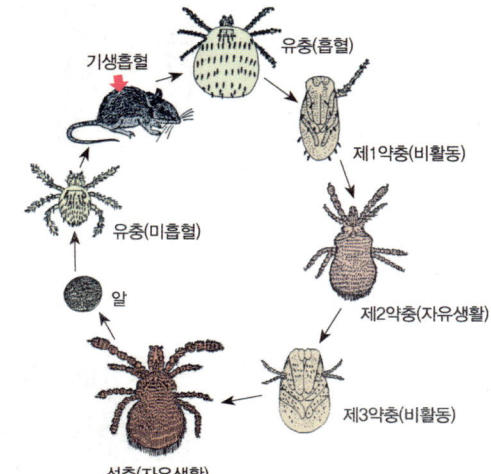

① 진드기매개뇌염 ② 페스트 ③ 일본뇌염
④ 쯔쯔가무시증 ⑤ 라임병

17 · 2013 기출유사
다음 중 곤충의 다리이다. 욕반이 설치되어 있는 부분의 다리명칭으로 맞는 것은?

① 기절
② 전철
③ 퇴절
④ 경절
⑤ 부절

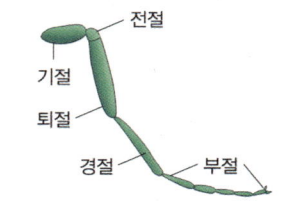

15 ① 16 ④ 17 ⑤

18 [2016 기출유사]

다음 그림은 곤충의 부절부분이다. 욕반에 해당하는 것은?

① 가
② 나
③ 다
④ 라
⑤ 가, 다

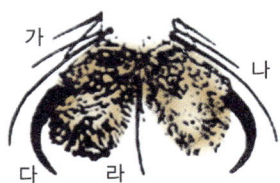

18
파리의 욕반은 질병의 기계적 전파에 관여하는 기관에 끈적한 섬모가 존재한다.

19 [2015 기출유사]

다음은 파리목(쌍시목)의 촉각에 대한 그림이다. "나" 형태에 속하는 위생곤충은?

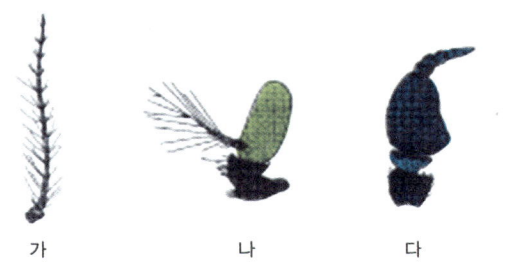

① 등에
② 먹파리
③ 등에모기
④ 깔따구
⑤ 집파리

19
파리목(쌍시목)의 촉각형태
- **장각아목(가)** : 모기과, 나방파리과, 먹파리과, 등에모기과, 깔따구과, 먹파리(곱추파리)
- **환봉아목(나)** : 파리과
- **단각아목(다)** : 등에과, 노랑등에과

20 [2014 기출유사]

다음은 곤충의 완전변태 생활사이다. ( ) 안에 들어갈 것은?

알 → 유충 → ( ) → 성충

① 난괴
② 번데기
③ 자충
④ 유충
⑤ 낭충

20
완전변태의 곤충
- **생활사** : 알 → 유충 → 번데기 → 성충
- **종류** : 모기, 파리, 벼룩, 등에 등

21 [2015 기출유사]

다음 곤충의 촉각 중 바퀴의 촉각으로 맞는 것은?

① 가
② 나
③ 다
④ 라
⑤ 가, 다

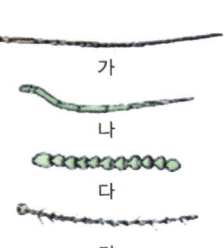

21
곤충의 촉각(더듬이, 안테나)
가 : 사상, 나 : 편상, 다 : 주수상, 라 : 장각아목
- 편상(잠자리, 바퀴), 거치상(약방벌레), 새엽상(풍뎅이), 곤봉상(무당딱정벌레)

18 ④ 19 ⑤ 20 ② 21 ②

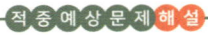

22
곤충의 탈피과정(완전변태의 경우)
알 → 유충 → 번데기 → 성충
 (부화) (용화) (우화)

23
곤충의 다리형태
기절 → 전절 → 퇴절 → 경절 → 1~5개 부절이 있다.

22 1회독 2회독 3회독 2014 기출유사

다음은 곤충의 완전변태의 탈피과정이다. (B) 안에 맞는 것은?

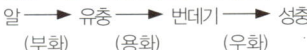

① 부화과정 ② 우화과정 ③ 용화과정
④ 비상과정 ⑤ 산란과정

23 1회독 2회독 3회독 2016 기출유사

다음은 곤충의 다리 형태이다. 몸통에서 발톱 순으로 각 마디의 명칭으로 맞는 것은?

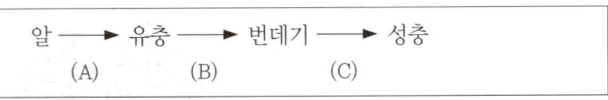

　　　(가)　(나)　(다)　(라)　(마)
① 전절 → 기절 → 퇴절 → 경절 → 부절
② 퇴절 → 전절 → 기절 → 경절 → 부절
③ 부절 → 전절 → 퇴절 → 경절 → 기절
④ 기절 → 전절 → 퇴절 → 경절 → 부절
⑤ 경절 → 전절 → 퇴절 → 기절 → 부절

24
귀뚜라미(Cricket)
- 진한 흙갈색으로 앞가슴 등에 노란색 점무늬
- 몸 길이는 17~21mm
- 인가 주변에 살며 초원이나 정원의 돌 밑에 서식, 야행성이며, 잡식성
- 알 상태로 월동하며, 8월 중순에서 10월 말까지 서식

24 1회독 2회독 3회독 2014 기출유사

다음 중 질병을 매개하지 아니하고 불쾌감을 주는 뉴슨스(Nuisance) 곤충인 것은?

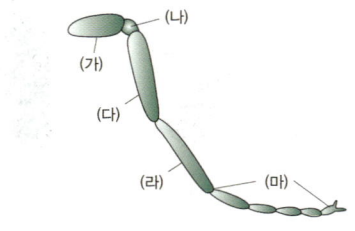

- 진한 흙갈색으로 앞가슴 등에 노란색 점무늬
- 인가 주변, 초원이나 정원의 돌 밑에 서식, 야행성이며, 잡식성
- 알 상태로 월동하며, 8월 중순에서 10월 말까지 서식

① 그리마 ② 노린재 ③ 빈대
④ 나방파리 ⑤ 귀뚜라미

🔒 22 ③ 23 ④ 24 ⑤

25 | 2015 기출유사

다음 중 질병을 매개하지 아니하고 혐오감을 주는 뉴슨스(Nuisance) 곤충인 것은?

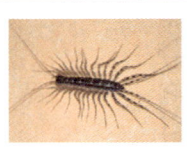
- 몸은 머리와 몸통으로 구분, 100개 이상의 작은 몸마디, 몸통은 막대모양
- 머리에는 1쌍의 긴 더듬이와 200개의 육각형 눈
- 서식장소 : 풀숲, 인가 지붕 밑, 얕은 동굴 등
- 피해내용 : 징그럽게 생긴 외형으로 사람에게 혐오감을 줌

① 그리마
② 노린재
③ 빈대
④ 나방파리
⑤ 귀뚜라미

25
그리마
- 몸 빛깔은 파란빛을 띤 쪽빛, 잿빛을 띤 노랑, 검은 갈색
- 몸은 머리와 몸통으로 나뉘고 100개 이상의 작은 몸마디, 몸통은 막대모양
- 머리에는 1쌍의 긴 더듬이와 200개의 육각형 눈이 모인 원시적인 1쌍의 겹눈이 달려 있음
- 서식장소 : 풀숲, 인가 지붕 밑, 얕은 동굴 등
- 피해내용 : 징그럽게 생긴 외형으로 사람에게 혐오감을 줌

26 | 2015 기출유사

다음 그림은 곤충을 채집하는 기구이다. 기구의 명칭은?

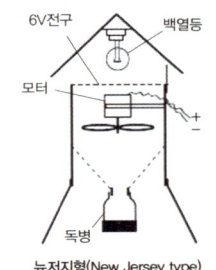 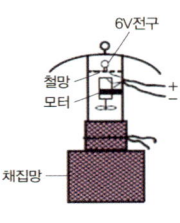 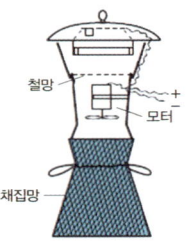

① 곤충망
② 유문등
③ 베레스원추통
④ 클로로폼관
⑤ 흡충관

26
유문등
곤충의 성충채집용으로 개체군의 밀도 및 분류조사 목적에 사용된다.

27 | 2013 기출유사

다음 장치로 곤충을 유인할 경우 가장 효율적인 광원은?

① 백열등
② 형광등
③ 적색형광등
④ 흑색형광등
⑤ 적색백열등

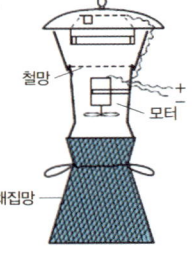

27
모기성충 채집 : 유문등, 직접전지, 흡충관
- **유문등**(light trap) : 개체군밀도, 분류 목적
- **채집효율** : 백열등 < 형광등 < 흑색형광등
- **흡충관 및 직접전지** : 원형의 모기채집

🔒 25 ① 26 ② 27 ④

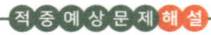

28
베레스원추통
쥐 둥지, 새 둥지 주변조사, 쥐구멍 둘레의 흙조사 채집목적에 사용

29
모기유충 채집기구 : 곤충망, 스포이트, 현상판, 국자
가. 스포이트, 나. 흡충관, 다. 클로로폼관, 라. 국자

30
베레스원추통
쥐 둥지, 새 둥지 주변조사, 쥐구멍 둘레의 흙조사 채집목적에 사용하여 진드기, 벼룩 등을 채집

---

28 1회독 2회독 3회독 2021·2014 기출유사

다음과 같이 쥐 둥지, 새 둥지 주변조사, 쥐구멍 둘레에 흙조사 채집목적에 사용되는 기구인 것은?

① 유문등
② 흡충관
③ 베레스원추통
④ 파리격자
⑤ 클로로폼관

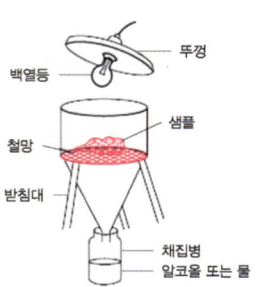

29 1회독 2회독 3회독 2015 기출유사

모기유충의 채집 시 필요한 기구로 맞는 것은?

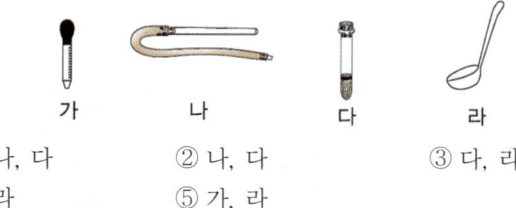

가   나   다   라

① 가, 나, 다   ② 나, 다   ③ 다, 라
④ 나, 라   ⑤ 가, 라

30 1회독 2회독 3회독 2013 기출유사

다음 채집도구를 활용하여 채집할 수 있는 위생해충인 것은?

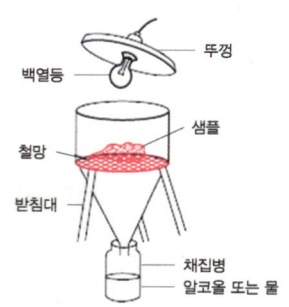

| 가. 벼룩 | 나. 바퀴 |
| 다. 진드기 | 라. 파리 |

① 가, 나, 다   ② 가, 다   ③ 나, 다
④ 라   ⑤ 가, 나, 다, 라

28 ③ 29 ⑤ 30 ②

31 [2014 기출유사]
다음 그림의 장치로 살충제시험을 할 수 있는 곤충으로 맞는 것은?

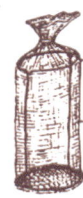

| 가. 파리 | 나. 바퀴 | 다. 모기 | 라. 진드기 |

① 가, 나, 다
② 가, 다
③ 나, 다
④ 라
⑤ 가, 나, 다, 라

31
생물검정시험용 노출장(cage)은 모기, 파리성충의 살충제에 대한 시험방법으로 방제효과(노출효과) 실험에 사용한다.

32 [2015 기출유사]
원체를 분사하기 때문에 증발시간을 지연시키는 가장 좋은 살포방법인 것은?

① 가열연막
② 극미량연무
③ 잔류분무
④ 공기압축분무
⑤ 냅색식 분무

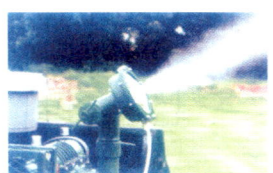

32
극미량연무방법
- 입자의 크기 : 5~50㎛ 이하
- 원체를 분사하기 때문에 증발시간을 지연시키는 가장 좋은 살포방법
- 노즐은 45° 상향

33 [2014 기출유사]
다음 중 진드기, 이, 벼룩 등의 채집 시 주로 이용되는 것은?

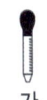 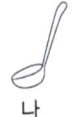 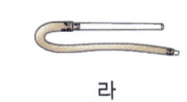
가　　나　　다　　라

① 가
② 나
③ 다
④ 라
⑤ 가, 나

33
진드기, 이, 벼룩 등을 채집 시 클로로폼관(Chloroform tube)을 이용한다.
가 : 스포이트, 나 : 국자, 다 : 클로로폼관, 라 : 흡충관

34 [2020 · 2015 기출유사]
다음 그림은 어느 곤충의 분포를 측정하는 기구인가?

① 모기
② 벼룩
③ 빈대
④ 파리
⑤ 바퀴

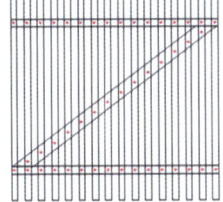

34
파리성충 채집으로 분포상태를 측정하는 기구는 파리격자(Fly grill), 곤충망을 사용한다.

🔒 31 ② 32 ② 33 ③ 34 ④

적중예상문제 해설

35
파리성충 채집으로 분포상태를 측정하는 기구는 생물검정시험용 노출장을 사용한다.

36
살충제 잔류분무 후 바퀴의 강제노출방법으로 20마리 실험곤충을 30분간 살충제에 노출시켜 검정한다.

37
약제별 표시
EC : 유제(乳劑), D : 분제, S : 용제(溶劑, 또는 油劑), WDP : 수화제, G : 입제

38
그림은 냅색식 분무기의 형태이다.

🔒 35 ② 36 ③ 37 ③ 38 ③

---

35 1회독 2회독 3회독 2017·2015 기출유사

다음은 살충제의 효과를 측정하는 생물검정용 시험기구이다. 어떤 곤충에 사용하는 기구인가?

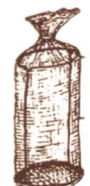

① 진드기
② 파리
③ 바퀴
④ 빈대
⑤ 등에

36 1회독 2회독 3회독 2013 기출유사

다음은 살충제의 효과를 측정하는 생물검정용 시험기구이다. 어떤 곤충에 사용하는 기구인가?

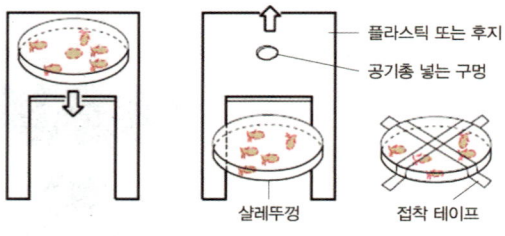

① 모기
② 파리
③ 바퀴
④ 빈대
⑤ 등에

37 1회독 2회독 3회독 2016 기출유사

다음 중 살충제의 약제별 표시방법으로 틀린 것은?

① G - 입제
② WDP - 수화제
③ O - 용제(油劑)
④ EC - 유제(乳劑)
⑤ D - 분제

38 1회독 2회독 3회독 2016 기출유사

다음 살충기구의 명칭은?

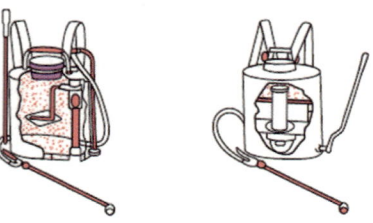

① 가열연막기
② 에어로졸
③ 냅색식 분무기
④ 극미량연무기
⑤ 공기압축분무기

39 [2016 기출유사]
다음은 극미량연무하는 방법이다. 그림에서 가장 잘못된 것은?

① 살포속도
② 살포량
③ 살포폭
④ 살포각도
⑤ 살포농도

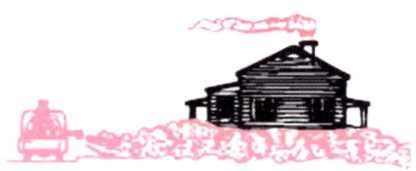

39
극미량연무(ULV, cold fogging)
- 입자 5~50㎛ 이하 미립화 + 고농도 원제 그대로 사용
- 살포방법 : 노즐이 하향하지 않고 45° 각도 상향

40 [2016 기출유사]
다음은 살충제의 효과를 측정하는 생물검정용 시험기구이다. 어떤 곤충에 사용하는 기구인가?

① 등에
② 파리
③ 바퀴
④ 빈대
⑤ 모기

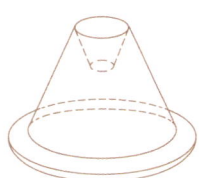

40
모기에 대한 살충제 효과 측정 시 사용되는 강제노출깔때기이다.

41 [2015 기출유사]
다음과 같이 이, 벼룩, 좀진드기 등을 고정하여 현미경 관찰을 용이하게 하는 표본 제작 방법은?

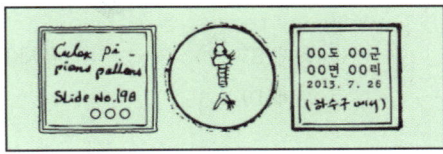

① 살충표본
② 액침표본
③ 슬라이드표본
④ 건조표본
⑤ 성충표본

41
슬라이드표본 제작
미세한 곤충고정(Berlese액, Hoyer's액)
현미경 관찰(이, 벼룩, 좀진드기)

42 [2014 기출유사]
다음과 같이 이, 벼룩, 진드기, 거미, 모기 유충, 구더기 등의 위생해충의 알, 유충, 약충, 번데기, 성충 등 장기간 보존방법으로 사용되는 것은?

① 살충표본
② 액침표본
③ 슬라이드표본
④ 건조표본
⑤ 성충표본

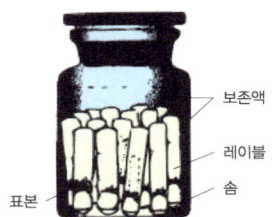

42
액침표본
75% alcohol 보존액(이, 벼룩, 진드기, 거미, 모기 유충, 구더기)

🔒 39 ④ 40 ⑤ 41 ③ 42 ②

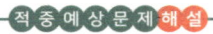

43
독성의 단위 : mg/kg
- LD_{50}(Lethal Dose 50, 반수치사량) : 시험동물의 50% 이상을 치사시킬 수 있는 살충제의 양
- LD_{50}은 수치가 적을수록 독성이 높다.
  파라티온 LD_{50} = 3mg/kg
  말라티온 LD_{50} = 100mg/kg
  DDT LD_{50} = 118mg/kg
  나레드 LD_{50} = 250mg/kg

44
분제(Dust)
- 원체 + 증량제의 미세한 분말, 입자의 크기 : 100
- 대상 : 이, 벼룩, 빈대, 바퀴의 구제, 유충구제 사용 가능

45
가열연막소독기, 용제(溶劑, S : solution)를 사용

46
잔류분무 노즐의 종류
가. **부채형** : 가장 널리 사용
나. **직선형** : 바퀴 등 해충이 숨어 있는 좁은 공간 깊숙이 처리할 때 사용
다. **원추형** : 다목적, 수서해충 구제 시 사용
라. **중공원추형** : 직선 조절형

---

43 2017 · 2015 기출유사
다음 살충제를 사용 시 독성이 가장 높은 것은?
① BHC LD_{50} = 550mg/kg
② 나레드 LD_{50} = 250mg/kg
③ DDT LD_{50} = 118mg/kg
④ 말라티온 LD_{50} = 100mg/kg
⑤ 파라티온 LD_{50} = 3mg/kg

44 2015 기출유사
다음 살충제의 살포 시 사용되는 약제의 형태는?

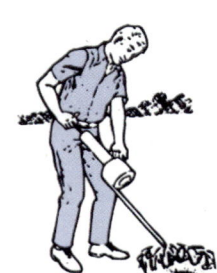

① 유제
② 분제
③ 수화제
④ 입제
⑤ 용제

45 2015 기출유사
다음 살충기에서 사용하는 살충제의 성상으로 맞는 것은?

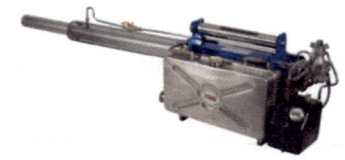

① 수화제(WDP)   ② 용제(S)   ③ 유제(EC)
④ 입제(G)   ⑤ 분제(D)

46 2024 · 2017 기출유사
잔류분무용 노즐 중 가장 널리 쓰이는 형태는?

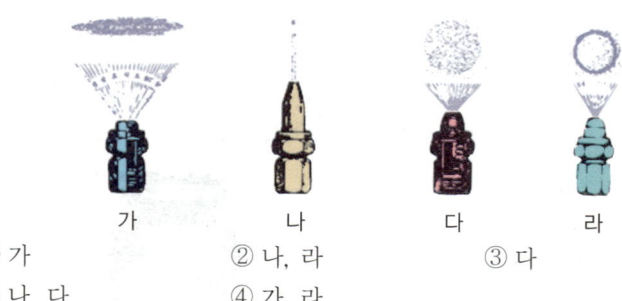

① 가
④ 나, 다
② 나, 라
④ 가, 라
③ 다

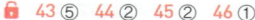

47 [2018 기출유사]
잔류분무 시 이상적인 분무면적은?

① $20cc/m^2$
② $30cc/m^2$
③ $40cc/m^2$
④ $50cc/m^2$
⑤ $15cc/m^2$

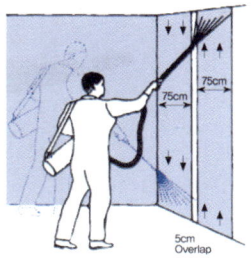

47
잔류분무
- 입자의 크기 : 100~400μm
- 이상적인 분무면적 : 40cc/m^2

48 [2016 기출유사]
다음 방제기구의 명칭은?

① 가열연막기
② 에어로졸
③ 냅색식 분무기
④ 극미량연무기
⑤ 공기압축분무기

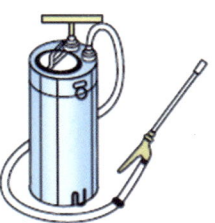

48
공기압축분무기
공기를 압축해서 동력으로 사용한다.

49 [2017 기출유사]
다음 방제기구의 명칭은?

① 가열연막기
② 에어로졸
③ 냅색식 분무기
④ 극미량연무기
⑤ 공기압축분무기

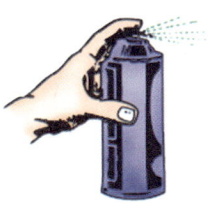

49
에어로졸
살충제 원체 + 유기용매희석 + 프레온, 디메틸에틸, 염화에틸렌 → 압축액화, LPG 가스와 혼합 + 내압금속용기에 넣을 것

🔒 47 ③ 48 ⑤ 49 ②

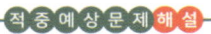

50
휴대용 가열연무기는 용제(溶劑)를 사용하며 노즐이 45°각도 하향 고정으로 바람을 등지고 살포하여야 한다.

50 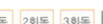 2023 · 2017 기출유사

다음 그림의 방제기구의 사용방법으로 가장 옳은 것은?

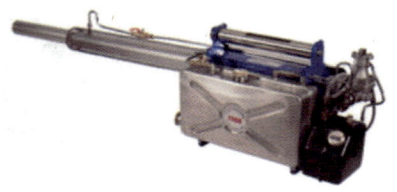

① 용제를 사용하며 노즐이 45°각도 하향 고정으로 바람을 등지고 살포하여야 한다.
② 원제를 사용하며 노즐이 45°각도 상향 고정으로 바람을 등지고 살포하여야 한다.
③ 수화제를 사용하며 노즐이 45°각도 하향 고정으로 바람을 등지고 살포하여야 한다.
④ 분제를 사용하며 노즐이 45°각도 하향 고정으로 바람을 등지고 살포하여야 한다.
⑤ 입제를 사용하며 노즐이 45°각도 상향 고정으로 바람을 등지고 살포하여야 한다.

51
극미량연무(ULV, cold fogging)
- 입자 5~50㎛ 이하 미립화 + 고농도 원제 그대로 사용
- 살포방법 : 노즐이 하향하지 않고 45° 각도 상향 고정

51 2018 기출유사

다음 사진의 해충방제장치에 대한 설명으로 옳은 것은?
① 가열연막
② 에어로졸
③ 냉색식 분무
④ 극미량연무
⑤ 공기압축분무기

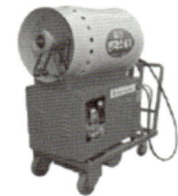

52
독이법 대상곤충 : 바퀴, 파리, 벌, 개미

52 2018 기출유사

다음 그림의 기구를 이용한 방제가 가장 어려운 위생곤충으로 옳은 것은?

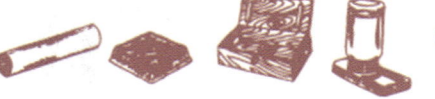

① 바퀴   ② 파리   ③ 벌
④ 개미   ⑤ 모기

🔒 50 ① 51 ④ 52 ⑤

53 2019 기출유사

다음 방제기구를 사용할 때, 노즐의 살포 각도로 가장 옳은 것은?

① 45°각도 상향
② 45°각도 하향
③ 90°각도 상향
④ 90°각도 하향
⑤ 30°각도 상향

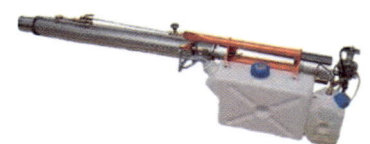

53
가열연무기 살포방법
용제를 사용하며 노즐이 45°각도 하향 고정으로 바람을 등지고 살포하여야 한다.

54 2016 기출유사

다음 사진과 같이 곡물 해충구제용으로 사용되는 훈증제로 맞는 것은?

① 시안산(HCN)
② 에틸렌옥사이드
③ 메틸브로마이드(CH_3Br)
④ 이산화탄소(CO_2)
⑤ 포스핀(PH_3)

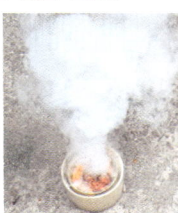

54
곡물 해충구제용 훈증법 : 에틸렌옥사이드

55 2014 기출유사

다음 그림과 같이 가구나 목재해충 구제용으로 사용되는 훈증제로 맞는 것은?

① 시안산(HCN)
② 에틸렌옥사이드
③ 포스핀(PH_3)
④ 피페로닐부톡사이드
⑤ 메틸브로마이드(CH_3Br)

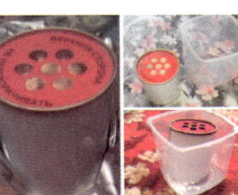

55
훈증법(가구나 목재 해충구제) : 메틸브로마이드(CH_3Br)

56 2018 기출유사

다음 사진의 방제방법과 방제 대상 곤충으로 옳은 것은?

① 물리적 방법 - 파리유충
② 화학적 방법 - 모기성충
③ 생물학적 방법 - 모기유충
④ 종합적 방법 - 파리성충
⑤ 통합적 방법 - 진드기성충

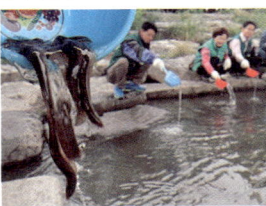

56
생물학적 방법(포식동물) : 미꾸라지로 모기유충 구제

53 ② 54 ② 55 ⑤ 56 ③

57

① **디퍼(dipper)** : 모기유충 개체수 확인
② **유문등** : 모기성충 채집(light trap) 개체군밀도, 분류목적, 많이 사용
  • 채집효율 : 백열등 < 형광등 < 흑색형광등
③ **파리격자(fly grill)** : 파리의 분포상황, 즉 개체수 조사기구
④ **미끼먹이통** : 구서작업(쥐의 방제) 급성살서제 사용 전에 씀
⑤ **바퀴트랩** : 바퀴벌레 지효성 살충제에 사용

57 2020 기출유사

주변의 흔한 위생해충 중 파리의 방제 효과를 확인하기 위한 밀도조사에 필요한 기구로 가장 알맞은 것은?

①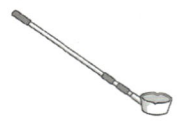
②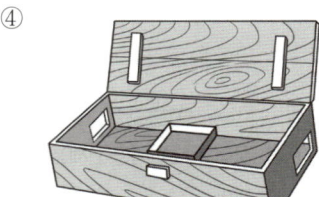
③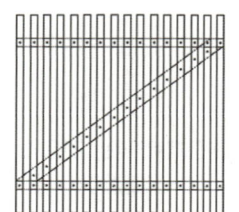
④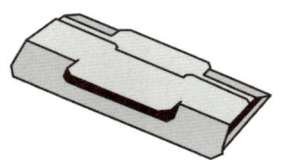
⑤

57 ③

CHAPTER 02 위생곤충학 각론

1 바퀴

바퀴는 주택이나 아파트, 식당 등 옥내에 서식하는 대표적인 가주성 곤충(家住性昆蟲)으로 일반적으로 무리를 지어 서식하지만 바퀴목에 속하는 대부분의 종들은 숲이나 토양의 낙엽 밑 등 야외에서 서식하고, 극히 일부의 종인 약 50여 종 만이 옥내에서 서식한다.

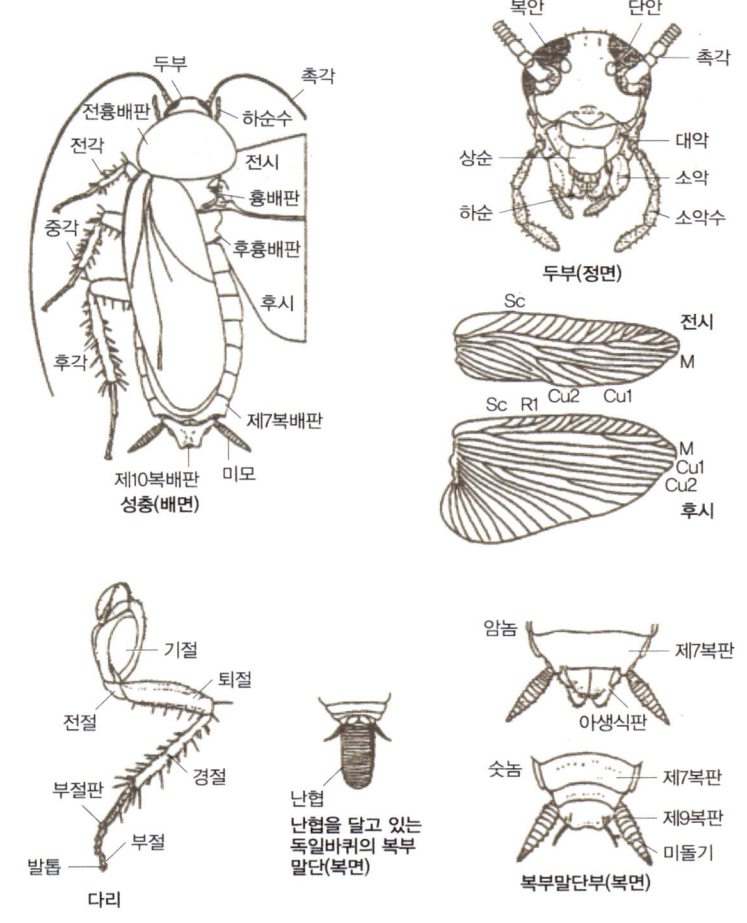

[그림 77] 바퀴의 형태

(1) 형태 기출
① 두부 : 역삼각형, Y자의 두개선, 촉각 : 편상, 다수절(100절 이상), 복안 : 1쌍 대형, 구기 : 저작형
② 흉부 : 대형이며 타원형의 전흉배판, 기절이 발달한 3쌍의 질주형 다리
③ 복부 : 10절, 복부 말단의 미모 한 쌍, 수컷은 미모 안쪽에 1~2개의 미돌기 가짐

(2) 생활사 및 습성 기출
① 불완전변태 : 알[미절에 난협(알주머니)] − 자충 − 성충
② 탈피 : 5~8회(평균 6회), 탈피횟수가 많을수록 몸집이 큼
③ 수명 : 1년
④ 서식장소 : 먹이와 온도(28~33℃), 습도가 적당한 곳(주방, 천장 뒤, 서랍 아래 등)
⑤ 습성 : 잡식성, 가주성, 야간 활동성, 일주기성, 군서성(집합페로몬), 질주성(강한 다리)

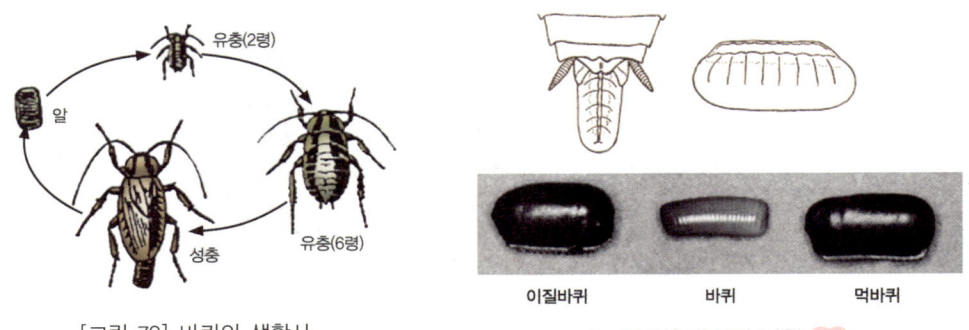

[그림 78] 바퀴의 생활사   [그림 79] 바퀴의 난협 기출

(3) 바퀴의 일반적인 피해
① 직접적 피해 : 공포감, 혐오, allergy(천식, 비염 등 호흡기 질환)
② 간접적 피해 : 기계적 전파(병원체 운반, 몸의 표면, 극모, 털, 먹이 토사, 소화기관으로부터 분 배설)
  ㉠ 병균(세균 Bacteria) : 흑사병(pest), 나병, 장티푸스, 콜레라, 파상풍, 결핵
  ㉡ Virus : 급성회백수염(소아마비), 간염(hepatitis)
  ㉢ 기생충 : 민촌충, 회충
  ㉣ 원충 : 이질아메바, 장트리코모나스

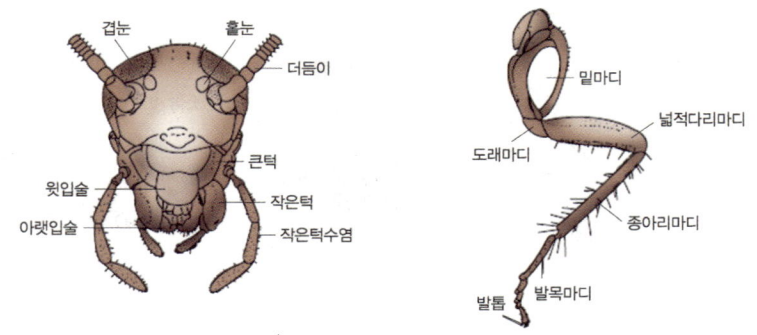

[그림 80] 바퀴의 머리와 다리

(4) 바퀴의 종류
① 독일바퀴 기출
　㉠ 세계적 가장 널리 분포, 불완전변태(알 − 자충 − 성충)
　㉡ 가주성 바퀴 중 가장 소형 10~15mm
　㉢ 전흉배판 : 두 줄의 흑색종대
　㉣ 자충 탈피횟수 : 5~7회(평균 6회)
　㉤ 최적생육온도 : 30℃
　㉥ 수명 : 100일~1년 이상

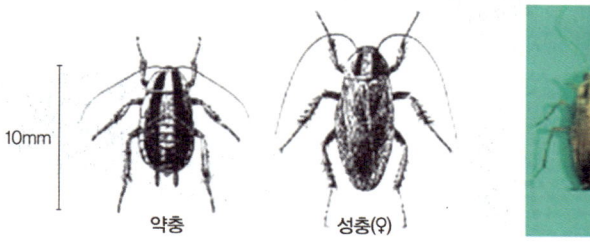 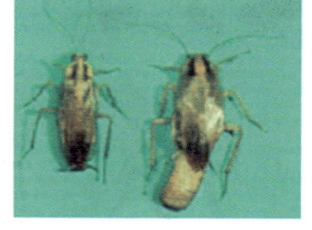

[그림 81] 독일바퀴 암수

② 이질바퀴(미국바퀴) 기출
　㉠ 세계적 분포(북부지방 불서식)
　㉡ 체장 : 대형바퀴 35~40mm, 체색 : 적갈색
　㉢ 전흉배판 : 가장자리에 황색 윤상(띠)무늬, 가운데 흑색
　㉣ 자충 탈피횟수 : 7~13회(평균 11회)
　㉤ 생육최적온도 : 23~33℃

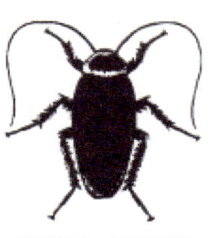 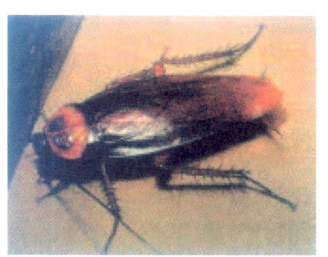

이질바퀴, 성충(배면)

[그림 82] 이질바퀴 암수

③ 먹바퀴
　㉠ 체장 : 대형바퀴 30~38mm, 체색 : 암갈색
　㉡ 전흉배판 : 반원형, 반점이 없음

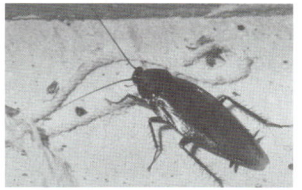

[그림 83] 먹바퀴

④ 집바퀴(일본바퀴)
　　㉠ 일본 토착종, 저온 적응 바퀴(북부지역 서식)
　　㉡ 체장 : 중형바퀴 20~25mm, 체색 : 흑갈색
　　㉢ 전흉배판 : 요철면
　　㉣ 자충 탈피횟수 : 9회

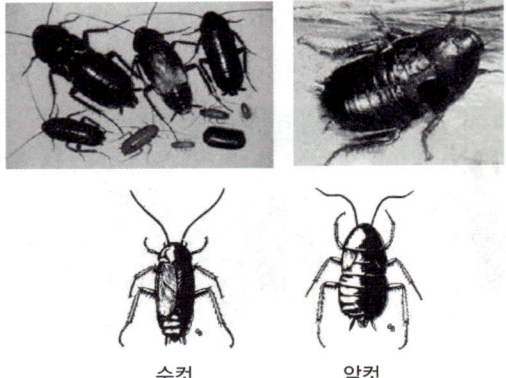
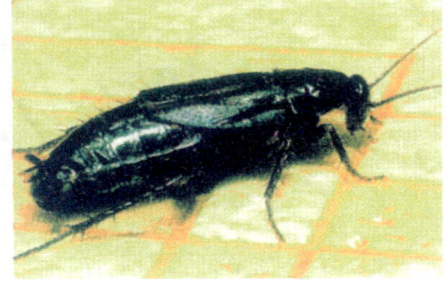

수컷　　암컷

[그림 84] 집바퀴 기출

(5) **바퀴의 구제** 기출
① 환경위생 관리 : 장기적인 구제대책, 음식물 관리, 내부 청결유지(은신처와 먹이제거), 건물 내 침입방지
② 트랩설치 : 비응고성 접착제에 유인제 사용(집합 페로몬), 바퀴 오라오라, 컴뱃
③ 살충제 사용
　　㉠ 잔류분무 : 효과적 구제방법, 페니트로티온(fenitrothion), 다이아지논(diazinon), 프로폭서(propoxur)
　　㉡ 독이법 : 잡식성 먹이 + 살충제, 프로폭서(propoxur), 클로르피리포스(chlorpyrifos) 기출
　　㉢ 연무 및 훈증법 : 3~5시간 밀폐상태 유지, 피레트린(pyrethrin), DDVP
　　㉣ 분제살포 : 프로폭서(propoxur), 벤디오카브(bendiocarb)

참고　베이트 건(Bait gun) : 바퀴벌레 독먹이용

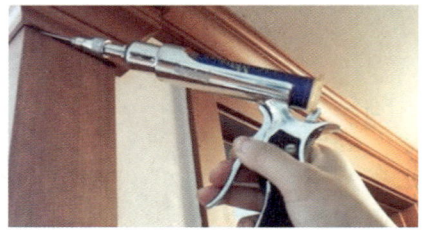

▷ 바퀴의 종류별 특징

종류	독일바퀴	이질바퀴	집바퀴	먹바퀴
학명	Blattella germanica	Periplaneta americana	Periplaneta japonica	Periplaneta fuliginosa
크기	11~16mm	35~40mm	20~25mm	30~38mm
알 수	28개	14개	12~17개	18~22개
수명	64~251일	320~1,071일	316~533일	324~890일
애벌레 탈피	6~7회(60일)	13회(6~12개월)	9회(4~14일)	9~12회(10~14개월)
특징	• 바퀴 중 가장 소형 • 앞가슴등판에 2줄이 검은색 줄무늬 존재 • 암·수 모두 밝은 황갈색 • 암컷은 알주머니를 부화 하루 전까지 달고 다님	• 바퀴 중 가장 대형 • 앞가슴등판은 가운데가 흑색, 가장자리는 연갈색 • 광택이 있는 적갈색 • 알주머니를 먹이가 있는 집 근처의 틈에 숨겨 놓음 • 부화에 상당한 습도 필요	• 중형 바퀴 • 몸 전체가 흑갈색 • 날개가 짧아 배의 반만 덮고 있음 • 안전하고 숨기 쉬운 틈이나 자기 똥에 산란	• 대형 바퀴로 이질바퀴보다 약간 작음 • 광택이 있는 암갈색 • 부화하기 3~4일 전까지 알을 달고 다니다가 집 근처에 떨어뜨림
습성	• 어둡고 따뜻하며 습기가 많은 곳 - 주방, 욕실 틈, 싱크대 바닥, 냉장고 뒤편 등	• 따뜻하고 습기가 많은 곳 - 실내보다 실외의 지하실, 하수관(보일러 배관 주위, 지하실 스팀 파이프 주변, 맨홀 주변 등) 등	• 습도가 충분한 장소 - 지하실(라디에이터 주변, 보일러 온수 배관 주변 등) 등	• 따뜻하고 습기가 많은 곳 - 조리대, 천장, 선반 등
분포	전국 (가장 널리 분포)	전국 (남부에 많음)	중부지방 (일본 토착종)	남부 (제주도)

2 모기

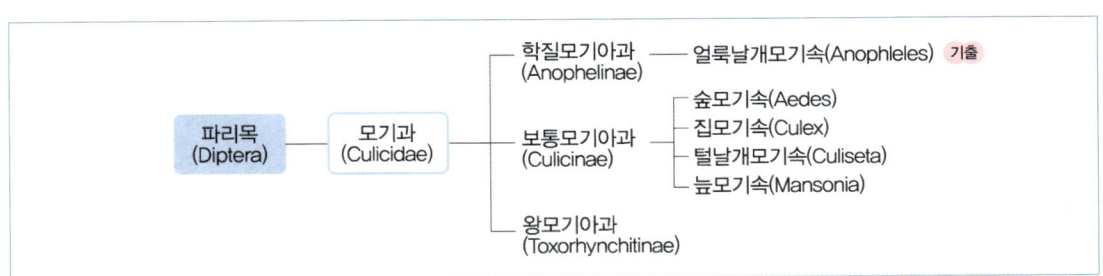

(1) **성충**
　① 전방으로 돌출한 주둥이
　② 큰 복안(2개의 겹눈), 긴 촉각, 온몸에 비늘

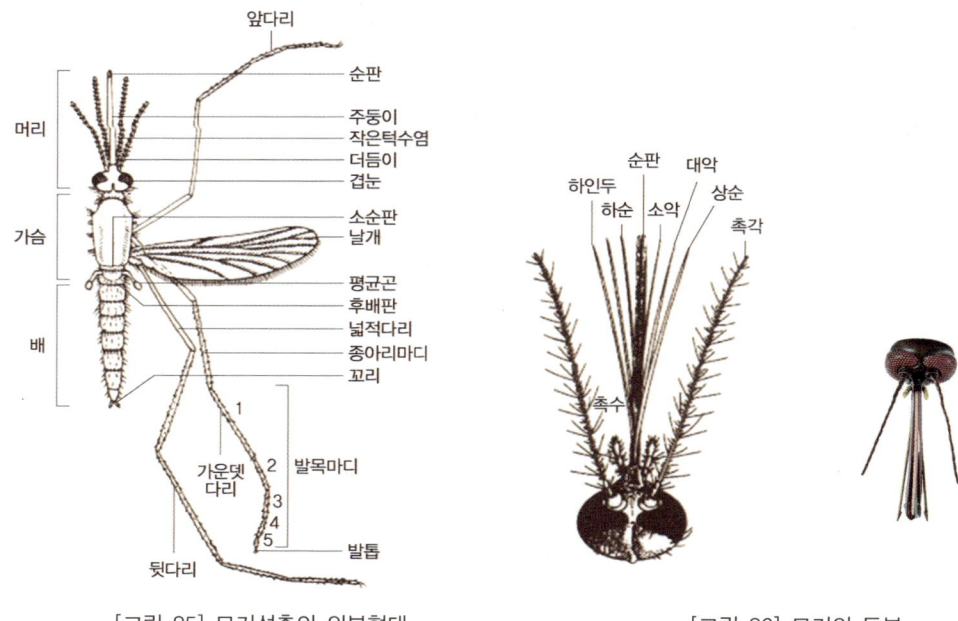

[그림 85] 모기성충의 외부형태　　　　[그림 86] 모기의 두부

(2) **유충** : 유영모군, 호흡관, 호흡관모, 측즐, 즐치

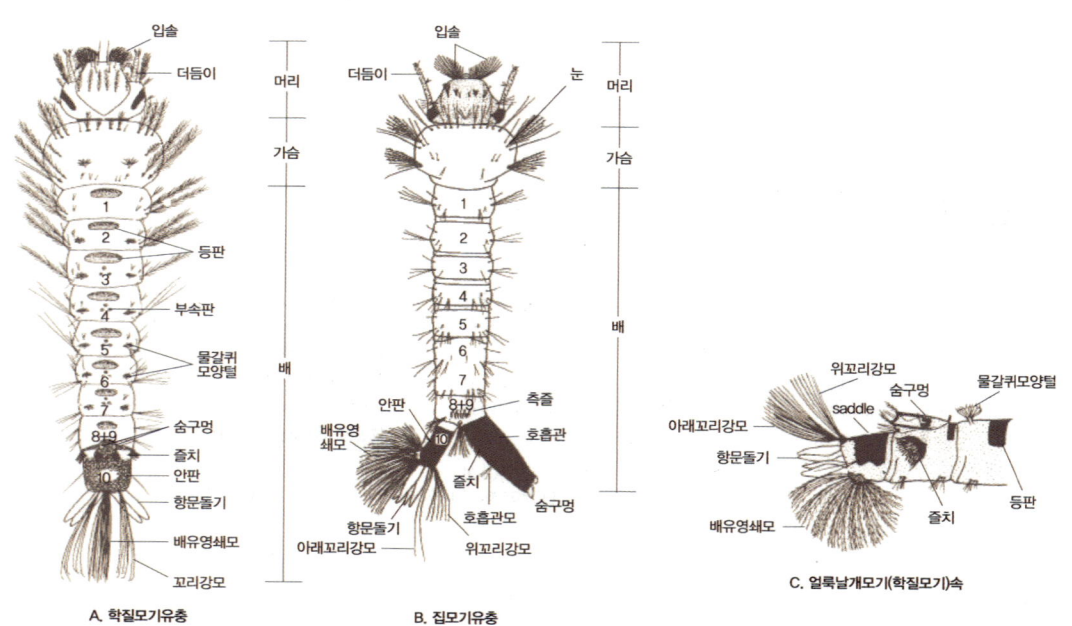

[그림 87] 모기유충의 외부형태

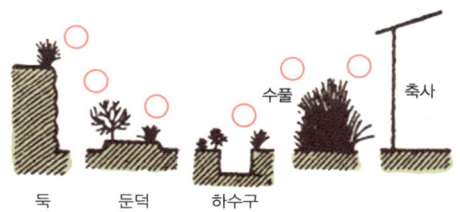

[그림 88] 모기의 군무 및 휴식장소 기출

(3) **번데기** : 수서생활, 호흡각 발달, 모기의 분류 기준 기출

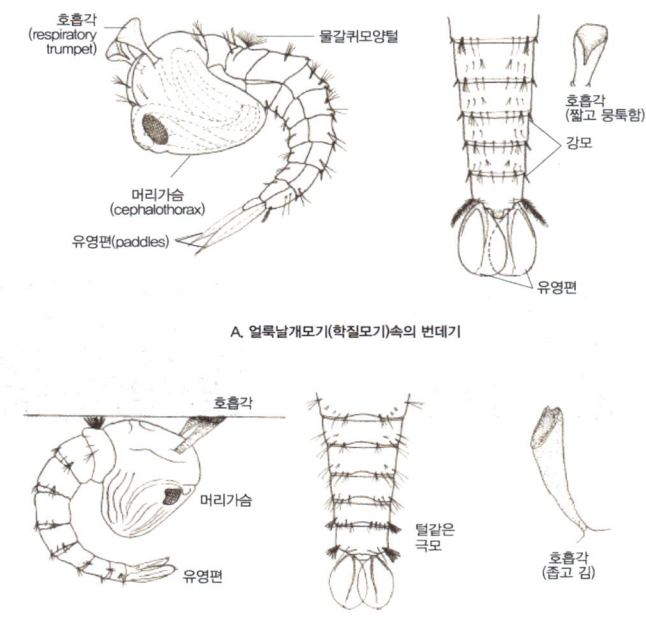

[그림 89] 모기의 번데기

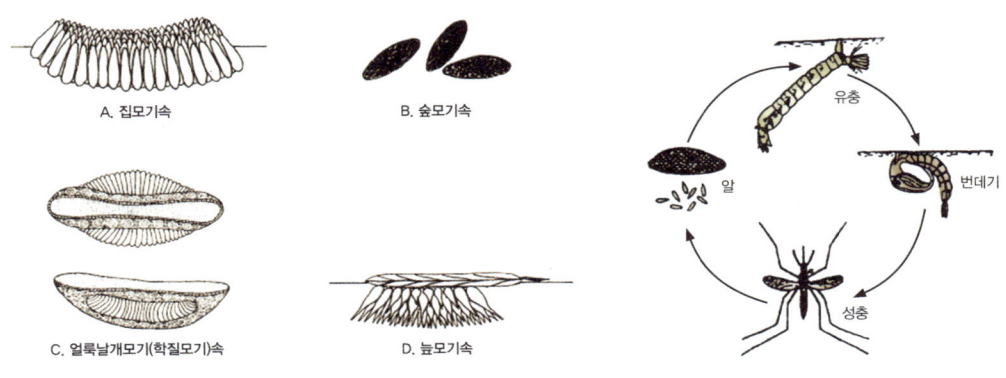

[그림 90] 모기의 종류별 알

[그림 91] 모기의 생활사

(4) **생활사** : 완전변태(알 → 유충 → 번데기 → 성충), 탈피횟수(4회)

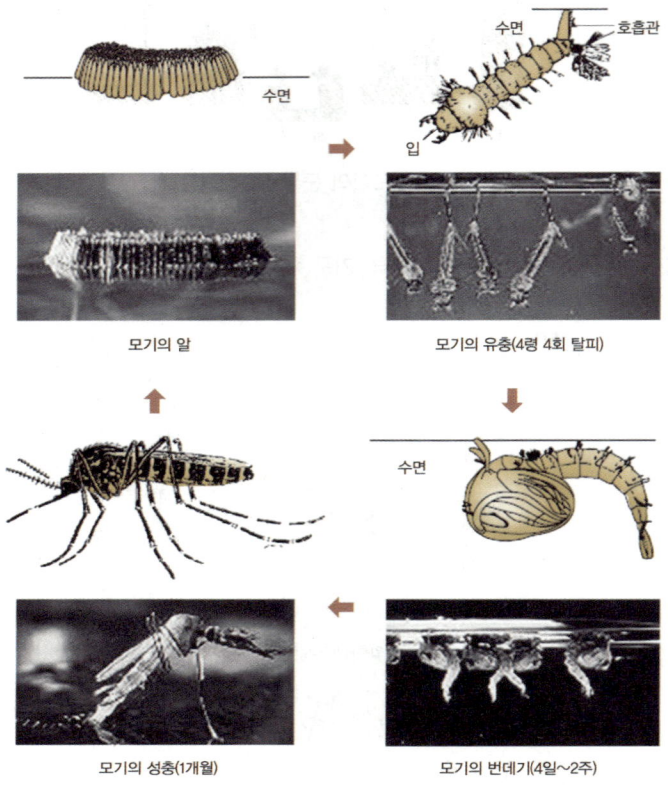

[그림 92] 모기의 생활사 및 성충의 휴식과 유충의 섭식 형태

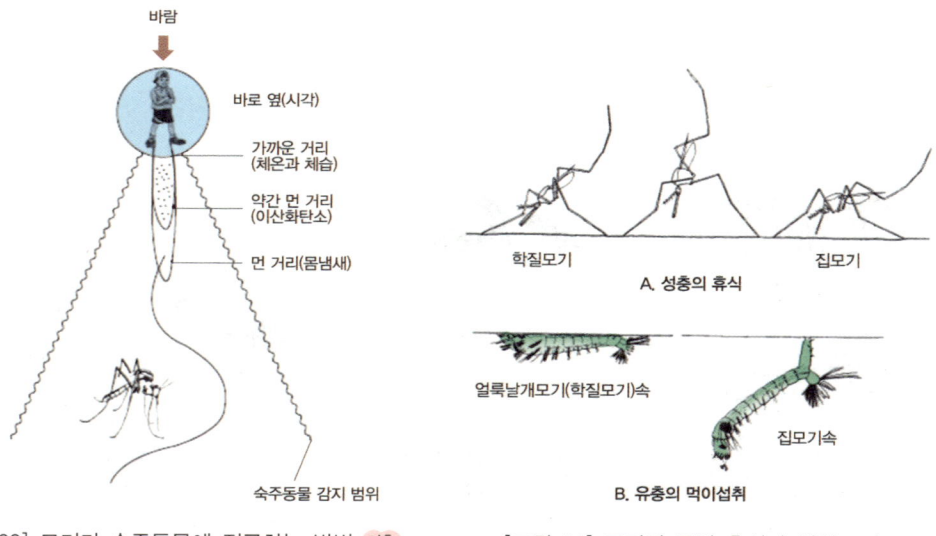

[그림 93] 모기가 숙주동물에 접근하는 방법 기출

[그림 94] 모기의 종별 휴식과 섭식 모습

(5) 습성
  ① 교미습성 : 숲모기속 1 : 1, 그 외는 군무교미
  ② 흡혈습성 : 산란목적, ♀(암모기만 흡혈) 기출
    ㉠ 숙주동물의 발견요인
      ⓐ 근거리 : 시각(1~2m), 체온, 체습
      ⓑ 중거리 : 탄산가스(10~15m)
      ⓒ 원거리 : 체취(15~20m)
    ㉡ 0.01%의 탄산가스(CO_2)를 감지하는 감각기관 : 촉수 기출

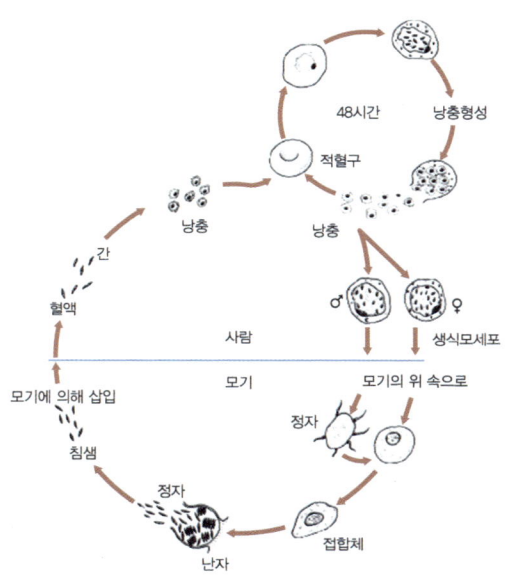

[그림 95] 말라리아의 감염환

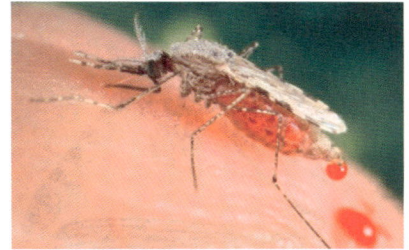

[그림 96] 모기의 흡혈

  ③ 휴식습성 : 실내축사, 동굴, 하수구통
  ④ 산란습성 기출
    ㉠ 중국얼룩날개모기 : 흐르는 개울, 관개수 논, 늪
    ㉡ 작은빨간집모기 : 대형 정지수, 논, 늪, 호수
    ㉢ 빨간집모기 : 소형 인공용기, 하수구, 오물처리장
    ㉣ 숲모기 : 자연적 용기, 나무구멍, 바위구멍
  ⑤ 계절적 소장 : 곤충 출현의 양상으로 방제시기를 예측 기출
    ㉠ 중국얼룩날개모기 : 한여름
    ㉡ 작은빨간집모기 : 늦여름
    ㉢ 빨간집모기 : 발생 계절 변동 없이 계속
    ㉣ 월동시기 : 기후의 변동(온도, 일조시간)

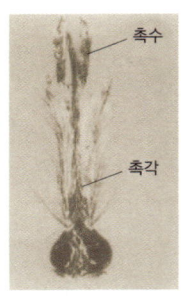 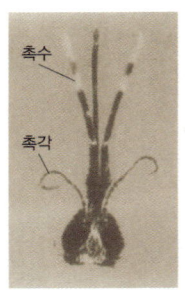 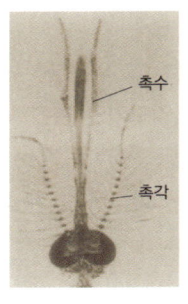 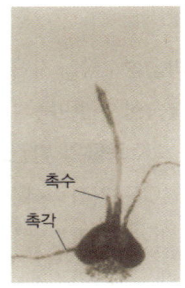

촉수가 길고 끝이 곤봉모 양인 학질모기아과 수컷
촉수가 길고 굵기가 일정한 학질모기아과 암컷
촉수가 길고 끝이 낫모 양인 보통모기아과 수컷
촉수가 짧은 보통모기 아과 암컷

[그림 97] 모기 성충의 촉각과 촉수 형태

(6) 모기의 분류

① 작은빨간집모기(Culex tritaeniorhynchus) 기출

㉠ 주둥이 중앙에 넓은 백색띠

㉡ 다리 각 절 끝에 작고 흐린 흰띠

㉢ 일본뇌염을 매개

㉣ 유충서식장소 : 대형의 정지수(늪, 논, 호수, 빗물 고인 웅덩이)

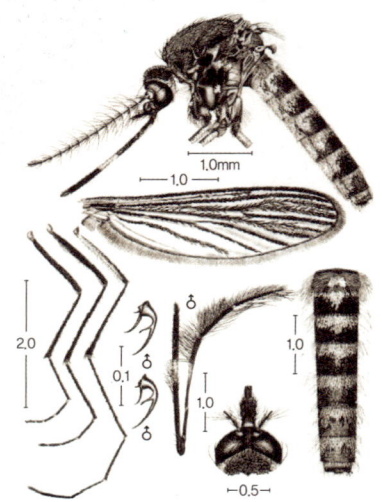

[그림 98-1] 작은빨간집모기의 형태학적 특징 1 (Tanaka et al., 1979)

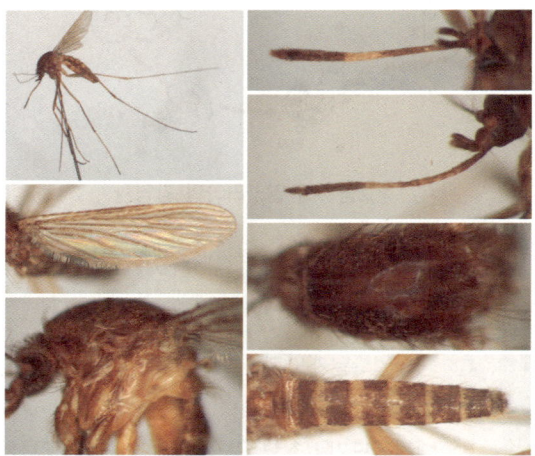

[그림 98-2] 작은빨간집모기의 형태학적 특징 2

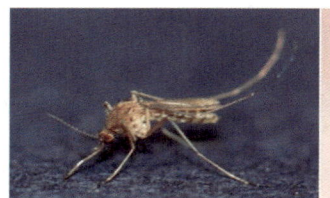 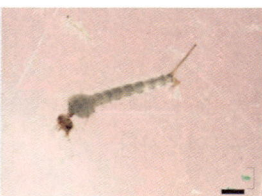 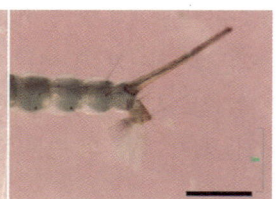

[그림 99] 작은빨간집모기(Culex tritaeniorhynchus)

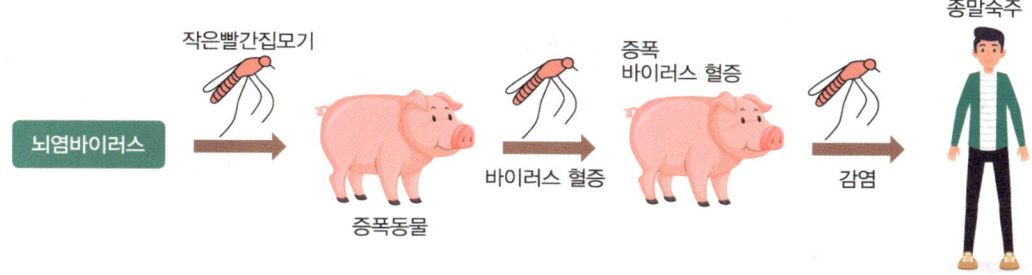

[그림 100] 일본뇌염 감염경로

② 중국얼룩날개모기(Anopheles sinensis) 기출
  ㉠ 날개 : 전연맥 − 백색반점 2개, 전맥 − 2개
  ㉡ 촉수의 각 마디 말단부에 좁은 흰띠
  ㉢ 말라리아와 사상충병 전파
  ㉣ 유충 서식장소 : 흐르고 있는 개울이나 관개수로, 대형 정지수

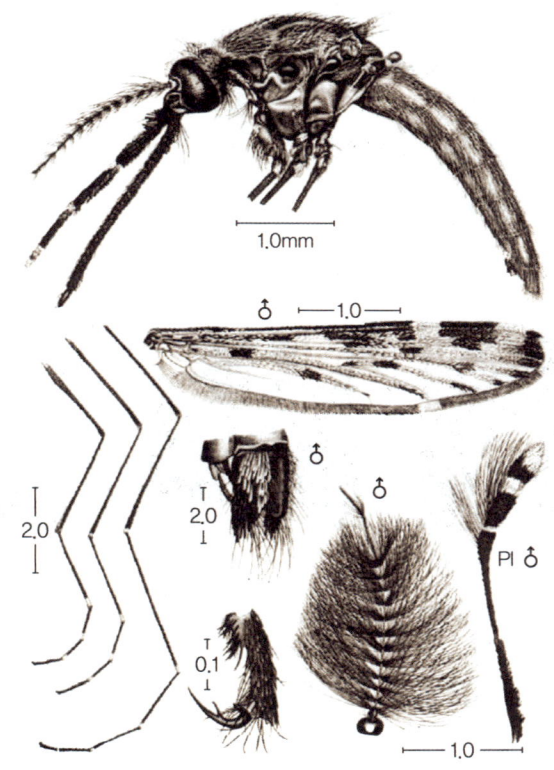

[그림 101-1] 중국얼룩날개모기(Anopheles sinensis)의 형태학적 특징 1(Tanaka et al., 1979)

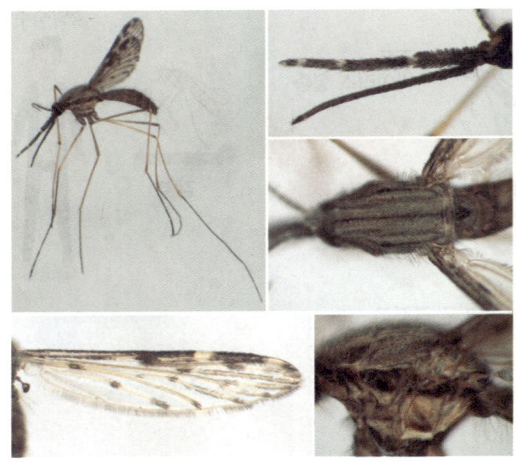

[그림 101-2] 중국얼룩날개모기(Anopheles sinensis)의 형태학적 특징 2

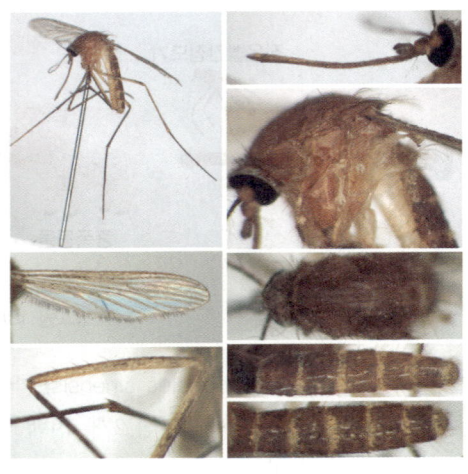

[그림 102-1] 빨간집모기군(Culex pipiens complex)의 형태학적 특징

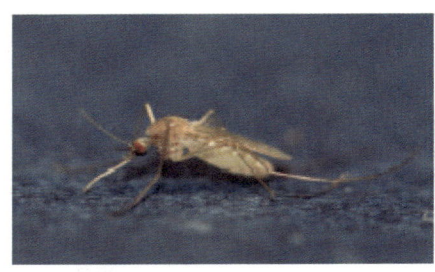
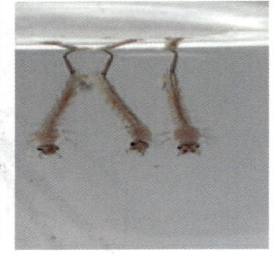

[그림 102-2] 빨간집모기군(Culex pipiens complex) 성충과 유충

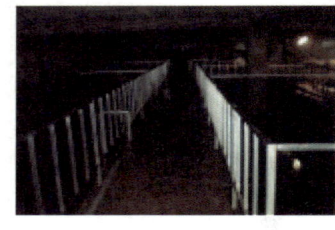
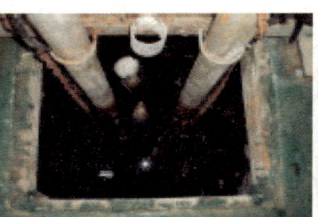
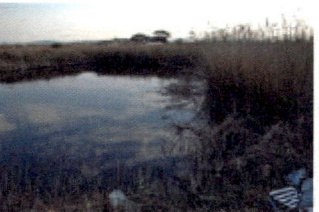

지하정화조   보일러집수정   웅덩이

[그림 103] 빨간집모기군(Culex pipiens complex) 유충의 주요 서식처 `기출`

> **더+ 알아보기**   지하집모기(집모기속, Culex) `기출`
>
> 사람을 공격하는 모기의 종류 중 특히 아파트 정화조에 집단 서식하는데, 배수시설, 썩은 물이 고인 탱크, 길가 도랑, 침수된 지하실이 서식처이다.

③ 토고숲모기(Aedes togoi) `기출`
- ㉠ 흉부의 순판에 흑갈색 바탕 금색비늘로 된 종대가 중앙선 봉합선에 각 2줄
- ㉡ 말레이사상충 매개

ⓒ 다리의 각 부절 기부와 말단의 흰띠
ⓔ 해변가 바위, 고인 물 등 자연용기에 산란, 서식, 주간 활동성

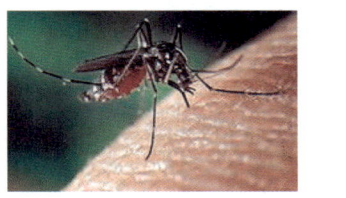 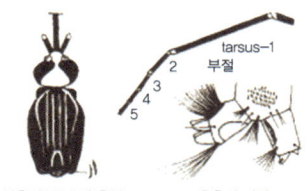

성충의 두부 및 흉부   유충의 미절   유충의 두부

[그림 104-1] 토고숲모기

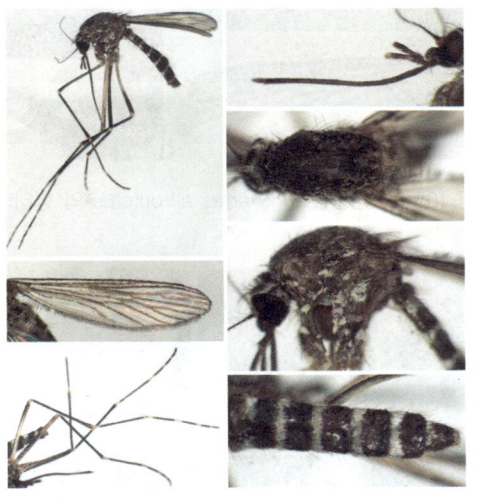

[그림 104-2] 토고숲모기(Ochlerotatus togoi)의 형태학적 특징

더 알아보기 — 흰줄숲모기(Aedes albopictus)

1. 주간 활동성, 완전변태, 지카바이러스 및 뎅기바이러스 전파능력을 가진 모기 [기출]
2. 전체가 검은색, 가슴 등판 중앙에 흰색 줄무늬가 있고 다리 마디에 흰색 밴드가 있는 소형 모기
3. 알로 월동하고 봄에(3월 말) 알에서 깨어나(유충), 5월부터 성충모기가 되어 늦가을(10월)까지 활동하며 7~9월에 높은 발생
4. 서식처 : 전국적으로 분포, 주로 숲, 숲 근처 주거지, 공원의 숲 등에 서식, 폐타이어, 인공용기(유리병, 플라스틱통 등), 쓰레기통, 화분 및 받침, 배관 및 배수구 등 고인 물이 있는 곳에 산란

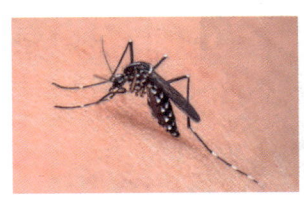 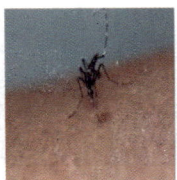 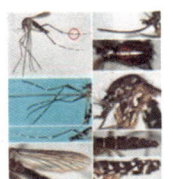 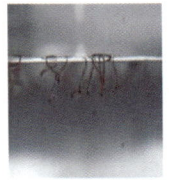

A. 성충   B. 유충

[그림 105-1] 흰줄숲모기 성충과 유충

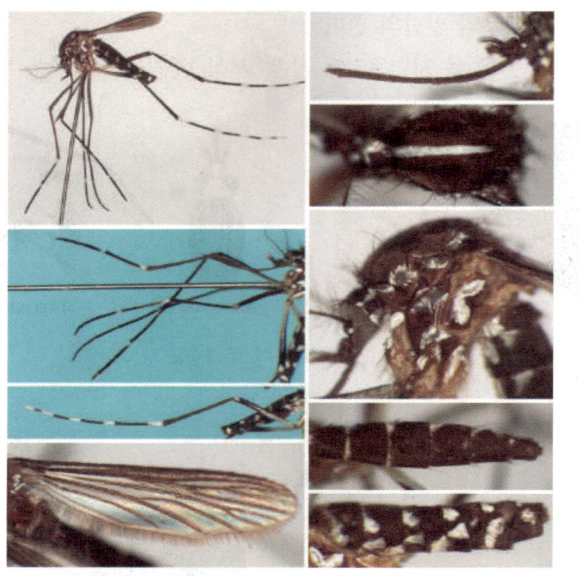

[그림 105-2] 흰줄숲모기(Aedes albopictus)의 형태학적 특징

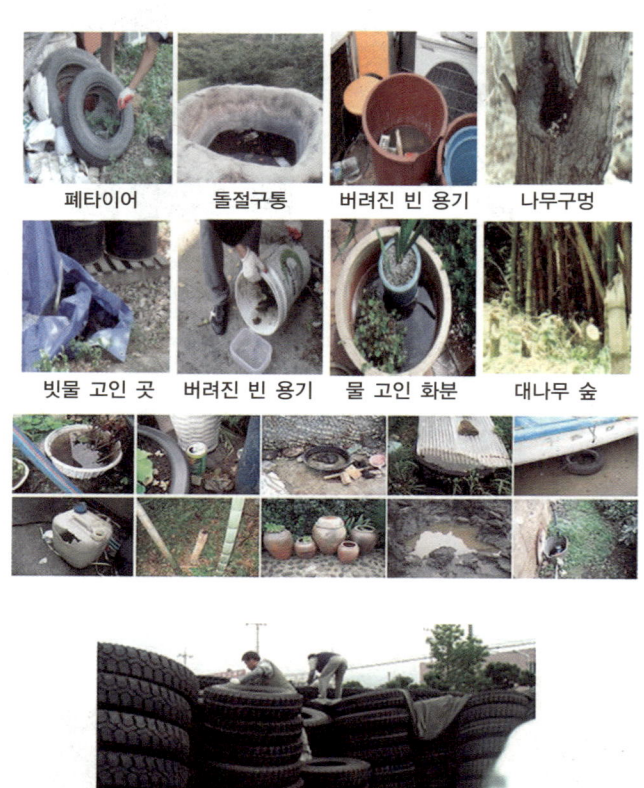

야적장 타이어 천공 혹은 유충 구제제 처리

[그림 106] 흰줄숲모기(Ae. albopictus) 유충의 주요 서식처

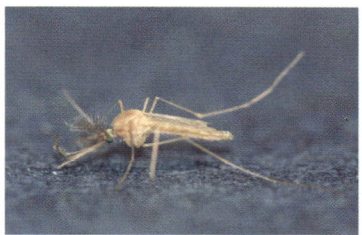
빨간집모기(Cluex pipiens pallens) 수컷

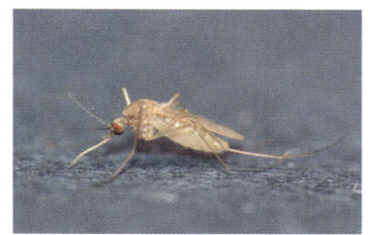
빨간집모기(Cluex pipiens pallens) 암컷(웨스트나일열)

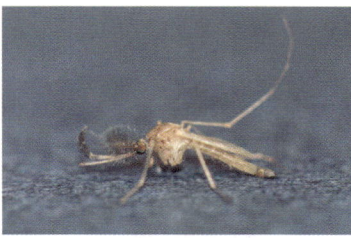
작은빨간집모기(Cluex tritaeniorhynchus) 수컷

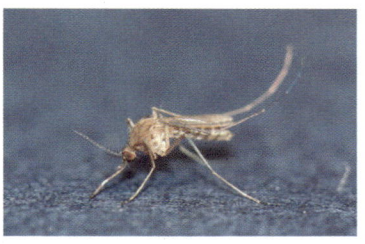
작은빨간집모기(Cluex tritaeniorhynchus) 암컷(일본뇌염)

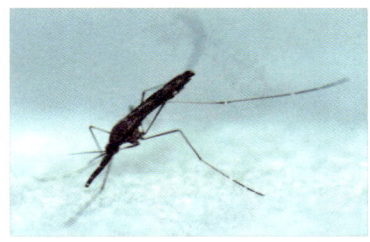
중국얼룩날개모기(Anopheles sinensis) 암컷(말라리아) 기출

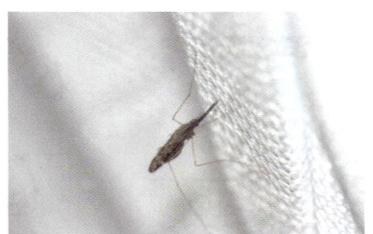
중국얼룩날개모기(Anopheles sinensis) 암컷(말라리아)

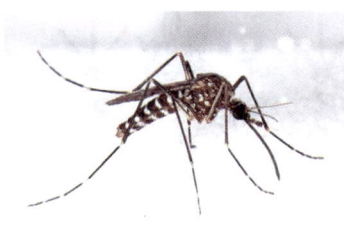
토고숲모기(Ochlerotattus togoi) 암컷(사상충증)

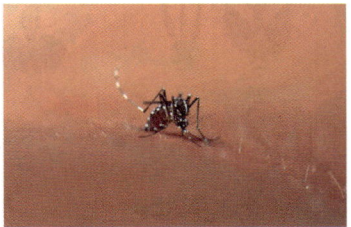
흰줄숲모기(Aedes albopicuts) 암컷 흡혈(뎅기열, 지카)

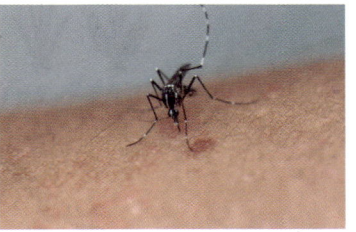
흰줄숲모기(Aedes albopicuts) 암컷 흡혈(뎅기열, 지카)

[그림 107] 모기의 종류 기출

(7) 모기의 형태별 분류 기출

구분	학질모기	숲모기	집모기	늪모기
알	낱개, 방추형, 부낭형성	낱개, 침하	난괴형성 기출	난괴형성, 수서식물부착
유충	한 쌍의 장상모, 수면에 수평	호흡관 발달, 수면에 수직	호흡관 발달, 수면에 수직	호흡관 발달, 수면에 수직
번데기	호흡각이 짧고 굵다.	호흡각이 길고 가늘다.	호흡각이 길고 가늘다. 3쌍 호흡관	호흡각이 길고 가늘다. 호흡관모, 식물조직, 부착호흡
성충	앉은 자세 40°~90°	앉은 자세 수평	앉은 자세 수평	앉은 자세 수평

구분	학질모기 (Anopheles)	보통모기(Culicinae)		
		숲모기	집모기	늪모기
알				
유충				
번데기				
촉수	♂ ♀	♂ ♀	♂ ♀	♂ ♀
성충 (앉은 모양)				

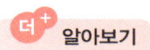 **알아보기** 모기의 알 모양 상세도

Anopheles(얼룩날개모기속)	Aedes(숲모기속)	Culex(집모기속)
Egg(알) 낱개로 산란 / 부낭이 있다.	낱개로 산란 / 부낭이 없다.	난괴로 산란 / 부낭이 없다.
Larva(유충) 수면과 평행으로 뜬다. 호흡관이 없다.	수면과 각을 이루고 뜬다. 호흡관이 있으나 짧고, 1쌍의 호흡관모가 있다.	수면과 각을 이루고 뜬다. 호흡관이 길고, 3쌍 이상의 호흡관모가 있다.
Pupa(번데기)		
Adult(성충) 앉을 때 복부 끝을 들어올린다. 주둥이와 몸체가 평행을 이룬다. 소악수(촉수) 촉수가 주둥이의 길이와 거의 같다. 날개에 얼룩무늬가 있다.	앉을 때 복부 끝이 몸체와 수평이다. 주둥이와 몸체가 각을 이룬다. 소악수(촉수) 촉수가 주둥이의 길이보다 훨씬 짧다. 대부분 날개에 얼룩무늬가 없다.	앉을 때 복부 끝이 몸체와 수평이다. 주둥이와 몸체가 각을 이룬다. 소악수(촉수) 촉수가 주둥이의 길이보다 훨씬 짧다. 대부분 날개에 얼룩무늬가 없다.

[그림 108] 주요 감염병 매개모기 3속의 형태학적 특징의 비교(출처 : 질병관리청)

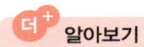 알아보기

모기유충 방제기준(출처 : 질병관리청)

모기종		일반적인 유충 서식처	유충방제 역치값
숲모기속 (Aedes, Ochlerotatus)	Aedes albopictus (뎅기, 지카바이러스 매개모기)	작은 용기, 타이어	확인되면 즉시 방제
얼룩날개모기속 (Anopheles)	Anopheles sinensis (말라리아 매개모기)	늪지, 일시적인 웅덩이, 길가 도랑, 높은 수질의 담수	디퍼(국자)당 평균 1마리 이상이면 방제
집모기속 (Culex)	Culex pipiens pallens (WNV 매개모기)	배수시설, 썩은 물이 고인 탱크, 길가 도랑, 침수된 지하실, 정화조 기출	
	Culex tritaeniorhynchus (일본뇌염 매개모기)	늪지, 웅덩이, 길가 도랑, 담수, 논, 미나리밭	

- 디퍼(dipper) : 약 400mL 용량의 국자모양의 디퍼를 이용해 10회 이상 반복하여 물을 떠서 모기유충 서식밀도 조사에 사용 〈참조 : 알라메다 카운티의 모기유충 방제 프로그램(2011)을 국내에 적용〉

국내 주요 발생모기의 발생원과 매개질병(출처 : 질병관리청) 기출

모기종	질병매개	발생원
작은빨간집모기 (Culex tritaeniorhynchus)	일본뇌염	논, 깨끗한 미나리밭, 갈대밭, 늪, 맑은 물이 고인 웅덩이
중국얼룩날개모기 (Anopheles sinensis)	말라리아	논, 연못관개수로, 청결한 수역
흰줄숲모기 (Aedes albopictus)	뎅기열, 지카바이러스 감염증 등	소형의 인공용기, 폐타이어, 돌절구통, 나무구멍, 대나무숲
금빛숲모기 (Aedes vexans)	웨스트나일열	논
빨간집모기 (Culex pipiens pallens)	웨스트나일열	하수구, 인공용기, 방화수, 더러운 미나리밭, 빈 깡통에 고인 물
큰검정들모기 (Armigeres subalbatus)	질병전파는 보고되지 않았음	재래식 화장실, 돼지 및 소 오줌통

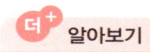

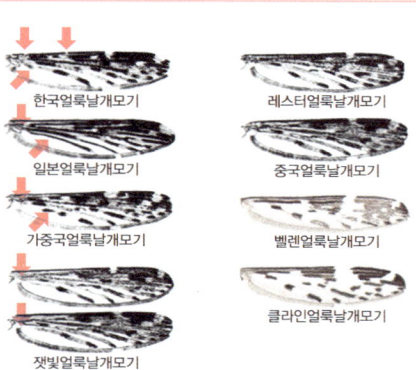

[그림 109] 얼룩날개모기류 8종의 날개 모양(출처 : 질병관리청)

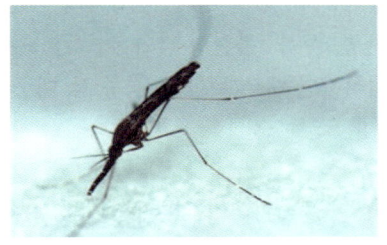

[그림 110] 얼룩날개모기류(Anopheles spp.) 성충

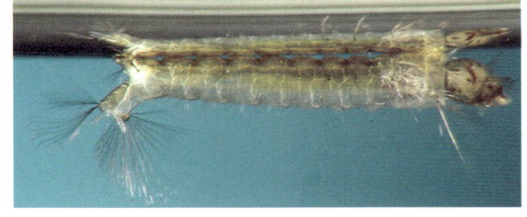

[그림 111] 얼룩날개모기류(Anopheles spp.) 유충

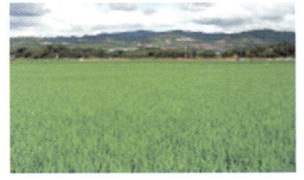

논

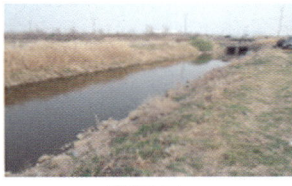

관개수로

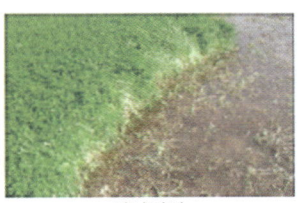

미나리밭

[그림 112] 얼룩날개모기류(Anopheles spp.) 유충의 주요 서식처 기출

(8) 모기매개질병
  ① 말라리아
    ㉠ 중국얼룩날개모기가 매개
    ㉡ 종류
      ⓐ 양성 말라리아 : 삼일열 말라리아(우리나라)
      ⓑ 악성 말라리아 : 열대열 말라리아(열대지역)
  ② 사상충병 : 토고숲모기(제주도, 해안지방)
  ③ 황열병 : 이집트숲모기(도시형), 아프리카숲모기(밀림형) 기출
  ④ 뎅기열 및 뎅기출혈열
    ㉠ 뎅기열 : 이집트숲모기, 흰줄숲모기
    ㉡ 뎅기출혈열 : 이집트숲모기 기출

⑤ 일본뇌염
- ㉠ 매개종 : 작은빨간집모기
- ㉡ 발생시기 : 8월 중순~9월 중순(90%)
- ㉢ 증폭숙주 : 돼지
- ㉣ 환자로부터 직접 감염이 되지 않기 때문에 환자를 격리시키지 않음
- ㉤ 불현성 감염률이 높음(약 500~1,000 : 1)

⑥ 지카바이러스 감염증(Zika virus disease) 기출
- ㉠ 병원체 : 지카바이러스(Zika virus)
  - ⓐ 1947년 우간다 붉은털원숭이에서 바이러스가 최초로 확인
  - ⓑ 인체 감염사례는 1952년 우간다와 탄자니아에서 처음 보고
- ㉡ 병원소 : 환자, 신생아 소두증 연관, 임산부
- ㉢ 매개체 : 주된 매개체(이집트숲모기, Aedes aegypti), 국내(흰줄숲모기, Aedes albopictus)
- ㉣ 전파경로 : 감염자와 일상적인 접촉으로 감염되지 않으며, 수혈 전파, 성접촉에 의한 전파
- ㉤ 감수성과 면역 : 발진, 발열, 관절통, 결막염, 근육통, 두통, 불현성 감염
- ㉥ 예방대책 : 모기의 구제와 충분한 휴식, 수분을 섭취하면 대부분 회복, 통증 등 대증치료

(9) 모기의 구제
① 물리적 구제방법
- ㉠ 환경위생 : 발생원과 서식처를 제거하는 궁극적인 방법
- ㉡ 방충망 설치
- ㉢ 트랩 이용, 유문등, 살문등 설치

② 화학적 구제방법
- ㉠ 유충구제
  - ⓐ 유(乳)제(E.C), 수화제(WDP), 입제(G) 살포
  - ⓑ 테메포스(temephos), 클로르피리포스(chlorpyrifos), 페니트로티온(fenitrothion)
- ㉡ 성충구제
  - ⓐ 공간살포 : 에어로졸, 가열연막기, 극미량연무기(ULV)
  - ⓑ 잔류분무 : 옥외 휴식습성

③ 생물학적 구제방법
- ㉠ 포식동물 기출
  - ⓐ 유충 : 물고기(미꾸라지, 송사리), 왕모기유충, 히드라, 잠자리유충
  - ⓑ 성충 : 거미, 조류, 잠자리
- ㉡ 기생충 및 병원체 : 원충, 선충, 세균
- ㉢ 불임 웅충의 방산

> **참고**
>
> 모기유충 채집도구
>
>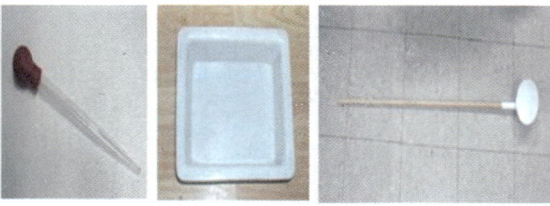
>
> 디퍼(국자)로 모기 유충조사 및 방제작업
>
>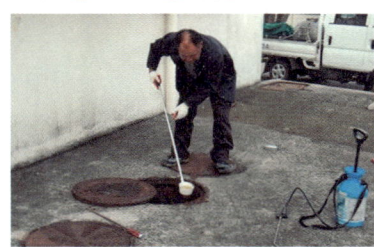

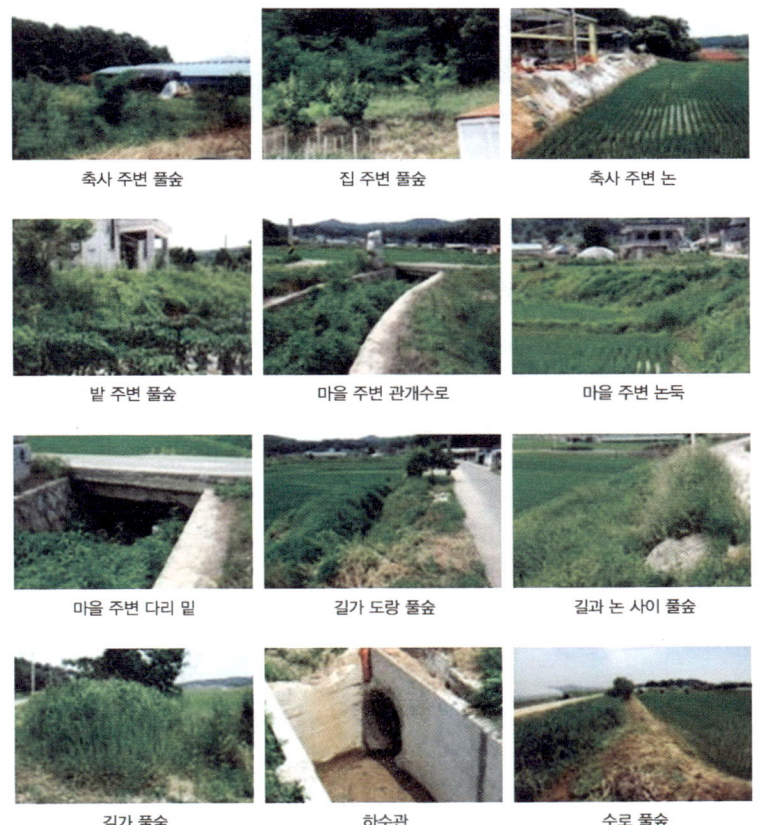

[그림 113] 마을 주변에서 모기가 휴식하기 좋아하는 장소 기출

> **참고**

학질모기류와 보통모기류의 비교

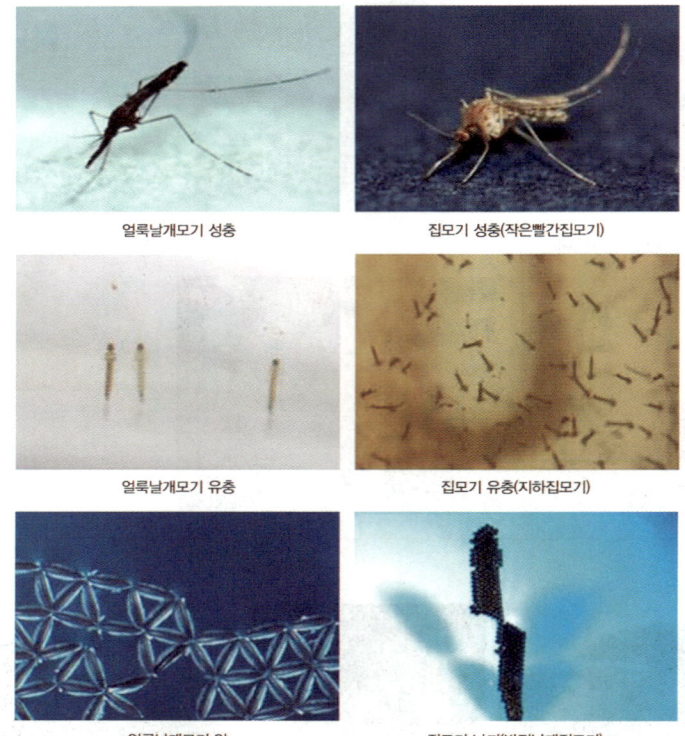

모기의 잔효성 살충제 처리의 예(출처 : 질병관리청)

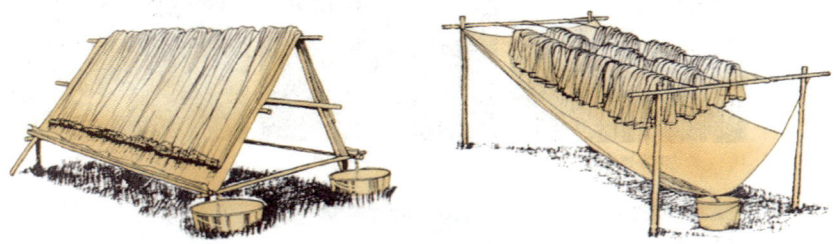

다량의 모기장 및 작업복에 잔효성 살충제를 처리하는 방법
(살충제를 침적시킨 후 여분의 살충제를 받아냄)

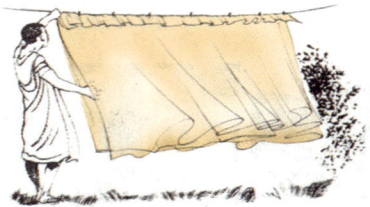

다량의 모기장 및 작업복에 잔효성 살충제 처리 후 건조방법
(통풍이 잘되는 그늘진 곳에서 완전히 건조시킨 후 사용함)

> **참고**
>
> **한국의 주요 모기종(출처 : 질병관리청)** 기출

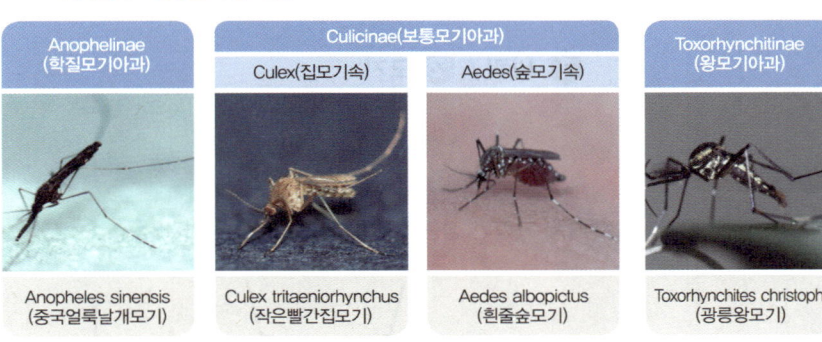

수목용 살충 포집기, (해충)잠복소, 봄과 가을에 설치

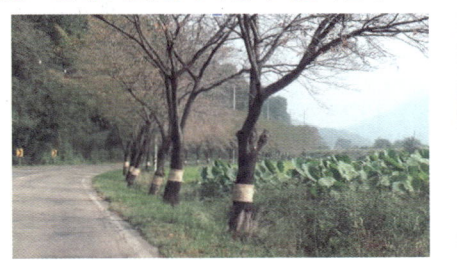
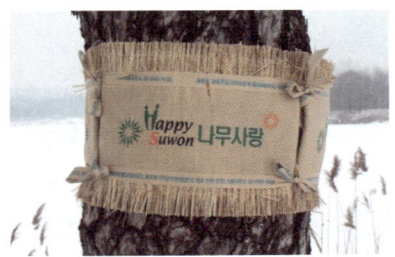

초음파 해충 퇴치기

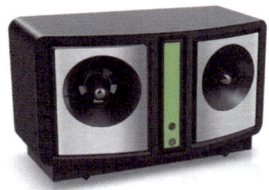

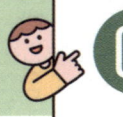

02 끝판왕! 적중예상문제

1 바퀴 / **2** 모기

적중예상문제해설

01
깔따구
- 파리목
- 모기와 비슷하나 구부가 퇴화됨, 날개, 몸 전체 비늘이 없어 쉽게 구별
- 알 : 300~600개

01 1회독 2회독 3회독 2024 기출유사

다음 그림의 성충과 알은 어떤 위생곤충인가?

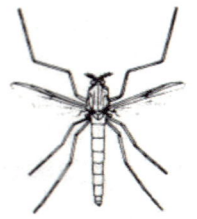 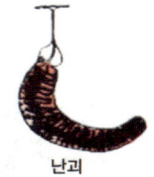
난괴

① 등에 ② 깔따구 ③ 먹파리
④ 등에모기 ⑤ 모래파리

02 1회독 2회독 3회독 2023 기출유사

위생곤충의 알주머니 중 아래 사진과 같은 형태를 갖는 것은?

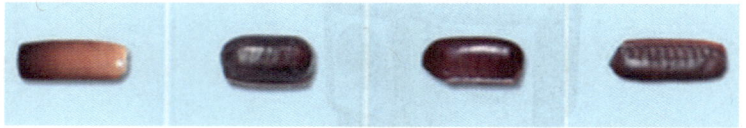

① 이 ② 모기
③ 빈대 ④ 바퀴
⑤ 깔따구

바퀴의 난협

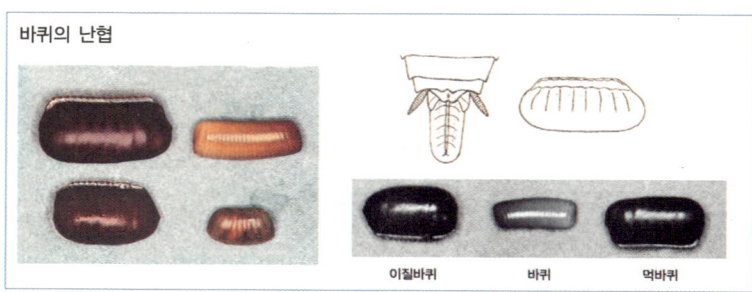

01 ② 02 ④

03 [2024·2023 기출유사]

아래와 같은 장소에서 발생 가능한 위생곤충은?

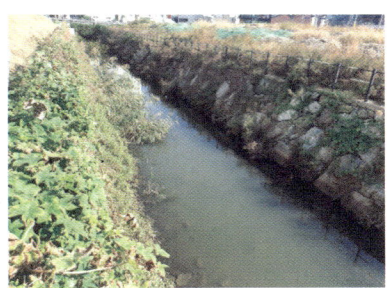

① 모기
② 등에
③ 빈대
④ 참진드기
⑤ 흡혈노린재

03 해설
모기의 발생 및 휴식하기 좋아하는 장소
: 마을 주변 관개수로

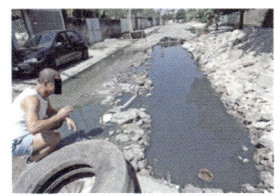

04 [2022 기출유사]

다음 사진에서 보이는 위생곤충의 촉각 형태로 옳은 것은?

① 편상
② 두상
③ 곤봉상
④ 새엽상
⑤ 즐치상

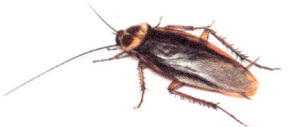

04 해설
바퀴목(직시목) : 바퀴[구부 : 저작형, 날개 : 2쌍, 촉각 : 편상(채찍모양), 주행에 적합한 다리]

05 [2022 기출유사]

수컷 성충이 아래 그림의 각 지점(○로 표시한 부분)에서 군무를 추며, 암컷을 유인하여 교미하는 습성이 있는 위생곤충은?

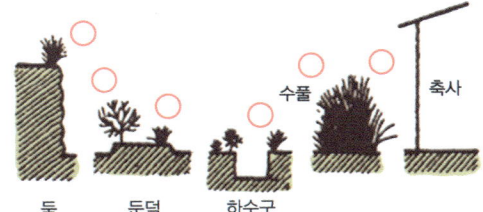

① 나방
② 모기
③ 말벌
④ 딸집파리
⑤ 체체파리

05 해설
모기의 교미습성은 대부분 군무교미이며, 그림의 위치에서 교미 및 휴식을 한다.

🔒 03 ① 04 ① 05 ②

적중예상문제 해설

06
흰줄숲모기(Aedes albopictus)는 뎅기열, 지카바이러스 감염증 등 매개하며 소형의 인공용기, 폐타이어, 돌절구통, 나무구멍, 대나무숲 등에서 발생한다.

07
가 : 두부, 나 : 전흉배판, 다 : 중흉배판, 라 : 날개

08
바퀴의 미절과 난협(알집)이다.

09
바퀴의 전흉배판
독일바퀴(두 줄의 흑색종대), 미국바퀴(=이질바퀴, 황색윤상), 먹바퀴(매끈), 일본바퀴(= 집바퀴, 요철이 있음)

---

06 1회독 2회독 3회독 2023·2022 기출유사

지카바이러스(zika virus)와 뎅기열(dengue fever)을 매개하는 것으로 알려진 아래 사진의 모기는?

① 금빛숲모기
② 빨간집모기
③ 흰줄숲모기
④ 작은빨간집모기
⑤ 중국얼룩날개모기

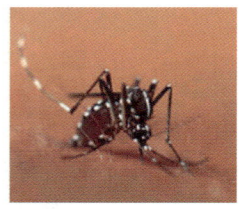

07 1회독 2회독 3회독 2015 기출유사

다음 중 바퀴의 전흉배판은 어느 부분인가?

① 가
② 나
③ 다
④ 라
⑤ 다, 라

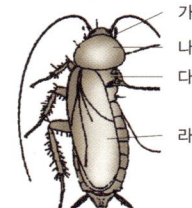

08 1회독 2회독 3회독 2019 기출유사

다음은 어떤 곤충과 가장 관계가 깊은가?

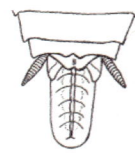 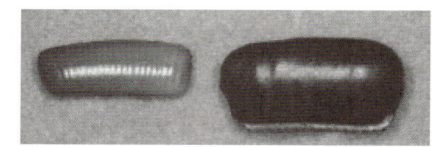

① 일본뇌염모기   ② 빈대   ③ 검정파리
④ 열대쥐벼룩   ⑤ 바퀴벌레

09 1회독 2회독 3회독 2018 기출유사

다음 사진과 같이 전흉배판에 황색윤상이 나타나는 바퀴는?

① 독일바퀴
② 먹바퀴
③ 미국바퀴
④ 일본바퀴
⑤ 집바퀴

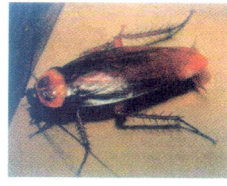

🔒 06 ③ 07 ② 08 ⑤ 09 ③

10 [1회독] [2회독] [3회독] 2014 기출유사
다음 사진의 곤충은 어떤 바퀴의 종류인가?

① 독일바퀴
② 일본바퀴
③ 먹바퀴
④ 이질바퀴
⑤ 집바퀴

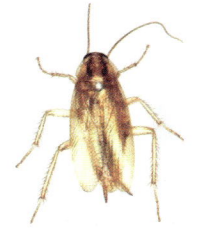

11 [1회독] [2회독] [3회독] 2020·2019 기출유사
다음 사진은 어떤 종의 바퀴벌레인가?

① 독일바퀴
② 이질바퀴
③ 일본바퀴
④ 먹바퀴
⑤ 미국바퀴

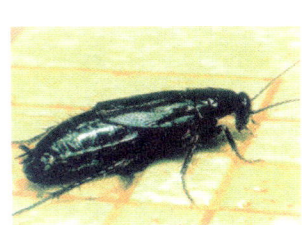

12 [1회독] [2회독] [3회독] 2015 기출유사
다음 사진의 바퀴의 종류는?

① 독일바퀴
② 이질바퀴
③ 일본바퀴
④ 먹바퀴
⑤ 미국바퀴

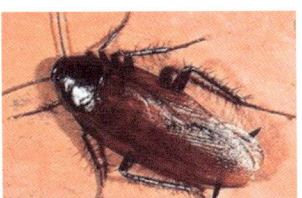

13 [1회독] [2회독] [3회독] 2019 기출유사
다음 사진의 곤충의 구제방법 중 가장 효과적인 방법은?

① 공간살포
② 훈증법
③ 잔류분무
④ 독이법
⑤ 마이크로캡슐

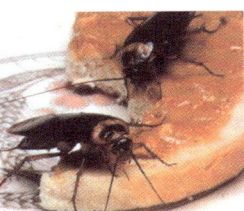

적중예상문제 해설

10
바퀴의 구분(전흉배판의 형태에 따라 구분)
- **이질바퀴(미국바퀴)** : 황색윤상무늬
- **일본바퀴(집바퀴)** : 요철면
- **독일바퀴** : 두 줄의 흑색종대
- **먹바퀴** : 반원형, 반점은 없음

11
일본바퀴
암컷의 성충은 날개가 짧고 복부의 중앙까지 미치며, 수컷은 전흉배판에 요철면이 있다.

12
먹바퀴
체장은 30~40mm, 전흉배판은 반원형이고 무늬는 없다.

13
보기 중 바퀴의 가장 효과적이고 경제적인 구제방법은 잔류분무이며, 1회 분무로 장시간 효과를 볼 수 있다.

🔒 10 ① 11 ③ 12 ④ 13 ③

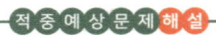

14
가 : 촉수, 나 : 순판,
다 : 평균곤, 라 : 미절, 미모

15
가 : 후흉배판, 나 : 복부기공,
다 : 미모, 라 : 산란관

16
숙주동물의 발견요인
- **근거리** : 시각(1~2m), 체온, 체습
- **중거리** : 탄산가스(10~15m)
- **원거리** : 체취(15~20m)
  - 0.01%의 CO_2를 감지하는 감각기관 : 촉수

17
가 : 기문(호흡각), 라 : 유영편

---

14 2017 기출유사

다음 곤충의 모양에서 평균곤에 해당되는 부위로 맞는 것은?

① 가
② 나
③ 다
④ 라
⑤ 가, 라

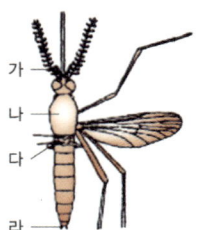

15 2018 기출유사

다음 곤충의 일반형태 중 산란관에 해당되는 것은?

① 가
② 나
③ 다
④ 라
⑤ 가, 라

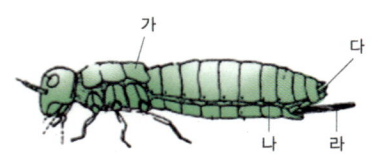

16 2018 기출유사

모기의 흡혈습성 중 숙주동물의 발견요인으로 근거리 감각에 해당되는 것은?

① 시각
② 체온
③ 체습
④ 체취
⑤ 탄산가스

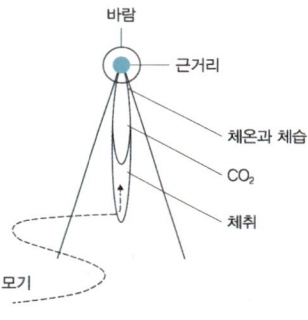

17 2014 기출유사

다음 그림은 모기의 번데기이다. 호흡각과 유영편으로 각각 맞는 것은?

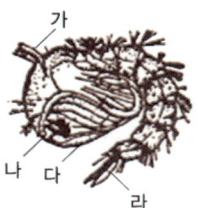

	호흡각	유영편		호흡각	유영편
①	가	다	②	나	가
③	나	라	④	가	라
⑤	나	다			

🔒 14 ③ 15 ④ 16 ① 17 ④

18 [2015 기출유사]
집모기의 미절 중 호흡관은 어느 부분인가?

① 가
② 나
③ 다
④ 라
⑤ 나, 다

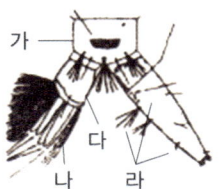

18
가 : 미절 제8복절
나 : 배면유영모군
다 : 안판
라 : 호흡관모(기문)

19 [2019 기출유사]
일본뇌염을 매개하는 모기의 종류로 옳은 것은?

① 토고숲모기
② 학질모기
③ 작은빨간집모기
④ 늪모기
⑤ 일본집모기

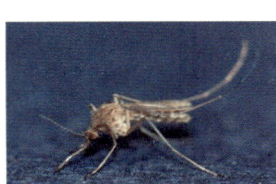

19
작은빨간집모기
(Culex tritaeniorhynchus)
- 주둥이 중앙에 넓은 백색 띠가 있음
- 다리 각 절 끝에 작고 흐린 백색 띠가 있음
- 일본뇌염을 매개
- 유충 서식장소 : 대형의 정지수(늪, 논, 호수, 빗물 고인 웅덩이)
- 8월 중순에서 9월 중순에 많이 발생

20 [2023·2018 기출유사]
다음 모기 중 말라리아와 사상충병을 전파하는 모기의 종류는?

① 작은빨간집모기
② 늪모기
③ 토고숲모기
④ 중국얼룩날개모기
⑤ 일본집모기

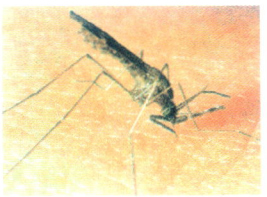

20
중국얼룩날개모기
(Anopheles sinensis)
- 말라리아와 사상충병 전파하며 7~8월에 다발
- 유충 서식장소 : 흐르고 있는 개울이나 관개수로, 대형 정지수
- 날개 : 전연맥 – 백색반점 2개, 전맥 – 2개
- 촉수의 각 마디 말단부에 좁은 흰띠

21 [2019 기출유사]
다음 모기 중 주간 활동성이며, 말레이사상충증을 유발하는 모기의 종류로 맞는 것은?

① 작은빨간집모기
② 학질모기
③ 토고숲모기
④ 늪모기
⑤ 일본집모기

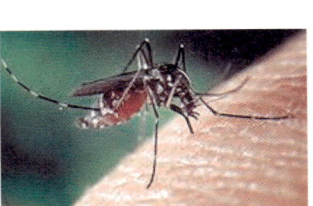

21
토고숲모기(Aedes togoi)
- 약 4.5mm, 흉부의 순판에 흑갈색 바탕에 금색비늘로 된 종대가 중앙선, 아중앙선, 봉합선에 각 2줄
- 말레이사상충 매개
- 다리의 각 부절기부와 말단에 흰띠
- 이른 봄부터 늦은 가을까지 발생
- 해변가 바위, 고인 물에도 발견
- 주간 활동성

🔒 18 ④ 19 ③ 20 ④ 21 ③

적중예상문제해설

22 모기의 알 형태와 매개질병
- **중국얼룩날개모기** : 낱개, 방추형, 부낭(물에 뜬다) – 말라리아, 사상충증
- **집모기속** : 난괴형성(뜬다), 작은빨간집모기 – 일본뇌염
- **숲모기** : 낱개(물밑으로 가라앉는다), 토고숲모기 – 말레이사상충

23 모기의 성충형태
- **학질모기(중국얼룩날개모기)** : 앉은 자세 벽면과 45°~90°
- **보통모기(늪모기, 숲모기, 집모기)** : 앉은 자세 벽면과 수평

24 학질모기아과와 보통모기아과의 비교

구분	학질모기과	보통모기과
알	낱개, 방추형, 부냉물에 뜬다	• 집모기속 : 난괴 형성(뜬다) • 숲모기 : 낱개(물 밑으로 가라앉는다)
유충	배면에 한 쌍의 장상모(수면에 수평유지)	호흡관이 발달(몸은 수직으로 매달린다)
번데기	호흡각 : 짧고 굵다.	호흡각 : 길고 가늘다.
성충	앉은 자세 벽면과 45°~90°	앉은 자세 벽면과 수평

25 학질모기(중국얼룩날개모기) 수컷(♂)의 두부 형태이다.

🔒 22 ② 23 ② 24 ④ 25 ①

---

22 [1회독] [2회독] [3회독] **2020·2016 기출유사**

다음은 모기의 알 모습이다. 이 모기와 매개질병이 바르게 연결된 것은?

① 중국얼룩날개모기 – 말라리아
② 작은빨간집모기 – 일본뇌염
③ 집모기 – 흡혈
④ 숲모기 – 말레이사상충
⑤ 왕모기 – 비흡혈

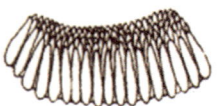

23 [1회독] [2회독] [3회독] **2018 기출유사**

다음은 어떤 모기의 앉은 자세인가?

① 토고숲모기
② 중국얼룩날개모기
③ 작은빨간집모기
④ 빨간집모기, 늪모기
⑤ 늪모기

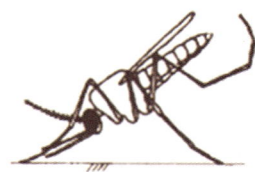

24 [1회독] [2회독] [3회독] **2019 기출유사**

아래의 그림 중 중국얼룩날개모기의 특징으로 맞는 그림의 부호인 것은?

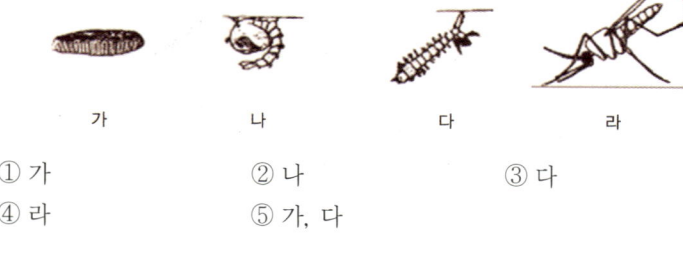

가   나   다   라

① 가   ② 나   ③ 다
④ 라   ⑤ 가, 다

25 [1회독] [2회독] [3회독] **2017 기출유사**

다음 모기의 두부는 어떤 모기의 것인가?

① 학질모기 ♂
② 숲모기 ♂
③ 늪모기 ♂
④ 왕모기 ♂
⑤ 집모기 ♂

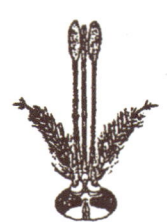

26 [2020 · 2017 기출유사]
다음은 모기의 알과 유충형태이다. 어떤 모기인가?

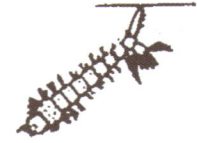

① 중국얼룩날개모기 ② 숲모기 ③ 늪모기
④ 왕모기 ⑤ 작은빨간집모기

26
작은빨간집모기의 알모양은 난괴 모양이며 유충은 수면과 각도를 가지고 매달린다.

27 [2017 기출유사]
다음 그림은 모기의 두부이다. 학질모기 암컷(♀)의 두부에 해당되는 것은?

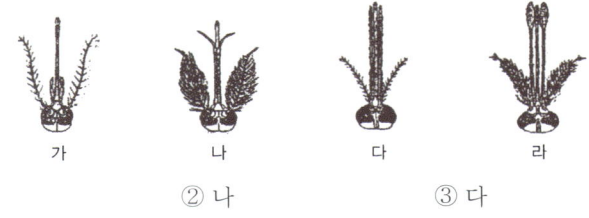

① 가 ② 나 ③ 다
④ 라 ⑤ 가, 나

27
가 : 숲모기♀
나 : 숲모기♂
다 : 학질모기♀
라 : 학질모기♂

28 [2013 기출유사]
다음 그림은 어떤 모기의 미절인가?

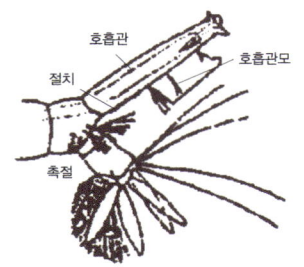

① 빨간집모기
② 중국얼룩날개모기
③ 토고숲모기
④ 늪모기
⑤ 작은빨간집모기

28
작은빨간집모기의 유충의 미절이며, 호흡각이 발달되어 길고 가늘다.

29 [2014 기출유사]
옥외에서 작은빨간집모기의 군무장소로 바르게 표시된 것은?

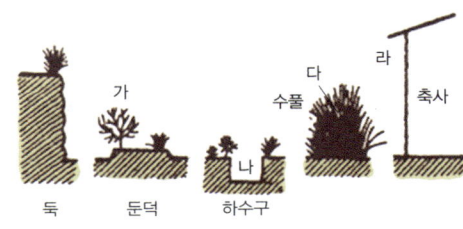

① 가 ② 나 ③ 다
④ 라 ⑤ 가, 나, 다

29
• 옥외휴식(동굴, 하수구, 통) : 작은빨간집모기
• 옥내휴식(실내, 축사의 내벽) : 중국얼룩날개모기

🔒 26 ⑤ 27 ③ 28 ⑤ 29 ②

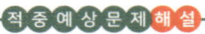

30
학질모기(중국얼룩날개모기)의 유충
- 배면에 한 쌍의 장상모가 있고, 호흡관은 짧다.
- 유충은 수면에 수평으로 떠 있다.

31
늪모기의 특징
- **알** : 난괴를 형성하여 수서식물에 부착 생활
- **유충** : 수면과 수직의 자세로 활동
- **번데기** : 호흡각이 길고 식물조직에 부착하여 호흡
- **성충** : 앉은 자세는 바닥과 수평

32
가 : 전흉, 나 : 복부, 다 : 미절, 라 : 기문(호흡관모)

🔒 30 ② 31 ② 32 ④

---

30 [2018 기출유사]
다음 내용과 사진에 해당하는 모기의 유충으로 옳은 것은?

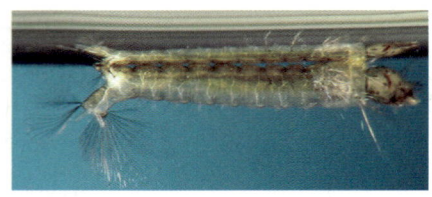

- 배면에 한 쌍의 장상모가 있다.
- 호흡관은 짧다.
- 수면에 활동 시에는 수평이다.
- 성충은 지면에서 45°~90° 자세로 휴식한다.

① 작은빨간집모기 ② 학질모기
③ 토고숲모기   ④ 늪모기
⑤ 빨간집모기

31 [2018 기출유사]
다음 그림은 어떤 모기의 생활사인가?

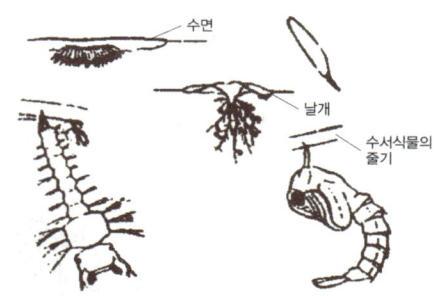

① 작은빨간집모기 ② 늪모기
③ 토고숲모기   ④ 중국얼룩날개모기
⑤ 빨간집모기

32 [2019 기출유사]
다음은 작은빨간집모기 유충의 그림이다. 호흡관모에 해당되는 것은?

① 가
② 나
③ 다
④ 라
⑤ 가, 나

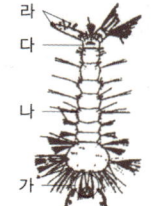

33 1회독 2회독 3회독 2016 기출유사

다음은 모기의 알이다. 가~라 연결이 바르게 된 것은?

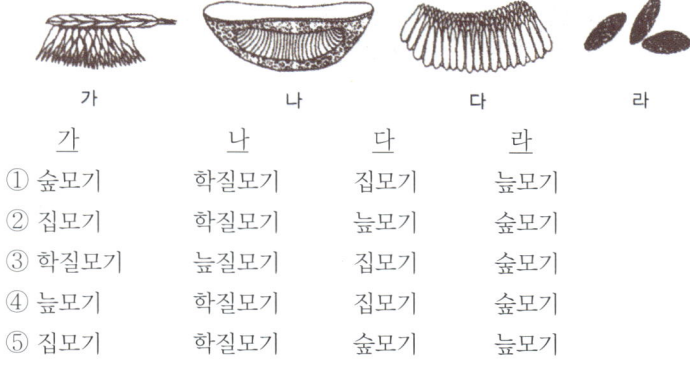

	가	나	다	라
①	숲모기	학질모기	집모기	늪모기
②	집모기	학질모기	늪모기	숲모기
③	학질모기	늪질모기	집모기	숲모기
④	늪모기	학질모기	집모기	숲모기
⑤	집모기	학질모기	숲모기	늪모기

33
가(늪모기)-나(학질모기)-다(집모기)-라(숲모기)

34 1회독 2회독 3회독 2019 기출유사

지카바이러스(Zika virus disease)의 전파가 가능하며, 국내에 서식하는 곤충으로 맞는 것은?

① 작은빨간집모기
② 흰줄숲모기
③ 토고숲모기
④ 중국얼룩날개모기
⑤ 빨간집모기

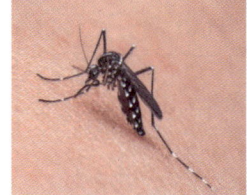

34
지카바이러스감염증(Zika virus disease)의 병원체는 지카바이러스(Zika virus)이며, 주된 매개체는 이집트숲모기(Aedes aegypti), 흰줄숲모기(Aedes albopictus, 국내)이다.

35 1회독 2회독 3회독 2020 기출유사

다음 사진의 해충에 대한 설명으로 옳은 것은?

① 수컷이다.
② 먹바퀴 자충이다.
③ 몸길이는 32~38mm이다.
④ 체색은 전체적으로 광택성 적갈색이다.
⑤ 전흉배판의 표면은 다른 바퀴에 비해 울퉁불퉁하다.

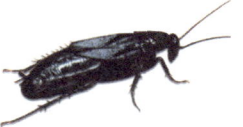

35
일본바퀴의 성충이며 전흉배판에 요철면이 형태상의 특징이다.

36 1회독 2회독 3회독 2018 기출유사

다음 사진의 기구는 주로 어떤 위생해충을 구제하는 데 사용되는 것인가?

① 바퀴벌레
② 중국얼룩날개모기
③ 작은빨간집모기
④ 독나방
⑤ 시궁쥐

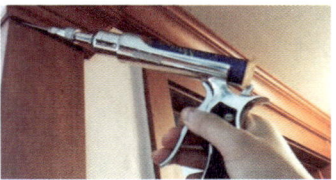

36
베이트 건(Bait Gun)
주로 바퀴나 개미 등 집안에 기어다니는 벌레를 방제하기 위해 살충제와 미끼먹이를 섞어서 paste 형태로 짜놓는다.

🔒 33 ④ 34 ② 35 ⑤ 36 ①

적중예상문제 해설

37
- 집모기는 난괴를 형성하여 수백 개의 알을 낳는다.
- 중국얼룩날개 모기는 방추형의 알을 하나 낳아 부낭에 띄운다.

38
모기는 정지수 등에 산란을 하여 유충과 번데기 시기를 물에서 생활한다.

39
모기의 산란 및 증식을 방지하기 위해 정지수(고인 물)가 없도록 한다.

---

37 [2020 기출유사]

그림과 같은 모양으로 산란하는 모기의 종으로 가장 가까운 것은?

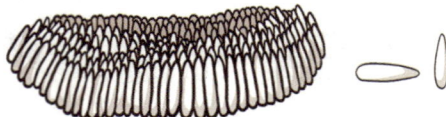

① 숲모기
② 왕모기
③ 집모기
④ 학질모기
⑤ 얼룩날개모기

38 [2020 기출유사]

다음 사진과 같이 관개수로를 개선하여 방제할 수 있는 위생해충으로 가장 옳은 것은?

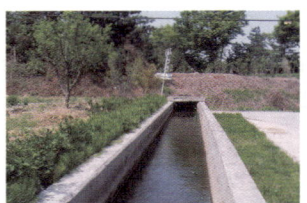

① 모기
② 파리
③ 독나방
④ 진드기
⑤ 흡혈노린재

39 [2019 기출유사]

다음 사진은 어떤 해충의 방제를 위해 미리 관리해야 하는 것들인가?

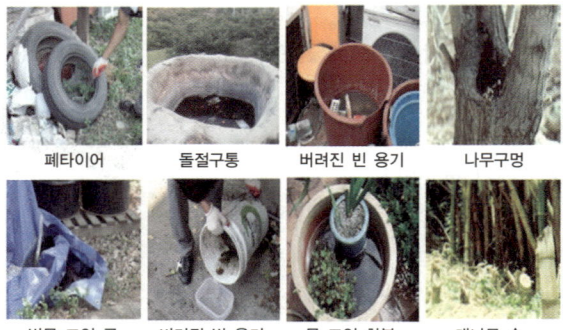

폐타이어 돌절구통 버려진 빈 용기 나무구멍
빗물 고인 곳 버려진 빈 용기 물 고인 화분 대나무 숲

① 등줄쥐
② 모기유충
③ 작은소참진드기
④ 이질바퀴
⑤ 체체파리

🔒 37 ③ 38 ① 39 ②

3 파리

(1) 파리의 생태

① 완전변태 : 알 → 유충(구더기) → 번데기 → 성충
② 탈피횟수 : 2회
③ 유충기간 : 3~4일에서 10여 일(평균 6~7일)
④ 먹이습성 : 음식물, 배설물, 분비물 섭취
⑤ 반고체성 먹이 섭취 시 소낭의 내용물을 토하는 습성 있음
⑥ 발톱 사이의 욕반 → 액상 점착물질(섬모) → 질병의 기계적 전파
⑦ 순판의 내부에 의기관(pseudo trachea) : 30개의 작은 관상의 홈으로 먹이를 식도로 운반하는 통로역할을 함 기출
⑧ 유충은 전형적인 구더기형

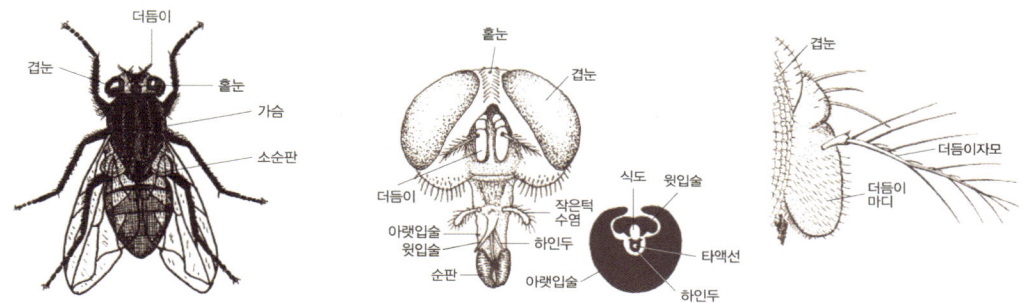

[그림 114] 파리의 외부형태 기출   [그림 115] 파리의 머리 부분 기출

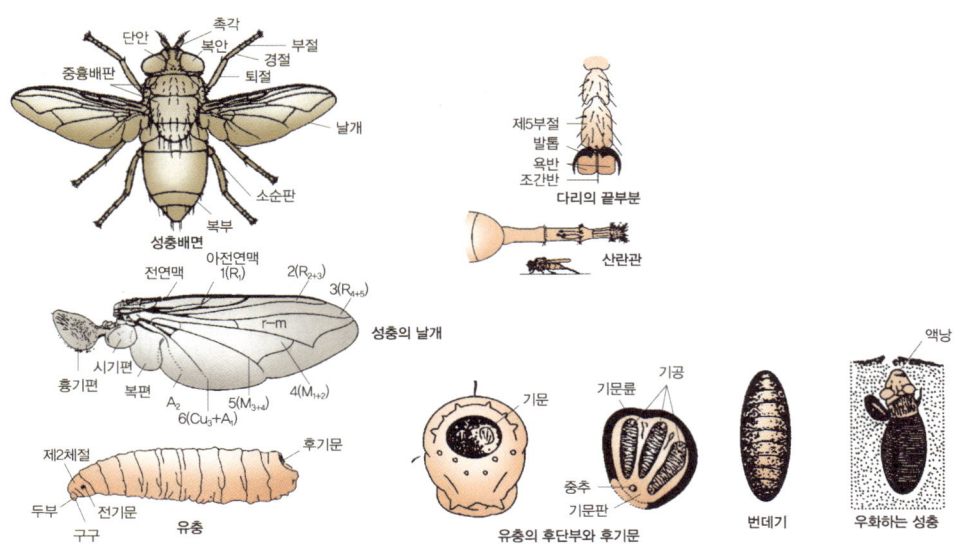

[그림 116] 파리의 생태

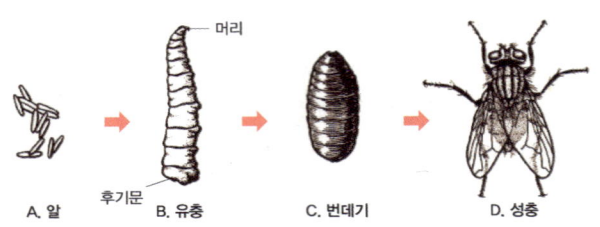

[그림 117] 파리의 생활사별 형태

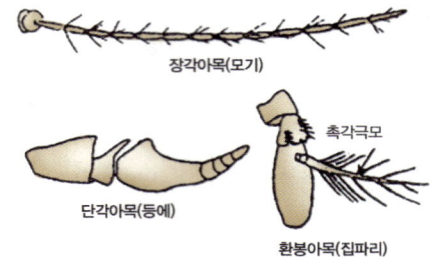

[그림 118] 파리목의 촉각

⑨ 파리목(쌍시목)의 아목별 구분 기출

구분	장각아목	단각아목	환봉아목
촉각	길고 다수절	짧고, 기부 3절만 발달, 대형	짧고 3절로 구성, 제1·2절은 짧고 제3절은 촉각극모
촉수	4~5절	2절	1절
분류	모기과, 나방파리과, 먹파리과, 등에모기과, 깔따구과	등에과, 노랑등에과	파리과, 검정파리과, 체체파리과, 쉬파리과

(2) **집파리**

① 두부 : 난형, 복안 1쌍, 단안 3개, 촉각 1쌍(촉각극모 발달), 구부로 구성
② 흉부 : 중흉배판에 4개의 흑색 종선
③ 시맥 : 제4종맥이 심하게 굴곡되어 제3종맥과 근접
④ 유충 : 10~14mm, 백색, 전기문의 형태는 사람 손모양
⑤ 매개질병 : 장티푸스, 소아마비, 적리매개 등 기계적 전파
⑥ 스펀지형 구기(순판과 전구치의 4가지 타입) : 흡수형, 컵형, 긁는형, 직접섭취형 기출
　㉠ 흡수형 : 밀크, 시럽, 농 등 엷은 막으로 순판의 의기관 면으로 액체 흡수
　㉡ 컵형 : 흡수형과 같으나 순판의 모양이 컵 모양으로 의기관을 통해 흡입(액체가 약간 두꺼운 박을 가질 때)
　㉢ 긁는형 : 치즈, 혈액응고물, 치유되기 시작하는 상처부위, 단단하거나 건조한 물질을 전구치로 긁고, 타액을 분비해서 액상화한 후 흡수형으로 섭취
　㉣ 직접섭취형 : 배설물, 침 등 반고체를 섭취 시, 의기관이나 전구치 도움 없이 상순과 하인두로 직접 섭취

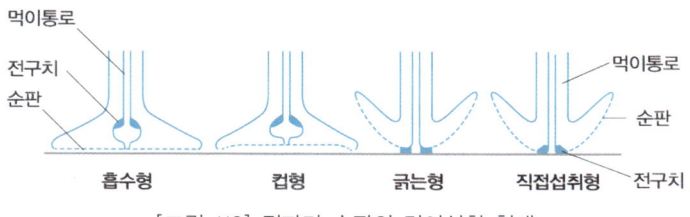

[그림 119] 집파리 순판의 먹이섭취 형태

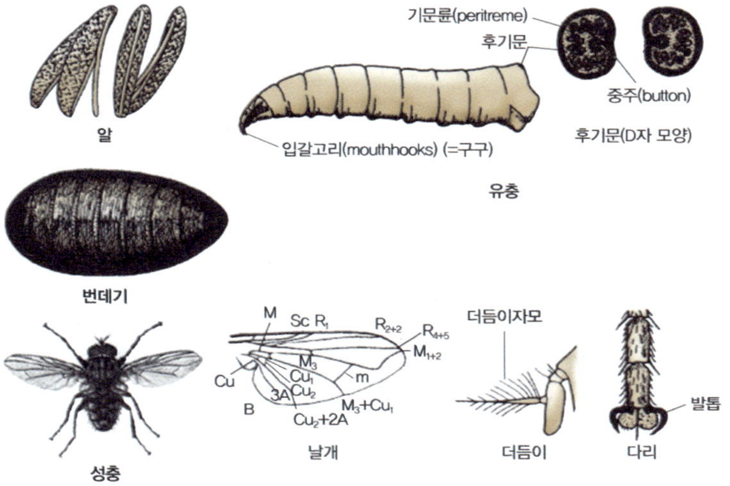

[그림 120] 성장단계별 집파리과의 외부형태

⑦ 전기문(前氣門)은 손바닥 모양(장상)이며, 후기문(後氣門)은 두꺼운 기문륜(氣門輪)이 완전히 주위를 감싸고 있으며, 기공은 3쌍이고 심하게 굴곡된 형태의 중주(中珠)도 뚜렷하게 보임

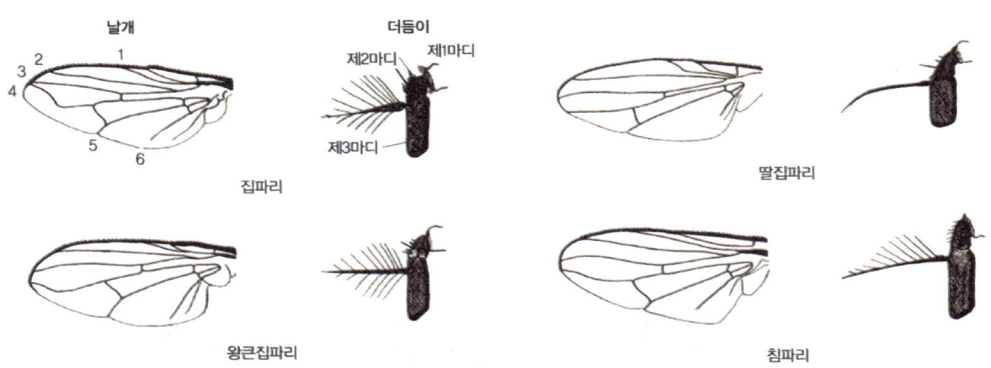

[그림 121] 집파리아과의 날개와 더듬이 형태

(3) 아기집파리(딸집파리)

① 알 : 매회 50~100개의 알을 낳고, 알은 1일 후 부화하여 유충으로 됨
② 유충 : 발육 7일 이후 번데기, 각 체절에 극모가 분지된 육질돌기 생성 `기출`
③ 성충 : 약간 소형(6~7mm), 촉각은 촉각극모, 단모형
 ㉠ 흉부 : 순판에 흑색 종선이 3개
 ㉡ 시맥 : 제4종맥은 굴곡되지 않고 제3종맥과 떨어진 위치에서 끝남
④ 생활사
 ㉠ 총생활사 : 1개월
 ㉡ 서식장소 : 사람, 소, 말, 돼지 등의 배설물

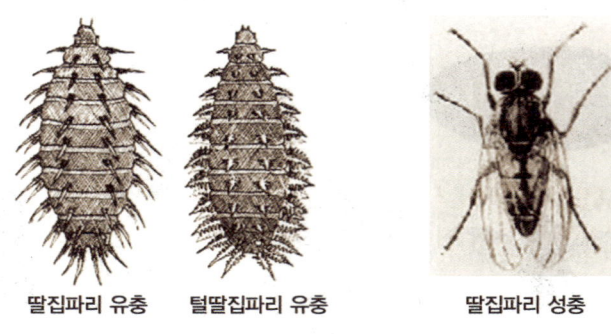

[그림 122] 딸집파리와 털딸집파리의 유충과 성충

(4) 왕큰집파리

① 알 : 150~200개 산란하고 1~2일 부화
② 유충 : 집파리와 유사하나 특이한 후기문 형태로 구분[후기문은 원형이고 기문륜(peritreme)은 각질화되었고 중주(button)가 없음]
③ 성충
 ㉠ 흉부에 흑색 종선이 4개
 ㉡ 시맥 중 제4종맥이 약간 굴곡
④ 생활사의 총기간 : 1개월

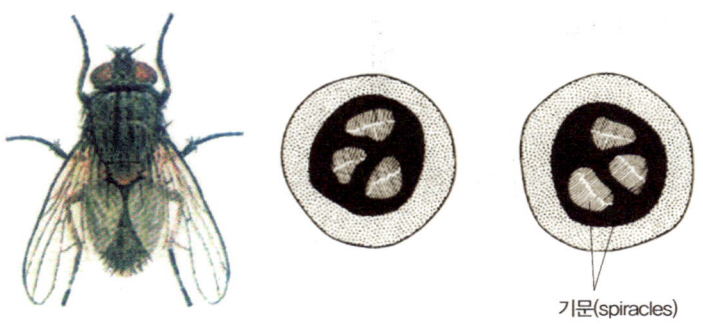

[그림 123] 왕큰집파리와 유충의 후기문

(5) 침파리 기출

① 가축성 흡혈 또는 사람도 공격
② 두부 : 가늘고 긴 구문으로 전방에 돌출
③ 흉부 : 흑회색의 4개 흑색 종선
④ 성충
    ㉠ 암수 모두 흡혈, 암컷은 일생에 1회 교미
    ㉡ 수명 : 3~4주

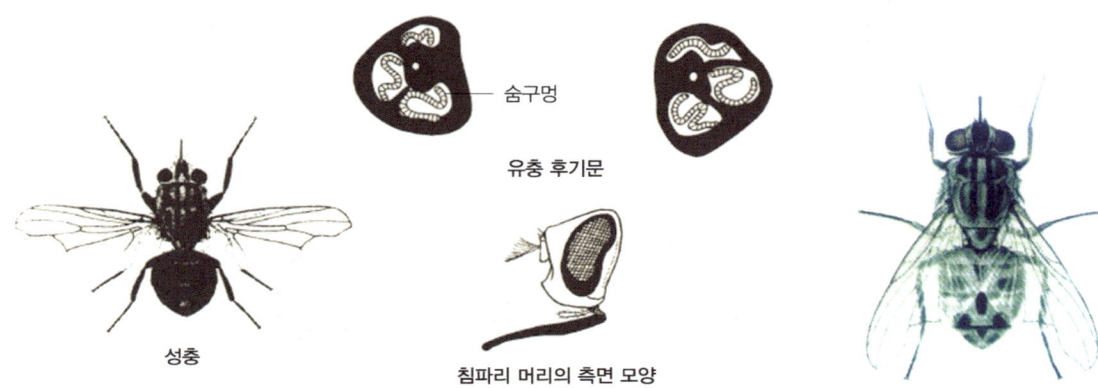

[그림 124] 침파리(Stomoxys calcitrans)

⑤ 후기문은 소형이고 대체로 원형인데 2개가 서로 떨어져 있다. 기문판은 검은색이고 기문륜은 불분명하다. 3개의 기공은 S자형이고 빈약하게 발달된 중주는 기문판의 중앙에 위치한다.

(6) 체체파리과 체체파리속 기출

① 중형의 황갈색, 흑갈색, 6~15mm, 날개는 복부보다 한참 길다.
② 두부 : 흡혈성, 전방으로 길게 돌출, 상순, 하인두, 하순과 긴 1쌍의 촉수로 구성
   • 촉각 : 촉각극모(위쪽으로만 분리된 털을 가짐)
③ 흉부 : 순판에 흑색의 종선, 특유의 시맥을 가짐
④ 1개의 알이 자궁에서 부화
⑤ 성충 수명 : 평균 2~3개월
⑥ 암수 모두 척추동물을 흡혈하고 강하지 않은 숙주 선택성
⑦ 매개질병 : 아프리카수면병 매개 기출

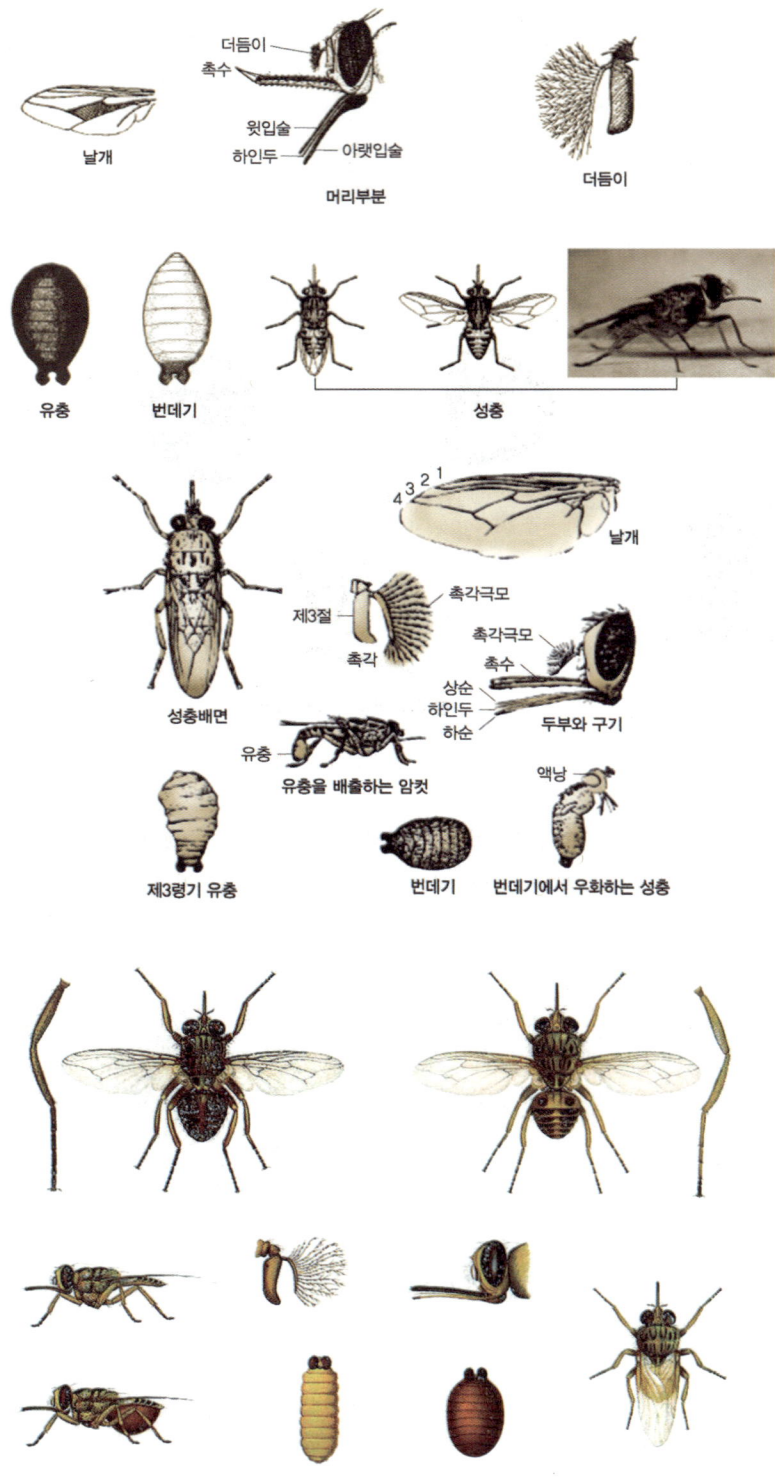

[그림 125-1, 2, 3] 체체파리의 형태

(7) 검정파리과
  ① 생태
    ㉠ 성충 : 금속광택성인 녹색, 청록색 및 동록색의 파리로 흉배판의 강모가 잘 발달
    ㉡ 유충 : 전형적인 구더기로 돌기가 전혀 없음
  ② 종류
    ㉠ 띠금파리속
      ⓐ 금속성 녹색, 청록색, 자청색을 한 중형 크기의 파리 기출
      ⓑ 유충의 후기문에 중주가 없고 기공이 바나나형
      ⓒ 베지니아띠금파리 : 사람과 동물의 생조직에서만 기생(승저증)
    ㉡ 금파리속
      ⓐ 알 : 사람의 궤양, 상처 난 피부에 일시에 수천 개의 알 산란
      ⓑ 유충 : 전형적인 구더기
      ⓒ 성충 : 금속광택성인 녹색, 청록색, 동록색의 파리
    ㉢ 검정파리속
      ⓐ 세계적으로 분포하는 청색파리
      ⓑ 유충 : 동물의 시체에서 서식(구더기증 유발)
      ⓒ 성충 : 비교적 대형, 흉배판의 강모발달, 기편에 많은 털

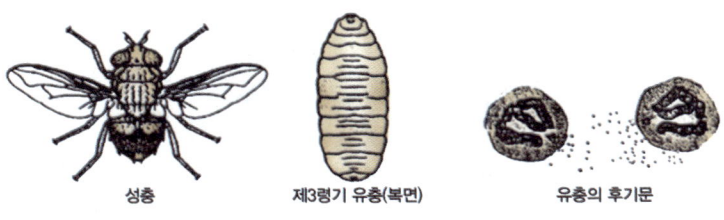

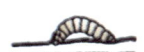 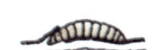 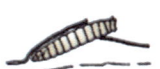 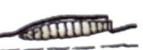

성충   제3령기 유충(복면)   유충의 후기문

제1령기 유충이 사람의 피부를 뚫고 기생하는 방법

[그림 126] 검정파리과와 승저증

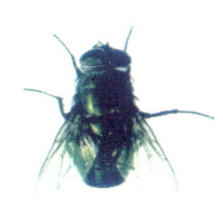 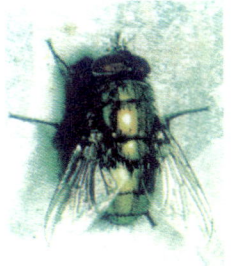

[그림 127] 금파리속

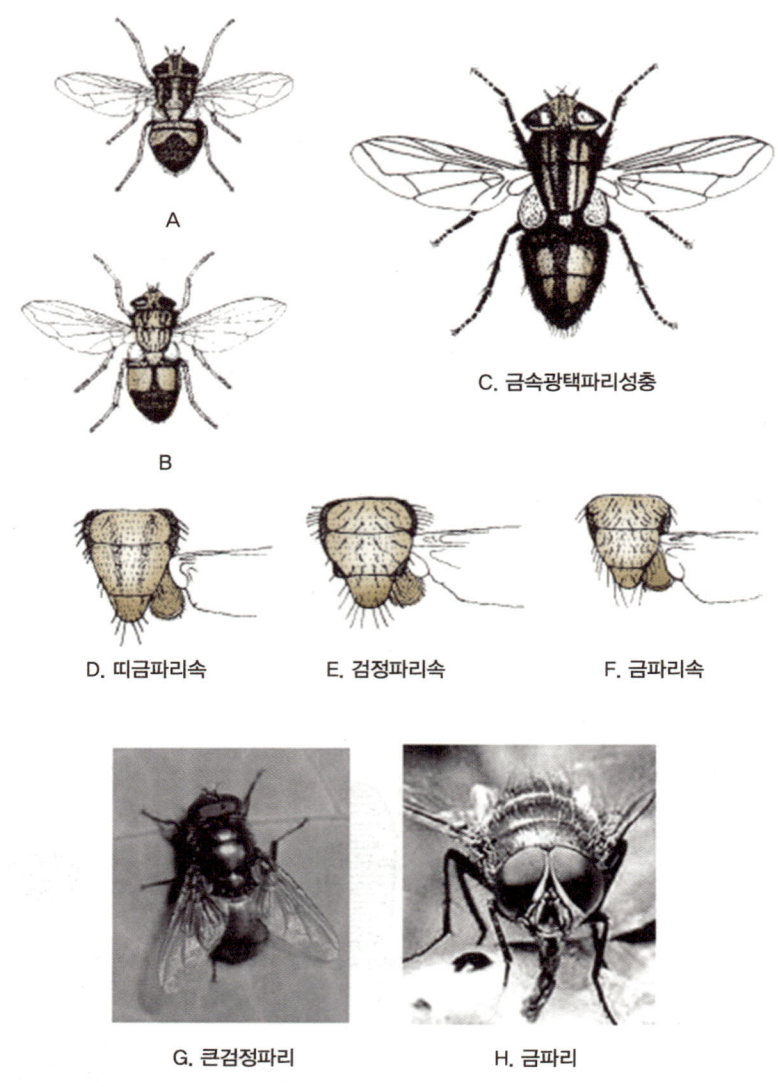

[그림 128] 검정파리과의 종류 및 흉부배면

(8) 쉬파리과

① 보통 6~11mm로 중형 내지 대형의 회색 파리
② 자충 : 모두 유생생식
③ 유충 : 동물의 시체나 배설물에서 자라며, 구더기증 유발, 후기문이 꼬리마디 깊숙이 파묻혀 있음
④ 성충 : 3개의 흑색 종대, 복부에는 바둑판 모양의 무늬

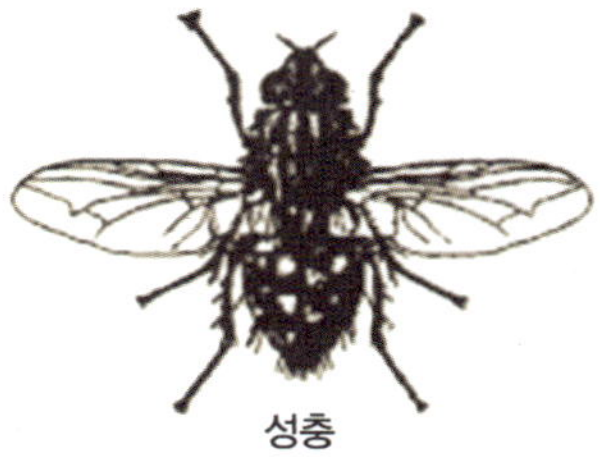

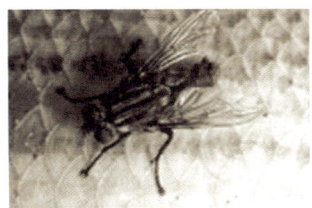
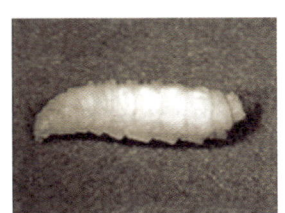

[그림 129-1, 2] 쉬파리의 형태

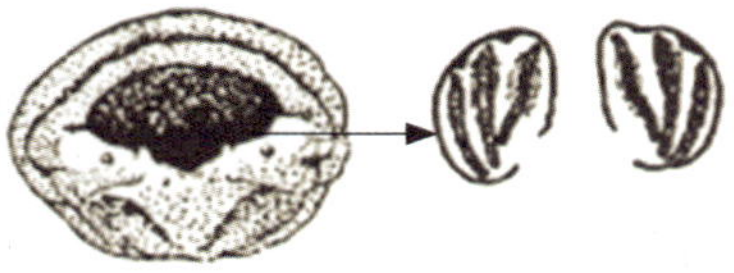

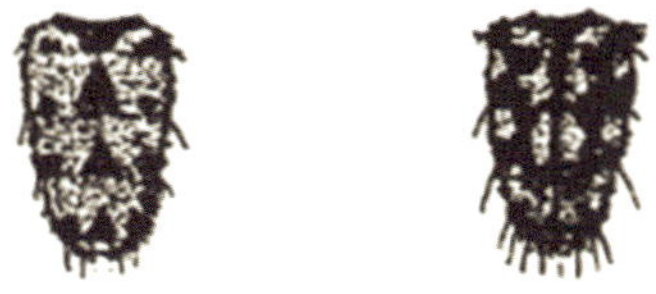

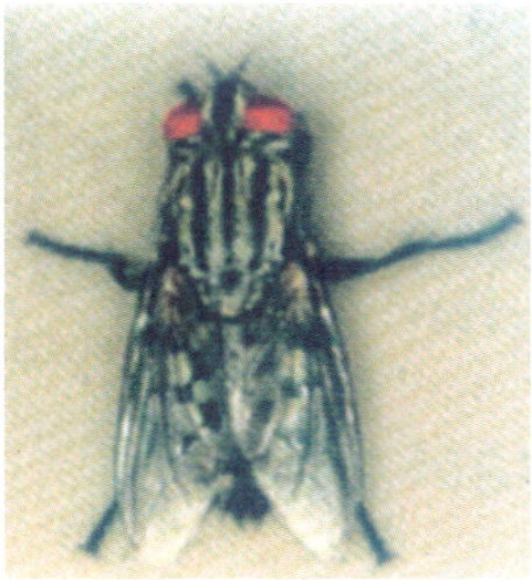

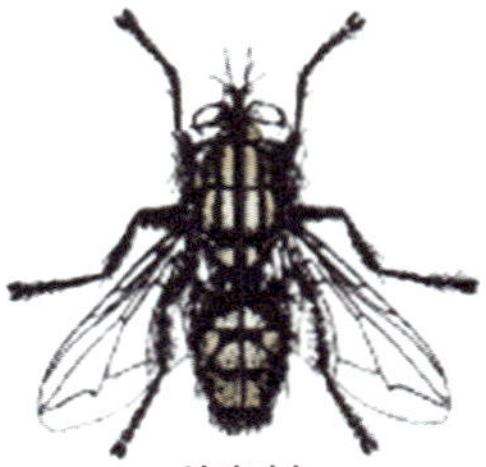

(9) **나방파리과** 기출
① 몸체와 날개에 잔털이 많아 크기는 1.5~5mm
② 알 : 30~100개/회, 물기가 없는 배수관 라인의 젤라틴막의 표면에 산란
③ 성충
　㉠ 호흡기 천식을 유발, 배수, 여과, 하수구 서식
　㉡ 종류에 따라 노란색, 회갈색, 검정색의 색
　㉢ 성충의 수명 : 약 2주
　㉣ 개체번식 장소 : 대개 하수구

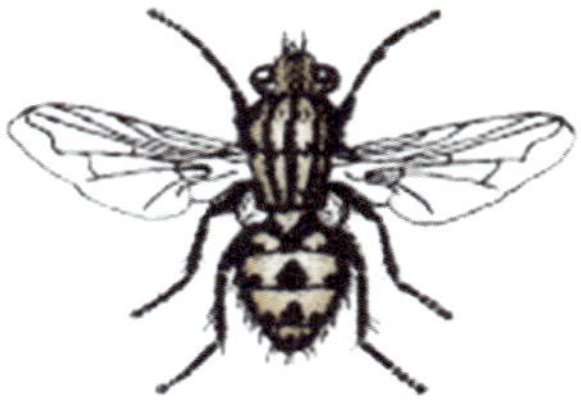

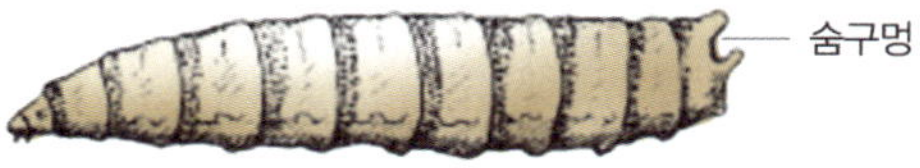

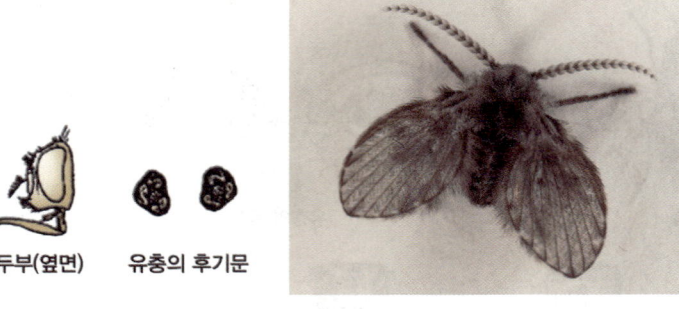

두부(옆면) 유충의 후기문

[그림 130] 나방파리

(10) **파리의 구제** 기출
① 물리적 방법
- 가장 이상적인 방법 : 환경위생(발생원과 서식처 제거), 파리통, 트랩, 끈끈이줄
② 화학적 방법
  ㉠ 유충구제 : 발생원 표면에 유제, 수화제, 분제살포(40cc/m^2)
  ㉡ 성충구제 : 잔류분무(천장, 벽), 에어로졸(옥내), 가열연무기, ULV(옥외)
    - 다이아지논(diazinon), 펜티온(fenthion), 나레드(naled)
  ㉢ 생물학적 방법 : 천적[기생벌, Hister종(딱정벌레), 풍뎅이]

4 이

(1) **생태** 기출
① 엄격한 숙주 선택성으로 일생 동안 동물, 조류 등 숙주의 몸에서 기생(흡혈성 외부 기생충) 기출
② 암수 흡혈, 흡혈성 구기
③ 날개가 없고, 불완전변태(알 → 자충 → 성충), 탈피횟수(3회)
④ 성충의 수명 : 약 30일
⑤ 최적 생육온도 : 30℃

(2) **종류**
① 날개이목(새털이목) : 닭날개이, 조류이
  - 저작형 구기, 조류나 포유동물에 기생
② 이목 : 몸이, 머릿니, 사면발이(음부이, 게이, crab lice)
  ㉠ 흡혈성 외부 기생충으로 포유류만 기생
  ㉡ 사면발이 : 대부분 성행위 시 전파, 음부털에 고정, 흡혈기생 기출

③ 이의 특성별 분류

구분	몸이	머릿니	사면발이 기출	날개이목
크기	3.2~3.8mm	2.8~3.2mm	1.3~1.5mm	1.3~1.5mm
기생형태	남성, 노년층	여성, 어린이	음부 털	조류의 털
모양	상하납작형, 회색	상하납작형, 검은색	게모양, 회색	상하 길고 납작형, 회색

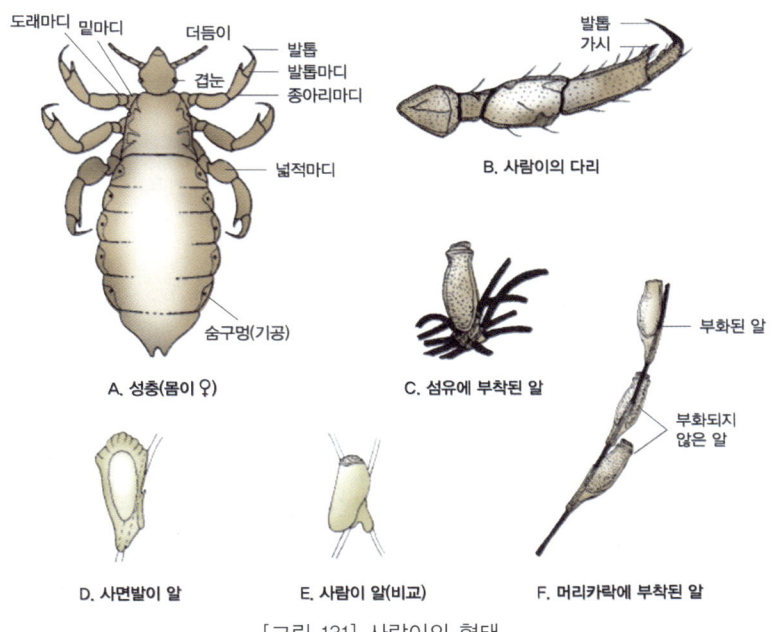

[그림 131] 사람이의 형태

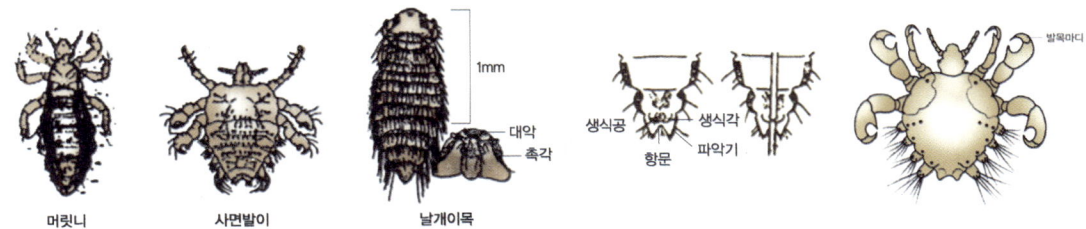

[그림 132] 이의 종류와 복부   [그림 133] 사면발이 기출

(3) **매개질병** : 발진티푸스, 참호열, 재귀열(주로 겨울철에 발생) 기출

(4) **이의 구제**

① 집단처리 : 환경위생(세탁 및 목욕)
② 몸이 구제 : DDT 분제 10%, γ-HCH 분제 1%, 말라티온(malathion) 분제 1% 기출
③ 머릿니, 사면발이 구제 : 기피제(벤질벤조에이트, benzyl benzoate 유제 25%)

5 빈대

(1) **빈대의 생태** 기출
① 불완전변태 : 알 → 자충 → 성충
② 탈피횟수 : 5회
③ 성충 : 약 6mm 내외의 편평한 난형으로 진한 갈색
④ 두부 : 1쌍의 복안, 4절의 촉각
⑤ 제4복판에 홈이 있고 그 속에 베레제기관(정자를 일시적으로 보관하는 장소)이 있다.
⑥ 군거성, 야간 흡혈성, 암수 모두 흡혈 기출
⑦ 발육 최저기온 : 13°C(이하일 경우 발육 정지) 기출

(2) **피해**
① 자교에 의한 알레르기 피부반응, 피부감염
② 수면부족, 빈혈, 악취, 질병은 매개하지 않음

(3) **구제**
훈증법, 잔류분무법 - 효과적(40cc/m²)

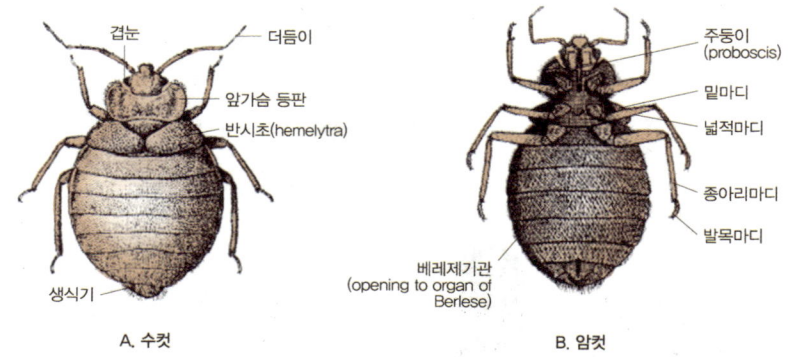

[그림 134] 빈대의 성충

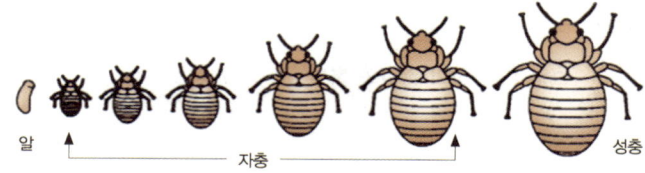

[그림 135] 빈대의 생활사

6 트리아토민노린재(흡혈노린재)

(1) **형태**
① 불완전변태
② 자충 : 5회 탈피

(2) **생활사 및 습성**
① 자충시기에 흡혈해야 탈피
② 암수 모두 흡혈

(3) **피해** : 아메리카수면병(샤가스병) 기출
샤가스병 감염은 노린재의 흡혈이 아니라 배설물에서 나온 병원체가 손상된 피부를 통해 침입하여 감염

(4) **구제**
환경개선, 잔류분무 γ-HCH

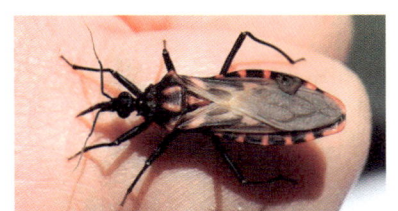 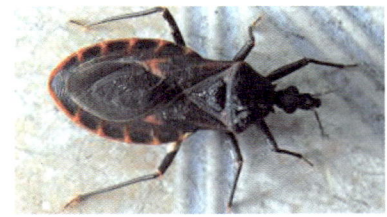

[그림 136] 트리아토민노린재

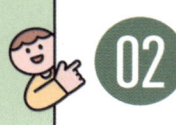

02 끝판왕! 적중예상문제

3 파리 / **4** 이 / **5** 빈대 / **6** 트리아토민노린재

적중예상문제 해설

01
이 매개질병 : 발진티푸스, 참호열, 재귀열
(주로 겨울철에 발생)

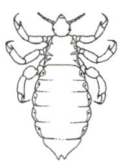

02
가 : 집파리, 나 : 체체파리, 다 : 침파리,
라 : 쉬파리

03
욕반의 기능
• 부절 끝에 병원균을 부착시켜 질병의 기계적 전파 가능한 매개체 역할
• 욕반은 끈적한 섬모를 이용해 매끄러운 표면을 걸을 때 유리

---

01 [1회독] [2회독] [3회독] [2023 기출유사]

다음 사진의 위생곤충이 매개하는 질병은?

① 페스트
② 발진열
③ 사상충증
④ 발진티푸스
⑤ 쯔쯔가무시증

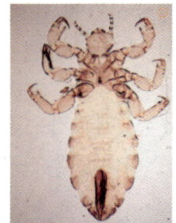

02 [1회독] [2회독] [3회독] [2015 기출유사]

다음의 해충들 중 집파리는 어느 것인가?

① 가
② 나
③ 다
④ 라
⑤ 나, 라

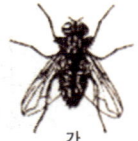 가   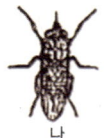 나
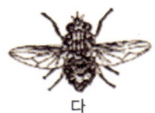 다   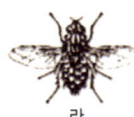 라

03 [1회독] [2회독] [3회독] [2017 기출유사]

파리의 부절에 있는 욕반의 기능으로 가장 옳은 것은?

가. 병원균의 기계적 전파기능
나. 날개의 도약기능
다. 매끄러운 표면을 걸을 때 이용
라. 날개의 비상보조기능

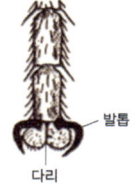
발톱
다리

① 가, 나, 다   ② 가, 나
③ 가, 다   ④ 나, 라
⑤ 가, 나, 다, 라

🔒 01 ④ 02 ① 03 ③

04 2019 기출유사

다음 파리의 종류와 매개질병으로 옳은 것은?

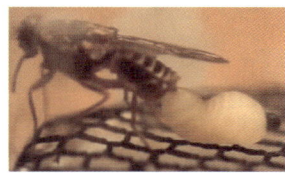

① 검정파리 - 승저증
② 쉬파리 - 적리
③ 집파리 - 장티푸스
④ 체체파리 - 아프리카수면병
⑤ 침파리 - 흡혈

05 2013 기출유사

유충이 포유동물의 피부 안에서 기생하는 승저증(구더기증)을 매개하는 것은?

① 띠금파리
② 체체파리
③ 침파리
④ 쉬파리
⑤ 왕집파리

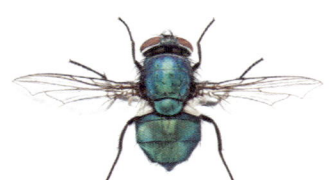

06 2019 기출유사

다음 중 자궁에서 부화하며 아프리카수면병을 일으키는 파리는?

① 집파리
② 침파리
③ 체체파리
④ 쉬파리
⑤ 왕집파리

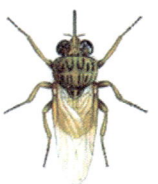

07 2016 기출유사

다음의 파리의 흉부배면 중 쉬파리속의 흉부배면에 해당하는 것은?

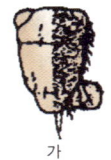 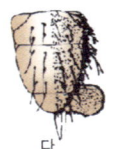 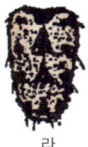
가   나   다   라

① 가
② 나
③ 다
④ 라
⑤ 가, 나, 다

적중예상문제 해설

04
체체파리
아프리카수면병 매개, 알을 자궁에서 부화시킴

05
검정파리과 : 띠금파리(승저증)

06
체체파리 : 아프리카수면병 매개, 자궁에서 부화

07
가 : 띠금파리속, 나 : 금파리속,
다 : 검정파리속, 라 : 쉬파리속

🔒 04 ④ 05 ① 06 ③ 07 ④

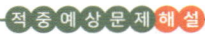

08
침파리
동물흡혈, 흉부에 4개의 흑색종선, 수명은 3~4주

09
쉬파리과
자충이 모두 유생생식(난태성), 중흉배판에 3개 흑색 종대, 복부에 바둑판 모양 무늬

10
파리의 두부
난형이며 1쌍의 복안과 3개의 단안, 1쌍의 촉각, 구기로 구성

11
가 : 집파리, 나 : 체체파리,
다 : 침파리, 라 : 쉬파리

---

08 1회독 2회독 3회독 2018 기출유사

동물흡혈을 하는 파리로 다음 사진의 파리 종은?

① 왕큰집파리
② 체체파리
③ 금파리
④ 작은집파리
⑤ 침파리

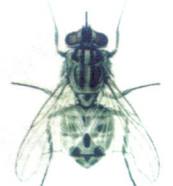

09 1회독 2회독 3회독 2013 기출유사

다음은 자충을 낳는 난태성으로 유생생식을 하는 파리이다. 어떤 종류의 파리인가?

① 집파리
② 쉬파리
③ 금파리
④ 침파리
⑤ 왕집파리

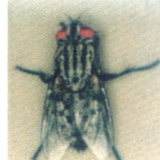

10 1회독 2회독 3회독 2019 기출유사

다음 그림은 어떤 곤충의 두부인가?

① 집파리
② 모래파리
③ 등에모기
④ 깔따구
⑤ 체체파리

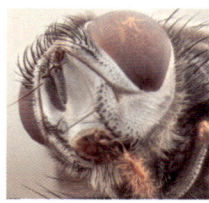

11 1회독 2회독 3회독 2018 기출유사

다음 중 아프리카수면병을 매개하는 파리의 종류로 맞는 것은?

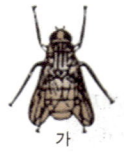 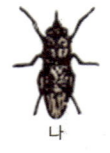 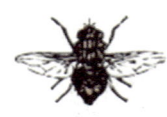 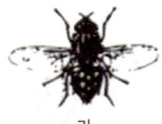
가　　　　나　　　　다　　　　라

① 가
② 나
③ 다
④ 라
⑤ 가, 라

08 ⑤　09 ②　10 ①　11 ②

12 [2017 · 2015 기출유사]
다음 그림은 어떤 곤충의 유충이다. 보기 중 가장 옳은 것은?

① 집파리
② 아기집파리
③ 체체파리
④ 금파리
⑤ 모래파리

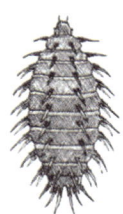

12
딸집파리(아기집파리) 유충은 각 체절에 극모가 분지된 육질돌기가 있다.

13 [2024 · 2019 · 2015 기출유사]
다음 사진은 흡혈성 외부 기생충으로 알려진 해충으로 보기 중 사람을 숙주로 삼아 기생하는 것은?

① 참닭털이
② 머릿니
③ 닭털이
④ 조류이
⑤ 게이

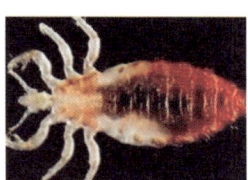

13
이
흡혈성 외부 기생충, 사람이(몸이, 머릿니), 사면발이(음부이, 게이), 닭털이, 참닭털이 등

14 [2022 기출유사]
흡혈 및 기생은 물론 사람에게 2차적 세균 감염을 일으키는 사진의 위생곤충은?

① 머릿니
② 빈대
③ 열대쥐벼룩
④ 털진드기
⑤ 사면발이

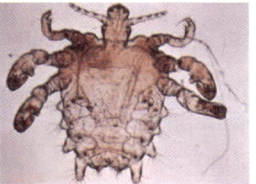

14
사면발이
대부분 성행위 시 전파, 음부털에 고정, 흡혈기생하며 2차적인 세균감염을 초래할 수 있다.

15 [2016 기출유사]
다음 그림의 이의 종류로 옳은 것은?

① 털날개이
② 머릿니
③ 사면발이
④ 닭날개이
⑤ 몸이

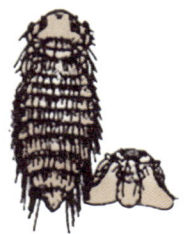

15
닭날개이
- 날개이목, 저작형 구기
- 조류에 기생, 소수 포유동물에 기생
- 숙주동물의 피부, 죽은 표피, 깃털조각, 피부의 분비물 등 섭취한다.

12 ② 13 ② 14 ⑤ 15 ④

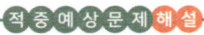

16
이의 습성
엄격한 숙주 선택성, 몸이(몸), 머릿니(머리), 사면발이(음부)에 기생

17
이는 숙주 선택성이 철저하다.

18
사면발이(음부이)
성행위에 의한 전파, 포유동물의 음부에 기생하는 숙주 선택성

19
이의 매개질병 : 발진티푸스, 참호열, 재귀열

---

16 2014 기출유사
다음 곤충의 습성 중 맞는 것은?
① 군서성
② 가주성
③ 잡식성
④ 다식성
⑤ 엄격한 숙주 선택성

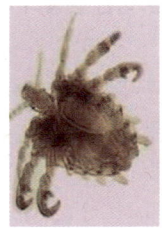

17 2018 기출유사
다음 곤충의 생태 설명 중 맞는 것은?

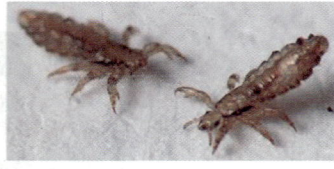

① 엄격한 숙주 선택성   ② 암컷만 흡혈
③ 완전변태   ④ 스펀지형 구기
⑤ 숙주의 몸 속에서 기생

18 2015 기출유사
다음 곤충의 숙주 선택성으로 맞는 것은?
① 장년층 몸
② 어린이 머리털
③ 음부의 털
④ 조류의 털
⑤ 여성의 머리털

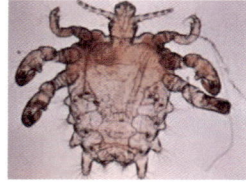

19 2013 기출유사
다음 곤충의 매개질병으로 맞는 것은?
① 양충병
② 장티푸스
③ 발진티푸스
④ 발진열
⑤ 유행성출혈열

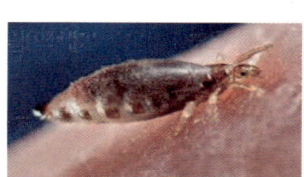

16 ⑤   17 ①   18 ③   19 ③

20 1회독 2회독 3회독 2018 기출유사
다음 곤충의 숙주 선택성으로 맞는 것은?

① 등줄쥐
② 여성 머리털
③ 음부의 털
④ 조류의 털
⑤ 동물의 털

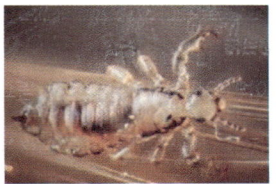

20
머릿니 : 여성, 어린이의 머리털에 기생한다.

21 1회독 2회독 3회독 2020 기출유사
다음 그림과 같은 위생해충으로 인한 구체적인 피해는 어떤 것이 있는가?

① 인체 기생
② 기계적 외상
③ 기생충의 중간숙주
④ 병원체의 기계적 전파
⑤ 병원체의 생물학적 전파

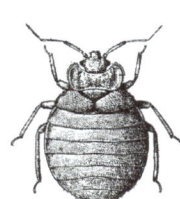

21
빈대(Cimex lectularius)
• 분류 : 노린재목 빈대과
• 생활사 및 습성
  – 불완전변태, 야간 활동성, 군서성
  – 집안, 새 둥지, 박쥐 동굴, 집에서 기르는 가축들의 몸에 서식
• 피해내용 : 질병은 매개하지 않으나 흡혈, 알레르기, 수면부족, 빈혈

22 1회독 2회독 3회독 2022 기출유사
해충의 알(egg)과 부화 중인 사진으로 그 성충은 다음 중 어느 것인가?

① 독일바퀴
② 사면발이
③ 쥐벼룩
④ 빈대
⑤ 옴 진드기

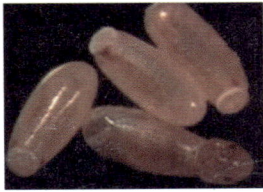

22
빈대 알의 형태는 아래와 같이 약 6mm 내외의 길쭉한 쌀알 모양이다.

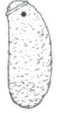

23 1회독 2회독 3회독 2018 기출유사
다음 그림 중 빈대의 정자를 일시 보관하는 장소로 맞는 것은?

① 가
② 나
③ 다
④ 라
⑤ 가, 나, 다, 라

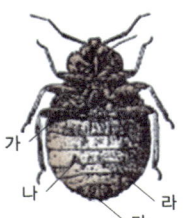

23
빈대의 제4복판에 각질로 된 홈이 있고 그 속에 베레제기관(정자를 일시적으로 보관하는 장소)이 있으며 "나"이다.

🔒 20 ② 21 ② 22 ④ 23 ②

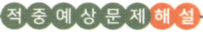

적중예상문제 해설

24
빈대 알의 형태는 약 6mm 내외의 길죽한 쌀알 모양이다.

25
트리아토민노린재
아메리카수면병(샤가스병), 불완전변태, 자충에서 5회 탈피

26
빈대는 자교에 의한 직접적인 피해(가려움, 알러지, 수면 부족)가 있으며, 감염병은 매개하지 않는다.

27
침파리
- 가축성 흡혈 또는 사람도 공격
- **두부** : 가늘고 긴 구문으로 전방에 돌출
- **흉부** : 흑회색의 4개 흑색 종선
- **성충**
  - 암수 모두 흡혈, 암컷은 일생에 1회 교미
  - 수명 : 3~4주

🔒 24 ④ 25 ② 26 ② 27 ③

---

24 1회독 2회독 3회독 2019 기출유사
침구에서 다음 사진과 같은 곤충의 알이 보였다면 사진상의 알과 부화 중인 곤충은 보기 중 어떤 것인가?

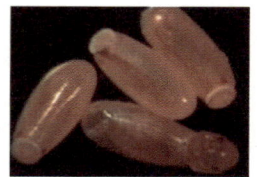

① 모기
② 벼룩
③ 바퀴
④ 빈대
⑤ 등에

25 1회독 2회독 3회독 2016 기출유사
다음 위생곤충의 종류와 전파 가능한 질병으로 맞는 것은?

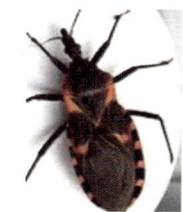

① 곱추파리 – 회선사상충
② 트리아토민노린재 – 샤가스병
③ 체체파리 – 아프리카수면병
④ 깔따구 – 적리
⑤ 빈대 – 사상충병

26 1회독 2회독 3회독 2020 · 2015 기출유사
다음 곤충의 병인작용으로 맞는 것은?

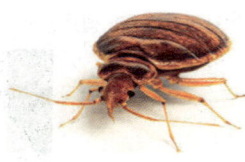

① 기계적인 전파로 질병을 매개한다.
② 자교에 의한 가려움증, 피부염 같은 직접피해로 감염병은 매개하지 않는다.
③ 발육증식형의 생물학적 전파를 한다.
④ 발진티푸스를 매개하는 곤충이다.
⑤ 증식형의 생물학적 전파로 질병을 매개한다.

27 1회독 2회독 3회독 2020 기출유사
다음 그림으로 알 수 있는 파리의 종류는?

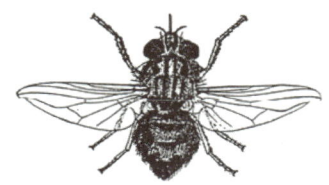

① 쉬파리
② 집파리
③ 침파리
④ 딸집파리
⑤ 큰집파리

28 [2020 기출유사]

다음 그림은 새털이목(Mallophaga)이다. 보기 중 설명으로 옳은 것은?

① 사람에도 기생한다.
② 숙주동물을 흡혈한다.
③ 숙주 선택성이 엄격하다.
④ 몸은 두흉부와 복부로 나뉜다.
⑤ 조류독감을 전파하는 매개체이다.

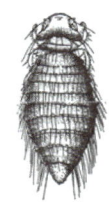

29 [2024·2021 기출유사]

다음의 사진과 같은 방법으로 발견할 수 있는 위생곤충은?

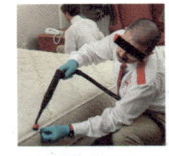 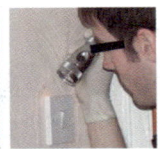 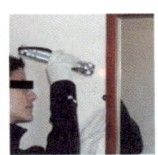
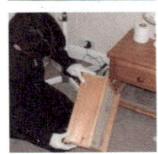 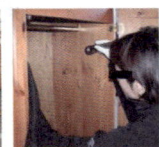 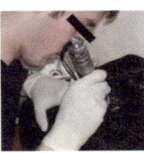

① 깔따구 ② 모기 ③ 빈대
④ 파리 ⑤ 등에

적중예상문제 해설

28

날개이목(새털이목)
닭날개이, 조류이, 저작형 구기, 조류나 포유동물에 기생, 숙주 선택성이 엄격함

29

빈대(Cimex lectularius): 노린재목 빈대과, 불완전변태, 야간 활동성, 군서성, 집안, 새 둥지, 박쥐 동굴, 집에서 기르는 가축들의 몸에 서식함, 질병은 매개하지 않으나 흡혈, 알레르기, 수면부족, 빈혈을 유발함

28 ③ 29 ③

7 벼룩(Flea)

(1) 생태

① 완전변태, 날개가 없는 은시목, 소형 곤충(1~8mm), 적갈색, 암갈색 체색
② 유충 : 2회 탈피(3령기 혹은 2령기)
③ 알 부화기간 : 1주일, 유충의 발육기간 : 약 2주일, 수명 : 6개월(1년 이상)
④ 구부의 소악기능 : 숙주의 털을 가로지르며, 이동이 용이
⑤ 촉수감각기관 : 제9복판에 작은 바늘꽂이 모양의 미절(진동과 CO_2 감지작용)
⑥ 분류 : 협즐치와 전흉즐치의 유무에 따라 분류 _{기출}
　㉠ 무즐치벼룩 : 사람벼룩, 모래벼룩, 닭벼룩, 열대벼룩
　㉡ 즐치벼룩 : 개벼룩과 고양이벼룩, 유럽쥐벼룩, 생쥐벼룩

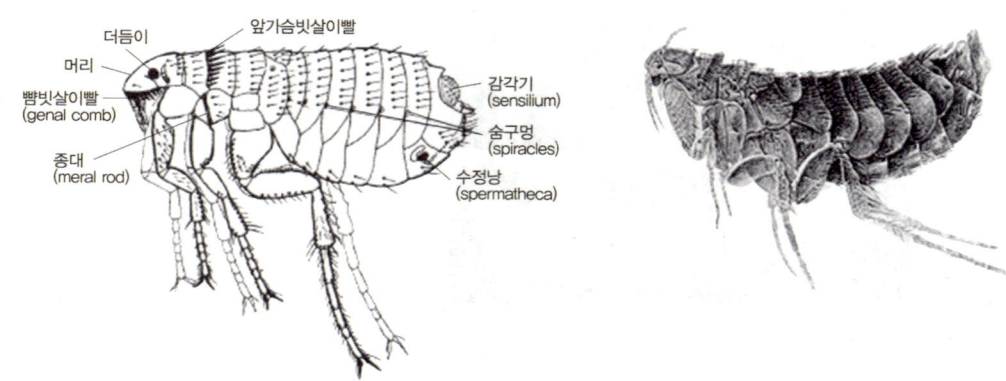

[그림 137] 벼룩의 성충

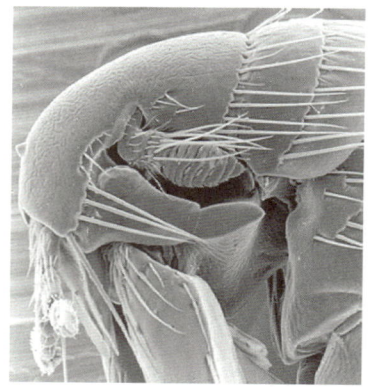

[그림 138] 벼룩의 협즐치(뺨빗살이빨)

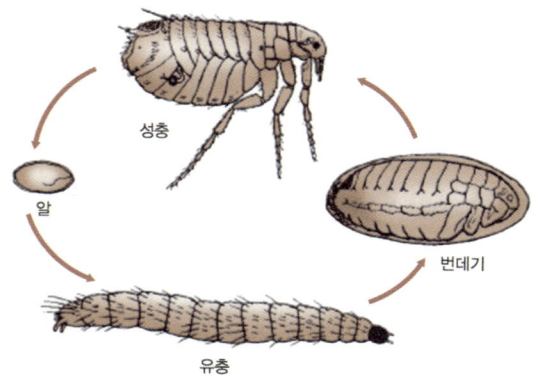

[그림 139] 벼룩의 생활사

(2) 종류

① 무즐치벼룩 기출

사람벼룩	• 주로 사람 흡혈 • 크기 : 2~4mm • 중흉측선이 없음, 흑사병 전파에 부분적 관여
모래벼룩	• 두부 : 잘 발달된 주둥이 • 암컷 : 일생 동안 숙주피부에 묻혀 지냄(2차적 감염) • 사람, 가축, 돼지 등에 기생
닭벼룩	• 다수의 극모를 가지며, 피부조직에 기생
열대벼룩	• 흑사병, 발진열 매개의 가장 중요한 종 • 중흉측선이 있음 • 주요 숙주 : 시궁쥐, 지붕쥐

[무즐치벼룩]

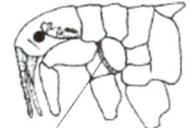
종대(meral rod)
A. 열대쥐벼룩(Xenopsylla)

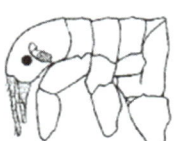
B. 사람벼룩(Pulex)

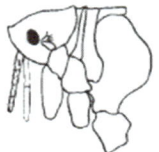
C. 모래벼룩(Tunga)

[즐치벼룩]

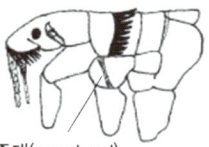
종대(meral rod)
D. 고양이벼룩(Ctenocephalides)

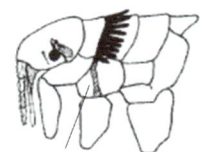
종대(meral rod)
E. 유럽쥐벼룩(Nosopsyllus)

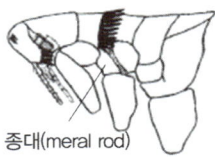
종대(meral rod)
F. 생쥐벼룩(Leptopsylla)

[그림 140] 벼룩의 종류

② 즐치벼룩 기출

개벼룩과 고양이벼룩	숙주 선택성이 없어 사람도 공격, 협즐치와 전흉즐치 발달 기출
유럽쥐벼룩	사람을 흡혈, 전흉즐치는 있으나 협즐치는 없음, 흑사병과 발진열 전파
생쥐벼룩	생쥐에 많이 발견, 전흉즐치와 협즐치 모두 있으나 협즐치는 후방으로 향하여 있음

(3) 벼룩 매개질병 기출
① 자교에 의한 직접 피해 : 사람벼룩, 개벼룩, 고양이벼룩 등
② 흑사병(페스트) : 유럽쥐벼룩, 열대쥐벼룩 등
③ 발진열 : 열대쥐벼룩, 유럽쥐벼룩, 개벼룩, 고양이벼룩 관여, 사람벼룩은 매개 안 함
④ 조충의 중간숙주 : 개조충

(4) 벼룩의 구제 기출
① 쥐구멍, 통로에 잔효성 살충제 분제 살포하여 벼룩 구제 후 쥐를 구제
② 옥내 : 주택 내 축사 주변에 잔효성 살충제의 유제, 수화제, 분제 잔류분무
③ 10% DDT, 4~5% malathion, 2% carbaryl, 1% tetramethrin

8 깔따구

① 파리목
② 모기와 비슷하나 구부가 퇴화됨, 날개, 몸 전체 비늘이 없어 쉽게 구별
③ 알 : 300~600개
④ 부화시간 : 1~2일
⑤ 오염수질에서도 생존함
⑥ 먹이를 섭취하지 않음
⑦ 야간 활동성, 강한 추광성 기출

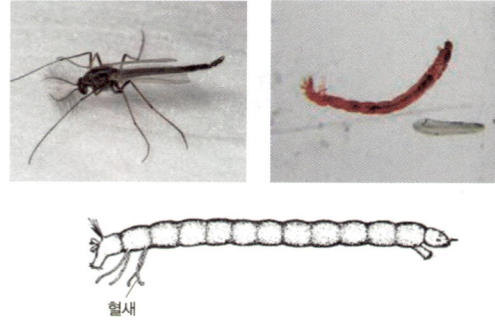

[그림 141] 깔따구와 유충

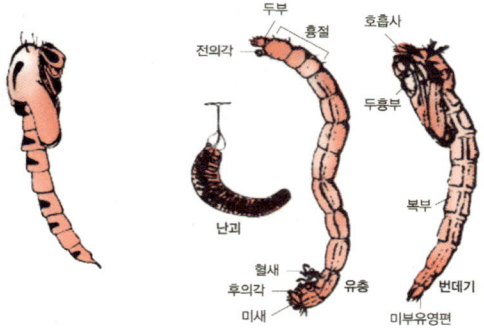

[그림 142] 깔따구의 번데기, 유충, 알집 기출

9 독나방

(1) 생태
① 인시목
② 촉각 : 익모상
③ 몸과 날개 : 황색 기출

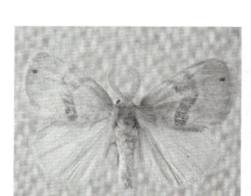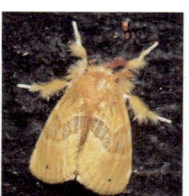

[그림 143] 독나방 성충

④ 전시 : 중앙에 자갈색 띠가 있음
⑤ 시정 근처에 2개의 암갈색 반점
⑥ 유충 : 13~15회 탈피
⑦ 독모 : 유충기에 발생(연 1회, 7월 중순~8월 상순)
⑧ 야간 활동성, 강한 추광성에 의해 전등 빛에 실내유인

(2) **피해** : 100μm의 독모에 의한 피부염, 고열, 통증, 전신증상 `기출`

(3) **구제** : 타사 및 압사 금지, 외부유인, 실내소등, 가열연막, 공간살포 `기출`

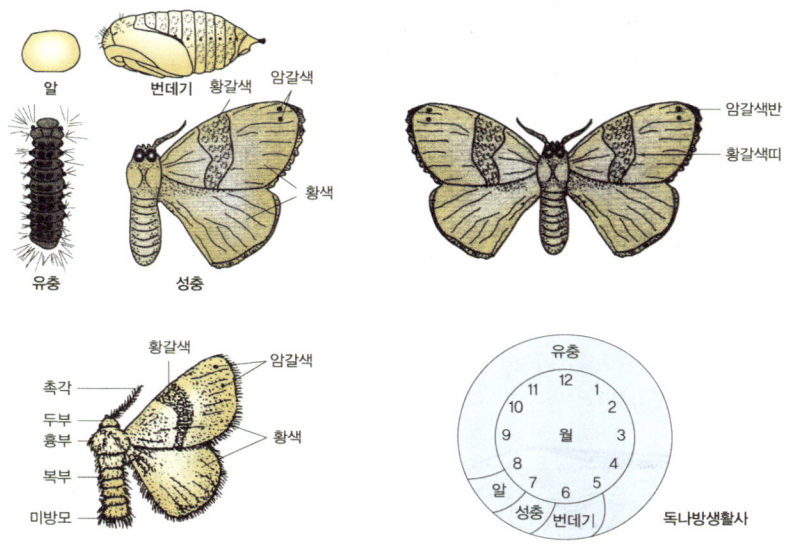

[그림 144] 독나방의 형태

> **참고** 차독나방과 흰독나방
>
> 1. 차독나방
>   - 성충, 유충, 고치, 알덩어리에 독침이 있어 피부에 닿으면 통증과 염증을 일으킨다.
>   - 성충은 야간에 불빛에 잘 날아들므로 이 해충이 많이 발생한 지역에서는 우화기에 특히 주의할 필요가 있다.
> 2. 흰독나방
>   - 산림보다는 평지에 식재된 조경수, 정원수, 과수에서 많이 발생하는 경향이 있다.
>   - 성충과 유충에는 독모가 있어 피부에 닿으면 염증을 일으킨다.

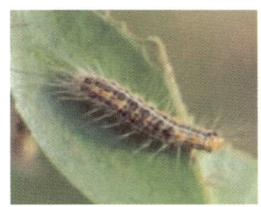
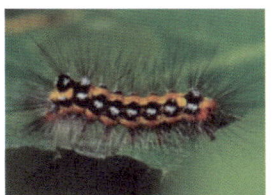

[그림 144-1] 차독나방 유충   [그림 144-2] 흰독나방 유충

⑩ 등에(Horse fly)

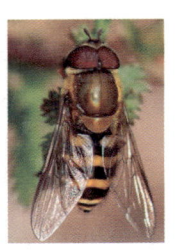

① 강하고 긴 구기, 사람 비흡혈, 동물 흡혈 습성, 파리목
② 주간 활동성, 중형 내지 대형의 곤충, 체색은 흑색, 갈색, 적갈색, 황색의 띠, 반점
③ 매개질병 : 튜라레미아, 로아사상충병, 수면병 기출

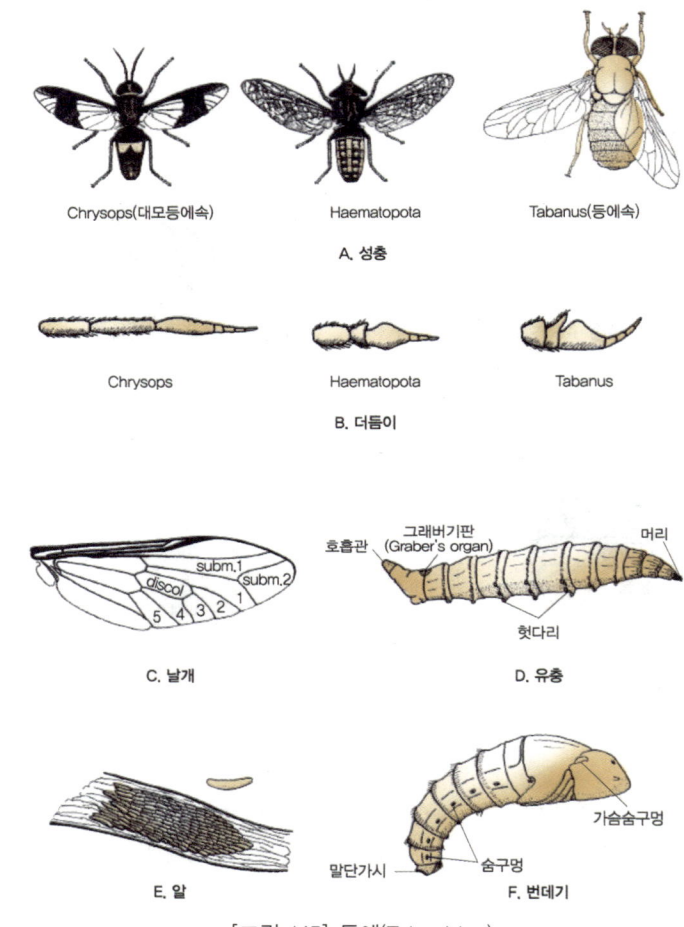

[그림 145] 등에(Tabanidae)

⑪ 등에모기

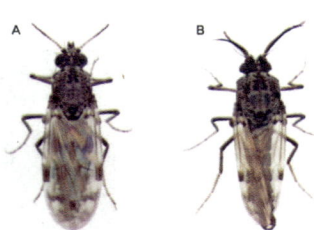

① 체장 : 2mm 이하의 미세한 곤충 기출
② 체색 : 흑색 또는 암갈색의 튼튼한 몸
③ 1쌍의 복안과 1쌍의 긴 촉각(13~14절), 짧은 다리
④ 흡혈성 구기

[그림 146] 등에모기(A : 암컷, B : 수컷)
더듬이(antenna)의 센털(seta)의 유무로 구분

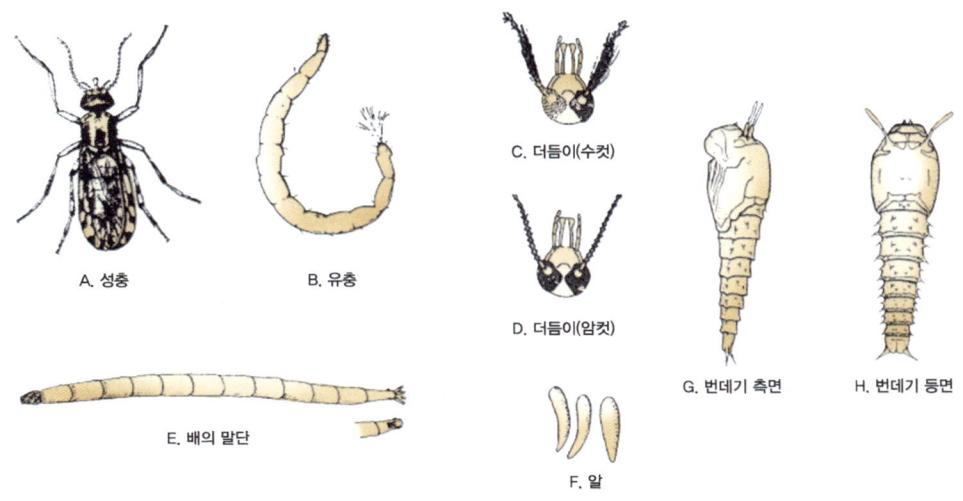

[그림 146-1] 등에모기과(Ceratopogonidae)의 형태

12 모래파리

① 체장 : 2~3mm의 미소하고 섬세한 파리
② 체색 : 황백, 회색
③ 눈이 크고 현저히 검다.
④ 두·흉·부에는 긴 털로 덮여 있다.
⑤ 흡혈성의 곤충으로 질병매개(리슈마니아)
⑥ 촉각 : 16마디로 사상(絲狀)이다.
⑦ 앉아 있을 때 날개를 수직으로 세운다. 기출

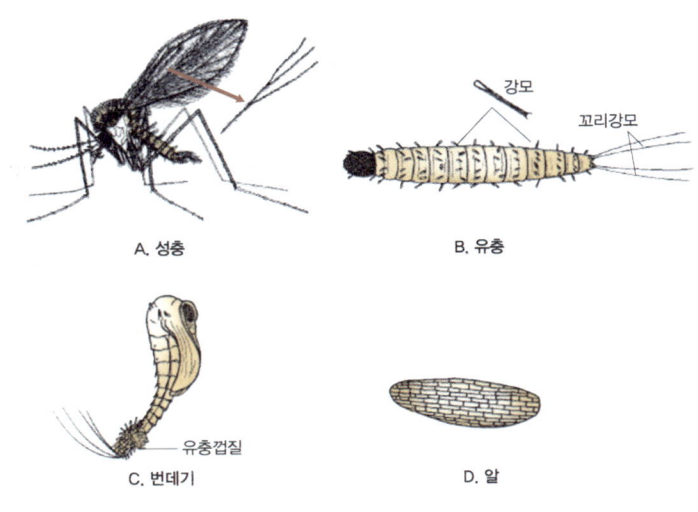

[그림 147] 모래파리

13 먹파리(곱추파리)

① 체장 : 1~5mm
② 체색 : 검은색을 띠나 일부는 황색 또는 오렌지색
③ 두부 : 곱추형이므로 머리는 전흉복부에 붙어 있음 기출
④ 날개 : 매우 넓고 무색 투명, 비늘은 없고 털도 없음
⑤ 두부 : 유충 시기에 한 쌍의 부채 모양을 한 구기쇄모(mouth brush)를 가짐(머리부채) 기출
⑥ 생활사
  ㉠ 식물성 즙을 먹음
  ㉡ 암놈만 흡혈
  ㉢ 알 → 부화 : 3~4일(열대지방)
  ㉣ 유충 : 4령기
  ㉤ 낮에만 흡혈
  ㉥ 회선사상충 매개

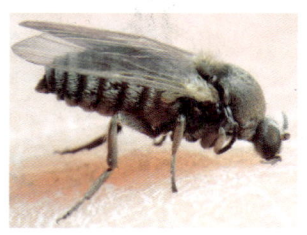

[그림 148] 먹파리

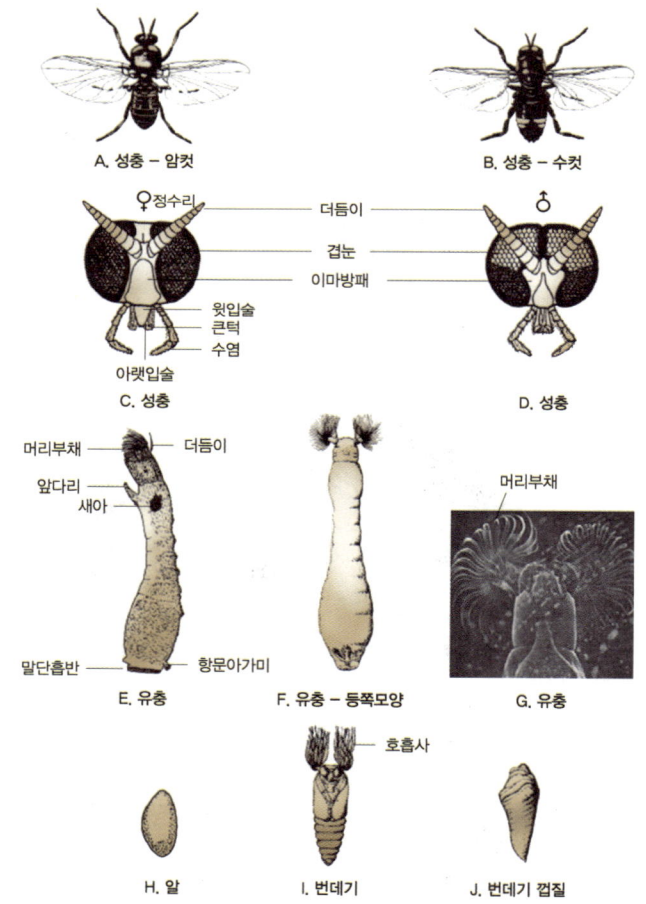

[그림 148-1] 먹파리, A~D : 성충, A, C : 암컷, B, D : 수컷, E~G : 유충, H : 알, I~J : 번데기

14 개미

(1) 개미의 생태
① 벌목(Hymenoptera)의 개미과(Formicidae)
② 추위에 약함, 국내에선 불개미와 흑개미가 사람을 문다.
③ 환경이 나쁘면 즉시 이동, 완벽한 사회생활로 군체를 형성 기출
④ 곤충과 거미를 잡아먹는 주요 포식자로 곤충 사체의 90%가량을 소화
⑤ 음식물을 오염시키고 질병 매개하며 개미산이 눈에 들어가면 심한 통증 유발

(2) 개미의 종류 : 곰개미, 애집개미, 일본왕개미, 주름개미

(3) 독성물질 : 개미산(formic acid)

(4) 구제
① 독이법 : 꿀이나 설탕, 당분이 든 과자 등과 육류의 가루를 섞은 혼합물에 살충제를 혼합하여 개미가 다니는 곳이나 서식할 만한 장소에 설치한다. 살충제로는 2% propoxur, 0.2% chlordane, 0.3% bendiocarb, 0.5% chlorpyrifos 등이 있고 오래 전부터 사용된 1% sodium fluoride도 효과적이다.
② 잔류분무 : 2% chlordane, 0.3% bendiocarb, 2% propoxur, 0.2% permethrin 등이 효과적이다.

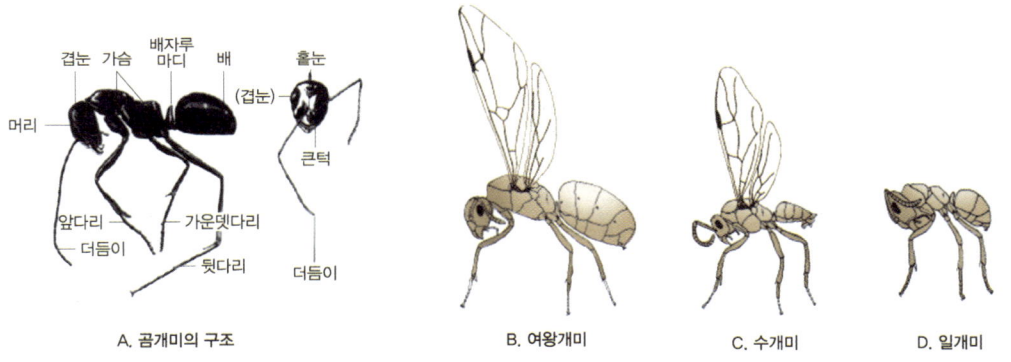

A. 곰개미의 구조   B. 여왕개미   C. 수개미   D. 일개미

[그림 149] 개미과의 외부형태

> **참고** 애집개미
> 벽의 틈새나 마루에 집을 짓고 살면서 설탕, 음식 등의 식료품을 먹으며 병균을 전파하며, 주로 식품을 오염시키며 사람을 물기도 한다.

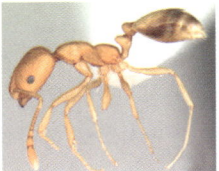

[그림 149-1] 애집개미

15 청딱지개미반날개(화상벌레)

① 반날개과, 체장 6~7mm, 몸은 가늘고 길며 황갈색
② 성충은 5~10월 다발, 야간 활동성, 추광성
③ 체액이 피부접촉 시 피부발적, 통증, 수포성 농포, 선상피부염 발생 기출

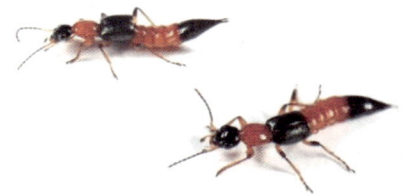 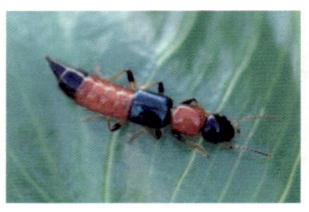 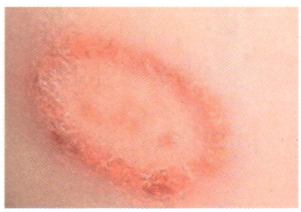

[그림 150] 청딱지개미반날개의 성충   [그림 150-1] 청딱지개미반날개와 페데러스 피부염
(화상을 입은 것과 비슷한 수포성 염증)

16 청색하늘소붙이

① 하늘소붙이과, 체장 11~15mm, 몸은 가늘고 길며 등황색
② 성충은 5~10월 다발, 야간 활동성, 추광성
③ 독성물질인 칸타리딘(Cantharidin)을 갖고 있어서 피부에 염증 유발 가능

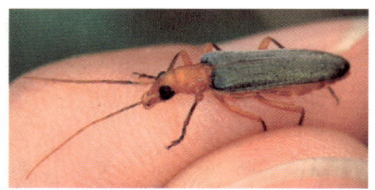

[그림 151] 청색하늘소붙이의 성충

17 벌

(1) **분류** 기출
  ① 말벌과 : 육식습성, 집단사회 1년 주기로 겨울에 죽고 여왕벌만 월동, 말벌, 쌍살벌, 땅벌(*Vespula flaviceps*) 등
  ② 꿀벌과 : 화분, 과즙섭취, 여왕벌(5~8만 마리 일벌 소유)

(2) **특징**
  ① 생태
      ㉠ 벌목(Hymenoptera) 기출
      ㉡ 독침 : 산란관 변형, 암놈만 소유
      ㉢ 집단사회로 불임성 암컷으로 성의 결정 : 알의 수정 여부(수정♀, 미수정♂)
      ㉣ 극소수 여왕벌(생식능력)
  ② 독성물질 : 피크린산(picric acid), 멜리틴(melittin) 등
  ③ 독성작용
      ㉠ 히스타민 효과(염증, 발적, 부르틈), 용혈효과, 출혈효과
      ㉡ 마비독, 신경독성 효과(꿀벌 < 호박벌 < 말벌)

(3) **피해** : 독성물질의 직접적 작용, 면역학적 과민성 쇼크 → 의식불명, 구토, 설사

(4) **구제방법**
① 카본테트라클로라이드(cabon tetrachloride) 150~300mL 벌집구멍에 유입, 10% DDT 분제
② DDVP, Propoxur, Carbaryl, HCH(예전의 BHC)

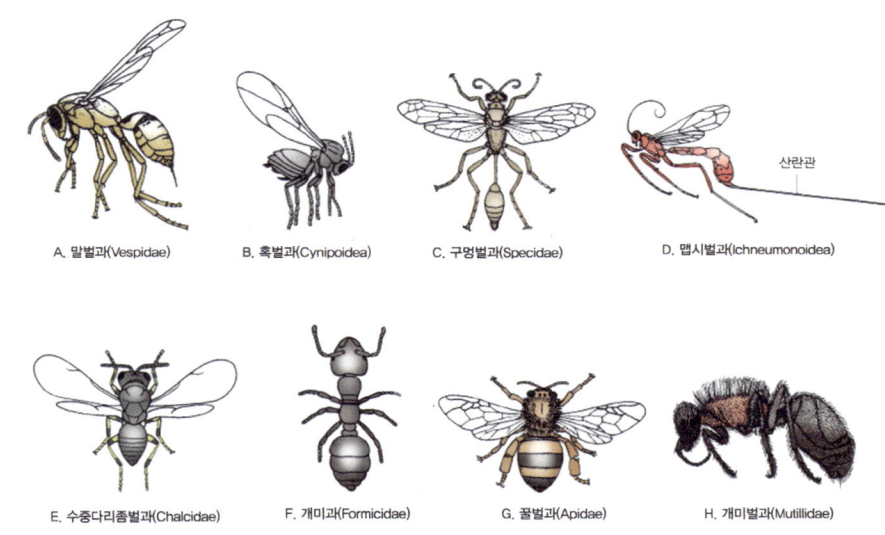

[그림 152] 벌의 종류

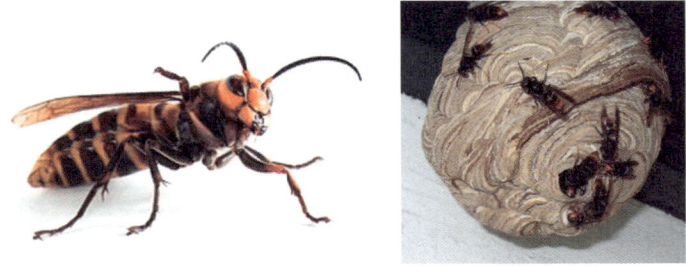

[그림 153] 장수말벌과 벌집 기출

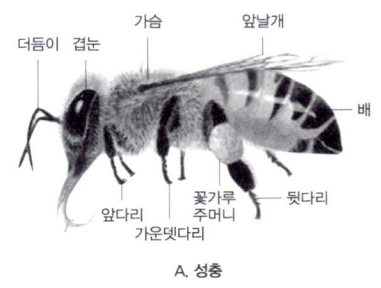 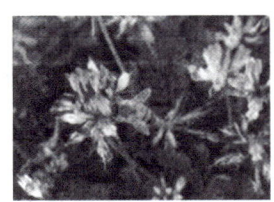 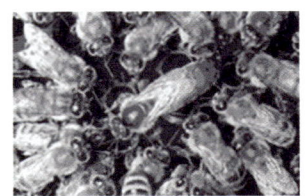

[그림 154] 꿀벌

18 진드기

(1) 진드기의 생태
① 절지동물 중 가장 방대한 강(綱), 거미강 – 진드기목 : 4만여 종 기출
② 불완전변태 : (알) → 유충(다리 3쌍, 흡혈) → 자충(다리 4쌍) → 성충(다리 4쌍)
③ 두흉부와 복부 구별이 없고 구부와 동체부로 구분
④ 탈피횟수 : 1~7령

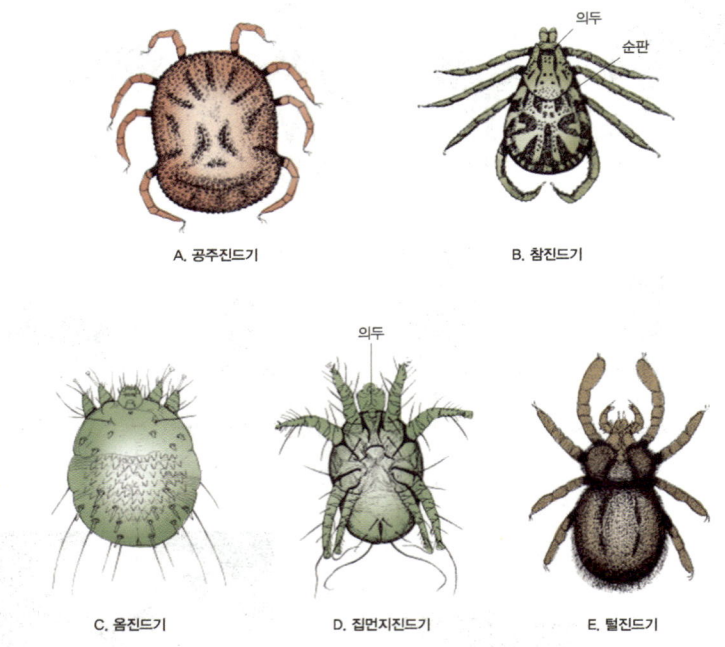

[그림 155] 진드기의 종류별 외부 형태

(2) 호흡계 및 기문의 위치별 구분 기출

후기문아목	참진드기과, 공주진드기과
중기문아목	가죽진드기과, 가시진드기과, 집진드기과
전기문아목	털진드기, 여드름진드기과
무기문아목	옴진드기과, 먼지진드기과

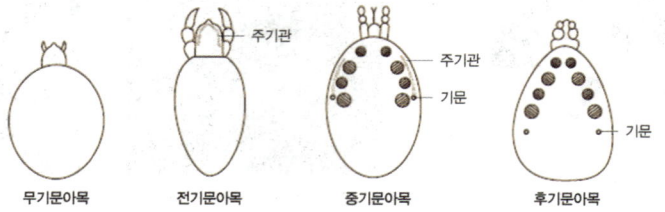

[그림 156] 기문의 위치에 의한 진드기류 분류

(3) 종류
- ① 큰진드기(Tick)
  - ㉠ 참진드기(Hard tick) : 세계적 분포
    - ⓐ 척추동물에 기생, 사람도 공격, 흡혈 및 2차 감염을 일으킴
    - ⓑ 크기 : 3mm 이상
    - ⓒ 숙주의 선택성 : 유충이 흡혈 후 지상의 토양에서 서식, 빛 변화 감지(동물의 이동), 체온 감지, 땅의 진동, 이산화탄소 감지
    - ⓓ 매개질병
      - ㉮ 진드기매개티푸스(일명 로키산홍반열 : 경란형, 토끼 등 설치류) 기출
      - ㉯ Q-fever(동물과의 직접 접촉, 우유, 보균진드기의 흡혈로 감염)
      - ㉰ 진드기매개뇌염
      - ㉱ 콜로라도진드기열(Colorado tick fever)
      - ㉲ 튜라레미아(Tularemia) : 야토병
      - ㉳ 독성 진드기의 타액 주입 시 마비증상 보고됨
      - ㉴ 라임병 : 독감증세 비슷, 수막염, 안면신경마비 기출

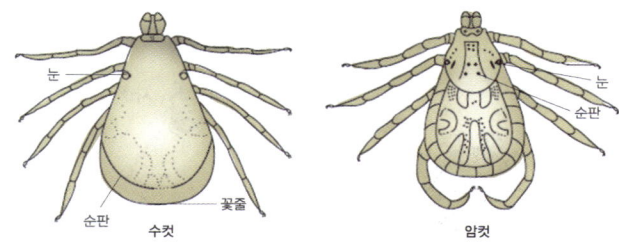

[그림 157] 참진드기의 암수 성충(암수 순판의 크기가 다름)

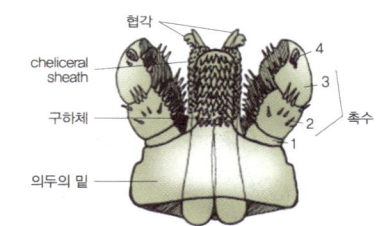

[그림 157-1] 참진드기 성충의 의두
(매우 미세한 4개 마디, 복싱글러브 모양의 촉수)

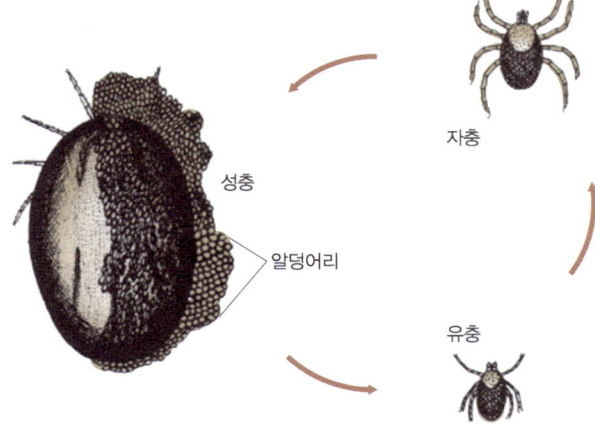

[그림 157-2] 참진드기의 생활사

ⓒ 공주진드기(Soft tick, 물렁진드기)
ⓐ 분포 : 열대, 아열대 분포
ⓑ 자충 탈피횟수 : 4~5회
ⓒ 수명 : 성충의 수명은 여러 해
ⓓ 매개질병 : 재귀열
ⓔ 자웅 모두 흡혈 : 산란과 탈피에 필수(암컷이 더 많이 흡혈) 기출

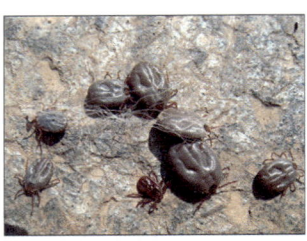

[그림 158] 공주진드기의 형태

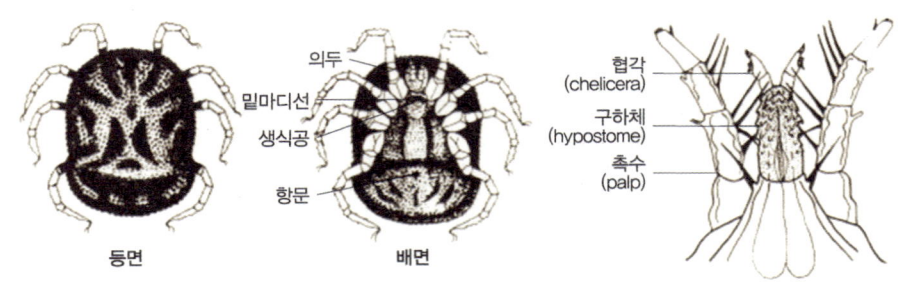

[그림 158-1] 공주진드기와 의두 기출

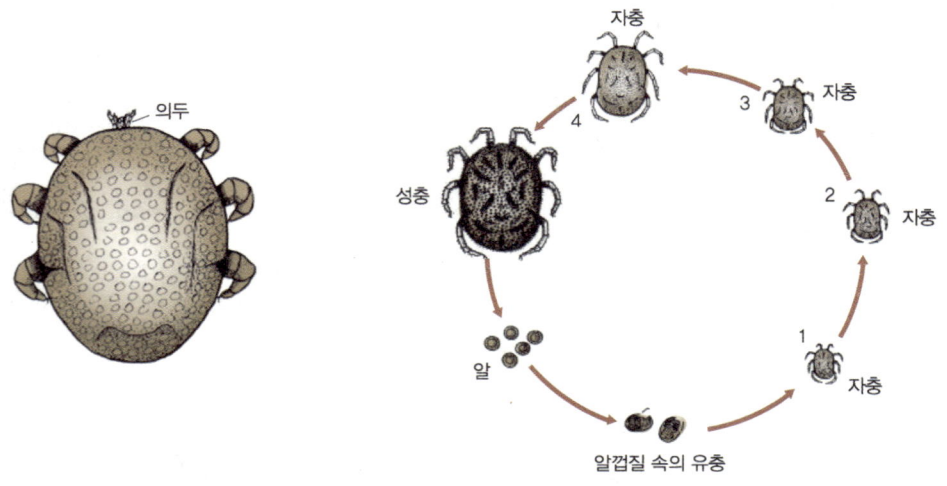

[그림 158-2] 공주진드기의 유충과 생활사

ⓒ 작은소참진드기(= 작은소피참진드기, Haemaphysalis longicornis) 기출
ⓐ 서식 및 기생 : 야산이나 들판에 서식하며, 소, 젖소 등 포유동물에 기생
ⓑ 활동시기는 4~11월 사이이며 집중 발생시기는 5~8월 사이
ⓒ 중증열성혈소판감소증후군(Severe Fever with Thrombocytopenia Syndrome, SFTS) : 매개 진드기 몸속에 있는 '플레보바이러스'가 인체에 침입, 몸 안에 증식하면서 고열과 함께 혈소판이 감소하고 장기에 손상을 주는 것을 특징으로 하는 질환

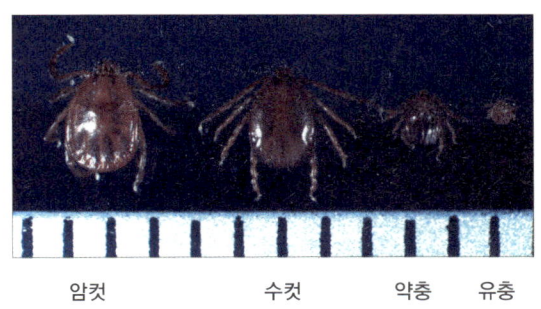

암컷　　　수컷　　　약충　유충

[그림 159] 작은소참진드기의 형태(눈금 한 칸 : 1mm) 기출

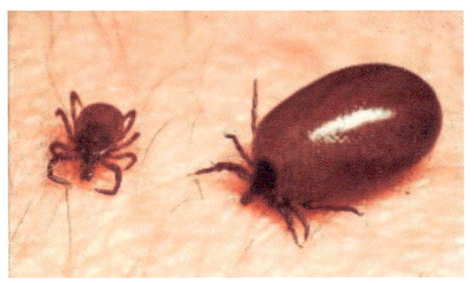

[그림 160-1] 흡혈 전후(3mm 전후 → 10mm 이상)

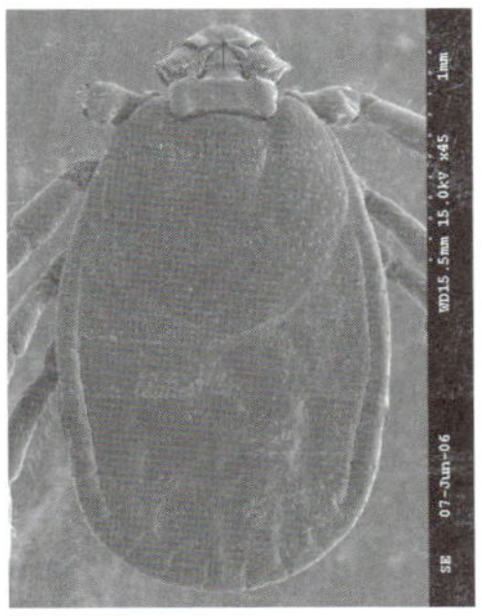

A. 작은소참진드기 암컷(female)	B. 작은소참진드기 수컷(male)
C. 작은소참진드기 약충(nymph)	D. 작은소참진드기 유충(larvae)
E. 작은소참진드기 암컷의 의두(capitulum)	F. 작은소참진드기 약충의 의두(capitulum)

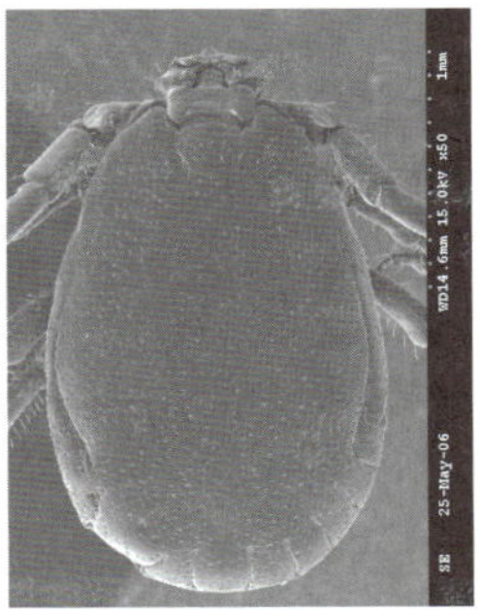

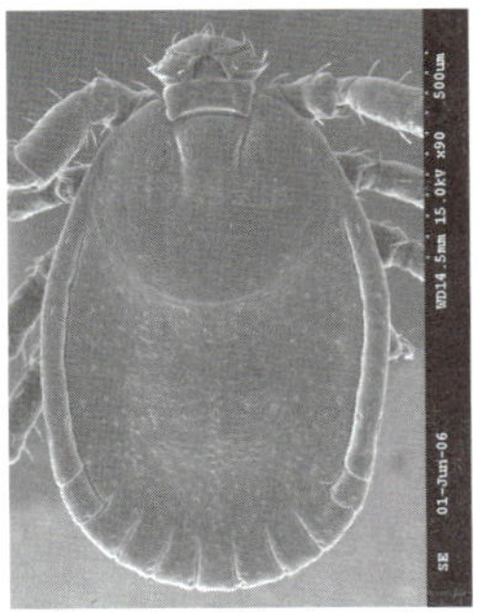

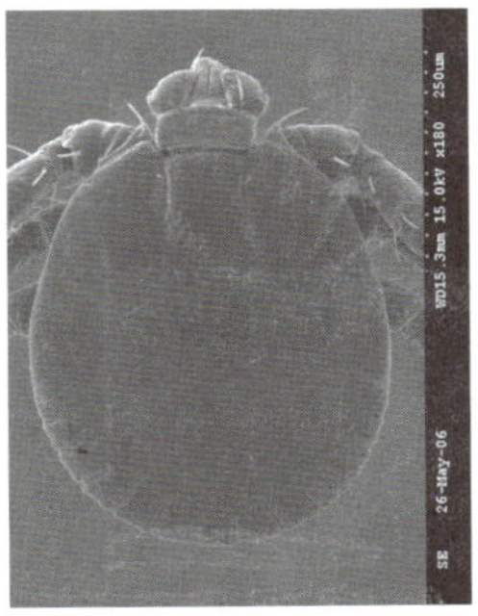

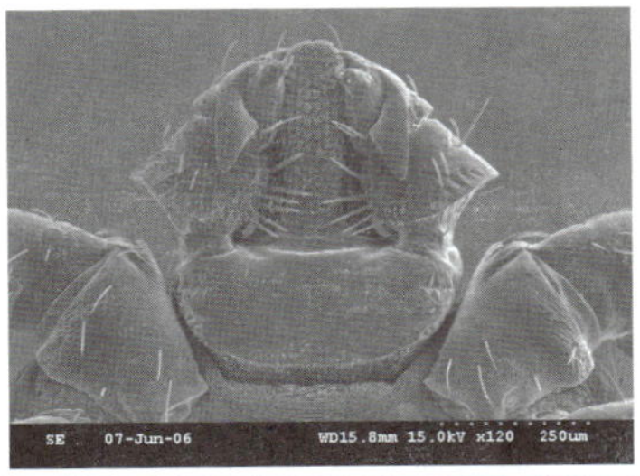

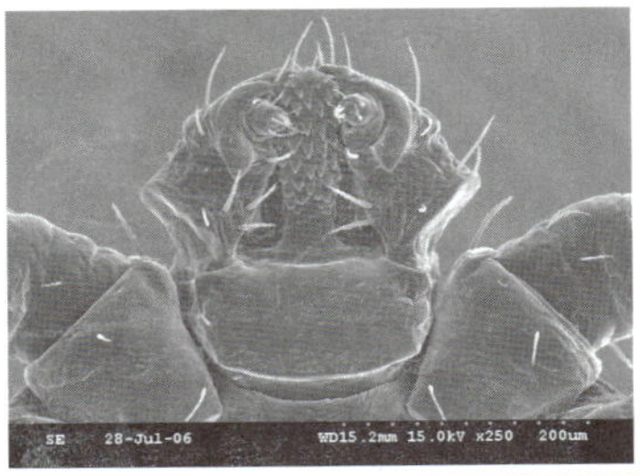

[그림 160-2] 작은소참진드기(Haemaphysalis longicornis)의 전자현미경 사진

큰진드기와 좀진드기의 비교 기출

구분	큰진드기	좀진드기
종류	참진드기, 공주진드기	옴진드기, 먼지진드기, 털진드기, 여드름진드기
몸의 크기	크다(3mm 이상)	작다(3mm 이하)
털의 형태	적은 수, 짧다	많은 수, 길다
구하체	이빨 존재	이빨 없음
할러스기관	존재	없음
외피	혁질	막질이나 각질

- 할러스기관(Haller's organ) : 감각기관 기출

> **참고 진드기에 물리지 않는 방법**
> 1. 긴 팔, 긴 바지, 양말 등 피부 노출을 최소화할 수 있는 긴 옷 착용
> 2. 등산, 트래킹 등 야외활동 시 기피제를 준비해 뿌릴 것
> 3. 작업 및 야외활동 후에 즉시 샤워나 목욕을 해 진드기를 제거할 것
> 4. 작업 및 야외활동 후 작업복, 속옷, 양말 등 세탁할 것
> 5. 풀밭 위에 옷을 벗어 놓고 눕거나 잠을 자지 말 것
> 6. 풀밭 위에 돗자리를 펴서 앉고 사용한 돗자리는 세척하여 햇볕에 말릴 것
> 7. 논밭 작업 중 풀숲에 앉아서 용변을 보지 말 것
> 8. 기피제를 처리한 작업복과 토시를 착용하고, 소매와 바지 끝을 단단히 여미고 장화를 신을 것

② 작은진드기(Mite), 응애
  ㉠ 옴진드기
    ⓐ 무기문아목, 피부기생 진드기 → 피부병 유발
    ⓑ 말, 소, 개 및 돼지가축에 흔히 발견
    ⓒ 치료 : 설파(sulpha)연고제, 벤질벤조에이트(benzyl benzoate), 린덴(lindane)

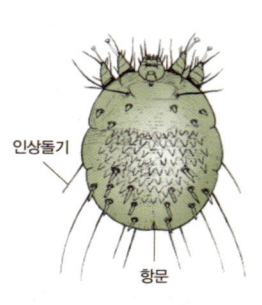
A. 성숙한 암컷의 등면

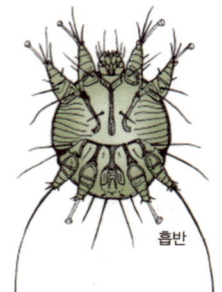
B. 옴진드기 수컷 성충의 배면
(다리마지막에 흡반판이 존재)

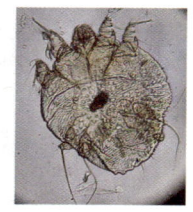
C. 현미경으로 본 옴진드기

[그림 161] 옴진드기

ⓒ 집먼지진드기과
  ⓐ 집먼지(침구), 사람이나 애완동물의 박리상피(각질), 비듬, 음식 부스러기
  ⓑ 발육온도 : 10~32℃, 인간 거주 지역 생활, 습도가 생장요인으로 작용
  ⓒ 천식(소아천식), 아토피성 비염, 알레르기성 피부병, 결막알레르기
  ⓓ 가습기 사용이 성장촉진, 세탁, 환기, 습도 낮추기, 청결

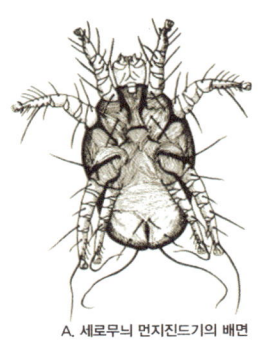 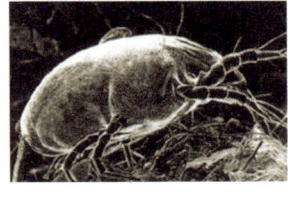 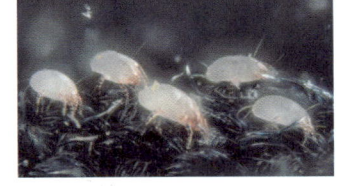

A. 세로무늬 먼지진드기의 배면   B. 집먼지진드기의 외형   C. 집먼지진드기

[그림 162] 먼지진드기의 외형

ⓒ 털진드기과
  ⓐ 쯔쯔가무시병(양충병), 밀림티푸스, 심한 가려움증, 피부염 - 숙주(등줄쥐) 기출
  ⓑ 유충만이 포유동물 흡혈, 귀, 생식기, 항문에 기생
  ⓒ 진드기섬(mite island) : 털진드기가 선호하는 장소(서식밀도가 높음)

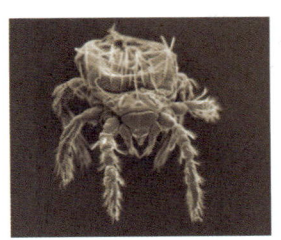 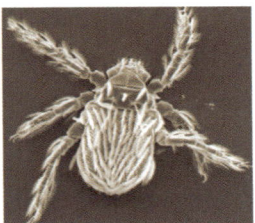

활순털진드기(L. scutellare)   대잎털진드기(L. pallidum)

[그림 163] 털진드기의 외형

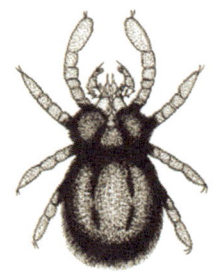 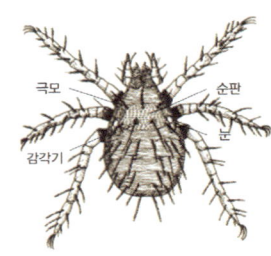 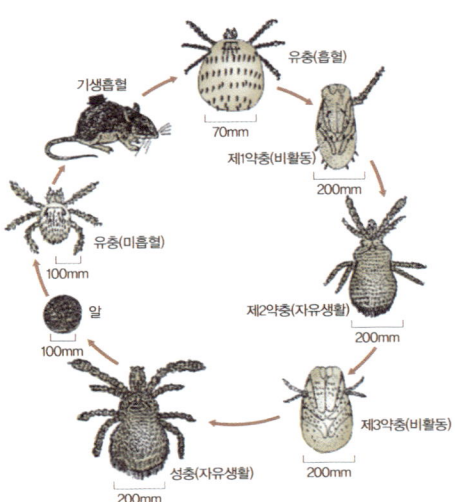

A. 털진드기 속의 성충 등면   B. 털진드기 속의 유충 등면

[그림 163-1] 털진드기의 외부형태   [그림 163-2] 털진드기의 생활사

ⓔ 여드름진드기과(모낭진드기)
   ⓐ 개, 기타 가축에 기생
   ⓑ 사람의 모낭, 피지선 특히 코 주변, 심한 홍반성 구진, 농포
   ⓒ 유충에 4회 탈피하여 성충(3쌍의 단순한 돌기모양의 다리)

ⓜ 기타 진드기(중기문아목) : 집진드기, 가죽진드기, 가시진드기과
   ⓐ 인간공격형 진드기 : 쥐진드기, 닭진드기, 생쥐진드기
   ⓑ 생쥐진드기 : 생쥐에 기생하며, 리케차폭스 매개

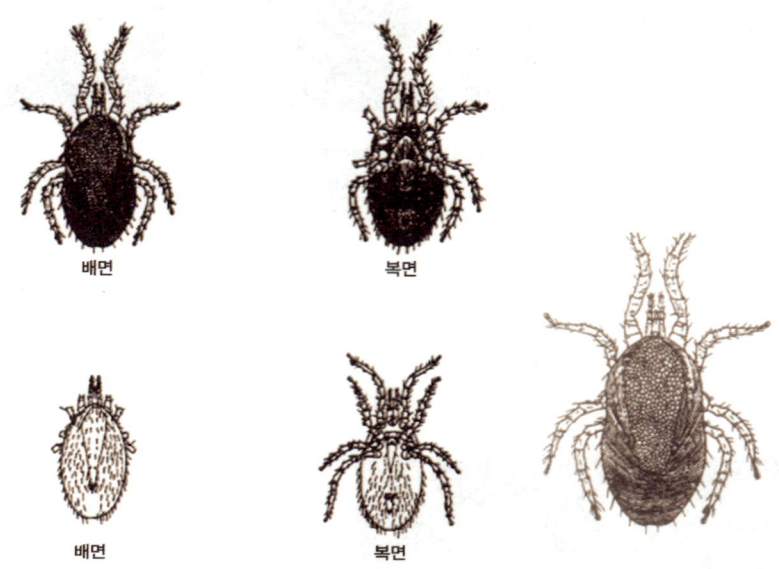

[그림 164] 여드름진드기의 형태

[그림 165] 가시진드기의 형태

③ 진드기의 구제
  ㉠ 전파예방
     • 털진드기 : 긴 바지 작업복, 장화 착용 등으로 옷에 기어올라오지 못하게 하거나 기피제 처리한다, 잡초를 깨끗이 깎는다.
  ㉡ 기피제
     ⓐ 벤질벤조에이트(benzyl benzoate)
     ⓑ 디메틸 프탈레이트(dimethyl phthalate)
     ⓒ 디메틸 카베이트(dimetyl carbate)
     ⓓ 디에틸 톨루아미드(diethyl toluamide) = DEET
     ⓔ 인달론(indalone)
  ㉢ 잔류분무

> **더⁺ 알아보기** 벌레 기피제 `기출`
>
> 대표적인 벌레 기피제 성분으로 '이카리딘(Icaridin)', '디에틸톨루아미드(DEET)', '파라메탄디올(PMD)' 등이 있다. 이 중에서도 이카리딘은 여러 독성 및 피부과 실험을 통해 안전성이 입증되고, 모기나 파리, 진드기 및 바퀴벌레와 같은 흡혈곤충과 벌레에 대해 광범위한 효과가 증명된 성분이다.

19 쥐

(1) 쥐의 분류 `기출`

구분	가주성 쥐			들쥐
종	시궁쥐(집쥐)	지붕쥐(곰쥐)	생쥐	등줄쥐
체중(g)	400~500g	300~400g	20g 내외	20g 내외
구별	두동장 > 미장	두동장 < 미장	두동장 = 미장	두동장 > 미장
서식처	하수구, 쓰레기장	고층 건물, 선박 등	도시	농경지, 산, 그리 습하지 않은 곳
특징	가장 널리 분포	수직등반 활발	호기심 강함	등 부분 짙은 색 줄무늬

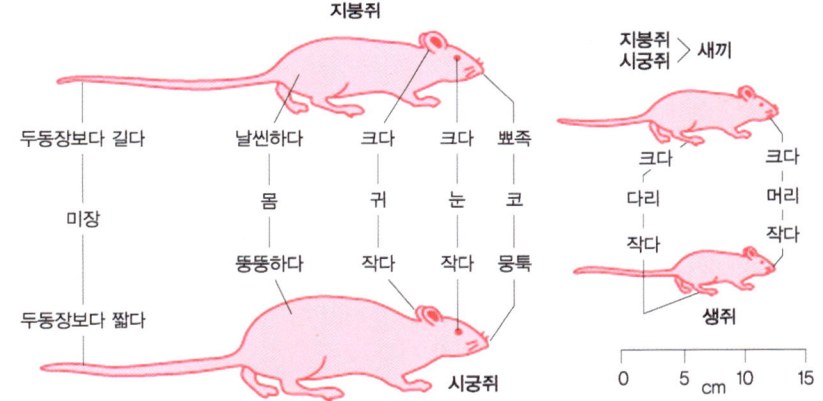

[그림 166] 가주성 쥐의 비교 및 구분

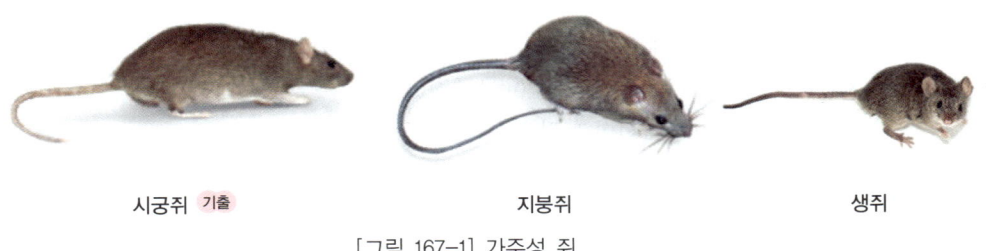

시궁쥐 `기출`   지붕쥐   생쥐

[그림 167-1] 가주성 쥐

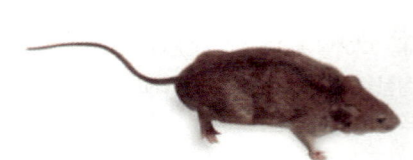
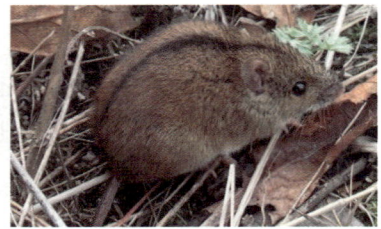

[그림 167-2] 들쥐(등줄쥐)

(2) **생태**

① 생활사

　㉠ 임신기간 : 22일

　㉡ 분만 2일 이후 임신 가능

　㉢ 1회 출산 가능 수 : 시궁쥐(8~12마리), 지붕쥐(6~8마리), 생쥐(5~6마리)

　㉣ 수명 : 1년(생쥐), 2년(곰쥐, 시궁쥐)

② 습성

　㉠ 견치(犬齒)가 없고 문치(門齒, incisor)가 상하 양턱에 각각 2개씩 있음

　　ⓐ 쥐의 문치는 생후 2주부터 하루 0.5mm 정도 계속 자라는 것이 특징(14cm/年 내외)

　　ⓑ 문치를 일정한 길이로 유지하기 위하여 단단한 물질을 계속 갉아야 함

　㉡ 서식처 : 쥐구멍, 쓰레기장, 하수구

　　• 쥐구멍 깊이 30~40cm, 길이 1m

　㉢ 감각기관 : 시각 빼고 모두 예민

　　ⓐ 청각 : 초단파까지 감지

　　ⓑ 촉각 : 고도로 발달(야간의 모든 활동은 촉감에 의존(콧수염과 몸의 털로 벽을 끼고 다님 - 길목 방제 효과를 높일 수 있음)

　　ⓒ 미각 : 예민하며 고도로 발달

　　ⓓ 시각 : 시력이 빈약하며, 색맹, 근시

　　ⓔ 후각 : 예민하며, 하수구, 쓰레기장 생활

　㉣ 활동

　　ⓐ 야간 활동성(일몰 후 12~1시)

　　ⓑ 점프 : 제자리 60cm 이상, 달리다 넘을 때는 수직벽 1m까지

　　ⓒ 수영 : 1km 이내

　　ⓓ 광선, 소음으로 경계심

　　ⓔ 활동범위 : 시궁쥐, 지붕쥐 30~40m, 생쥐 3~8m

　　ⓕ 낯선 물질에 예민 : 사전미끼 필요, 살서제의 실패 원인이 됨

　㉤ 식성

　　ⓐ 식물성 → 가주성(잡식성)

　　ⓑ 구토능력이 없어 일단 먹으면 살서제 효과가 높아짐

　　ⓒ 육류, 곡류, 식육, 계란, 야채

　　ⓓ 시궁쥐, 지붕쥐 : 28g/일, 생쥐 : 4g/일

(3) 쥐의 구제 시기조사
  ① 구제시기 : 겨울, 여름
  ② 사전조사
    ㉠ 쥐의 통로 조사 : 쥐의 흔적(파이프, 나무기둥, 횡목 등에 검고 기름기 있는 얼룩)
    ㉡ 쥐의 분 : 생쥐(3~4mm), 시궁쥐(20mm), 지붕쥐(13~15mm)
    ㉢ 기타 쥐의 흔적 : 갉은 흔적, 탈크 등의 분말로 쥐의 발자국 확인

[그림 168] 시궁쥐, 지붕쥐 및 생쥐의 분

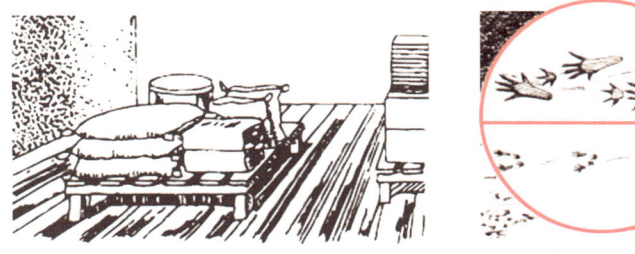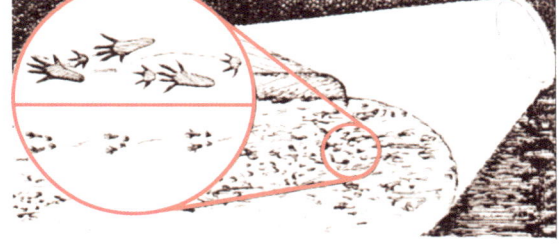

[그림 169] 쥐의 침입 확인방법[실내바닥에 백색분말(탈크 등) 도포하여 발자국 확인]

  ③ 개체군 밀도
    ㉠ 개체군의 크기 결정요소 : 출산, 사망, 이동
    ㉡ 물리적 제한요인 : 먹이, 은신처, 기후
    ㉢ 천적 : 족제비, 개, 고양이, 매, 부엉이, 오소리, 뱀 등
    ㉣ 경쟁 : 이종 간 경쟁(곰쥐 vs. 시궁쥐), 동종 간 경쟁(먹이와 서식처의 제한으로)

(4) 쥐의 구제방법 기출
  ① 환경개선 : 가장 효과적이고 영구적이나 장기간 소요
    ㉠ 방서용기(항아리, 금속용기) – 목재 사용 불가
    ㉡ 출입문관리 : 출입문 하부 금속판 설치
    ㉢ 건물기초 하부 60cm 이상 깊이와 L자형 30cm 이상 방서벽
    ㉣ 쓰레기관리 : 내수성 소재의 쓰레기통
  ② 트랩 이용 : 밀도가 낮을 때 효과적
  ③ 천적 이용 : 족제비, 개, 고양이, 매, 부엉이, 오소리, 뱀 등
  ④ 불임약제의 이용

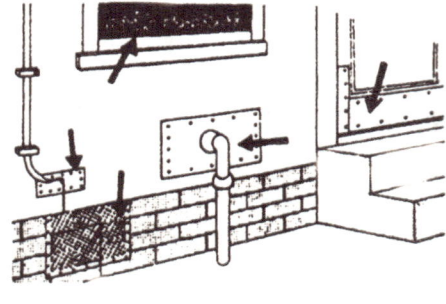

[그림 170] 방서처리

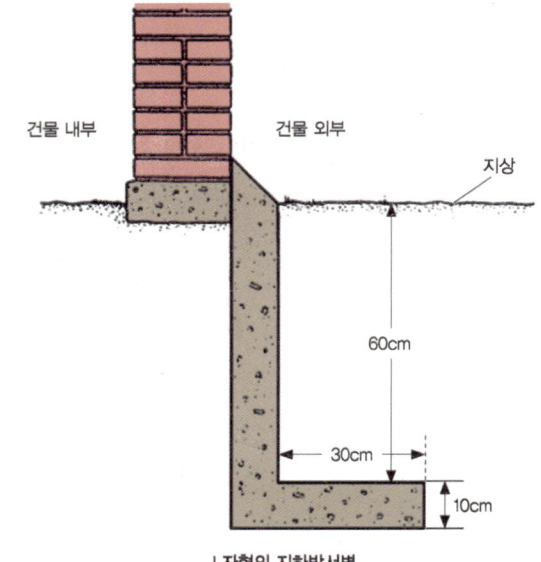

[그림 171] L자형의 지하방서벽

⑤ 살서제 사용 기출
  ㉠ 미끼먹이 : 급성살서제와 함께 사용
  ㉡ 급성살서제의 사용 : 단회 투여, 사전미끼 필요
  ㉢ 만성살서제의 사용 : 항응혈성 살서제, 4~5회 투여 기출

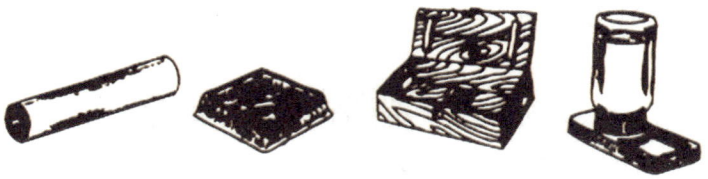

[그림 172] 미끼먹이통

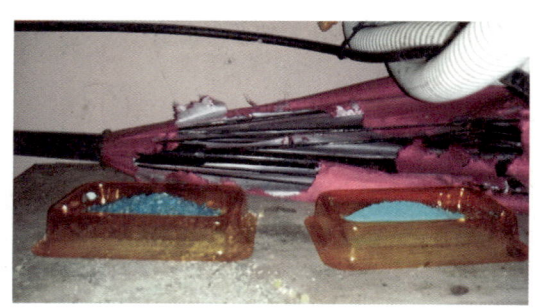

[그림 173] 만성살서제와 쥐의 피해

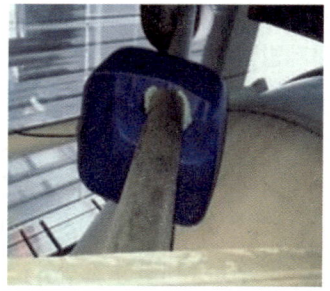

[그림 174] 방서판(쥐가 파이프나 배관을 타고 이동하지 못하게 소독약통을 이용해 활용) 기출

(5) 쥐의 구제방법

① 급성살서제(acute poison)의 종류 : 알파클로라로스(alpha-chloralose), 안투(antu), 아비산(areseniouo oxide), 칼시페롤(calaiferol), 플루오르아세트아마이드(1081, Fluoracetamide), 고파사이드(gophacide), 노르보마이드(norbomide), 레드스킬(red-squill), 소듐 플루오르아세테이트(=1080, Sodium fluroacetate), 비스티오세미(Bisthiosemi), 브로메탈린(Bromethalin), 크리미딘(Crimidine), 실라트레인(Silatrane), 씨리로사이드(Scilliroside), 피리누론(Pyrinuron), 포사세팀(Phosacetim), 스트리크닌(Strychnine)

② 만성살서제(chronic poison)의 종류(항응혈성 살서제) : 쿠마테트라릴(coumatetralyl), 디쿠마롤(dicoumarol), 브로마디올론(bromadiolone), 디페나쿰(difenacoum), 푸마린(fumarin), 와파린(warfarin), 디파시논(diphacinone), 타론(talon), 피발(pival), 바론(valone)

(6) 쥐 매개질병

① 흑사병(열대쥐벼룩) 기출, 살모넬라증, 서교열, 렙토스피라증
② 유행성출혈열 : 등줄쥐(바이러스(virus))
③ 선모충증 : 돼지, 쥐
④ 리케차성 질병(발진열, 쯔쯔가무시병) : 열대쥐벼룩, 털진드기, 들쥐

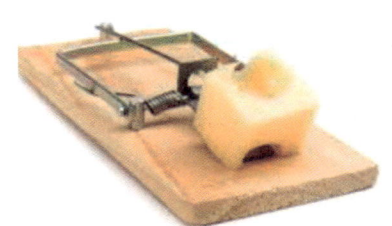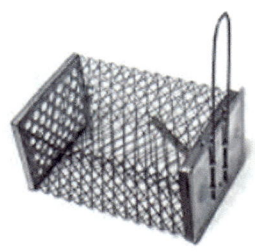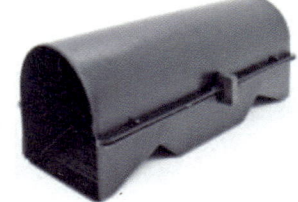

[그림 175] 쥐덫, 포획망, 독먹이통 기출

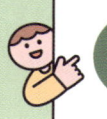

02 끝판왕! 적중예상문제

7 벼룩 ~ 19 쥐

적중예상문제 해설

01
일반적인 벼룩의 구제에는 살충제를 문제로서 벼룩의 서식지인 마루의 틈이나 애완동물, 가축 등에 적절히 살포하여야 한다.

01 [1회독] [2회독] [3회독] [2024 기출유사]

다음 사진의 위생곤충이 개나 고양이 등 애완동물에 기생하고 있다면 보기 중 가장 적절한 방제 방법은?

① 유문등을 설치한다.
② 몸에 살충제를 뿌린다.
③ 장시간 직사광선에 노출시킨다.
④ 애완동물의 집에 독먹이를 설치한다.
⑤ 진공청소기로 침대, 벽틈을 흡입한다.

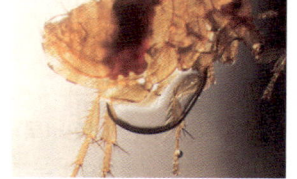

더+ 알아보기 벼룩 구제

벼룩은 직사광선을 싫어하지만 동물의 털에 붙어 있는 벼룩을 죽일 수는 없다. 카펫이나 깔개를 뜨거운 물에 세탁 후 일광소독을 하는 것도 효과는 있으나, 애완동물에 기생하고 있는 벼룩에겐 효과가 적으며 장시간 직사광선에 동물을 노출시키기도 힘들다. 또한 외부기생충 기피제 종류는 거의 효과가 없고, 독한 살충제 성분의 외부기생충 치료제를 몸에 발라서 사용해야 퇴치가 가능하다.

※ 출처 : 김관천 외 3인, 「위생곤충학」, 신광출판사, p. 271~272.

02
쥐막이, rat guard, 방서판(쥐가 파이프나 배관을 타고 이동하지 못하게 소독약통을 이용해 활용)

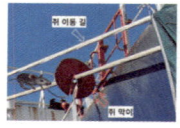 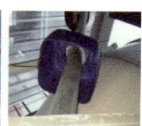

쥐는 로프를 따라 배에 오르내린다. 쥐의 이동을 막기 위해 배는 접안하면 쥐막이를 설치한다.

02 [1회독] [2회독] [3회독] [2024 기출유사]

다음 사진처럼 부두와 배를 연결한 밧줄에 설치하여 방제가 가능한 것은?

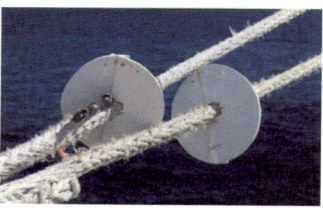

① 새   ② 쥐   ③ 나방
④ 모기   ⑤ 파리

🔒 01 ②　02 ②

03 1회독 2회독 3회독 2023·2020 기출유사
다음 그림과 같이 즐치가 있는 벼룩은?

① 개벼룩
② 사람벼룩
③ 열대쥐벼룩
④ 모래벼룩
⑤ 닭벼룩

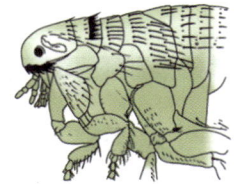

04 1회독 2회독 3회독 2023 기출유사
우리나라에서 주로 벌초나 등산 시에 사람에게 피해를 주는 사진의 위생곤충은?

① 등에
② 땅벌
③ 뒤영벌
④ 호박벌
⑤ 호리병벌

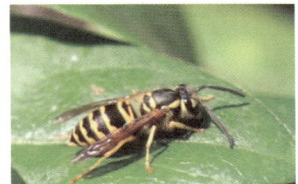

05 1회독 2회독 3회독 2023 기출유사
아래 사진의 기구들의 용도는?

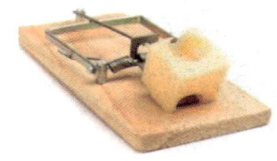 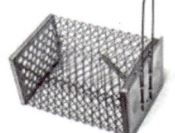 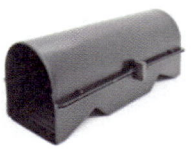

① 흡혈노린재 방제
② 딱정벌레 방제
③ 집파리 방제
④ 바퀴 방제
⑤ 쥐 방제

06 1회독 2회독 3회독 2022 기출유사
완전변태하는 소형 해충으로 숙주의 구제를 위해 쥐구멍이나 그 주변에 살충제를 잔류분무하는 사진의 위생곤충은?

① 쥐며느리
② 벼룩
③ 빈대
④ 참진드기
⑤ 지네

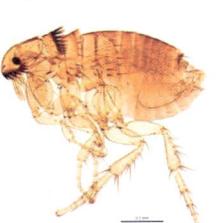

적중예상문제 해설

03
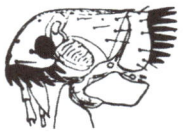

그림의 벼룩은 즐치벼룩에 속하는 개벼룩이다.
벼룩의 분류 : 협즐치와 전흉즐치의 유무에 따라 구분
- **무즐치벼룩** : 사람벼룩, 모래벼룩, 닭벼룩, 열대벼룩
- **즐치벼룩** : 개벼룩과 고양이벼룩, 유럽쥐벼룩, 생쥐벼룩

04
땅벌(Wasp, Yellow jacket) : 벌목 말벌과의 곤충
나무나 처마 아래 등지에 벌집을 짓고 사는 일반 벌과 달리 땅속에 집을 짓고 사는 것이 특징

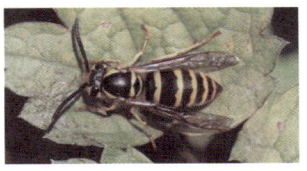

05
포획망, 쥐덫, 독먹이통

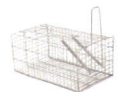

06
벼룩은 완전변태, 날개가 없는 은시목, 소형 곤충으로 흑사병 등을 매개하므로 숙주인 쥐의 구제가 중요하다.

🔒 03 ① 04 ② 05 ⑤ 06 ②

적중예상문제 해설

07
가 : 나방
나 : 노린재
다 : 호랑나비
라 : 배추흰나비
마 : 독나방
몸과 날개는 황색, 전시의 중앙에 자갈색 띠와 시정 근처에 2개의 암갈색 반점이 있음

08
사진의 진드기는 참진드기이다.

진드기의 호흡계 및 기문의 위치별 구분

후기문아목	참진드기과, 공주진드기과
중기문아목	가죽진드기과, 가시진드기과, 집진드기과
전기문아목	털진드기, 여드름진드기과
무기문아목	옴진드기과, 먼지진드기과

09
시궁쥐(집쥐) : 체중 400~500g, 구별(두동장>미장), 서식처(하수구, 쓰레기장), 특징(가장 널리 분포)

---

07 2022 기출유사

다음 사진 중 유충시기에 독모를 만들어내는 것으로 알려진 독나방의 성충은?

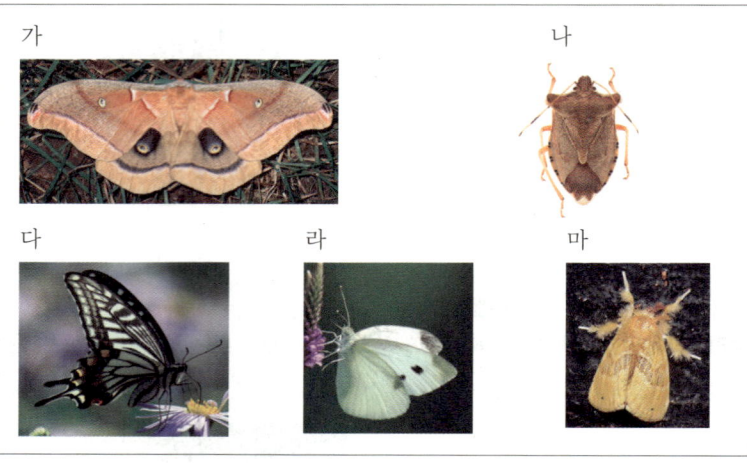

① 가 ② 나 ③ 다
④ 라 ⑤ 마

08 2022 기출유사

사진의 위생곤충이 속하는 생물학적 분류군은?

① 폐기문아목
② 무기문아목
③ 전기문아목
④ 중기문아목
⑤ 후기문아목

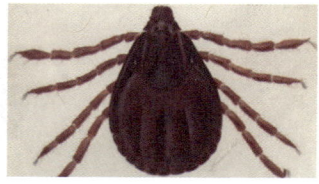

09 2022 기출유사

다음에서 설명하는 쥐는?

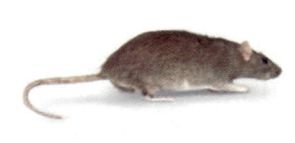

- 쓰레기장이나 창고, 부엌 바닥에 주로 서식한다.
- 미장이 두동장보다 짧거나 두동장과 같다.
- 코가 뭉툭하고 귀와 눈이 몸집에 비해 작다.
- 성체의 체중은 400~500g 정도이다.

① 지붕쥐 ② 생쥐 ③ 밭쥐
④ 등줄쥐 ⑤ 시궁쥐

07 ⑤ 08 ⑤ 09 ⑤

10 [2015 기출유사]

다음의 유충은 어떤 해충의 유충인가?

① 흡혈노린재
② 참진드기
③ 이질바퀴
④ 열대쥐벼룩
⑤ 등에

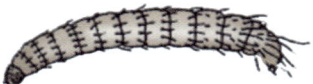

10
벼룩의 유충
- 완전변태 : 알 → 유충 → 번데기 → 성충
- 유충 : 3령기 혹은 2령기

11 [2017 기출유사]

다음 그림은 흑사병, 발진열을 매개하는 위생해충이다. 가장 옳은 것은?

① 사람벼룩
② 개벼룩
③ 닭벼룩
④ 생쥐벼룩
⑤ 열대쥐벼룩

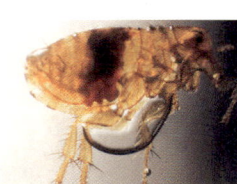

11
열대쥐벼룩
- 흑사병, 발진열 매개의 가장 중요한 종
- 중흉측선이 있음
- 주요 숙주 : 시궁쥐, 지붕쥐

12 [2019 기출유사]

다음 그림의 해충의 생태 중 진동과 CO_2의 감지기관으로 맞는 것은?

① 가
② 나
③ 다
④ 라
⑤ 가, 다

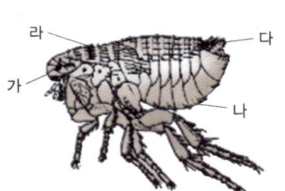

12
벼룩(은시목)
- 날개가 없는 은시목, 소형 곤충(1~8mm), 적갈색, 암갈색 체색
- 그림 "다"는 제9복판에 있는 미절이라는 감각기관으로 진동과 CO_2를 감지(촉수감각기관)한다.

13 [2013 기출유사]

다음의 생태 습성에 가장 가까운 곤충은?

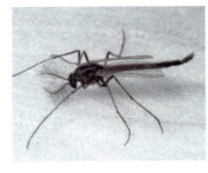

- 파리목, 모기와 비슷하나 구부발달이 빈약하고 날개, 몸 전체에 비늘이 없어 쉽게 구별된다.
- 유충은 오염수질에서도 생존하며, 성충은 먹이를 섭취하지 않는다.
- 야간 활동성, 강한 추광성의 습성이 있다.

① 깔따구
② 트리아토민노린재
③ 곱추파리
④ 등에
⑤ 벼룩

13
깔따구의 생태
- 파리목, 모기와 비슷하나 구부 퇴화, 날개, 몸 전체 비늘 없음
- 알 : 300~600개, 부화시간 : 1~2일
- 유충은 오염수질에도 생존, 성충은 먹이 섭취 안 함
- 야간 활동성 + 강한 추광성

10 ④ 11 ⑤ 12 ③ 13 ①

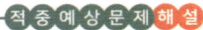

14
등에(horse fly)
- 흡혈 습성, 파리목, 강한 구기를 이용
- 매개질병 : 튜라레미아, 로아사상충병, 수면병

15
등에모기(성충)
- **체장** : 2mm 이하의 미세한 곤충, 흡혈성
- **체색** : 흑색 또는 암갈색의 튼튼한 몸
- 짧은 다리, 군무에 의한 교미
- **촉각** : 13~14절
- **매개질병** : 사상충증

16
곱추파리(먹파리)
- **형태** : 1~5mm 체장, 검은색을 띠나 일부는 황색 또는 오렌지색
- **생활사** : 식물성 즙을 먹으며, 암놈만 흡혈하며 낮에만 흡혈한다.
- **매개질병** : 회선사상충 매개(제주도 일원)

17
깔따구
- 파리목, 모기와 비슷, 구부 퇴화(먹이활동 안 함) 날개, 몸 전체 비늘이 없어 쉽게 구별
- 유충의 몸에 적혈구 존재, 오염수질에도 생존
- 야간 활동성, 강한 추광성
- 매개질병 : 뉴슨스(Nuisance), 알레르기(allergy), 천식

🔒 14 ① 15 ③ 16 ① 17 ④

---

14 1회독 2회독 3회독 2014 기출유사

다음 위생해충은 강한 구기를 이용하여 흡혈 습성이 있는 해충이다. 가장 옳은 것은?

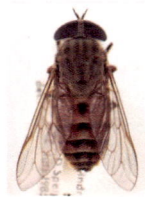

① 등에
② 모래파리
③ 독나방
④ 깔따구
⑤ 체체파리

15 1회독 2회독 3회독 2018 기출유사

다음은 흡혈성 해충으로 사상충증을 매개하는 것으로 알려져 있다. 어떤 해충인가?

① 작은빨간집모기
② 모래파리
③ 등에모기
④ 깔따구
⑤ 체체파리

16 1회독 2회독 3회독 2013 기출유사

회선사상충증을 매개하는 것으로 알려져 있는 해충으로 다음과 가장 가까운 것은?

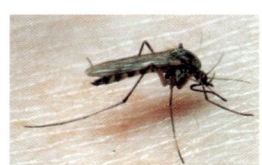

- 1~5mm 체장, 검은색을 띠나 일부는 황색 또는 오렌지색이다.
- 식물성 즙을 먹는다.
- 암놈만 흡혈한다.
- 낮에만 흡혈한다.

① 먹파리 ② 모래파리 ③ 쉬파리
④ 검정파리 ⑤ 체체파리

17 1회독 2회독 3회독 2015 기출유사

다음 사진의 성충은 구기 퇴화로 먹이를 섭취하지 않고, 유충은 오염된 수질에서도 생존하는 것으로 되어 있다. 가장 옳은 것은?

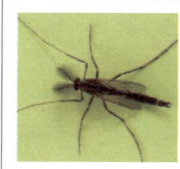

- 모기와 비슷하나 구부발달이 빈약함
- 유충은 적혈구를 가지고 있어 구별이 용이함
- 야간 활동성, 강한 추광성
- 뉴슨스(nuisance), 알레르기(allergy), 천식

① 등에모기 ② 체체파리 ③ 작은빨간집모기
④ 깔따구 ⑤ 모래파리

18 [2017 기출유사]
다음은 어떤 해충의 촉각인가?

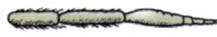 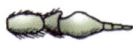 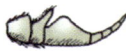

① 등에   ② 모래파리   ③ 등에모기
④ 깔따구   ⑤ 체체파리

18
등에(horse fly)
- 흡혈 습성, 파리목, 강한 구기
- 매개질병 : 튜라레미아, 로아사상충병, 수면병

19 [2019 기출유사]
다음 사진은 치명적인 질병인 흑열병(내장리슈만편모충증)을 매개하는 해충이다. 가장 가까운 것은?

① 등에모기
② 체체파리
③ 작은빨간집모기
④ 깔따구
⑤ 모래파리

19
모래파리
- 체장 : 2~3mm의 미소 파리
- 체색 : 황백, 회색
- 눈 : 크고 현저히 구분됨
- 흡혈성의 곤충
- 질병매개 : 리슈마니아증

20 [2018 기출유사]
피부발적, 압통, 투명한 수포성 농포 등의 피해를 입히는 해충으로 가장 가까운 것은?

① 체체파리
② 모래파리
③ 등에모기
④ 깔따구
⑤ 청색하늘소붙이

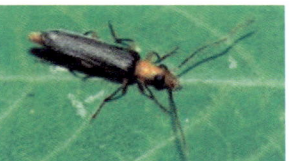

20
청색하늘소붙이
- 하늘소붙이과, 체장 11~15mm, 몸은 가늘고 길며 등황색
- 성충은 5~10월 다발, 야간 활동성 추광성
- 독성분이 피부 접촉 시 피부발적, 압통, 투명한 수포성 농포 발생

21 [2014 기출유사]
다음의 사진은 어떤 해충의 유충 사진인가?

① 빈대
② 털진드기
③ 사면발이
④ 열대벼룩
⑤ 독일바퀴

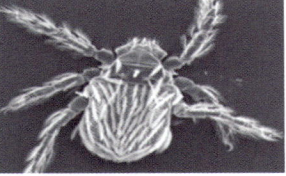

21
털진드기(주형강, 진드기목)
- 불완전변태(알, 유충 – 다리 3쌍, 자충 – 다리 4쌍, 성충 – 다리 4쌍)
- 매개질병 : 양충병(쯔쯔가무시병), 발진, 독감증상, 피로, 경련

🔒 18 ① 19 ⑤ 20 ⑤ 21 ②

적중예상문제 해설

22
작은소참진드기
- 야산이나 들판에 서식하며, 소, 젖소 등 포유동물에 기생
- 바이러스에 감염된 진드기에 물리면 고열과 피로, 구토, 식욕부진, 출혈 등의 증상
- 활동시기는 4~11월 사이이며 집중 발생 시기는 5~8월 사이
- 매개질병 : 중증열성혈소판감소증후군(SFTS)

23
참진드기(hard tick)
- 숙주의 선택성 : 유충이 흡혈 후 지상의 토양에서 휴식
- 숙주동물 감지, 체온의 따뜻한 기류, 땅의 진동, 냄새 등

24
작은소참진드기
- 야산이나 들판에 서식하며, 소, 젖소 등 포유동물에 기생
- 매개질병 : 중증열성혈소판감소증후군(SFTS)

25
옴진드기
- 무기문아목, 피부기생 진드기(피부병 유발)
- 말, 소, 개 및 돼지 등 가축에 흔히 발견

🔒 22 ③ 23 ② 24 ⑤ 25 ⑤

---

22 [2023·2016 기출유사]

다음 사진의 해충이 매개하는 질병으로 가장 가까운 것은?

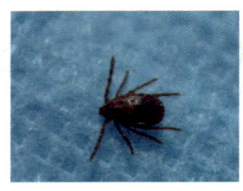 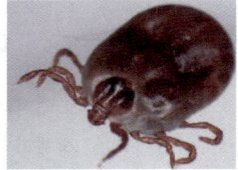

① 재귀열 바이러스
② 양충병(쯔쯔가무시병) 바이러스
③ 중증열성혈소판감소증후군(SFTS)
④ 유행성출혈열 바이러스
⑤ 발진티푸스증후군 바이러스

23 [2013 기출유사]

다음 사진에서 보여지는 해충의 종류는?

① 공주진드기
② 참진드기
③ 가시진드기
④ 털진드기
⑤ 옴진드기

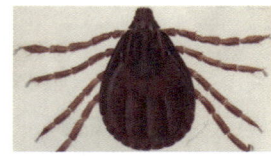

24 [2016 기출유사]

다음 사진을 가장 잘 설명한 것은?

① 가시진드기의 흡혈 후 산란
② 옴진드기의 흡혈 후 산란
③ 참진드기의 흡혈 후 산란
④ 털진드기의 흡혈 후 산란
⑤ 작은소피참진드기의 흡혈 후 산란

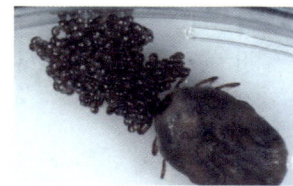

25 [2018 기출유사]

다음 사진의 해충은 피부 속으로 들어가 알을 낳고 분비물을 배출하면서 심한 가려움증을 유발하는 것으로 알려져 있다. 가장 가까운 이름은?

① 공주진드기
② 닭진드기
③ 여드름진드기
④ 털진드기
⑤ 옴진드기

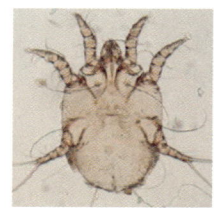

26 [2019 기출유사]
다음 진드기의 생활사 중 성충은?

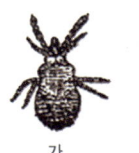 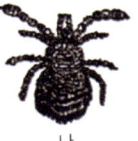 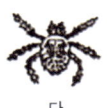 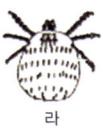

가　　　　　나　　　　　다　　　　　라

① 가　　② 나　　③ 다
④ 라　　⑤ 가, 라

26
진드기(주형강, 진드기목) : 알 → 유충(다리 3쌍) → 자충(다리 4쌍) → 성충(다리 4쌍)
가 : 자충진드기, 나 : 성충진드기,
다 : 유충진드기, 라 : 유충(흡혈)진드기

27 [2013 기출유사]
다음 현미경 사진은 사람의 모낭, 피지선에 기생하는 미세 해충이다. 보기 중 가장 가까운 것은?

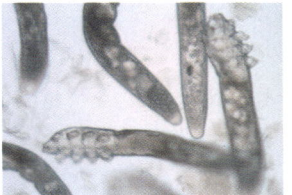

① 쥐진드기
② 닭진드기
③ 옴진드기
④ 여드름진드기
⑤ 참진드기

27
여드름진드기(모낭충)
- 개, 기타 가축에 기생(사람의 모낭, 피지선 특히 코 주변)
- 심한 홍반성 구진, 농포 발생시킴

28 [2018 기출유사]
다음과 같이 두동장보다 꼬리가 긴 특성을 가진 쥐의 종류는?

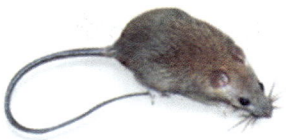

① 시궁쥐
② 지붕쥐
③ 생쥐
④ 들쥐
⑤ 등줄쥐

28
지붕쥐(곰쥐)
- 체중 : 300~400g
- 두동장(145~200mm)보다 미장이 항상 길다.

29 [2014 기출유사]
다음 그림은 쥐의 분(糞)이다. "나"는 어떤 쥐의 분인가?

  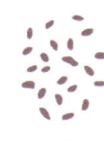

가　　　　　나　　　　　다

① 시궁쥐　　② 지붕쥐　　③ 생쥐
④ 들쥐　　⑤ 등줄쥐

29
가 : 시궁쥐의 분
나 : 지붕쥐의 분
다 : 생쥐의 분

26 ②　27 ④　28 ②　29 ②

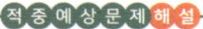

30
들쥐의 일종이며 등줄쥐에 속한다.

31
들쥐(등줄쥐)의 분변이 대표적(74%)으로 한탄바이러스(신증후군출혈열)의 매개체가 된다.

32
쥐의 방제를 위하여 미리 설치해 두는 미끼먹이통이며 주로 급성살서제에 사전미끼를 사용한다.

33
시궁쥐(집쥐) 서식처는 전국적으로 하수구 주변, 쓰레기장 등이다.

---

30 1회독 2회독 3회독 2020·2015 기출유사

다음 사진으로 보아 주어진 보기 중 가장 가까운 쥐의 종류는?

① 시궁쥐
② 지붕쥐
③ 생쥐
④ 들쥐
⑤ 등줄쥐

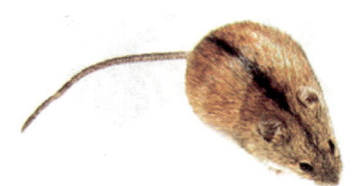

31 1회독 2회독 3회독 2020·2019 기출유사

다음 사진의 야생동물이 황무지, 농경지, 야산 등에 서식하며 신증후군출혈열을 매개할 수 있는데 다음 중 가장 가까운 것의 이름은?

① 시궁쥐
② 지붕쥐
③ 생쥐
④ 등줄쥐
⑤ 곰쥐

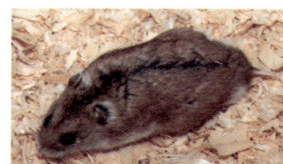

32 1회독 2회독 3회독 2018 기출유사

다음 기구들은 무엇을 방제하기 위한 사전미끼 먹이통인가?

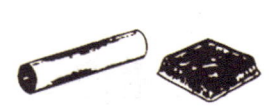 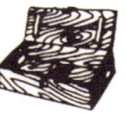 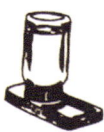

① 벼룩　　　　② 빈대　　　　③ 시궁쥐
④ 바퀴　　　　⑤ 파리유충

33 1회독 2회독 3회독 2017·2013 기출유사

다음 사진의 쥐는 주로 하수구, 쓰레기장 등을 서식처로 하는데 보기 중 가장 가까운 것은?

① 등줄쥐
② 시궁쥐
③ 생쥐
④ 들쥐
⑤ 지붕쥐

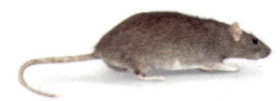

30 ⑤　31 ④　32 ③　33 ②

34 [2019 기출유사]
다음 사진의 위생동물이 매개 가능한 감염병으로 정답에 가장 가까운 것은?

① 살모넬라증
② 사상충증
③ 황열
④ 일본뇌염
⑤ 콜레라

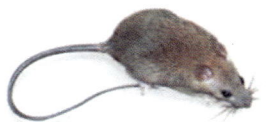

34
쥐 매개질병으로 서교열, 각종 리케차성 질환, 렙토스피라, 살모넬라 등이 있다.

35 [2017 기출유사]
다음 그림에서 실내 바닥에 백색분말을 뿌리는 목적으로 가장 옳은 것은?

① 쥐의 침입을 방지하기 위해서
② 바퀴의 침입을 방지하기 위해서
③ 쥐의 침입 여부를 확인하기 위해서
④ 빈대의 침입 여부를 확인하기 위해서
⑤ 바퀴를 방제하기 위해서

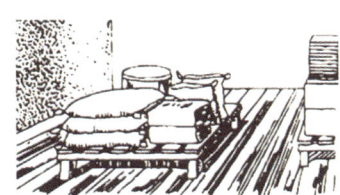

35
쥐가 다닐 만한 통로에 탈크 등 백색가루를 뿌려 쥐의 발자국을 통해 침입 여부와 종을 확인할 수 있다.

36 [2018 기출유사]
그림에서 지하방서벽(L자형)의 크기로 맞는 것은?

	(가)	(나)
①	30cm	5cm
②	60cm	30cm
③	90cm	15cm
④	120cm	20cm
⑤	150cm	30cm

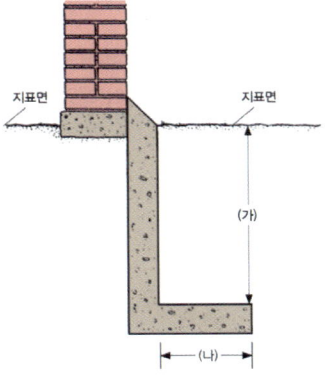

36
지하방서벽은 지표에서 60cm 깊이로 만들고 수평의 폭은 30cm 이상의 L자형이 좋다.

37 [2020 기출유사]
사진 속 동물의 천적으로 가장 옳은 것은?

① 수달
② 고라니
③ 족제비
④ 청설모
⑤ 청둥오리

37
쥐의 구제방법
- **환경개선**: 가장 효과적이고 영구적이나 장기간 소요
  - 방서용기(항아리, 금속용기) – 목재 사용 불가
  - 출입문관리: 출입문 하부 금속판 설치
  - 건물기초 하부 60cm 이상 깊이와 L자형 30cm 이상 방서벽
  - 쓰레기관리: 내수성 소재의 쓰레기통
- **트랩 이용**: 밀도가 낮을 때 효과적
- **천적 이용**: 족제비, 개, 고양이, 매, 부엉이, 오소리, 뱀 등

34 ① 35 ③ 36 ② 37 ③

적중예상문제 해설

38
옴진드기
- 무기문아목, 피부기생 진드기(피부병) 유발
- 말, 소, 개 및 돼지가축에 흔히 발견
- 치료 : 설파(sulpha)연고제, 벤질벤조에이트(benzyl benzoate), 린덴(lindane)

39
벌
- 벌목(Hymenoptera)
- 독침 : 산란관 변형, 암놈만 소유
- 집단사회로 불임성 암컷으로 성의 결정 : 알의 수정 여부(수정♀, 미수정♂)
- 극소수 여왕벌(생식능력)
- 독성물질 : 피크린산(picric acid), 멜리틴(melittin)
- 히스타민 효과(염증, 발적, 부르틈), 용혈효과, 출혈효과
- 마비독, 신경독성 효과(꿀벌<호박벌<말벌)

40
독나방(인시목)의 구제
타사 및 압사금지, 외부유인, 실내소등, 가열연막, 공간살포

---

38 〔2020 기출유사〕

다음 그림에서 보이는 위생해충의 정확한 명칭은?

① 몸이
② 사면발이
③ 옴진드기
④ 참진드기
⑤ 물렁진드기

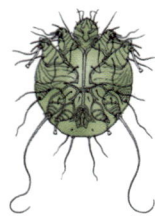

39 〔2020 기출유사〕

다음 사진의 위생곤충이 사람에게 주는 피해로 가장 가까운 것은?

① 인체에 기생한다.
② 독성물질을 주입한다.
③ 알레르기 천식을 유발한다.
④ 2차적인 세균감염을 일으킨다.
⑤ 병원체를 기계적으로 전파한다.

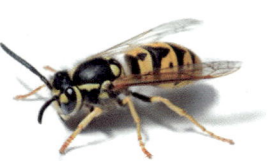

40 〔2020 기출유사〕

사진과 같은 위생해충이 대량으로 발생했을 때 이를 방제하는 방법으로 가장 옳은 것은?

① 기피제 사용
② 흡충관 사용
③ 함정 트랩 사용
④ 살충제 잔류분무
⑤ 이산화탄소 트랩 사용

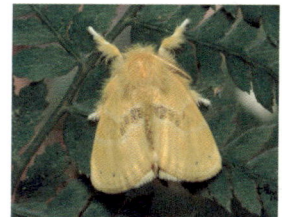

🔒 38 ③ 39 ② 40 ④